U0392366

国学经典文库 图文珍藏版

中华食疗大全

闫松◎主编

线装书局

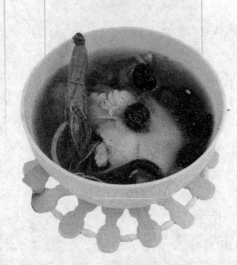

三、蔬菜类食材

（一）番薯

番薯别名薯、甘薯、白薯、红薯、红苕、山芋等，在台湾还被称为"地瓜"，按皮色又有白皮和红皮之分。番薯原产于热带和亚热带，《闽书》记载"万历中闽人得之外国"，经明代科学家徐光启大力推广，很快便在福建、广东一带种植。闽南居民在中秋节时都要吃番薯，因为当地土地贫瘠，旱地多，水田少，非常适宜种番薯。所以中秋吃番薯，寓意风调雨顺，丰产又丰收。

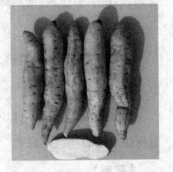

番薯

【营养成分】

含有丰富的淀粉质、维生素 A、维生素 B1、维生素 C、钾、B-胡萝卜素，热量高但不含脂肪。

【药用功效】

番薯能保持人体酸碱平衡，起到降脂作用，它所含的"脱氢雄固酮"有抗癌作用，是标准的减肥、抗衰老、抗癌食品。此外番薯中含有的一种胶原粘液，有利于保持心血管弹性，预防动脉粥样硬化。

【食用宜忌】

番薯与米面混吃，可发挥蛋白质的互补作用，提高其营养价值。与粳米煮稀粥加白糖，制成番薯粥，含有丰富的粘蛋白，可维持血管壁的弹性。

买番薯时，以表皮深黄色和紫色者为佳。

糖尿病和肾脏病患者不宜多吃番薯，因为其淀粉质含量很高，而淀粉质经消化后会转化为葡萄糖，对糖尿病人不利。同样，番薯的高钾成分也不利于肾脏病患者。

（二）豆芽

豆芽是豆科植物种子的芽，分为黄豆芽、青豆芽、绿豆芽等数种。

【营养成分】

黄豆芽的蛋白质利用率较黄豆要提高 10% 左右，黄豆中含有的不能被人体吸收,易引起腹胀的棉籽糖、水苏糖等寡糖,在发芽过程中急剧下降乃至全部消失,避免了吃黄豆后腹胀现象的发生。黄豆在发芽过程中,由于酶的作用,更多的钙、磷、铁、锌等矿物质元素被释放出来,增加了黄豆中矿物质的人体利用率。黄豆发芽后,除维生素 C 外,胡萝卜素可增加 1~2 倍,维生素 B2 增加 2~4 倍,尼克酸增加 2 倍多,叶酸成倍增加,天门冬氨酸也急剧增加。近年发现豆芽中含有一种干扰素诱生剂,能诱生干扰素,增加体内抗病毒、抗癌肿的能力。

【药用功效】

豆芽性凉,有滋润清热、利尿解毒、消除疲劳的作用。

【偏方】

因风寒引起感冒,可以吃一份椒炒豆芽,要快速吃,促使全身发汗,发汗期间注意保暖。一般一次可痊愈。

【药膳】

豆芽炒猪肉

原料:豆芽、猪瘦肉、葱 1 根。

制法:将豆芽(去豆壳和根)洗净,切碎;葱(去须)洗净,切成葱花;猪瘦肉洗净剁烂。把豆芽放入锅内焯一下捞出。起油锅,放猪肉炒熟,放入豆芽、葱花、蚝油、盐,翻炒几下勾芡即可。

功效:健脾补中,滋阴润燥,适用于胃癌形体虚弱、胃纳欠佳者,或其他癌肿放疗、化疗后,不思饮食,咽干口燥者。

【食用宜忌】

目前市场上出售的无根豆芽多数是以激素和兑化肥生发的,这类含氮化合物在肠道细菌的作用下,会转化为亚硝胺,长期食用可使人患胃癌、肝癌、食道癌、直肠癌等。一些不法商贩为保持豆芽卖相的光鲜,还加入了漂白剂,人吃了这样的豆芽,儿童会发育早熟,女性生理会发生改变,老年人会患上骨质疏松等症。

【选择窍门】

一看:豆芽的正常生长过程中,应该是长根的。如果豆芽无根,粗或长,证明里面添加了生长调节剂,最好不要购买。

二闻:如果豆芽大量使用了增白剂、"保鲜粉"等硫制剂,二氧化硫一定会超标。拿一小把豆芽用开水烫一下,用鼻子闻一闻,如果有臭鸡蛋味,则肯定含有大量的硫制剂,不可食用。

(三)豆腐

豆腐是黄豆加水发胀,磨浆去渣,煮熟后加入盐卤或石膏,使豆浆中的蛋白质凝固,再放入框中压出过剩水分而成的一种食品。

"淮南堂"是我国淮南一家豆腐坊的名字,原是为了纪念豆腐的发明人——汉代淮南王刘安而起的。刘安讲求黄老之术,在淮南朝夕修炼。陪伴他的僧人和道士常年吃素,为了改善生活,就悉心研制出了鲜美的豆腐,并把他献给刘安享用。刘安一尝,果然好吃,下令大量制作。这样,豆腐的发明权就记在淮南王刘安的名下了。传说刘安后来在八公山"升天",山上修建了淮南王刘安庙,"八公山豆腐"也因此而名扬天下。

经过千百年的演化,豆腐及其制品已经形成为中国烹饪原料的一大类群,有着数不清的地方名特产品,可以烹制出不下万种的菜肴、小吃等食品,并且流传到海外。美国人喜欢在豆腐上加一些佐料,制成色香味俱佳的快餐食品,"tofo"(豆腐)一词也作为新的外来语被收入英语词典之中。日本人在第二次世界大战后,把豆腐的品种发展得五花八门,有普通豆腐、绢滤豆腐、鲜红色的草莓豆腐、米黄色的芝麻豆腐、碧绿色的菜汁豆腐,以及加有花生仁或米仁的营养豆腐等,令人目不暇接。

【营养成分】

主要含有蛋白质、异黄酮。

【药用功效】

豆腐性寒,有益气、补虚的功效,并能有效降低血铅浓度,保护肝脏,促进机体代谢。

【医典文摘】

《本草纲目》:宽中益气,调和脾胃,消除胀满,通大肠浊气,清热散血。

【偏方】

豆腐炖鲤鱼,有催乳作用,是产后妇女的理想饮食。

【药膳】

鲫鱼炖豆腐

原料:鲫鱼、豆腐。

制法:先将鲫鱼过油,然后和葱、姜一起放入冷水中,用大火炖,水开后加料酒,放入豆腐,改用小火炖即可。

功效:营养丰富,易于补钙。

【食用宜忌】

豆腐与鱼一同食用,有利于钙质的吸收。

豆腐与肉同食,有利于蛋白质的利用。

由于豆腐含嘌呤较多,因此嘌呤代谢失常的痛风病人和血尿酸浓度增高的患者不宜吃豆腐。

【选择窍门】

一些不法商贩利用猪饲料,添加亚硝酸盐、吊白块等非法添加剂后制作的"黑豆腐"流入市场,给人们的身体带来严重损伤。因为豆制品的质量和安全性从外观、口味上难以区别,所以不少人见豆腐而色变,不敢购买。其实,优质的豆腐和"黑豆腐"还是有区别的,只要细心辨别,还是可以分辨出来的。

如果鲜豆腐白里带灰,说明制作时搀杂了米粉;若色彩偏黄,说明制作时掺杂了木薯粉。有的嫩豆腐细细闻来有一种烟熏味,说明是在小作坊用简易土制锅炉制作的。真正的好豆腐往往是白中带黄,保存期相当短。

豆泡颜色发黑发暗,说明是用潲水油、劣质油制作的;豆泡色泽金黄、外观油润发亮,说明在制作时使用了硼砂。合格的豆泡色泽呈现淡黄色,色泽均匀。

要尽可能选择有品牌的产品。如产品有包装,要留意包装上是否标有生产厂家、厂址、联系电话等。有实力企业生产的鲜豆腐表面压印有品牌字样,小作坊难以仿效。

臭豆腐:

湖南的臭豆腐灰灰的,1寸见方,一下油锅,那勾人的臭味就一丝丝弥漫开来。待颜色变黑,表面膨起后就可以捞上来,浇上蒜汁、酱醋,搭配腌萝卜条和辣椒食用,妙不可言。

南京的臭豆腐比湖南的体积略小,下锅后"吱吱"作响,渐渐变成金黄色,吃时撒上辣椒面和胡椒粉,也可直接刷上辣酱,又香又脆,臭味偏淡,可谓臭豆腐初学者的入门佳品。

上海臭豆腐小巧玲珑,色泽金黄,但臭味较浓,作料不多。

北京臭豆腐与以上几种略有不同:呈灰白色;不用于油炸;样子很像酱豆腐,一块一块叠在坛子里;臭味十分浓烈,有点呛人。这种臭豆腐只是一种佐餐食品而非小吃。

臭豆腐在发酵过程中极易被微生物污染,还含有大量挥发性盐基氨及硫化氢,对人体有害,不宜多吃,一次吃得太多,肠胃不好的人会拉肚子。

(四)韭菜

韭菜别名起阳草,古称长生韭、超隔草,原产东亚,有人称它为"春菜第一美食"。中国人种韭菜已经有 3000 多年了,在风寒料峭、百蔬萧条的早春,民间有着"黄韭试春盘"的食俗。

生长在冬季的韭菜,颜色浅黄,称为韭黄。

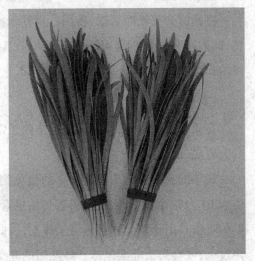

韭菜

【营养成分】

含蛋白质、糖、维生素 A、维生素 C、胡萝卜素、钙、磷和挥发油等。韭菜除了含较多的纤维素,能增强肠胃蠕动,对预防肠癌有极好的效果外,还含有挥发性精油及含硫化合物,具降低血脂的作用。

【药用功效】

韭菜性温,温补肝肾、助阳固精的作用突出,它温中行气、散血解毒、保暖健胃,用于反胃呕吐、消渴、鼻血、吐血、尿血、痔疮以及创伤瘀肿等症。日常适当多吃韭菜.不仅可治跌打损伤、噎膈反胃、鼾衄吐血、胁肋疼痛等症,还能补肝肾、暖腰膝、兴阳道。因此被医学家推崇为患有阳痿、白带多、多尿、腰痛、腿软等症者的食疗佳品。

韭菜含有大量维生素 A 原,有润肺、护肤、防治风寒感冒及夜盲症的功效。富含的挥发油及硫化物有增食欲、杀菌毒的作用。民间食疗方中,常以韭黄炒虾肉食用,治男士性功能减退;或捣鲜韭汁,温开水冲服,可治胃肠炎;或大量吞食成条煮软的韭菜,能防止便秘,治误吞金属异物。

【医典文摘】

《本草拾遗》：韭菜最温而益人。

《本草经集注》：韭菜生则辛而行血，熟则甘而补中，益肝、散滞、导淤。

【偏方】

恶心、呕吐时，在半杯牛奶中加入韭菜汁两匙，姜汁少许，温热服用。

【药膳】

将新鲜韭菜洗净切段，备用。用粳米煮粥，粥煮好后放入韭菜、熟油、精盐、味精，同煮至米粥黏稠即可。每日 2~3 次温热服食，有温补肾阳、固精止遗的功效，可治疗肾阳虚、遗尿和尿频。

【食用宜忌】

春天吃韭菜最好，有利于保持体内正常的新陈代谢。

胃虚、消化不良者不宜食用。

韭菜的独特辛香味是其所含的硫化物形成的，这种物质能够帮助人体吸收维生素 B1 及维生素 A，因此韭菜若与维生素 B1 含量丰富的猪肝互相搭配，是最有营养的吃法。由于硫化物遇热易于挥发，因此烹调韭菜时需要急火快炒起锅，稍微加热过火，便会失去韭菜风味。炒熟后的韭菜不宜存放过久，否则其中大量硝酸盐会转变成亚硝酸盐，从而引起中毒反应。

【选择窍门】

韭菜的特殊味道使其具有了驱避一般害虫的功能，所以我们平时很少看见韭菜叶子有虫咬痕迹。能给韭菜的生长带来致命危害的害虫是"地下工作者"，专门咬食韭菜的根，所以一般喷洒的农药对韭菜的害虫无效，韭菜除虫只有将农药施在地下才有效。不少农民使用的一种名为"3911"的禁用农药，可以杀灭根部害虫，让韭菜长得粗、颜色绿、叶子肥厚，外观很"健康"。这种农药不经过稀释就用在韭菜上，造成了"毒韭菜"的大量流入市场。

选择优质韭菜，有以下 3 个方法：

一看颜色，别挑看起来特别油绿的；

二看个头，别选特别粗壮的；

三看叶子，别要特别厚实的。

此外，因为一般农药都是有机磷类，溶于水，买回韭菜后多在水里泡，多用水冲冲,就会减少农药的残留。

(五)芹菜

生于沼泽地带的叫水芹,旱地的叫旱芹,茎、叶均可食用。芹菜原产地中海沿岸,我国栽培芹菜的历史据说已有 2000 多年。相传唐代宰相魏征嗜芹菜如命,几乎每日都用糖醋拌之佐膳。广州人爱吃芹菜,相传 1000 多年前的南汉时代,在西关荔枝湾附近建过一座昌华苑,别称西园,那里种有一片芹菜,茎质脆嫩,味道浓香,远近驰名,有"西园芹菜如珍"的美称。

【营养成分】

含有蛋白质、脂肪、碳水化合物、纤维素、维生素、矿物质等营养成分。其中,维生素 B、维生素 P 的含量较多。矿物质元素钙、磷、铁的含量高于一般绿色蔬菜。

【药用功效】

芹菜性平,可缓解关节炎、消除疲劳、减轻胃溃疡、帮助消化、预防肠道肿瘤和糖尿病,并有一定的减肥健美功效。中医认为芹菜有利于口齿、咽喉,有明目和养精益气、补血健脾、止咳利尿、降压镇静等功用,对防治糖尿病、贫血、小儿佝偻症、血管硬化和月经不调、白带过多等妇科病也有一定的辅助疗效。

【医典文摘】

《本草纲目》:保养血脉,强身补气。

【偏方】

鲜芹菜捣烂取汁,每次饮用 3 汤匙,每日服 3 次,降血压。

【药膳】

芹菜拌核桃

原料:芹菜、核桃仁。

制法:将芹菜切成细丝,放入开水锅内氽后捞出放入盘中,放上洗净的核桃仁及少许精盐、香油拌匀即成。

功效:润肺、清热、定喘。

【食用宜忌】

有不少人吃芹菜只吃梗不吃叶,从营养学角度来讲是很不明智的,因为芹菜叶的抗坏血酸含量较高,远远超过芹菜梗的含量。所以大家在食用芹菜时要注意除了将梗做菜外,也要将芹菜叶充分利用,这样才能充分发挥芹菜的功能。尤其在寒冷干燥的天气,人们往往感到口干舌燥、气喘心烦、身体不适,经常吃些芹菜有助于清热解毒、祛病强身。

气虚胃寒者慎食水芹。

(六)菠菜

菠菜又名波斯菜、赤根菜、鹦鹉菜等,是唐朝初年从波斯传来的。菠菜可是绿叶蔬菜中的佼佼者,营养丰富,俗话说:"菠菜豆腐虽贱,山珍海味不换。"

传说,乾隆下江南的时候途经镇江,吃到一农妇为他做的菠菜烧豆腐,感觉口齿留香,清爽非常。乾隆问农妇这道菜的名字,农妇便说这是"金镶的玉饭,红嘴绿鹦哥"。乾隆十分高兴,便封农妇为"皇姑",此菜从此也被称为"皇姑菜"。

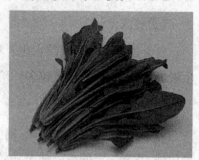

菠菜

【营养成分】

含有矿物质和维生素、铁质、磷脂、草酸和丰富的核黄素等,胡萝卜素的含量很高,维生素 K 是绿叶植物中含量最高的。

【药用功效】

菠菜性凉,对习惯性便秘有一定缓解作用,它能促进胃液和胰液的分泌,有利于食物分解,保持皮肤、指甲的美观。中药研究认为:菠菜有生血作用,贫血者可常食菠菜。因为菠菜中含较高的天然核黄素(VB2)与硫胺,可防治口角炎。菠菜含有一种十分重要的维生素——叶酸,孕妇多吃菠菜有利于胎儿大脑神经的发育。

【医典文摘】

《本草求真》:菠菜,何书皆言能利肠胃。盖因滑则通窍,菠菜质滑而利,凡人久病大便不通,及痔漏关塞之人,咸宜用之。又言能解热毒、酒毒,盖因寒则疗热,菠菜气味既冷,凡因痈肿毒发,并因酒湿成毒者,须宜用此以服。且毒与热,未有不先由胃而始及肠,故药多从甘入,菠菜既滑且冷,而味又甘,故能入胃清解,而使其热与毒尽从肠胃而出矣。

【偏方】

用鲜菠菜和粳米一起煮粥服用,可治痔疮便血、高血压、老年人或体弱者的大便秘结。

【药膳】

菠菜猪血汤

原料:菠菜、猪血 500 克。

制法:菠菜洗净切段,猪血煮凝切条。锅烧热加入大油,将葱、姜煸香,倒入猪血煸炒,烹入料酒,煸炒至水干,加入肉汤、盐、胡椒粉、菠菜,煮沸即成。

功效:养血、润燥,适用于血虚、肠燥,以及肛裂、痔疮,便秘下血者。

【食用宜忌】

菠菜不能直接烹调,因为它含草酸较多,有碍机体对钙的吸收。吃菠菜时宜先用沸水烫,捞出后再炒,并尽可能多吃一些碱性食品,如海带、蔬菜、水果等,促使草酸钙溶解排出,防止结石。

菠菜与豆腐最好分开食用。

尿路结石病人忌食菠菜。

【选择窍门】

菠菜虽然一年四季都有,但以春季的最佳。

(七) 黄瓜

黄瓜别名胡瓜、刺瓜等,原产于印度,西汉张骞出使西域时把它引入我国,很快就以翠绿的色泽、鲜嫩清脆的口感、生津解渴的特点赢得了人们的喜爱。

【营养成分】

含大量水分、食物纤维、蛋白质、矿物质、维生素等物质。黄瓜中的丙醇和乙醇等成分可抑制糖类物质转化为脂肪,其纤维素有促进肠内腐败食物排泄的作用,所含热能很低。

【药用功效】

黄瓜性寒,有清热解毒的功效,对胸热、利尿等有独特的作用,对除湿、滑肠、镇痛也有明显效果,能抑制糖类物质转化为脂肪,对肥胖者和高血压、高血脂患者有利。

【医典文摘】

《本草纲目》:清热,解渴,利尿,不可常食,否则动寒热。

【偏方】

以黄瓜汁擦脸、洗手,能舒展皱纹,润肤除斑,使皮肤细嫩。

【食用宜忌】

黄瓜不宜与花生同食,否则容易引起腹泻。

脾胃虚弱、腹痛腹泻、肺寒咳嗽者应少吃。

(八)大白菜

大白菜别名结球白菜、黄芽菜,中国古代则称其为"菘"。相传"菘"原在王母仙园中种植,是王母一年一度宴请天神的必备菜。一年,玉帝第三女触犯天规,被赶下凡至太白山受苦,遭受龟精之辱,得松阳真人解救与保护,度过了磨难。她回天庭后向王母诉说了松阳真人救难之恩,王母便召松阳真人参加天神宴。宴毕,王母问松阳真人想要什么仙物带下凡尘,松阳真人说:"只要天园菘,好让凡尘百姓都尝到天宫的这种美味,以绝病患。"王母遂赐菘种,从此菘到人间。

其实,大白菜是因为"青白高雅,凌冬不凋,四时具长,有松之操",才被古人称为"菘"的。宋代诗人范石湖有诗赞曰:"拨雪挑来塌地菘,味如蜜藕更肥浓。朱门肉餐无风味,只作寻常菜把供。"苏东坡更赞美曰:"白菘类羔豚,冒土出熊蹯。"可见大白菜的美味非比寻常。

大白菜有上千个品种,著名的有福山的大包头、胶州的大叶球、徐水的核桃纹、北京的青白口、崇明的黄芽菜。至于大白菜"菜中之王"的美名由来,则与画画有关。齐白石老先生有一幅写意的大白菜图,画面上点缀着鲜红的辣椒,题句:"牡丹是花中之王,荔枝为果之先,独不论白菜为蔬之王,何也?"于是"菜中之王"的美名便不胫而走。

【营养成分】

含有矿物质和维生素、蛋白质、粗纤维、胡萝卜素和分解致癌物质亚硝胺的糖酶。

【药用功效】

大白菜性温,有养胃、利肠、除烦、解酒、利便、降脂、清热、防癌的效用,可有效减少乳腺癌的发病危险,调节紧张的神经。民间有"白菜吃半年,医生享清闲""百菜不如白菜"的说法。

【医典文摘】

《本草纲目》:白菜通利肠胃,除胸中烦,解酒渴。消食下气,治瘅气。止热气咳。冬汁尤佳,中和,利大小便。

《滇南本草》:大白菜主消痰,止咳嗽,利小便,清肺热。

【偏方】

取大白菜的嫩心,洗净后用开水烫一下,沥干水分后拌上少量麻油,有醒酒作用。

【药膳】

白菜绿豆饮

原料:白菜根茎头 1 个、绿豆芽。

制法:两种原料加水适量,煎煮 15 分钟,去渣喝汤。每日饮用 2~3 次。

功效:适用于风热外感、头痛、身热、口干、无汗或少汗等。

【食用宜忌】

食用腌白菜时,一定要选择腌透,且腌制的时间不宜过长,以免食入较多亚硝酸盐。腹泻者忌食腌白菜。

大白菜从生长至包心需要 2~3 个月的时间,其间多次施肥、治虫,加之空气污染,各种有害物质早就在菜心里扎下了根。因此,大白菜在食用前要用食盐浸泡 30 分钟以上,然后反复清洗。

(九)小白菜

小白菜简称普通白菜、青菜,原产于我国,栽培历史悠久,早在后汉时代就有文献记载,当时称为"鲜菜"。

【营养成分】

含蛋白质、脂肪、粗纤维和钙、磷、铁等多种矿物质及维生素。

【药用功效】

小白菜性寒,能益心肾、健脾胃,通肠利胃,促进肠管蠕动,保持大便通畅,对胃及十二指肠溃疡有止痛、促进愈合的作用。小白菜中所含的矿物质能促进骨骼的发育,加速人体的新陈代谢,增强机体的造血功能。根据医书记载,小白菜还有助于荨麻疹的消退。

【医典文摘】

《本草纲目》：通利肠胃，除胸烦，解酒毒。

【偏方】

将小白菜与嫩豆腐炖汤，加入细盐、味精、小麻油适量调味，经常食用可治疗高血压。

【药膳】

扒蟹黄小白菜

原料：毛蟹黄肉、小白菜。

制法：将白菜心用开水一烫，放到凉水里拨透、控干，切成长段，在盘内摆成四排，每排中间摆上一排蟹黄、蟹肉，共摆 7 排。将大油烧热，用葱、姜末烹锅，离开火眼，加上料酒、精盐、高汤，将小白菜轻轻推入炒勺内，在慢火上扒至汤稠时加味精，勾稀芡，淋上鸡油即成。

功效：补气运脾、消食止渴、制酸，适于胃病患者。

【食用宜忌】

小白菜不宜生食。

用小白菜制作菜肴，炒、熬时间不宜过长，以免损失营养。

脾胃虚寒、大便溏薄者，不宜多食小白菜。

（十）洋白菜

洋白菜别名卷心菜、圆白菜，来自欧洲地中海地区，学名是"结球甘蓝"。

【营养成分】

含有矿物质、蛋白质、粗纤维、丰富的维生素 C 等。洋白菜富含叶酸，这是甘蓝类蔬菜的一个优点；新鲜的洋白菜中含有植物杀菌素和"溃疡愈合因子"。

【药用功效】

洋白菜性平，有益心肾、健脾胃的作用，对胃及十二指肠溃疡有止痛和促进愈合的疗效。研究表明，洋白菜中含有一种硫化合物的成分，能够起到防止致癌物质在体内活动的作用。与防癌效果一样受到关注的还有卷心菜的抗氧化作用，叶子可以用来吸收皮肤衰老成分，促进皮肤的血液循环。不同的卷心菜，抗氧化作用也不同，外层叶子越多、越嫩的卷心菜，抗氧化的作用越强。

【偏方】

将鲜卷心菜洗净,放入冷开水中浸泡片刻,取出后切成段或碎片,在绞汁机中压榨鲜汁,用纱布滤过即成。每天饮用这种鲜卷心菜汁,对大肠癌有辅助疗效。

【药膳】

牛肉片炖卷心菜

原料:牛肉、番茄、卷心菜。

制法:将番茄洗净,切成方块;卷心菜洗净,切成薄片。将牛肉洗净,切成薄片,放入干净的锅内,加清水没过牛肉,用旺火烧开后撇去浮沫,放入大油、料酒,烧至牛肉快熟时,将番茄、卷心菜倒入锅中炖熟,加入盐、味精后略炖片刻即可。

功效:健脾开胃,活血化瘀,调理气血,生津止泻,适用于产妇胃口不开。

(十一)菜花

菜花别名花菜,学名花椰菜,有白、绿两种,绿色的叫西兰花、青花菜。由甘蓝演化而来,原籍在西欧,传入我国是近百年来的事。

【营养成分】

富含蛋白质、脂肪、糖类及较多的维生素 A、维生素 B、维生素 C 和较丰富的钙、磷、铁等。

【药用功效】

菜花性平,有防止骨质疏松、爽喉、润肺、止咳的效果。古代西方人对菜花推崇备至,认为它是"天赐的药物""穷人的医生",现代研究表明,长期食用菜花可以减少患乳腺癌、直肠癌及胃癌的概率。菜花还是含有类黄酮最多的食物之一,类黄酮除了可以防止感染,还是最好的血管清理剂,能够阻止胆固醇氧化,防止血小板凝结成块,因而减少心脏病与中风的危险。有些人的皮肤一旦受到小小的碰撞和伤害就会变得青一块紫一块的,这是因为体内缺乏维生素,尤其是维生素 K 的缘故。补充维生素 K 的最佳途径就是多吃菜花,使血管壁加厚、加强,不容易破裂。

【偏方】

治荨麻疹:取菜花揉烂,擦在患处。

【药膳】

牛奶菜花

原料:菜花、鲜蘑、牛奶。

制法:将菜花洗净,用手掰成小朵,放入沸水中焯一下捞出,鲜蘑去蒂。炒锅上火烧热,倒入鲜汤,烧开后下鲜蘑、菜花,加精盐、味精、牛奶,转小火烧片刻,捞出摆在盘中。原汁用湿淀粉勾芡,浇在菜花上即成。

功效:益气补脑,强筋壮骨,适用于老年性痴呆、遗忘综合征、骨质疏松症。

【食用宜忌】

菜花常有残留农药,还容易生菜虫,所以在吃之前,要将菜花放在盐水里浸泡几分钟,菜虫就跑出来了,还可去除残留农药。另外,在吃的时候要多嚼几次,这样才更有利于营养的吸收。

尿路结石者忌食菜花。

菜花叶:

将菜花叶榨出的汁液煮沸后,加入蜜糖制成糖浆,是治疗肝病、咳嗽的良药。

(十二)生菜

最早种植生菜的,是 2500 年前的古希腊人和古罗马人,当时生菜的叶子是松散的,直到 16 世纪的欧洲,才培植出了球状包心的生菜。

【营养成分】

含有贝塔胡萝卜素、多种维生素、丰富的矿物质,如钙、镁、磷、钾和钠,此外,还含有少量的铜、铁和锌。

【药用功效】

镇痛。

【偏方】

把洗干净的生菜放在锅里,加水煮 5 分钟。每天喝 2 杯加少许糖的凉生菜汤,可以去火。

【药膳】

每天早晨把几片干净的生菜叶子切成小块,放在盘中加入半勺橄榄油做成色拉,空腹食用,将在一整天中对消化器官起润滑作用,治疗便秘。

【食用宜忌】

生菜沙拉是许多人的最爱,被认为不仅好吃又能减肥。其实这是一个陷阱,因为生菜沙拉虽然美味可口,但沙拉酱中含有高油脂,很容易造成肥胖。因此吃生菜沙拉时最好不要添加太多的沙拉酱,尽可能选择新鲜的食材来制作生菜沙拉,在准备生菜时,最好不要将蔬菜切得太细,应以一口的大小为宜,免得生菜切太细而吸附了过多的沙拉酱,徒增热量。

(十三) 茭白

茭白别名菰、茭芦、茭瓜、菇、菇手等,我国春秋时期即已开始栽培,味道鲜美。南朝的沈约在《咏菰诗》中说:"结根布洲渚,垂叶满皋泽。匹彼露葵羹,可以留上客。"明代的《咏茭》诗也说:"翠叶森森剑有棱,柔柔松甚比轻冰。江湖岩假秋风便,如与鲈莼伴季鹰。"赞的就是江南三大名菜:茭白、莼菜、鲈鱼。

茭白

【营养成分】

含蛋白质、脂肪、糖类、维生素 B1、维生素 B2、维生素 E、微量胡萝卜素和矿物质等。

【药用功效】

茭白性凉,有清湿热、解毒的功效,主治暑湿腹痛、中焦痼热、烦渴、二便不利,以及酒毒、乳少等病症。茭白含较多的碳水化合物、蛋白质、脂肪等,能补充人体的营养物质,具有健壮机体的作用。茭白中含的豆甾醇能清除体内活性氧,抑制络氨酸酶活性,从而阻止黑色素生成,软化皮肤表面的角质层,使皮肤润滑细腻。

【医典文摘】

《食疗本草》行五脏邪气,酒皶面赤,白癞,疬疡,目赤,热毒风气,卒心痛,可盐、醋煮食之。

《本草纲目》:去烦热,止渴,除目黄,利大小便,止热痢。

【偏方】

茭白去皮,切成细丝,香菇水发后切成条,与粳米一起煮粥,半熟时加入肉末,粥熟后加入味精、盐少许即可。可治疗高血压。

【药膳】

猪脚茭笋沥

原料:茭白 50 克、猪脚。

制法:将猪脚洗净切块,茭白切丁;用高压锅将猪脚烧至八成烂熟,放茭白、精盐,用文火炖,待香味大出即可。

功效:通经发乳,适用于产后乳少。

【食用宜忌】

脾胃虚寒者少吃。

阳痿滑泄者不宜多食。

(十四)油菜

油菜又名芸苔,《唐本草》记载:冬月种之,能历霜雪,故又谓之寒菜。此菜易起苔,故名芸苔。春采其苔作菜蔬。

油菜是我国主要蔬菜之一,有白帮油菜、青帮油菜、青白帮油菜和油菜心等品种,油菜心品质最为柔嫩。油菜抽苔开花结子后,老熟的菜籽可榨油,是重要的食用油料来源。油菜的种植历史悠久,在印度的种植时间至少有 4000 年。20 世纪30 年代,全球 90% 的油菜生产和消费都集中在中国和印度。在第二次世界大战期间及战后,随着在较寒冷地区种植油菜作物的成功培育,世界许多国家对种植油菜的兴趣迅速增长,从而导致油菜种植在世界各地广泛普及。

【营养成分】

含蛋白质,维生素 B、维生素 C、维生素 D。

【药用功效】

油菜性凉,因含蛋白质较多,是中老年人和身弱体虚者的食用佳品。多吃油菜对口角湿白、口腔溃疡、牙齿松动、牙龈出血等有一定的防治作用。油菜的茎、叶主治痈肿丹毒;种子行滞血,治产后心腹诸疾,并治难产。

【医典文摘】

《本草纲目》:善入心、脾二经,调中下气。

【偏方】

治疗痈疽、项疽,可以将油菜煮汁饮用,然后用湿的粗纸包住鲜油菜,放在火灰中熄熟,趁温捣敷再患处,约 3~5 次可痊愈。

【药膳】

油菜米粥

原料:鲜油菜叶、粳米。

制法:将鲜油菜叶洗净切碎,粳米放入砂锅内,加入清水煮粥,快熟时放入油菜,加细盐少许,煮沸,等菜烂即可。每日早晚温热服用。

功效:健脾补虚、清热消炎,适于老年脾胃虚弱者食用。

(十五)空心菜

空心菜别名蕹菜,因为梗中心是空的,故称空心菜。主要产于长江以南地区,虽然千百年来都被人们看作是粗菜,难登大雅之堂,但它的营养十分丰富。

【营养成分】

含蛋白质、脂肪、糖类、无机盐、菸酸、胡萝卜素,维生素 B1、维生素 B2、维生素 C、矿物质和丰富的植物纤维。

【药用功效】

空心菜性寒,可润肠通便、清热凉血、疗疮解毒,为老年肠燥便秘、痔疮便血、疮痈肿毒者最宜。紫色蕹菜中含有胰岛素样物质,有一定的降低血糖作用。

现代科学研究发现,空心菜中粗纤维素的含量较丰富,这种食用纤维是由纤维素、半纤维素、木质素、胶浆及果胶等组成,具有促进肠蠕动、通便解毒的作用。空心菜为碱性食物,食后可降低肠道的酸度,预防肠道内的细菌群失调,对防癌有益。空心菜中的叶绿素还有"绿色精灵"之称,可洁齿防龋、健美皮肤,堪称美容佳品。

【医典文摘】

《本草纲目》:蕹菜解胡蔓草,即野葛毒。

【偏方】

鲜空心菜捣成汁,大量灌服,有急救解毒之功,对野菌中毒而发精神狂乱者效果较好,对昏迷型患者较差。

【药膳】

将连根的空心菜和白萝卜一同捣烂,绞汁一杯,以蜂蜜调服。治疗肺热咳血、鼻出血或尿血。

【食用宜忌】

体质虚弱、脾胃虚寒者不宜多食空心菜。

空心菜易残留农药，食用前应先泡10分钟。

（十六）香菜

香菜别名芫荽、胡荽、罗勒、香佩兰，原产于地中海沿岸。公元前5000年，埃及人就开始吃香菜了，我国是在汉代的时候，由张骞经中亚从西域将种子带来，香菜便逐渐成了人们餐桌上的美味佳肴。

1670年，香菜传入美洲，欧洲移民们开始用它来制作香料——用香菜叶子和籽来掩盖坏了的肉的臭味。至今，香菜籽还经常被放入欧式香肠中。英国还把香菜籽磨成粉，调一种在婚礼时喝的酒 Hippocras 里，开创了香菜籽用于调鸡尾酒或泰国咖啡的先例。

更为有趣的是，欧洲把香菜籽叫作 coriander，意思是"像跳蚤的"，因为他们觉得香菜子的味道像跳蚤。而香菜叶子通常被叫作中国荷兰芹或墨西哥荷兰芹，因为样子比较相像。

【营养成分】

富含钙、锌、钾、维生素 A 和维生素 C 等。

【药用功效】

香菜性温，有发汗透疹、消食下气之功，适用于感冒、小儿麻疹或风疹透发不畅、饮食积滞、消化不良等。香菜对某些消化系统疾病也是一味良药，它的香精油能促进唾液分泌，加快肠胃蠕动，增进食欲。

【医典文摘】

《本草纲目》：香菜辛温香窜，内通心脾，外达四肢。

【偏方】

用葡萄酒泡香菜治胃病，效果不错。方法是：往广口瓶里倒入葡萄酒，再放入洗净的香菜，密封连泡一周即可，每天早、中、晚各服一小杯，连服3个月见效，如将泡过的香菜一起吃掉，效果更好。

【药膳】

香菜黄豆汤

原料：香菜、黄豆。

制法：香菜与黄豆加水，煎至 1/2 时，用食盐调味服用。

功效：治疗感冒。

【食用宜忌】

香菜不可多食，否则令人气虚。

胃溃疡、脚气、口臭、狐臭等患者及服用补药时不宜食用。

【选择窍门】

香菜每次的使用量不大，要妥善保存，可以将香菜装入保鲜袋，同时放进一小块胡萝卜或白萝卜，再将保鲜袋扎紧，放入冰箱冷藏室。

（十七）洋葱

洋葱别名葱头、圆葱，原产于亚洲。就洋葱来说，它的神奇远远不止味道，甚至改变了历史的进程。

公元前 3000 年，埃及陵墓上的画就把洋葱奉为神圣的物品，古埃及人把右手放在洋葱上起誓，相信它是一种永恒的象征，因为洋葱有一层层组成的圆形体。建造金字塔的埃及奴隶食用大量洋葱和蒜头是为了摄取食物中的能量。

在罗马，尼禄皇帝赞扬洋葱滋润了他的嗓子。中世纪的欧洲，洋葱被认为是价值昂贵之物，常被用来当作租金付款和作为结婚礼物。

美国独立战争高潮期间，格兰特将军给作战部队寄去一封紧急信件，信中说："没有洋葱，我无法调遣我的部队。"翌日，满载洋葱的 3 列火车就开往前线。格兰特将军相信，洋葱可以预防痢疾和其他疾病。果然，士兵们在吃过洋葱后，痢疾的症状明显减轻。

【营养成分】

含人体必需的维生素 C，钙、磷、铁、硒，甲基硫化物，前列腺素 A、挥发油等。其中二烯丙基二硫化合物的油脂挥发液体可降低血脂，前列腺素 A 则能舒张血管。

【药用功效】

洋葱性平，中医认为洋葱具有健胃消食、平肝、润肠及利尿、发汗的作用。西方医学之父希波格拉底认为，洋葱对视力有益；罗马医生说洋葱是开胃良药；印度人把洋葱当成激素，认为它能利尿、利痰；日本医学教授认为，常食洋葱可长期稳定血压，降低血管脆性。

【偏方】

取两个大洋葱头切碎捣烂,塞在一个广口瓶内,放于枕旁,使人躺在床上嗅闻那刺鼻的洋葱气味,不消片刻,便酣然入睡。

【药膳】

培根洋葱汤

原料:培根片2条;洋葱1个。

制法:培根切成细丝;洋葱除去外膜,也切成细丝。将培根用小火炒香,再加入洋葱不停翻炒。加入酱油、盐,炒至洋葱整个软透后,倒入一碗半的水,转小火煎煮约15分钟即可。

功效:提高人体新陈代谢力与抵抗力。

【食用宜忌】

洋葱生吃效果最好,红皮洋葱营养高于黄皮洋葱。

眼病患者忌食洋葱。

【选择窍门】

防止洋葱刺眼睛:先把洋葱用薄一点的塑料袋装好,然后放入冰箱冷冻室内,待洋葱凉透但尚未结冻时取出,经过这种方法处理的洋葱,切起来就不那么刺眼了。

(十八)茄子

"夏雨早丛底,垂垂紫实圆。"这句诗说的就是茄子。民间有俗话:"六月落苏,好过猪肚。"落苏指茄子,意思是:初夏的茄子比肉还好吃。茄子原产于亚洲,阿拉伯人将它带到了西班牙,波斯人把茄子从印度带到非洲,其后茄子由西班牙进入美国。茄子在传入中国的同时,向西经波斯传入非洲北部,到13世纪才传入欧洲,17世纪又从欧洲传到北美,遍及了全世界。

【营养成分】

含脂肪、蛋白质、糖类、维生素类、钙、磷等。富含维生素P,能增强细胞粘着力,降低血清胆固醇,提高微细血管弹性。

【药用功效】

茄子性寒,有散血淤、消肿止痛、治疗寒热、祛风通络的功效,可减少老年斑,保护心血管,降低脑血管栓塞的发生率。高血压、动脉硬化、冠心病、咯血、紫癜、坏血病等患者,常食茄子大有裨益。

紫茄子富含维生素 P,可软化微细血管,防止小血管出血,对高血压、动脉硬化、咯血、紫癜(皮下出血、淤血)及坏血病有一定的防治作用。茄子纤维中所含的皂草甙,具有降低胆固醇的功效。茄子中含有龙葵素,对癌症有一定的抑制作用。

中医认为,茄子有清热适血、消肿止痛之效,对内痔便血有很好的疗效。

【医典文摘】

《本草纲目》:"茄性寒利,多食必腹痛下利。"

《滇南本草》:茄能散血、消肿、宽肠。

《随息居饮食谱》:茄有活血、止痛、消痈之功。

【偏方】

将冰片混入茄子细末中,撒在皮肤溃疡处,对治疗溃疡有一定效果。

【药膳】

清蒸茄子

原料:茄子 1~2 个。

制作:茄子洗净放入碟内,隔水蒸,熟后取出加适量盐服用。

功效:止痛、消肿,适用于内痔发炎肿痛、初期内痔便血、痔疮、便秘等症的辅助治疗。

【食用宜忌】

肺结核、关节炎病人忌食茄子。

秋后的老茄子含有较多茄碱,对人体有害,不宜多吃。

油炸茄子会造成维生素 P 大量损失,挂糊上浆后炸制能减少损失。

【选择窍门】

选购茄子要"以貌取之":色鲜、皮滑、有弹性。优质的茄子表皮颜色深得均匀,表皮光滑、没有皱褶,肉质厚实且富有弹性。买茄子时最好先用手掂一掂,沉甸甸的是老茄子,不要购买。

(十九)番茄

番茄别名西红柿,原产于南美洲,16 世纪中叶由西班牙、葡萄牙商人带到欧最初,番茄以其鲜红的果实作为庭园观赏用,后来才逐渐被人们食用。如今,番茄还有了另外一个功能。每年8月,西班牙小镇布诺尔都会变成西红柿的海洋,到处是一片狼藉的红色.世界各地的人们在这里进行一年一度的西红柿大战。在总共为期一小时的狂欢中,会有上百吨熟透了的西红柿被当作武器,砸向身边的人和建筑物,更有许多人在铺满了西红柿的地面上"打滚跳舞",尽情享受难得的"放松情调"。

【营养成分】

含有矿物质、有机碱、番茄碱和维生素C等。

【药用功效】

西红柿性平,可以帮助肉类的消化和吸收,有清热生津的功效。

【偏方】

患有口疮时,可含些番茄汁,使其接触疮面,每次数分钟,每日数次,效果显著。将西红柿洗净当水果吃,连吃半个月,还可治愈牙龈出血。

【药膳】

银耳西红柿羹

原料:银耳、西红柿、冰糖。

制法:先将银耳用水泡发、洗净,然后放入砂锅中,熬至浓稠酥软。将西红柿洗净,去掉皮、籽,切碎捣烂,放入银耳羹中煮开,加冰糖适量即可。

功效:滋阴润肺、清热解毒、生津利咽,对阴虚火旺之慢性扁桃体炎、干咳日久的患者有调理及治疗作用。

【食用宜忌】

西红柿中的番茄素和蛋白质结合在一起,周围有纤维素包裹,只有加热后才能释放出来。所以生食番茄起不到抗癌的效果。最好的食用方法是:西红柿炒鸡蛋;西红柿鸡蛋汤。

青番茄因含有龙葵碱,对胃肠黏膜有较强的刺激作用,对中枢神经有麻痹作用,会引起呕吐、头晕、流涎等症状,生食危害更大,不宜食用。

由于番茄里含有大量的胶质、果质、柿胶酚、可溶性收敛成分等,这些物质很易与酸性物质起化学反应,并结成不易溶解的块状物质,这种物质会把胃的出口处堵住,胃内压力升高而引起胃扩张,发生腹痛等症状,所以不宜空腹时食用。

尿路结石、关节炎、儿童多动症患者忌食番茄。

【选择窍门】

买西红柿的时候,很多人都会挑个大、颜色漂亮的。但有些人为了让西红柿更好看,并提前上市卖个好价钱,会在它们还没成熟的时候用乙烯利、酒精等化学药物进行催熟。催熟的西红柿虽然好看,但没有经过完整的生育期,口感、品质、营养方面会大大逊色。而且,一旦化学药物使用剂量过大,还有可能影响身体健康。因此在购买时要小心辨别:

从外观上分辨,经过催熟的西红柿着色特别均匀,整个果实均为红色,果蒂部很少看到绿色。但根据喷施药物剂量的不同,会导致西红柿的外观不那么圆整,摸上去手感较硬;自然成熟的西红柿常有红绿色相间的果蒂,果实整体圆滑。

从果实内部观察,催熟的西红柿往往无籽或籽呈绿色,果肉少汁;自然成熟的西红柿籽呈土黄色,果肉呈红色,而且多汁。

催熟的西红柿食而无味,口感发涩;自然成熟的吃起来是"沙"的,酸甜适中。

（二十）胡萝卜

胡萝卜也叫黄萝卜、金笋,原产于亚洲西部,阿富汗为紫色胡萝卜最早的演化中心,栽培历史在 2000 年以上。10 世纪,胡萝卜从伊朗传入欧洲大陆,驯化发展成短圆锥形、橘黄色。中国的胡萝卜于 13 世纪经伊朗传入,发展成长根形,因其颜色靓丽、脆嫩多汁、芳香甘甜,加之对人体具有多方面的保健功能,因此被誉为"小人参"。

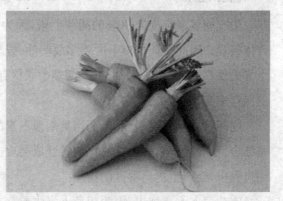

胡萝卜

【营养成分】

富含维生素 A 和胡萝卜素,而且在高温下也很少被破坏,容易被人体吸收,进而转变成甲种维生素。

【药用功效】

胡萝卜性温,能提供抵抗心脏病、中风、高血压及动脉粥样硬化所需的各种营养成分。能治疗夜盲症,并有助于肝脏排泄酒精,可使头发保持光泽、皮肤柔软,促进大脑物质交换,增强记忆力。

【医典文摘】

《本草纲目》:下气调补中焦,利胸膈和肠胃,安五脏。

【偏方】

头皮瘙痒、多屑:将胡萝卜、猪排骨用文火漫炖,加入食盐、味精服用,每日1次。

【药膳】

胡萝卜草菇鸡肝粥

原料:胡萝卜、草菇、鸡肝、粳米。

制法:将草菇、胡萝卜和鸡肝都切成丝。锅内放入植物油,加入葱末、姜末、精盐,油热后放入胡萝卜、草菇和鸡肝,炒入味后盛入盘内备用。锅内加适量水,加入洗净的粳米,先用大火煮沸,然后改成文火煮至米烂,加入盘子里炒过的菜,再放一些香菜末、盐、味精、胡椒粉,搅拌均匀,稍煮即可,食用时淋上香油。

功效:养肝明目、健胃益脾。适于食欲不振、体倦乏力、消化不良、食积胀满、肝虚目暗。

【食用宜忌】

生吃胡萝卜会损失 90% 的胡萝卜素,因为胡萝卜素只有溶解在油脂中才能被人体吸收。因此烹调胡萝卜时要多放些油,或与肉同炖。胡萝卜切片用油炒,胡萝卜素的保存率为 79%;切片油炸,胡萝卜素保存率为 81%;切块和肉同炖,胡萝卜素的保存率高达 95%。

吃胡萝卜时不要喝酒,因为当类胡萝卜素的浓度很高时,碰上酒精就会和自由基结合,使类胡萝卜素由抗氧化剂转变成会攻击正常细胞的促氧化剂,而肝脏在代谢过程中,会产生更具毒性的物质。

吃胡萝卜不要削皮,因为胡萝卜素主要存在于皮下,而胡萝卜皮只有几乎透明的薄薄一层,所以削了皮吃的做法等于人为地浪费了多数胡萝卜素。

【选择窍门】

许多人认为胡萝卜耐储存,其实这是生活中的一个误区。研究证明,和黄瓜、生菜、西红柿相比,在空气中暴露 3 天后,胡萝卜损失的水分最多,水分流失会带走珍贵的胡萝卜素。其实,微波炉可以帮助锁住其中的养分。将洗净的胡萝卜切块,放入耐热容器中,淋洒少许水,然后用微波炉加热6分钟,放凉后用密封容器保存,冷藏可保鲜5天,冷冻可保鲜两个月左右。

(二十一)萝卜

萝卜别名菜菔、罗服、土酥、温菘,秦菘等。我国是萝卜的故乡,栽培食用历史悠久,早在《诗经》中就有关于萝卜的记载。元朝的许有香曾称赞萝卜:"熟食甘似芋,生荐脆如梨。"明朝李时珍说:"可生可熟,可菹可酱,可豉可醋,可糖可腊可饭,乃蔬菜中之最有利益者。"我国民间在立春时讲究吃水红萝卜,谓之"咬春",还流传着"吃凉萝卜喝热茶,气得大夫满街爬"的俗语。

【营养成分】

含有芥子油、淀粉酶、多种矿物质和维生素等物质,不含脂肪。

【药用功效】

萝卜性凉,化积滞,用于食积胀满、痰咳失音、吐血、衄血、消渴、痢疾、头痛、小便不利等。生吃萝卜可以止渴、清内热、化痰平喘和助消化;煮熟后消食健脾,有一定的补益之功。

中医认为萝卜有消食、化痰定喘、清热顺气、消肿散淤之功能。大多数幼儿感冒时会出现喉干咽痛、反复咳嗽、有痰难吐等上呼吸道感染症状,多吃点爽脆可口、鲜嫩的萝卜,不仅开胃、助消化,还能滋养咽喉,化痰顺气,有效预防感冒。

萝卜不含草酸,不仅不会与食物中的钙结合,反而更有利于钙的吸收。

【医典文摘】

《名医别录》:入肺、胃二经,可消积滞、化痰热、下气贯中、解毒,用于食积胀满、痰咳失音、吐血、衄血、消渴、痢疾、头痛、小便不利等症。

【偏方】

将萝卜洗净切片,加米醋浸数小时后服用,适用于流行性感冒。

【药膳】

杏仁萝卜猪肺汤

原料:猪肺、萝卜、杏仁。

制法:先将猪肺、萝卜洗净切成块,杏仁去皮,香菜切成段,大料花椒包好。取大砂锅一个,将萝卜块放入,在上面放猪肺,再放上杏仁,放入葱姜片、花椒、大料包,加入清汤、料酒、盐,上火炖至熟烂时加入味精,挑去葱姜片、花椒大料袋,加入少许胡椒粉,撒上香菜段即成。

功效:补肺止咳,宽胸化痰。

【食用宜忌】

萝卜生食为宜,因为萝卜中的淀粉酶不耐热,温度超过 70 度就被破坏;维生素 C 也怕热。

萝卜与蛇肉不能同食。

生萝卜与人参药性相克,不可同食。

萝卜宜与烤鱼、烤肉同食,可以分解毒素。

红萝卜和白萝卜不能放在一起煮食。

萝卜不宜和橘子同食。

萝卜的不同部分所含的营养成分不同,从萝卜的顶部至 3~5 公分处为第一段,维生素 C 含量最多,但质地有些硬,宜于切丝、切条,快速烹调,也可切丝煮汤;萝卜中段,含糖量较多,质地较脆嫩,可切丁做沙拉,可切丝用糖、醋拌凉菜;萝卜从中段到尾段,有较多的淀粉酶和芥子油一类的物质,有些辛辣味,可帮助消化,增进食欲,可用来腌拌。萝卜若削皮生吃,是糖尿病患者用以代替水果的上选;做菜可炖块、炒丝、做汤。

【选择窍门】

挑选萝卜应挑选个体大小均匀、无病变、无损伤的鲜萝卜;萝卜皮细嫩光滑,用手指背弹碰其腰部,声音沉重、结实者不糠;如声音混浊,则多为糠心。

白萝卜

白萝卜钙含量多。生吃可促进消化,还有很强的消炎作用,其辛辣的成分可促使胃液分泌,调整胃肠机能。白萝卜汁止咳,在玻璃瓶中倒入半杯糖水,再将切成丝的白萝卜满满地置于瓶中,因为白萝卜是很容易渗出水的,所以只需要放一个晚上就可以有白萝卜汁喝了。

心里美:

青皮红心、清甜酥脆,冬春生吃,可以除燥生津。

樱桃萝卜

由日本引进的小型萝卜品种。肉质根呈圆形,根皮为红色,瓤为白色。含有蛋白质、糖分和丰富的维生素。有爽口、顺气、助消化的功能。

（二十二）雪里蕻

雪里蕻又称雪菜、春不老,是芥菜的一个变种。之所以称"雪里蕻",是因为下雪以后,积雪之下的菜类都冻损了,唯独它青翠不减,脆嫩依然。在北方,积雪非到春暖不化,它较长的时间被冰雪覆盖,不见阳光,直到冰雪消融,已是暮春三月,它才露面,所以取了"春不老"这个名字,有些凌霜傲雪的高士气派。

在冬春两季,选用新鲜雪里蕻菜经过加工腌制而成的雪里蕻咸菜,是宁波的传统特产。清朝诗人李邺嗣在《贸东竹枝词》中称赞道:"翠绿新齑滴醋红,嗅来香气嚼来松。纵然金菜琅蔬好,不乃吾乡雪里蕻。"

【营养成分】

含有胡萝卜素、硫胺素、核黄素、尼克酸、抗坏血酸等,植物纤维含量较高,热能不高。

【药用功效】

雪里蕻性温,有滋阴开胃、化痰利膈、解毒消肿、温中利气的功效。主治疮痈肿痛、胸膈满闷、咳嗽痰多、耳目失聪、牙龈肿烂、便秘等病症、还可以抗感染、预防疾病的发生、抑制细菌毒素的毒性、促进伤口愈合,可用来辅助治疗感染性疾病。

【偏方】

将腌好的老雪里蕻洗净,切碎,用开水冲汤,待水温后含漱多次,余汤内服。有宜肺、利咽的功效,可治疗声音嘶哑及咳嗽。

【药膳】

雪里蕻炖豆腐

原料:雪里蕻、豆腐。

制法:将雪里蕻洗净切成末,豆腐切成 1.5 厘米见方的块,放入锅内烫一下,捞出后用凉水浸凉,控净水分;将炒锅置于火上,放入大油,油热后下葱、姜末炝锅,随后放入雪里蕻,待炒出香味,下入豆腐,添水没过豆腐,加入盐,在旺火上烧开后,用微火炖 5 分钟,待豆腐入味、汤汁不多即可。

功效:补钙。

【食用宜忌】

内热偏盛,患有疮疡、痔疮便血及眼疾的人不宜食雪里蕻。

【选择窍门】

选择腌制的雪里蕻应到大型商场或超市购买,这些经销企业对经销的产品一般都有进货把关。选购散装酱雪里蕻时,色、香、味应正常,无杂质、无其他不良气味,没有霉斑白膜。

尽量购买带包装的腌雪里蕻,可避免产品受到污染。要注意包装不应有胀袋现象,汤汁清晰、不浑浊,食物无腐败现象。如发现袋装产品已胀袋或瓶装产品瓶盖已凸起,可能产品已有细菌侵入并繁殖发酵,不能食用。

此外,要查看产品的有效期,最好食用近期生产的产品。

(二十三)香椿

椿芽树枝头上生长的嫩枝芽就是香椿,也叫香椿头、香椿叶,有紫椿、油椿两种,紫椿质优。

【营养成分】

富含蛋白质、钙、磷、脂肪、糖和粗纤维等,胡萝卜素和维生素的含量很高。

【药用功效】

香椿性寒,有保肝、健脾、补血、舒筋、消炎抗菌的功效。现代医学认为,香椿煎剂对肺炎球菌、伤寒杆菌、痢疾杆菌等有抑制作用,民谚里也有"常食香椿不染病"之说。

【医典文摘】

《本草纲目》:椿树嫩芽论食,消风祛毒。

【偏方】

香椿清炒后调味食用,可增进食欲。

【药膳】

香椿拌豆腐

原料:鲜香椿叶或水发盐香椿叶、豆腐。

制法:香椿切成碎末,与豆腐、盐、味精、麻油适量拌匀即可。

功效:健脾利湿、解毒健肤,经常食用有祛除粉刺(青春期痤疮)的作用。

【食用宜忌】

香椿多食易诱使痼疾复发,故慢性疾病患者应少食或不食。

平均每千克香椿中含有 30 毫克以上亚硝酸盐，老叶中更是高达每千克 53.9 毫克。这样高的含量，容易使人吃香椿时发生亚硝酸盐中毒，甚至诱发癌症。试验结果发现，只用水洗过的香椿亚硝酸盐含量为每公斤 34.1 毫克，而用开水烫后仅为每公斤 4.4 毫克。用 15%和 30%盐水腌过的香椿，不能降低亚硝酸盐含量。所以一定要吃用开水烫过的香椿。

【选择窍门】

清明前后是采摘香椿芽的好时节，谷雨之后采摘椿芽，味道就差了，即所谓"雨前椿芽嫩如丝，雨后椿芽生木质"。所以吃香椿一定要在谷雨之前。

（二十四）芋头

芋头别名芋艿，原产于印度、马来西亚及我国南部等热带或亚热带沼泽湿地。我国古代称芋头为莒、蹲鸱、芋魁、蕖、土芝等，俗称毛芋，在民间则称芋之母本为芋头，子芋为芋艿、芋奶、芋儿。在文献记载中，芋头较早见于《史记》："岷山之下沃野千里，下有蹲鸱，至死不饥。"

每年的农历八月十五中秋节，又称团圆节，南方民间的早饭都要吃红烧糖芋头，据说是为了纪念元末汉人杀鞑子（指元朝统治者鞑靼人）。当初汉人起义，推翻蒙古人暴虐的统治是在八月十五夜晚，汉人在杀鞑子起义后，便以其头祭月。后来当然不可能在每年中秋节用人头祭月，便用芋头来代替，至今还有些地方，在中秋节吃芋头时把剥芋头皮叫作"剥鬼皮"。

【营养成分】

富含淀粉、蛋白质、脂肪、钙、磷、铁、维生素 B1、维生素 B2、维生素 C 和胡萝卜素等成分。

【药用功效】

芋头性平，对肿毒、牛皮癣、汤火伤等症具有一定疗效。因芋头所含的矿物质中氟的含量高，故具有洁齿、防龋、保护牙齿的作用。芋头中有一种天然的多糖类高分子植物胶体，有很好的止泻作用，并能增强人体的免疫功能，对乳腺癌、甲状腺癌、恶性淋巴瘤患者及伴有淋巴肿大、淋巴结转移者有辅助治疗功效。芋头可作为防治癌瘤的常用药膳主食，在癌症手术或术后放疗、化疗及其康复过程中，发挥其辅助治疗作用。

【医典文摘】

《本草纲目》：芋可益胃宽肠、通便解毒、补益肝肾、养肌肤、调中化痰。

【偏方】

将糯米与新鲜的小芋头块同煮成粥，放入适量白糖，此粥适宜慢性淋巴结炎、淋巴结核、慢性淋巴结肿大患者于秋季服食。

【药膳】

芋头蒸鲫鱼

原料：芋头、小鲫鱼。

制法：芋头去皮洗净，切块状备用。锅中放入姜末两小匙、芋头及适量水同煮，约5分钟后捞起芋头。煮芋头的同时将小鲫鱼洗净，放入浅盘中。将芋头、水及盐一起放入装有小鲫鱼的盘中，放入电锅蒸。锅中放入1碗水，重复蒸3次，即可食用。

功效：增进肠胃蠕动，促进排便，使肌肤滑嫩。产妇不宜食用。

【食用宜忌】

选购芋头时，一般以淀粉含量高、肉质松软、香味浓郁、耐贮存、无腐烂、个体均匀者为佳。因为芋头中黏液含有草酸钙，能刺激皮肤发痒，加工时要注意不要将黏液弄到手背及手臂上，如果不小心沾染上黏液，应尽快清洗，然后把手放在火上烤，或用生姜捣汁轻擦解痒。

支气管哮喘，气滞引起的胸闷、腹胀和两胁胀痛者忌食芋头。

生芋头有小毒，不可食用；若芋头味发涩，也不能食用。

（二十五）荸荠

荸荠俗称马蹄，也叫地栗，肉质洁白，味甜多汁，清脆可口，自古就有"地下雪梨"的美誉，北方人则视之为"江南人参"。中国清代著名的温病学家吴鞠通研制出的治疗热病伤津口渴的名方"五汁饮"，就是用荸荠、梨、藕、芦根和麦冬榨汁配合而成的。

【营养成分】

含有蛋白质、糖类、脂肪以及多种维生素和钙、磷、铁等矿物质。

【药用功效】

荸荠性寒，有清热凉肝的作用，对葡萄球菌、大肠杆菌、产气杆菌、绿脓肝菌等有明显抑制作用。

【医典文摘】

《本草纲目》:荸荠主血痢、下血、血崩。

【偏方】

将新鲜荸荠洗净,连皮放入锅内,加水适量,小火煨煮 1 小时即成。带皮服用,对大肠癌有辅助疗效。

【药膳】

将香菇洗净,温水发开,去蒂切丝(保留菇水);豆腐切成小块状;葱切碎;将荸荠洗净削皮,切成小片。取香菇、荸荠、豆腐一起置入锅中煮汤,汤沸后加入油、盐、胡椒粉、味精,再入葱花煮片刻即可服用。

功效:治疗癌症术后、放化疗中的脾胃虚弱。

【食用宜忌】

脾胃虚寒者少吃。

吃时洗净,食用不洁的荸荠容易染上姜片虫病。

【选择窍门】

市场上出售的一些荸荠,色泽红亮、鲜艳,然而这种卖相好的荸荠有可能就是有毒荸荠。一些不法荸荠加工贩运户,为了延长荸荠保鲜期,追求色泽鲜艳的外观,会使用焦亚硫酸钠和连二亚硫酸钠等添加剂对荸荠进行浸泡。经过这种处理后的荸荠虽然外表红嫩、鲜亮,但会残留有二氧化硫。

二氧化硫对人体的危害极大,如果食用了二氧化硫含量超标的食物,轻则会出现头晕、恶心、呕吐和腹泻,严重时还会毒害肝和肾,引起急性中毒,甚至致癌。

消费者在选购荸荠时不要购买外观过于鲜亮的产品,在食用前应用清水洗净、浸泡。

(二十六)南瓜

南瓜别名番瓜、饭瓜。在西方国家,每年的 10 月 31 日是万圣节之夜。许多公共场所乃至居家院落,都会布置上很多装饰品,诸如各式鬼怪、南瓜灯,还有黑猫以及巫婆的扫帚之类;孩子们会穿上古怪的万圣节服装,拎着南瓜灯提篓,挨家挨户地讨糖。

据说这个习俗起源于爱尔兰,古时候西欧的爱尔兰异教徒们,相信在万圣节前夜鬼魂会群集于居家附近,并接受设宴款待。因而,在"宴会"结束后,村民们就自己扮成鬼魂精灵,游走于村外,引导鬼魂离开,避邪免灾。与此同时,村民们也都注意在屋前院后摆些水果及其他食品,喂足鬼魂而不至于让它们伤害人类和动物或者掠夺其他收成。后来这习俗一直延续下来,就成了孩子们取笑不慷慨之家的玩笑。

至于南瓜灯,至少有两种说法。一种说是人挖空了南瓜又刻上鬼脸,点上烛火,用以驱散鬼魂;另一种说是鬼魂点上的烛火,试图骗取人们上当而跟着鬼魂走,所以人们就在南瓜表面刻上一个嘲讽的脸面,用以取笑鬼魂:哼!傻瓜才会上你的当。因为首先使用南瓜的是一位爱尔兰人 Jack,所以人们又将鬼脸南瓜灯叫作 Jack-O-Lantern。

【营养成分】

含水分、碳水化合物、糖类、淀粉、胡萝卜素、蛋白质、钾、磷和膳食纤维等。

【药用功效】

南瓜性温,有润肺益气、化痰、驱虫解毒、止喘利尿、美容等功效。可预防和治疗糖尿病、前列腺肥大、动脉硬化、胃粘膜溃疡等。常吃南瓜,可使大便通畅、肌肤丰美,尤其对女性有美容作用,清代名臣张之洞曾建议慈禧太后多食南瓜。南瓜还可以预防中风,因它含有大量的亚麻仁油酸、软脂酸、硬脂酸等甘油酸,均为良质油脂。

【医典文摘】

清代名医陈修园:南瓜为补血之妙品。

《本草纲目》:南瓜补中益气。

《医林纪要》:南瓜益心敛肺。

【偏方】

将南瓜瓤捣烂,敷在患部,可治疗火烫伤。

【药膳】

南瓜田鸡汤

原料:南瓜、田鸡、大蒜

制法:将南瓜洗净,切块;大蒜去衣,洗净切段;田鸡去内脏,剥皮切块。把田鸡、南瓜、大蒜放入锅内,加水适量,武火煮沸后,改文火煲40分钟,调味即可食用。

功效:化痰排脓,清热解毒。用于肺痈属痰浊壅肺,症见咳吐脓痰,痰腥臭粘稠、不易咯出,胸部隐痛者。

【食用宜忌】

疮、疔、疖、肿者忌食南瓜。

南瓜是一种密闭的球形或条形果实,里面有含糖量较高的瓜瓤,若保管不善,时间长了,瓜瓤就要进行无氧酵解,产生酒精,这种化学变化很难被发现,吃后易引起中毒。中毒表现为头晕、瞌睡、全身疲软,严重的还会上吐下泻。因此,吃久存的老南瓜时要认真检查。表皮烂了的南瓜、或切开后有异味的南瓜,如散发出酒精味等,说明已变质,不能食用。

南瓜子:

将南瓜子晒干生食或炒熟吃,可驱绦虫;南瓜子炒食可治前列腺肥大。

南瓜花:

南瓜花与猪肝同煮,内服,可治夜盲症。

(二十七)冬瓜

冬瓜别名白瓜、枕瓜,原产于我国南部及印度。从名称看来,冬瓜似乎是冬天结的瓜.其实恰恰相反。相传唐代的时候,有个县官冬天下乡体察民情,一位老农用贮藏的冬瓜做菜招待,他在餐桌上得意地说:"冬天出冬瓜,名副其实也。"后来人们嘲笑他:"冬瓜本姓夏,有奶未必娘。"

夏季所产的瓜,表面上有一层白粉状的东西,好像是冬天所结的白霜,正是因为这个原因,冬瓜又称白瓜。

【营养成分】

含矿物质和维生素等,不含脂肪,热能极低。

【药用功效】

冬瓜性凉,有良好的清热解暑功效,夏季多吃些冬瓜,不但解渴、消暑、利尿,还可使人免生疔疮。

因其利尿,且含钠极少,所以是慢性肾炎水肿、营养不良性水肿、孕妇水肿的消肿佳品。

它含有多种维生素和人体所必需的微量元素,可调节人体的代谢平衡。

冬瓜性凉,能养胃性津、清降胃火,使人食量减少,促使体内淀粉、糖转化为热能,而不变成脂肪,因此是肥胖者的理想蔬菜。

冬瓜有抗衰老的作用,久食可保持皮肤洁白如玉、润泽光滑,并可保持形体健美,据说,日本皇后美智子常用冬瓜制成冬瓜面霜来美容养颜。

【医典文摘】

《食疗本草》:欲得体瘦轻健者,则可常食之;若要肥,则勿食也。

【偏方】

治疗脚气病和痱子,可用冬瓜皮轻轻摩擦患处。用冬瓜瓤煎汤洗脸、洗澡,可使人皮肤白皙、有光泽。

【药膳】

冬瓜粳米粥

原料:新鲜连皮冬瓜、粳米。

制法:将冬瓜洗净,切成小块,同粳米一起置于砂锅内,一并煮成粥即可,食用时不要放盐。

功效:利尿消肿,清热止渴,减肥降脂。

【食用宜忌】

癌症(脾虚型)病人忌食冬瓜;

久病的人与阴虚火旺者少食。

【选择窍门】

凡个体较大、肉厚湿润、表皮有一层粉末、体重、肉质结实、质地细嫩的冬瓜均为质量好的冬瓜,反之质量就差。如冬瓜肉质有花纹,是因为瓜肉变松;瓜身很轻,则此瓜已变质,味苦。

(二十八)丝瓜

丝瓜别名天罗、布瓜,原产于南洋,明代引种到中国,成为人们常吃的蔬菜。正如李时珍所说:"丝瓜,唐宋以前无闻,今南北皆有之,以为常蔬。"

【营养成分】

含有蛋白质、淀粉、钙、磷、铁和胡萝卜素、瓜氨酸、维生素 C 等,以及人参皂甙、丝瓜质和多量粘液等,所含热能不高。

【药用功效】

丝瓜性凉，能清暑凉血、解毒通便、祛风化痰、润肌美容、通经络、行血脉、下乳汁，可治小便不利、关节肿痛、慢性喉炎等症。丝瓜所含的皂甙成分有强心作用。老丝瓜干后制成药材称为丝瓜络，以通络见长，用于治疗胸肋痛、筋骨酸痛等症，还可作海绵的代用品。此外，把丝瓜捣烂取汁频抹涂，可治痈疽。

【医典文摘】

《本草纲目》：丝瓜清热利肠，治痘疮不出。

【偏方】

将新鲜肥嫩的丝瓜洗净擦干切碎，用洁净纱布包好后挤出汁液，然后加入等量的药用酒精和优质蜂蜜，混合调匀，均匀涂抹于面部、手臂上，20分钟后用清水洗去。连续一个月左右，可减轻皮肤皱纹，使皮肤光润而富于弹性。

【药膳】

丝瓜肉丸汤

原料：丝瓜、肉馅。

制法：肉馅中加入姜茸、淀粉和调味料拌匀，做成丸状。丝瓜去皮后切成薄片。清汤煮沸，先入肉丸滚开，后加丝瓜片，煮20分钟即可。

功效：防止糖尿病，清淡整肠，增进食欲。

【食用宜忌】

丝瓜汁水丰富，宜现切现做，以免营养成分随汁水流走。

（二十九）苦瓜

苦瓜别名绵荔枝、癞瓜，原产于东印度。因它从不把苦味渗入别的配料中，所以又有"君子菜"的美名。

我国历史上吃苦瓜最有名的人物，当首推明末清初的画家石涛。石涛自号"苦瓜和尚"，餐餐不离苦瓜，甚至还把苦瓜供奉案头朝拜。他对苦瓜的这种感情，与他的经历、心境有着密不可分的关系。石涛生于明朝末年，15岁时，明朝灭亡，父亲被杀，国破家亡。石涛被迫逃亡到广西全州，在湘山寺削发为僧，以后颠沛流离，到晚年才定居扬州。他带着内心的矛盾和隐痛，创作了大量精湛的作品。最为人推崇的，是他画中那种奇险兼饶秀润的独特风格，笔墨中包含的那种淡淡的苦涩味，

国学经典文库

中华食疗大全

·食材的功效与用法·

图文珍藏版

是一种和苦瓜极为近似的韵致。近代齐白石、黄宾虹、张大千、潘天寿等画坛巨子，无一不是从石涛画作中吸取营养。

【营养成分】

含胰岛素、蛋白质、脂肪、碳水化合物、维生素 C、粗纤维、胡萝卜素、苦瓜甙、磷、铁和多种矿物质、多种氨基酸等。

【药用功效】

苦瓜性凉，有清热泻火、预防糖尿病、增强人体免疫力的功能。近年来的药理分析表明，苦瓜所含有的苦瓜多肽类物质有快速降低血糖的功能，能够预防和改善糖尿病的并发症，具有调节血脂、提高免疫力的作用。

【医典文摘】

《本草纲目》：苦瓜除邪热、解劳乏、清心明目、益气壮阳。

【偏方】

苦瓜去瓤切碎，与绿茶加水煎服，夏季饮用，可预防中暑。

【药膳】

双菇苦瓜丝

原料：苦瓜、香菇、金针菇。

制法：将苦瓜、姜片切成细丝；香菇浸软切丝，金针菇切去尾端洗净；油爆姜丝后，加入苦瓜丝、冬菇丝及盐，炒至凉瓜丝变软后加入金针菇，炒匀即可食用。

功效：降低胆固醇，减少脂肪吸收。

【选择窍门】

苦瓜身上一粒一粒的果瘤，是判断苦瓜好坏的特征。颗粒愈大愈饱满，表示瓜肉愈厚；颗粒愈小，表示瓜肉相对愈薄。选苦瓜除了要挑果瘤大、果形直立的，还要洁白漂亮，因为如果苦瓜出现黄化，就代表已经过熟，果肉柔软不够脆，失去苦瓜应有的口感。

（三十）山药

山药学名叫薯蓣，因唐代宗名预，避讳改为薯药。后又因宋英宗讳薯，再改为山药，本名尽失。民间也叫山薯、淮山药等。

"秋夜渐长饥作祟，一杯山药进琼糜。"这是南宋大诗人陆游对山药的称赞。

别看山药外貌不美，但其内在质量极佳，只要用竹片轻轻刮去嫩皮，雪白的肉质便显露精华。

【营养成分】

含多种氨基酸和糖蛋白、粘液质、多酚氧化酶、维生素 C 等成分。

【药用功效】

山药性平，有健脾胃、补肺肾、止泻之功。用于脾虚食少、久泻不止、肺虚喘咳、肾虚遗精、带下、尿频等症。中医认为山药具有滋养肌肤、使人健美、补中益气、健脑增记忆等功效。

【医典文摘】

《神农本草》：山药久服耳目聪明。

《药品化义》：山药，温补而不骤，微香而不燥，循循有调肺之功，治肺虚久咳，何其稳当。因其味甘气香，用之助脾，治脾虚腹泻，怠情嗜卧，四肢困倦。

《本草纲目》：山药有耳目聪明、轻身、不饥、延年之功。

【偏方】

虚喘痰多者，可将生山药捣烂，加入甘蔗汁半碗，和匀，炖热服用。

【药膳】

山药肉麻丸

原料：黑芝麻、猪瘦肉、淮山药片。

制法：将淮山药片打成粉末，备用；猪肉切成丁后剁成肉泥，加入黄酒、味精、盐、鸡蛋、淮山药粉和水，拌匀后做成肉丸。将黑芝麻在锅中炒出香味，备用。国内倒入油，烧至五成热时将肉丸倒入，炸至金黄色出锅。在汤里加入少许黄酒、盐和味精，烧开后倒入剩下的淮山药粉，调成薄糊。再把炸好的丸子倒进去翻炒几下即可出锅，在丸子上撒上一层炒过的黑芝麻。

功效：对消瘦、大便干燥和肝肾两虚引起的健忘、白发、脱发、低血糖等有良好疗效。

【选择窍门】

新鲜山药容易跟空气中的氧产生氧化作用，与铁或金属接触也会形成褐化现象，所以切山药最好用竹刀或塑料刀片，先在皮上画线后，再用手剥开成段。切口处容易氧化，可以先用米酒泡一泡，然后以吹风机吹干，促使伤口愈合，再用餐巾纸包好,外围包几层报纸,放在阴凉墙角处即可保存。

(三十一)马铃薯

马铃薯别名土豆、洋芋、山药蛋,祖籍在秘鲁,是世界上公认的营养丰富的食物。美国人认为,每餐只吃全脂奶粉和土豆,就可以得到人体所需的全部营养。

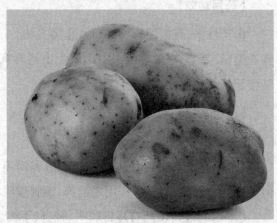

马铃薯

德国人吃土豆,无论是数量还是吃法都在世界上首屈一指,一日三餐至少两餐吃土豆。据说德国人最初见到土豆时把它误认为是一种水果,一次一户农家不慎失火,结果发现熟土豆比生土豆更好吃。之后这家人便靠吃熟土豆度日,附近的许多农户也都学着拿熟土豆当饭吃。德国的土豆餐发展到后来颇具特色,方式很像我国广东的早茶,食品以土豆为主,把土豆做成各种类型的小点心,每样数量少但花色品种很多,再加上一两盘切成薄片的灌肠和火腿或少量牛肉、鸡肉、鱼肉及青菜。德国的超市里,生土豆都是干干净净的,用密封的纸口袋包装,上面打印着保鲜期。有些小商店和小快餐店还出售土豆快餐,要一份土豆饼卷青菜或油炸夹心土豆丸子,既可以坐着慢慢吃,也可以用纸一包带走吃。

在我国,对马铃薯的感情最深厚的要算山西人了,山西的作家群都称自己是"山药蛋派"。山西老乡还说:"山药蛋宝中宝,顿顿饭离不了。"

【营养成分】

土豆所含营养成分较全,能满足人体全部营养需要的95%,它的热量高于所有谷类作物。含蛋白质、脂肪、碳水化合物、矿物质,此外还含有铁、钙、磷、胡萝卜素、抗坏血素、维生素C和粗纤维等成分,土豆的蛋白质中含有18种人体所需的氨基酸,是一种优质的蛋白质,其蛋白质中含有大量的粘体蛋白质,能预防心血管类疾病。所以有人说:土豆是十全十美的菜。

【药用功效】

马铃薯性平,有健脾健胃、益气和中的功效。适宜胃痛、便秘及十二指肠溃疡等症。土豆入药,具有补气、健脾胃、消炎止痛的作用,外用可治湿疹。

【医典文摘】

《本草纲目拾遗》:功能稀痘,小儿熟食,大解痘毒。

【偏方】

土豆去皮捣泥敷患处,可治湿疹。

【药膳】

马铃薯汁

原料:马铃薯。

制法:马铃薯加水适量捣烂绞汁,煮沸后停火,早晚各一杯,连服1个月。

功效:补气、健脾、消炎。

【食用宜忌】

洗净、切好的土豆不宜放在冷水里浸泡,否则将损失大量的维生素 C 和维生素 B。要想使煮土豆时维生素的损失减少到最低限度,最好别用水煮,而采用蒸食法。

发芽和变青的土豆与青番茄一样,含有龙葵砣,不能食用。龙葵素吸收进入血液后有溶血作用,还可麻痹运动、呼吸中枢,刺激胃粘膜,最终可因呼吸中枢麻痹而死亡。此外,龙葵素的结构与人类的巢体激素如雄激素、雌激素、孕激素等性激素相类似。孕妇若长期大量食用含生物碱较高的土豆,蓄积体内会产生致畸效应。因此孕妇要不吃或少吃土豆。有的孕妇喜欢吃市场上出售的薯片,虽然它们接受过高温处理,龙葵素的含量会相应减少,但是它却含有较高的油脂和盐分,多吃除了会引起肥胖,还会诱发妊娠高血压综合征,增加妊娠风险。

关节炎病人忌食土豆。

(三十二)辣椒

辣椒别名番椒、海椒、辣子、辣角、秦椒、辣茄、菜椒、青椒等。原产于中南美洲的热带地区,以墨西哥最为盛产。当年,辣椒随红薯、玉米、马铃薯、烟草、花生、番茄等在明末登陆中国。引进之初,辣椒是用来观赏的。目前可以见到的中国最早食用辣椒的记载,是康熙年间贵州"土苗用辣椒以代盐"。乾隆年间,贵州地区开始大量食用辣椒,紧接着,云南镇雄州和湖南辰州府也开始食用辣椒。湖南一些地区在嘉庆年间食辣还不多,但道光以后,食用辣椒便较普遍了,连汤里都要放辣椒。

这个让全世界为之上瘾的小东西,按味道不同可分为甜椒和辣椒。甜椒个大,圆形,肉厚;辣椒个小,长而尖,肉薄。辣椒老熟后多用于晒干食用。贵州出产的辣椒品种繁多,如朝天椒、小青椒、小米椒、牛角椒、柿子椒、灯笼椒等。在中华大地善吃辣者主要集中在西部川、云、贵三省外加湖南。俗话说:贵州人辣不怕,湖南人不怕辣,四川人怕不辣。

【营养成分】

富含维生素 C、辣椒素,含有的芳香物质可促使人体分泌一种"幸福激素",使人精神振奋。

【药用功效】

辣椒性大热,可以健胃、助消化,促进血液循环,既而发汗,使皮肤上水分蒸发,消耗一定的热能,调整和促进人体排水机能。

【偏方】

用辣椒和生姜熬汤喝,能治疗风寒感冒,对于兼有消化不良的病人尤为适宜。

【食用宜忌】

辣椒碱对人体有强烈的刺激性,所以应注意适量食用。

食管炎、胃肠炎、胃溃疡、痔疮、火眼、牙疼、喉痛、咯血、疮疖等火热病症患者,或阴虚火旺的高血压病、肺结核病患者,应慎食辣椒。

居住在潮湿环境的人,适当吃些辣椒,对预防风湿病和冻伤有好处。

【选择窍门】

市场上有一些干制辣椒,色泽鲜亮、光彩照人,但就是这些看上去漂亮的辣椒,实际上是用工业硫磺熏制而成的"有毒辣椒"。一些厂家的辣椒油中还检测出含有"苏丹红一号",这是一种黄溶剂染料,用于溶剂、彩色蜡、汽油、鞋油等工业、化学领域的增色添加剂。"苏丹红一号"属于三级致癌物,在动物身上会引起一些癌变。而用硫磺熏制的辣椒,本身原料还是发生霉变的,对人体的危害更不能小觑。

在选择辣椒时要注意:用工业硫磺熏制的辣椒一般比普通辣椒的表面光滑,色泽比较光亮,辣椒边角有腐烂痕迹。捧在手上闻。会有或多或少的硫磺味,气味非常刺鼻。剥开辣椒,用工业硫磺熏制的辣椒籽呈白色,而普通辣椒的籽呈黄色。

(三十三)藕

藕为荷的肥大根茎,肉肥厚,微甜而质脆,是上佳的食品。藕的根茎中有管状小孔,折断后有藕丝相连,常有"藕断丝连"之说,比喻表面上断了关系,实际上仍有牵连,多指男女之间情意未断。孟郊《去妇》诗:"妾心藕中丝,虽断犹连牵。"就是写的这层意思。

【营养成分】

含天冬碱、蛋白氨基酸、葫芦巴碱、干酪基酸、蔗糖、葡萄糖等。鲜藕含有20%的糖类物质和丰富的钙、磷、铁及多种维生素。

【药用功效】

生藕性寒,有清热除烦、凉血止血、散瘀之功;熟藕性温,有补心生血、滋养强壮及健脾胃之效。

【医典文摘】

《本草纲目》:无藕生卑污而洁白自若,质柔而实坚,居下生芽,以续生生之脉,四时可食,令人心欢,可谓灵根矣。

【偏方】

将鲜藕捣汁饮服,可治鼻出血;若用开水冲服,能防治急性肠胃炎、中暑、腹痛等症。

【药膳】

藕汁蜜糖露

原料:鲜藕,蜂蜜。

制法:鲜藕洗净、榨汁,加入蜂蜜调匀服用,每日一次,连服数日。

功效:主治慢性咽炎。

【食用宜忌】

食用藕时,人们往往除去藕节不用,其实藕节是一味著名的止血良药,含丰富的鞣质、天门冬素,专治各种出血如吐血、咳血、尿血、便血、子宫出血等症。民间常用藕节六七个,捣碎加适量红糖煎服,用于止血,疗效甚佳。

【选择窍门】

莲藕有池藕、田藕之分。田藕生长在水田中,品质较差;池藕生长在池塘中,质量较好。区分要看中心孔数,池藕有9孔;田藕11孔。池藕于中秋节前后上市,购买时要挑皮白粗壮、带清香的、无伤无烂、无锈斑、不断节、不干缩、未变色的,顶端的"鹦哥头"越小越好。

市场上一些过于白嫩的藕,是经过硫酸水浸泡的,浸泡的目的就是为了将藕漂白,让它看起来鲜亮。这种藕如果买回家不用水冲洗的话,基本就会一直保持白嫩,一旦冲洗后放置,就会逐渐发黄,最后变黑。食用之后会对身体造成伤害。所以看到颜色特别白嫩的藕,要多留个心眼。

(三十四)莲子

"低头弄莲子,莲子清如水。"莲子别名藕实、莲蓬子,是莲的种子,具有很高的滋补作用。人们食用莲子的历史也十分久远,在挖掘湖南长沙马王堆汉墓时,就发现过用以食用的莲子,洞庭湖一代的莲子是进贡给汉高祖刘邦的"贡莲",金代诗人张楫品尝"心清犹带小荷香"的新白莲后,曾发出"口腹累人良可笑,此身便欲老湖湘"的感叹。

【营养成分】

含莲心碱、芸香甙、牛角花糖甙、乌胺、淀粉、棉籽糖、蛋白质、脂肪及钙、磷、铁盐。

【药用功效】

莲肉性平,莲心性寒,有补脾止泻、益肾涩精、养心安神的作用。用于脾虚久泻、遗精带下、心悸失眠。具镇静作用,养生安神。

【偏方】

银耳洗净,在冷水中浸泡一夜,放入锅中,加清水适量,用武火将银耳煮沸,加入除过心的莲子,用文火煮至银耳熟透,加入冰糖即可食用。对高血压病有较好疗效。

【药膳】

莲子龙眼汤

原料:莲子、薏苡仁、龙眼肉、蜂蜜。

制法:将上述五种原料加水大火煮开,再用小火煮一小时,加入蜂蜜即成。

功效:促进新陈代谢,改善粗糙、病态的皮肤。

【食用宜忌】

外感初起、大便干结、疟疾、疳积等症忌用。

【选择窍门】

莲子皮薄如纸,剥除很费时间。若将莲子先洗一下,然后放入开水中,加入适量老碱,搅拌均匀后稍闷片刻,再倒入淘米篓内用力揉搓,很快就能去除莲子皮。

市场上同一种,有的十分洁白,有的却颜色发黄,这是因为一些不法商贩用工业氢氧化钠给莲子去皮,加入过氧化氢或用于纺织、造纸的荧光增白剂给莲子漂白,并把霉变生虫的废旧莲子处理后掺到好莲子里卖。

所以在购买莲子时不要一味追求个大、洁白。正规厂家采用手工脱皮和机械磨皮两种方式。手工脱皮的莲子上有自然的皱皮,机械磨皮的莲子有残留红皮在上面,通心孔都较小,煮过后闻起来有一股清香,莲子膨化很大。化学去皮的莲子通心孔较大,煮过后大小基本上没有变化,闻起来有碱味。

(三十五)菱角

菱角别名水菱、水栗子,原产于我国南方,品种繁多。以色泽论,有青菱、红菱、紫菱等;从角数分,则有四角菱、三角菱、苏杭馄饨菱;以味道看,有清香脆嫩的嘉兴南湖无角菱、鲜美香甜的江苏苏州元宝菱,以及广州地区风味别致的大头菱等。人们喜欢吃菱角,还编出了吃菱角的绕口令:"吃菱角,剥菱壳,菱壳丢在北壁角。不吃菱角不剥壳,菱壳不丢北壁角。"

【营养成分】

含蛋白质、脂肪、糖、灰分、尼克酸、核黄素、维生素和钙、磷、铁以及多种氨基酸。

【药用功效】

菱角性平,生食健脾止泻;熟食益气健脾。近代医药专家提出,菱角亦具有抗癌作用,对食道癌、子宫癌患者有益。另据记载,菱角若与各种动物肉类共炖食,则有补元气、强筋健骨、益髓添精的作用。

【医典文摘】

《本草纲目》:菱角消暑解热、除烦止渴。

【偏方】

菱角与牛肉共煮,对神经痛、头痛、关节痛、腰腿痛等病症有很好的治疗作用。

【药膳】

菱角粥

原料:菱角、藕粉、粳米、红糖。

制法:将菱角洗净、去壳,取出果实晒干或烘干,研成细粉备用。将菱角壳洗净,放入砂锅,加入淘洗干净的粳米,加清水,用大火煮沸,改用小火煨煮至粳米熟烂如酥,加入菱角粉和调湿的藕粉,边煨煮边搅拌,放入红糖,调和成粘稠粥,即成。

功效:健脾益气、防癌抗癌。适用于各种类型的宫颈癌,以及胃癌、乳腺癌。

【食用宜忌】

身体虚弱的人最好不食菱角。

生食菱角一定要洗净,因为姜片虫的幼虫常寄生在菱角表面。

菱角性凉,食用要适量,多食会损阳助湿。

猪肉和菱角不可一起吃,否则会引起肚痛。

(三十六)荷叶

相传东晋末年,南朝陈霸先当皇帝之前,曾率兵镇守京口重镇,与北齐的军队对峙两个多月,酷暑难当,城内军民又缺粮,形势非常危急。老百姓听说后,纷纷支援陈军,用荷叶包饭,再夹上蔬菜,送进城里。这荷叶饭香味扑鼻,既消暑又果腹,陈军吃了后士气为之一振,结果打了个胜仗。

按中医的说法,荷叶与饭共煮,有生发元气、调理脾胃、清热解暑的功效。在食欲不佳的夏季,您不妨学学古人,用荷叶包住事先煮好的糯米和莲子,加上些青菜、蘑菇、碎肉或海鲜,再按自己的口味加上作料,在锅中蒸上20分钟,这样清香扑鼻的荷叶莲香饭就做成了。

荷叶入肴,在汉唐时开始盛行。唐代文学家柳宗元在《柳州峒氓》一诗中,曾有"绿荷包饭趁墟人"的诗句。"绿荷包饭"至今仍是广州和福州茶楼酒肆的传统美食。

【营养成分】

含莲碱、荷叶碱、原荷叶碱、栖皮素、荷叶黄酮甙,临床应用证明,肥胖的人经常用洗净的鲜荷叶煮粥食用,减肥疗效显著,用鲜荷叶代茶泡饮,冬季用干荷叶代茶泡饮,均有疗效。

【药用功效】

荷叶性凉,有清热解暑、散瘀止血的功效,治暑热、胸闷、腹泻及多种出血症,以及妇科的赤白带下,还可清热利水、健脾助胃、辅治肥胖症。现代研究证明,荷叶浸剂及煎剂能直接扩张血管,具有降压作用。

【偏方】

用荷叶梗3~5枚水煎饮用,可治疗暑湿腹泻、赤白痢疾。在荷叶茂盛时摘取几张,放于室内阴干,烧黑研末内服,对治疗吐血、便血、尿血、妇女月经过多等症,疗效明显。

【药膳】

将鲜荷叶洗净煎汤,再用荷叶汤同粳米、冰糖煮粥。这款药膳可作夏季清凉解暑饮料,或作点心,温热食用。可以清暑利湿、降血压、降血脂,适用于高血压、高脂血症、肥胖病以及夏天因暑热致头昏脑涨、胸闷烦渴、小便短赤等。

【选择窍门】

6~9月可以采摘到叶大、完整、色绿、无斑点的荷叶。

(三十七)蘑菇

蘑菇是食用伞菌类的通称,学名为双孢蘑菇,黑龙江称为雷窝子,品种很多。早在3000多年前,蘑菇就是人类的佳肴了,我国古代把蘑菇称为蕈、菌、茸、荪、莪、菇等。秦汉之后,食菌之风日渐兴盛,文人墨客对此多有记述和吟咏。

【营养成分】

高蛋白、低脂肪、富含天然维生素。含有一种具有抗癌作用的多糖,对乳腺癌、皮肤癌、肺癌都有一定的效果。蘑菇中含有干扰素诱导剂,能诱发干扰素的产生,对水泡性口炎病毒、脑炎病毒等有较好的疗效。蘑菇还具有降低血液胆醇的作用,蘑菇中的解朊酶、酪氨酶还具有降血压的功能,因而蘑菇是高血压和心血管病人理想的保健食品。

【药用功效】

蘑菇有提高免疫力、防止贫血症、抗癌的作用。适用于脾胃气虚、倦怠乏力、胸膈痞满、咳嗽痰多的患者。

【偏方】

取粳米50克煮粥,半熟时加入洗净切成丝的蘑菇,煮至米熟时即可。可治胃热呕吐、肠热泻痢、食欲不振。

【药膳】

蘑菇青菜

原料:鲜蘑菇、青菜心。

制法:将蘑菇和青菜心拣洗干净后切片,起油锅煸炒,加入盐味精等调料后食用。

功效:清热平肝,降脂降压。适用于高脂血症、高血压及冠心病等。

【食用宜忌】

蘑菇有食用类和有毒类,不要随便自己采摘蘑菇食用,对市场上出售的不熟悉的蘑菇也不要轻易购买,以免误食后危及生命。一般的毒蘑菇食用半小时后出现消化道症状,如恶心、呕吐等,这说明毒性不强。"致命白毒伞"的中毒潜伏期长达24小时,一般为8~10小时。如误食毒蘑菇大约一天后,出现呕吐、腹泻等类似急性胃肠炎的症状,经过处理后,第二天这些症状会缓解,进入"假愈期"。这时候有的病人会以为自己已经没事了。但第三天就会进入肝损害期,这时候病人转氨酶急剧升高,严重的出现肝衰竭,抢救成功的机会非常微小。

【选择窍门】

在市场上选购袋装、罐装、瓶装、桶装蘑菇类产品须小心。因为有不法商贩给蘑菇漂白,使蘑菇产品颜色好看,延长保质期。这种蘑菇二氧化硫超标,人体摄取后会对肠胃造成损害。在选购袋装、罐装、瓶装、桶装蘑菇时,最好选择正规厂家生产的、有明确生产日期和保质期的产品,检查真空包装的袋子是否漏气,里面的汤汁是否清澈。

(三十八) 黑木耳

黑木耳又叫耳子、黑菜。

【营养成分】

含蛋白质、脂肪、糖类和钙、磷、铁等物质以及胡萝卜素、烟酸、维生素 B1、维生素 B2、磷脂、甾醇等多种营养素,还含有对人体有益的植物胶质。

【药用功效】

黑木耳性平,可补血气,使血不粘稠,有滋润、强壮、通便的功能,可用于治疗痔,对胆结石、肾结石、膀胱结石等内源性异物也有比较显著的化解功能。

【偏方】

黑木耳与山楂用水炖服,每日服用1~2次,可治口腔溃疡和妇女痛经。

【药膳】

红黑糕

原料：黑木耳、柿饼。

制法：共同煮烂，当点心食用。

功效：适于痔疮出血、大便干结者。

【食用宜忌】

黑木耳对无意食下的难以消化的头发、谷壳、木渣、沙子、金属屑等异物具有溶解与烊化作用。为防止和治疗各种异物造成的胃肠不适或病症，不妨常吃些黑木耳，尤其是从事理发、开矿、粉尘、锯木、修理、护路等作业的人员更应经常吃。

【选择窍门】

劣质掺假的木耳，就是有人为了增加木耳重量，用盐水、糖水浸泡，更有甚者用硫酸镁、明矾等化学物质浸泡甚至蒸煮。经过化学处理的木耳表面有一层薄薄的白霜，容易受潮黏结，味道或咸或甜或苦涩，手感比正常木耳沉。当放进清水浸泡时，这些掺假木耳会比正常木耳稍重而很快就沉到水底，泡涨后会粘手。

黑木耳质软味鲜，滑润清爽，有很高的营养价值。目前市场上出售的黑木耳质量差别较大，购买时可从四个方面检验挑选：

眼看：朵大适度，耳瓣略展，朵面乌黑无光泽，朵背略呈灰白色的为上品；朵稍小或大小适度，耳瓣略卷，朵面黑但无光泽的属中等；朵形小而碎，耳瓣卷而粗厚或有僵块，朵灰色或褐色的最次。

手捏：优质的黑木耳含水量较少，取小量样品，手捏易碎，放开后朵片能很好伸展，有弹性，说明含水量少，反之则过多。

口尝：纯净的黑木耳口感纯正无异味，有清香气，反之多为变质或搀假品。常见搀假品用明矾水、碱水浸泡或用食糖水拌匀，可用口尝有无涩味、碱味、甜味来加以鉴别。

水泡：水泡后体质轻、胀发性大的属优质；体稍重、吸水膨胀性一般的为中等；体重、胀发性差的为劣质。

鲜木耳：

鲜木耳中有一种卟啉性物质，食后能使人脸部浮肿，手足发水泡，面、颈部出现鲜红色丘疹，鼻涕、眼泪分泌增多，呼吸急促。植物日光性皮炎又称蔬菜日光性皮炎，是一种光感性疾病，食用鲜木耳后被太阳一照射即会发病。干制木耳毒性物质已消失,食用时很安全,所以不要食用鲜木耳。

(三十九)银耳

银耳别名白木耳、银耳子。胶质,半透明,柔软有弹性,形似菊花形、牡丹形或绣球形。

【营养成分】

含蛋白质、碳水化合物、无机盐、维生素 E 以及磷、铁、钙、镁、钾、钠等。银耳多糖是银耳的最主要活性成分,对老年慢性支气管炎有显著疗效,能保护肝脏、提高机体对原子能辐射的防护能力,促进蛋白质和核酸的合成及抗癌、抗衰老等。

【药用功效】

银耳滋阴润肺、养胃生津,可减少脂肪吸收,有减肥作用,并有去除脸部黄褐斑、雀斑的功效。

【偏方】

将银耳洗净,与冰糖加水炖熟,再将茶叶冲泡 5 分钟,取汁和入银耳汤中,搅拌均匀服用。此茶滋阴降火,润肺止咳,适用于阴虚咳嗽、口鼻干燥等症。

【药膳】

银耳樱桃粥

原料:水发银耳、粳米、罐头樱桃、冰糖。

制法:洗净粳米煮粥,粥熟后加入冰糖、银耳煮 10 分钟,再入樱桃、桂花糖,煮沸即成。

功效:补气养血,柔嫩皮肤,常食可使皮肤嫩白光润,容颜焕发。

【选择窍门】

市场上的银耳,有的是白色的,有的却是颜色暗黄,区别何在呢?

白色的银耳是用硫磺熏蒸而成的,暗黄的是没有熏蒸的。由于白色银耳颜色好看,卖得快,所以很多商贩都对银耳进行硫磺熏蒸。

经过硫磺熏蒸的银耳色泽洁白,但都残留二氧化硫。二氧化硫很容易被湿润的黏膜吸收,进而对眼及呼吸道产生强烈的刺激作用,使人产生呕吐、腹泻、恶心等症状。

购买银耳的时候,首先要从色泽上看,没有经过硫磺熏蒸的银耳,颜色是很自然的淡黄色,如果颜色很白,就要小心了。从形状上看,好的银耳朵形完整,泡过后不蔫、不软。从气味上辨别,好的银耳气味应该是自然芳香,如果闻到刺激的气味,建议不要购买。因为银耳本身无味道,选购时可取少许试尝,如对舌有刺激或辣的感觉,很可能就是用硫磺熏蒸过的。

(四十)莴笋

莴笋别名莴苣,原产于地中海沿岸。

【营养成分】

含山莴苣素、山莴苣苦素、二氢山莴苣素、美洲麦郎菊内酯、二羟基二氢木香烯内酯、钙、磷、铁、维生素 A、维生素 B、维生素 C、甘露糖、苹果酸、天门冬素、草酸等,碘和氟的含量较高。

【药用功效】

莴笋性凉,可增强胃液和消化液的分泌,增进胆汁分泌,改善消化系统和肝脏功能,有助于抵御风湿性疾病和痛风。莴笋对人的基础代谢、心智和体格发育甚至情绪调节都有重大影响,具有镇静作用,经常食用有助于消除紧张、改善睡眠,对牙齿的发育也很有好处。

【医典文摘】

《本草纲目》:利五脏、通血脉,加酒煎水服用,治疗产后乳汁不通。

【偏方】

口臭:莴苣叶洗净生嚼。

【药膳】

拌莴笋

原料:莴笋、食盐少许,料酒,味精。

制法:将莴笋剥皮洗净,切成细丝,再加食盐少许,搅拌均匀去汁,把调料放入,拌匀即可食用。

功效:健脾利尿、健美减肥。

【食用宜忌】

莴笋怕咸,盐要少放才好吃。

莴笋中的某种物质对视神经有刺激作用,因此有眼疾特别是夜盲症的人不宜多食。

（四十一）百合

百合又名倒仙、玉手炉等。因鳞茎由许多肉质鳞叶一片一片紧紧地抱合在一起，数十片相攒，故得名百合。在民间，百合是吉祥的象征，含有"百事合意"之意，所以，常被人们当作和睦的象征。民间每逢喜庆佳节，常将百合作为礼品互相馈赠，江南城的人们常把百合做成"百合如意糕""糯米百合粥"等款待客人。遇到儿女结婚、老人寿诞、全家团聚，总要吃百合做的食品，以示庆祝。广东人更喜欢用百合、莲子同煲糖水，以润肺补气。

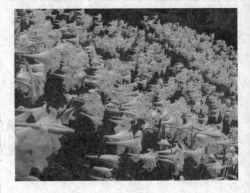

百合

【营养成分】

含淀粉、蛋白质、脂肪、脱甲秋水仙碱和钙、磷、铁以及维生素等。

【药用功效】

百合性微寒，有养阴润肺、清心安神的功效。用于阴虚久咳、痰中带血、虚烦惊悸、失眠多梦、精神恍惚。支气管不好的人，食用百合有助于病情改善，因百合富含水分，可以解渴润燥。百合主要含秋水碱等多种生物碱和营养物质，有良好的营养滋补之功，特别是对病后体弱、神经衰弱等症大有裨益。百合可显著抑制黄曲霉素的致癌突变作用，临床上常用于白血病、肺癌、鼻咽癌等疾病的辅助治疗，缓解放疗反应。

【医典文摘】

《本草纲目》：百合安心定胆，益智、养五脏。

【偏方】

治淋巴结核：取鲜百合适量，捣烂后敷患处。

【药膳】

莲子百合安神菜

原料：莲子、百合、扁豆、核桃仁、鲜蘑菇、蜜枣、樱桃。

制法:将鲜蘑菇去杂后切成指甲大小的片状,莲子去皮、心,扁豆去壳,加百合,装碗后上笼蒸熟取出。核桃仁泡发后,去皮、炸酥、剁碎,樱桃对剖,将以上各料全部混合,做成配料。将炒锅内下大油,烧至五成热,撒入面粉,注入适量开水,继续将水、面、油炒到合为一体,放白糖炒匀,再投以配料拌匀即可。

功效:安心养神、健脾开胃,适用于脾胃虚弱、精神不振的人。

【食用宜忌】

风寒咳嗽、脾胃虚弱、寒湿久滞、肾阳衰退者忌用。

【选择窍门】

选购干百合时,要注意不要挑太漂亮、太白的颜色,可能有些不法商人为了维持百合的漂亮颜色,在处理加工过程中使用二氧化硫去熏。干百合白底带黄,品质才佳。

(四十二) 茼蒿

茼蒿别名蓬蒿菜,俗称蒿子秆,原产于地中海,在我国已有 900 余年的栽培历史。

"渐觉东风料峭寒,青蒿黄韭试春盘。"苏东坡这句诗中的"青蒿",指的就是茼蒿。南宋诗人陆游不仅喜食茼蒿,而且还喜欢栽种与采摘茼蒿,其《初归杂咏》诗云:"小园五亩剪蓬蒿,便觉人间迹可逃。"便视采摘茼蒿为置身于人间仙境。

【营养成分】

含有矿物质、维生素、胆碱、挥发油等。含热能较低,水分含量较高,

【药用功效】

茼蒿性平,具有和脾胃、利便、清血、养心、清痰润肺、降压、助消化、安眠等功效。

【医典文摘】

《千金方·食治》:茼蒿安心气、养脾胃、消痰饮、利肠胃。

《得配本草》:茼蒿利肠胃、通血脉、除膈中臭气。

【偏方】

治高血压、头昏脑涨,用鲜茼蒿捣汁内服,一次一杯,每日两次。

【药膳】

茼蒿炒猪心

原料:茼蒿、猪心、葱花适量。

制法:将茼蒿去梗、洗净、切段;猪心洗净切片;锅中放油烧热,放葱花煸香,投入猪心片煸炒至水干,加入精盐、料酒、白糖炒熟,加入茼蒿继续煸炒至茼蒿入味,点入味精即可。

功效:开胃健脾,降压补脑,适用于心悸、烦躁不安、头昏失眠、神经衰弱等病症。

【食用宜忌】

阴虚发热者不宜食用,腹泻者也应忌食。

茼蒿中的芳香精油遇热易挥发,这样会减弱茼蒿的健胃作用,所以烹调时应注意旺火快炒;汆汤或凉拌有利于胃肠功能不好的人;与肉、蛋等荤菜共炒可提高其维生素 A 的利用率。

(四十三)食用仙人掌

食用仙人掌又名仙巴掌、龙舌、观音掌等,是仙人掌中的一类,其肉质茎可以作为蔬菜食用,果实作为水果鲜食。

仙人掌类植物原产于美洲热带干旱沙漠地区,种类繁多,分布甚广。墨西哥是仙人掌的主要分布区,有"仙人掌王国"之称。而食用仙人掌是经过多年选育而成的可供菜用、果用及药用的一个新品种,在墨西哥的蔬菜产量中居第五位,成为食用广泛的蔬菜之一。墨西哥有一个村庄的居民,自古以来就用仙人掌制作美味食品,或煮,或炒,或焖,加上葱、胡椒、大蒜等调味品,制成美味可口的佳肴,还发明了用仙人掌制成的果子酱,在这个村庄里,每年都要举一次传统的仙人掌食品节。

【营养成分】

含有丰富的维生素 B1、维生素 B2 和胡萝卜素、铁、锌等微量元素及多种氨基酸、矿物质、蛋白质、纤维素、钙等。

【药用功效】

仙人掌性寒,有行气活血、清热解毒、消肿止痛、健脾安神的作用,可以内外服用,能治疗多种疾病。现代医学研究表明,仙人掌可增强人体免疫力,对某些癌症、心脑血管疾病和糖尿病有一定疗效。

【医典文摘】

《本草纲目拾遗》:仙人掌味淡性寒,功能行气活血,清热解毒,消肿止痛,健脾止泻,安神利尿。

《岭南采药录》:仙人掌焙热熨之,用于治疗乳痈初起结核。

【药膳】

仙人掌炖鸡汤

原料:食用仙人掌、柴鸡1只。

制法:把鸡开膛,洗净切成块,锅中加水,把鸡块下锅;烧开后撇去浮沫,加入花椒、大料、葱姜段,将锅盖好。用慢火炖至熟烂。加入适量的盐调味,拣出葱、姜、花椒、大料,出锅前撒上仙人掌片即可。

特点:鸡汤醇香、略酸,营养丰富。

【食用宜忌】

并非所有的仙人掌均可食用,某些野生仙人掌是不可食用的,这点应在选购时加以注意。

(四十四)芥菜

芥菜别名盖菜,原产我国。

【营养成分】

含蛋白质、粗纤维、钙、磷、铁、胡萝卜素、硫胺素、核黄素、抗坏血酸等。

【药用功效】

芥菜性温,有和脾、利水、止血、明目之功,常食可防高血压、中风。对寒饮内盛、咳嗽痰滞、胸膈满闷者有益。与番薯同煮食,可帮助表散寒邪,宽中利肠胃。

【医典文摘】

《食疗本草》:芥菜主咳逆、下气、明目、去头面风。

【偏方】

当皮肤不慎流血时,可以将芥菜捣碎,涂抹在伤口处,能止血、消毒。

【药膳】

芥菜蛋汤

原料:芥菜、鸡蛋。

制法:将芥菜洗净切段,投入放有色拉油的汤锅中,同时放入拍扁的小姜块,煮成汤,再慢慢把拌匀的蛋汁倒入,煮成蛋花,放入盐、味精即成。

功效:散寒邪、宽中利肠胃。

【食用宜忌】

3~5月份采摘食用最佳。

芥菜不能与兔肉、鲫鱼同食。

关节炎、风湿病人忌食。

(四十五)荠菜

荠菜别名地菜、野菜、清明草等,贵州叫"雀雀菜",青海叫"田儿菜",福建叫"芥只菜",还有叫作鸡心菜、"花田菜""护生草"的,出家人用其茎作挑灯杖,可避蚊、蛾。

荠菜作为野菜食用,早在春秋时期的《诗经》就有"谁谓荼苦,其甘如荠"的吟咏,《尔雅》也说:"荠菜甘,人取其叶作菹及羹亦佳。"宋代姜夔在《扬州慢》的词里,描绘荠菜生长时的情景:"过春风十里,尽荠麦青青。"南宋大诗人陆游对它情有独钟,吟诗称赞:"残雪初消荠满园,糁羹珍美胜羔豚。"甚至说自己曾"春来荠香忽忘归"。这种对荠菜的推崇并不为过,苏轼也推崇荠菜说:"君若知其味,则陆八珍皆可鄙厌也。"

古时春天有用荠菜预防春瘟的习俗,现在民间有些地方还有"三月三,荠菜煮鸡蛋"的习俗,或在荠菜花盛开之时,采摘荠菜花佩带,以驱瘟祛疾。"三月三(农历),荠菜赛灵丹""春食荠菜赛仙丹"这些民俗可不是空穴来风,荠菜的药用功效确实非同一般。

【营养成分】

含蛋白质、糖类、少量脂肪、粗纤维、磷、钙、胡萝卜素、维生素 C 和铁、钾、锰、镁等元素,还含有人体所需的多种氨基酸。荠菜的蛋白质含量在叶菜、瓜果类蔬菜中数一数二,胡萝卜素含量与胡萝卜不相上下,维生素 C 比西红柿还高,无机盐中的钙、铁、锰、钾等的含量也都较高。

【药用功效】

荠菜性凉,入肝、脾、肺经,有清热止血、清肝明目、利尿消肿之功效。可治痢疾、水肿、杀诸毒。现代医学实验表明,荠菜有多种医疗功能:能止多种出血,如内伤吐血、产后子宫出血、便血、尿血、视网膜出血等;能降低血压;能治疗泌尿系统的乳糜尿、泌尿系统结石、肾炎水肿等病;可健胃消食,治疗胃痉挛、胃溃疡、痢疾、肠炎等,还可治疗目疾,如结膜炎等。

【医典文摘】

《本草纲目》:荠菜弱,明目得肝。

《千金方·食治》:荠菜杀诸毒。根,主治目涩痛。

【偏方】

肾结核,血尿:鲜荠菜半斤,加水三碗于瓦锅中煎煮,至剩1碗汁时,打入鸡蛋1个,煮熟,然后加盐少许,将菜、蛋一起吃下。如菜老了,可嚼食吐渣。轻症每日1次,重症2次,连服一个月为1疗程,至症状消失后仍可服1~2疗程。

【药膳】

拌荠菜松

原料:荠菜、熟芝麻屑、豆腐干、冬笋、熟胡萝卜。

制法:将荠菜择洗干净,放入沸水锅中余至颜色碧绿,捞出放入凉水中过清,捞出后沥干水分,切成细末,放入盘中。将豆腐干、冬笋、熟胡萝卜切成细末,放入盘中,撒上芝麻屑,加入精盐、白糖、味精,淋上香油,拌匀即成。

功效:润肤、护发、防病、减肥、抗衰,可以使身材苗条、头发乌黑、皮肤光亮。

(四十六)苋菜

苋菜是一种开绿白色小花,茎为绿色或暗紫色的野菜,俗称"人青草",春夏之季在我国南北各地均有野生,而食用则以春天所萌发的嫩叶为佳。古人将苋菜分为白苋、赤苋、紫苋、五色苋等数种,此外还有人苋和马齿苋,统称六苋。清朝萧雄在《西疆杂述诗·园蔬》中说:"几畦蔬菜不成行,白韭者葱着意尝。萝菔儿情秋色老,蔓菁缥贮隔年香。"就是赞美苋菜。

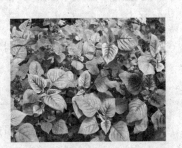

苋菜

【营养成分】

含较多的氨基酸、蛋白质、脂肪、钙和磷,近代医学介绍,苋菜由于含铁及钙质较多,是贫血患者、婴儿手术后及骨折病人食用的佳蔬之一,因苋菜中的铁、钙没有草酸的干扰,利用率较高,没有副作用。

【药用功效】

苋菜性凉,有清热解毒、清肝利胆、明目止血、抗菌消炎等功能。可治疗急性肠炎、尿道炎、咽喉炎、子宫颈炎、痈、疖、毒蛇咬伤等,还有治翳障作用。

【医典文摘】

《本草图经》:紫苋,主气痢;赤苋,主血痢。

《本草纲目》:六苋,并利大小肠。治初痢,滑胎。

《滇南本草》:六苋,治大小便不通,化虫,去寒热,能通血脉、逐瘀血。

【偏方】

将苋菜洗净,切丝。锅置火上,放水烧沸,倒入菜丝,加入精盐煮5~6分钟,离火后再焖10分钟,滤去菜,留汤即成。制作此汤,菜要煮烂,菜渣要滤净。苋菜汤的铁、钙含量极为丰富,能供给婴儿较多的铁和钙,是缺铁性贫血婴儿的良好辅助治疗食品。

【药膳】

苋菜豆腐汤

原料:苋菜、水发海米、豆腐、蒜。

制法:苋菜洗净,放入沸水中焯一下,捞出后沥干;水发海米切末;豆腐切成小块,蒜捣成泥;炒锅放火上,加入油,油热后下蒜泥,煸出香味后下海米和豆腐块,用少许盐焖1分钟,再加水和适量盐;将汤烧开,下苋菜一滚即离火装碗,调味精即可。

功效:清热解毒,生津润燥,对于肝胆火旺、目赤咽肿者有辅助治疗作用。

【食用宜忌】

苋菜可以常吃,但不宜一次吃得过多,否则易引起日常性皮炎。

消化不良、腹满、肠鸣和大便稀薄者要少吃或暂时不吃苋菜为好。

(四十七)蕨菜

蕨菜别名皋头菜、如意菜、乌糯、龙头菜等,是2亿多年前在古生代二叠纪就有的植物,因此有人称它为古老的山菜王。据陆矶《诗经》注云,周秦时代,蕨菜是当作祭品用的,清代已成贡品,是御膳中常见的菜肴。蕨菜虽可鲜食,但因为较难保鲜,所以市场上常见的是其腌制品或干品。

【营养成分】

含大量水分、少量蛋白质和脂肪、胡萝卜素、抗坏血酸、纤维素、碳水化合物、灰分、钙、铁等。

【药用功效】

蕨菜性凉,具有清热、利湿、利尿、滑肠、益气、养阴的功效。主要用于治疗高热神昏、筋骨疼痛、肠风热毒、小便不利、妇女湿热带下、大便秘结或习惯性便秘等。现代研究证明,蕨菜对高血压、头昏失眠、类风湿性关节炎等均有疗效。

【医典文摘】

《本草纲目》:蕨菜去暴热,利水道,令人睡,补五脏不足。

【药膳】

冬菇蕨菜

原料:蕨菜、香菇、胡萝卜、青椒。

制法:将蕨菜择洗干净,入沸水中焯熟,泡入温水中1小时左右取出,切寸段备用。香菇择洗干净,切为粗丝,入沸水中焯一下捞出,控去水分备用。胡萝卜、青椒分别洗净,切成小碎丁备用。葱、姜洗净切丝备用。盐、味精、酱油、水淀粉调汁备用。炒锅上火,倒入色拉油,油热入葱、姜丝煸炒片刻,入香菇丝、蕨菜段、胡萝卜丁、青椒丁颠炒几下,烹料酒,碗中料汁倒入,翻炒几下即成。

功效:健身减肥。

【食用宜忌】

脾胃虚寒者不宜多食。

【选择窍门】

因为鲜蕨菜保存不易,所以市场上出售的多为干制品。一些不法商贩为牟取暴利,在已经干瘪发暗的蕨菜中加入硫酸铜和氯化锌,将蕨菜中的叶绿素还原成本色并进行定色,使干瘪发暗的原料还原成了新鲜翠绿的蕨菜。不仅如此,在蕨菜装袋时,他们还要往里灌入苯甲酸钠、山梨酸钾和果绿进行防腐染色。这样的蕨菜不但没有任何营养、保健价值,还会对人体造成危害,所以,在选择蕨菜制品时,首先要检查包装密封是否有漏气现象,里面的蕨菜如果色泽鲜亮翠绿,汤汁浑浊、有沉淀物,就不要购买。

四、肉类食材

（一）猪肉

猪是哺乳类家畜，大约在 8000 年前由野猪驯化而成，是目前人们餐桌上重要的动物性食品之一。因为猪肉纤维较为细软，结缔组织较少，肌肉组织中含有较多的肌间脂肪，因此，经过烹调加工后，味道特别鲜美。

【营养成分】

含蛋白质、脂肪、碳水化合物、维生素等。

【药用功效】

猪肉性平，补虚，增气力，为人类提供优质蛋白质和必需的脂肪酸。猪肉可提供血红素（有机铁）和促进铁吸收的半胱氨酸，能改善缺铁性贫血。

【医典文摘】

《本草纲目》：补肾气虚竭。

【药膳】

板栗烧猪肉：

原料：精瘦独肉、板栗、豆豉。

制法：瘦猪肉切块，板栗去皮备用。将切块猪肉加水炖煮至五成熟，加入去皮板栗、豆豉炖烂，加入食盐、姜少许即可。

功效：适用于肺燥型久咳、少痰之慢性气管炎病人。

【食用宜忌】

猪肉经长时间炖煮后，脂肪会减少 30%～50%，不饱和脂肪酸增加，而胆固醇含量会大大降低。高温烹炒猪肉时所散发出的化学物质，会与香烟里致癌的化学物质结合起来，提高致癌概率。如果中国女性吸烟者做饭时经常烹炒猪肉的话，那么患上肺癌的可能性将是一般吸烟者的 2.5 倍。

食用猪肉后不宜大量饮茶，因为茶叶的鞣酸会与蛋白质合成具有收敛性的鞣酸蛋白质，使肠蠕动减慢，延长粪便在肠道中的滞留时间，不但易造成便秘，而且还增加了有毒物质和致癌物质的吸收，影响健康。

肥胖和血脂较高者不宜多食，烧焦的肉不要吃。

【选择窍门】

新鲜猪肉:脂肪洁白,肌肉有光泽,红色均匀,外表微干或微湿润,用手指压在瘦肉上的凹陷能立即恢复,弹性好,且有鲜猪肉特有的正常气味。

变质肉:脂肪失去光泽,偏灰黄甚至变绿,肌肉暗红,切面湿润,弹性基本消失,有腐败气味散出。冬季气温低,嗅不到气味,通过加热烧烙或煮沸,变质的腐败气味就会散发出来。

母猪肉:皮糙肉厚,肌肉纤维粗,横切面颗粒大,切割时韧性大。

注水肉:这种肉由于含有多余的水分,致使肌肉色泽变淡,或呈淡灰红色,有的偏黄,显得肿胀,从切面上看湿漉漉的。销售注水肉的肉案子上是湿的,严重的有积水,可见肉贩随时用抹布在擦拭。

死猪肉:周身瘀血呈紫红色,脂肪灰红,肌血暗红,在血管中充满着黑红色的凝固血液,切开后腿内部的大血管,可以挤出黑红色的血栓来,剥开板油,可见腹膜上有黑紫色的毛细血管网,切开肾包囊扒出肾脏,可以看到局部变绿,并有腐败气味。

除了生猪肉,肉干、肉脯制品在选择时也要注意,凡悦目艳丽的肯定属人为的"浓妆艳抹",在制作过程中大量添加淀粉。

猪蹄:

猪蹄含有蛋白质、脂肪、碳水化合物、钙、磷、铁、维生素 A、维生素 B、维生素 C 和丰富的胶原蛋白。可改善血液循环,大手术后及重病恢复期的人,食用猪蹄很有好处。但老年人的胃肠消化功能减弱,猪蹄中脂肪含量高,所以每次不可吃得太多,以免难以消化,影响食欲。尤其是患有慢性肝炎、胆囊炎、胆结石的老年人最好不吃猪蹄,否则会加重病情或诱使旧病复发。

肝:

猪肝可治肝脏虚弱、夜盲症,但胆固醇含量非常高,摄入太多会导致动脉硬化。

胰:

将猪的胰切成块状,与百合、山药一同煮 30 分钟,加少许盐饮用,对糖尿病有良好疗效。

肺:

猪肺可治肺虚、咳嗽、咯血。将百合、党参与猪肺一同炖煮,加入少许盐后食用,对肺结核病人有辅助疗效。

心:

猪心可治惊悸、怔忡、心慌、失眠等症。

胃：

猪胃可治虚劳、健脾胃、补肾。

肾：

猪肾可治肾虚腰痛、遗精、盗汗。

肠：

猪大肠可治便血、痔疮、脱白肛。闽西山区的农民过年时宰了猪，将一副大肠洗净、沥干，一片片切入沸滚的油锅，炸得脆脆的，蘸盐吃，唤作"一片柔肠"。

脾：

猪脾可治脾胃虚热、消化不良。将猪脾、猪胃洗净切细，与米同煮为粥，适用于脾胃不和、气虚、不下食、米谷不化。

血：

猪血是高蛋白、低脂肪食品，富含铁、锌、铜、微量元素钴等，可防止不断发展性肿瘤的生长。其中的铁几乎都是极易被人体吸收的二价铁（血红素铁），具有良好的补血功能。猪血在人体内还有吸收"垃圾"的作用，其血浆蛋白经人的胃酸和消化酶分解后，会产生一种可解毒、滑肠的物质。这种物质能与侵入人体的粉尘、有害金属微粒产生生化反应，变成一种不易被人体吸收的废物，然后从消化道排出体外。

（二）牛肉

牛是草食反刍动物，有黄牛、水牛及青藏高原牦牛等多个品种。

传说唐代著名的诗人元稹，偶然来到一酒家小酌，店主端来的下酒菜中有一种牛肉片，色泽油润红亮，看上去十分悦目，味道更是麻辣鲜香、酥脆柔软，吃后回味无穷。更让元稹惊奇的是，牛肉片薄如纸，晶亮透明，用筷子夹起来在灯光上一照，丝丝纹理可在墙壁上映出清晰的影子来。这让元稹想起了当时京城盛行的"灯

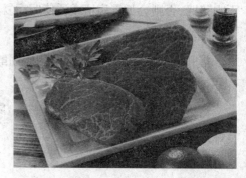

牛肉

影戏"（即皮影戏），便称这菜为"灯影牛肉"。此后，这道"灯影牛肉"四处传开，成为一道名菜。到了清光绪年间，四川达县城关大西街上有一家店主名叫刘光平的

酒店所制作的灯影牛肉最为有名,他把这道菜送到成都青羊花会展出,被评为甲级食品,由此,灯影牛肉便成为四川著名的地方风味特产。

【营养成分】

含大量蛋白质、少量脂肪、钙、铁、磷、维生素 B1、维生素 B2、烟酸及少量维生素 A 等。

【药用功效】

牛肉性温,补脾胃、益气血、强筋骨、止消渴,适用于久病体虚、中气下陷、气短唇干、面色萎黄,大便泄泻、脾虚少食、水肿、腰膝酸软、头昏目眩等症。

【医典文摘】

《本草纲目》:黄牛肉,安中益气,养脾胃,止消渴。

【偏方】

治水肿尿涩:水牛肉蒸熟,蘸酱醋空腹服用。

【药膳】

陈皮牛肉丝

原料:陈皮、牛肉、芹菜、红辣椒。

制法:牛肉丝过油,七八分熟后倒入陈皮,稍加搅拌即可盛出。将姜丝、辣椒丝、芹菜丝过油,稍加煎炒,倒入陈皮牛肉丝,急火烹调即可。

功效:补中益气,健脾化痰,消水肿。用于治疗咳嗽痰多、胸腹胀满、呃逆。

【食用宜忌】

用干净的白布包一些茶叶放在锅内,与牛肉一同煮,这样炖牛肉易熟。

患疮疥湿疹、痘痧、瘙痒者慎用牛肉。

牛柳肉质细嫩,适于炒、熘;牛腩、牛展肉质较粗,适于炖、烧、酱、焖等。

【选择窍门】

鉴别牛肉的新鲜度:

新鲜肉的肌肉有光泽,红色均匀,脂肪洁白或呈淡黄色;变质肉的肌肉色暗,无光泽,脂肪呈黄绿色。

新鲜肉外表微干或有风干膜,不粘手,弹性好;变质肉的外表粘手或极度干燥,新切面发粘,指压后凹陷不能恢复,留有明显压痕。

新鲜肉具有鲜肉味儿;变质肉有异味甚至臭味。

老牛肉肉色深红、肉质较粗;嫩牛肉肉色浅红,肉质坚而细,富有弹性。

牛心:

牛心可治嗝气、惊悸,解郁补心。

胃:

牛胃可治脾胃虚弱、气血不足。

肺:

牛肺可治吐血、咯血。

血:

牛血有补中、理血的功效。主治血痢、便血、脾胃虚弱、血虚经闭等疾病。用鲜牛血加 1/3 或 1/4 水,精盐适量,搅拌均匀,煮熟或蒸熟,切块拌醋即可食用。也可用加工好的牛血块回锅煎炒,或加调料做牛血汤。

牛鞭:

牛鞭是公牛的生殖器,养血止血、滋阳润燥,是上乘的滋补佳品。

(三)羊肉

羊分山羊、绵羊两种,是草食类反刍动物,一般绵羊肉质细嫩,较为好吃,是全国食用范围最广、烹饪方法最具特色的肉类之一。

羊浑身都是宝,羊头可作供奉品,羊角尖可做挂钩、整支羊角可做帐篷的地角栓,羊肩胛骨可做炊具,羊面颊和羊拐可做玩具、羊毛可纺织制衣,羊皮可做盛具、风箱和靴底,羊粪是上好的燃料。至于羊肉的做法,更是数不胜数,资料最完整的一本《清真全羊菜谱》中,共记载了 280 种羊肉的做法。

说起吃羊肉,清朝大才子袁枚一次设宴请客,席上有好几样羊肉做的菜肴,客人怕有膻味,动筷者很少。袁枚笑道:"羊肉之味,美不可言,你们怎么都不吃呢?从古人造字而言,美字从羊,鲜字从羊,羹字也从羊,就连吉祥的祥字,也离不开羊,可见凡山珍海味,均不及羊肉味美也。"言毕满堂大笑,大家纷纷举筷,争相品尝。

【营养成分】

含有很高的蛋白质和丰富的维生素。羊的脂肪溶点为 47 度,因人的体温为 37 度,就是吃了也不会被身体吸收,不会发胖。

【药用功效】

羊肉有补气养血、温中暖肾的作用。用于治疗气血不足、虚劳羸瘦、脾胃虚冷、腹痛、少食欲呕、肾虚阳衰、腰膝酸软、尿频、阳痿等症。

【医典文摘】

《本草纲目》:补中益气,安心止痛,主治虚劳寒冷。

《日用本草》:治腰膝羸弱,壮筋骨,厚肠胃。

【偏方】

新鲜精瘦羊肉煮烂切块,与粳米或高粱米一起煮粥,加调料食用,可温补脾胃,治气虚亏损、阳气不足、胃脘虚寒疼痛。

【药膳】

麻辣羊肉炒葱头

原料:瘦羊肉丝、姜丝、葱头。

制法:锅中放素油烧热,加花椒、辣椒少许,炸焦后捞出,再放入瘦羊肉丝、姜丝、葱头煸炒,加盐、味精、醋、黄酒适量,熟透收汁即可。

功效:温阳化湿、祛痰利水。对肢冷、畏寒、虚肿之阳虚型肥胖者有较好减肥效果,同时还可减轻阳虚征象。

【食用宜忌】

羊肉去膻味:将一只萝卜钻些孔,入锅与羊肉同煮,也可在锅中放几粒绿豆,都可除去腥膻味。

羊肉属于温补型食物,不管春夏秋冬都可以食用。

羊肉不能与西瓜一起食用。

各种急性炎症、热症、皮肤疮疡及各种出血病患者均应忌食。

【选择窍门】

购买羊肉时,首先要闻,新鲜的肉具有正常的气味,较次的肉有一股氨味或酸味。其次可以摸,新鲜的肉有弹性,指压后凹陷立即恢复,次品肉弹性差,指压后的凹陷恢复很慢甚至不能恢复,变质肉则无弹性可言;新鲜肉表面微干或微湿润,不粘手,次新鲜肉外表干燥或粘手,新切面湿润粘手,变质肉严重粘手,外表极干燥,有些注水严重的肉也完全不粘手,但可见到外表呈水湿样,不结实。最后可以看看肉皮有无红点,无红点是好肉,有红点者是坏肉;新鲜肉有光泽,红色均匀,较次的肉肉色稍暗;新鲜肉的脂肪洁白或淡黄色,次品肉的脂肪缺乏光泽,变质肉脂肪呈绿色。

·食材的功效与用法·

图文珍藏版

心：

可治忧臆气，除邪扶正。

胃：

羊胃有补虚益脾的作用。

肺：

羊肺可治肺痿咳嗽，补肺气。

血：

将鲜羊血加盐、水适量，搅匀蒸熟即可食用，也可取鲜血热饮，每次 10~20 毫升。有活血、补血、化瘀的功效。主要用于各种内出血、外伤出血的食疗，主治妇女血虚中风、产后血瘀、胎衣不下，可解野菜中毒。

肾：

又名羊腰子，含有丰富的蛋白质、脂肪、维生素 A、维生素 C、维生素 E、钙、铁、磷等，有生精益血、壮阳补肾功效，适宜肾虚阳痿者食用。

羊石子：

即羊睾丸，又称羊外肾，可治疗肾虚精滑。

（四）兔肉

兔子是啮齿类哺乳动物，雪白的毛，高耸的耳，非常可爱。

在河南汤阴县的羑里城，有一座文王庙，传说是殷纣王囚禁西伯姬昌的地方，也是我国有文字记载的第一座国家监狱。当地的老百姓祖祖辈辈都不吃兔肉，他们说兔子是周文王的儿子，伯夷考的化身。传说当年文王被囚禁的时候，伯夷考思念父亲，冒险求纣王要见父亲一面。纣王下令把伯夷考杀了，煮成肉糜让文王吃。文王已推算出这是儿子伯夷考的肉，但为了不引起纣王的怀疑，装作不知情地大嚼。等来人一走，他立刻跑到后院把吃到肚子里的肉吐出来，吐出一口，肉落地就变成一只兔子，等他把吃进去的肉糜吐完，此地的兔子就成群了，日夜与文王做伴。人们为了纪念孝顺的伯夷考，特意在文王呕吐的地方修了一个坟，年年祭奠，并不吃兔肉，以此寄托哀思。

【营养成分】

兔肉是高蛋白、低脂肪食品，常吃没有发胖之忧。卵磷脂含量丰富，可以防止血栓形成，保护血管壁。胆固醇含量很少，能防止动脉硬化的形成。兔肉中含有多种维生素和 8 种人体所必需的氨基酸，特别含有较多的人体最容易缺乏的赖氨酸、色氨酸,可增加细胞营养,防止有害物质沉积。

【药用功效】

兔肉性凉,有补中益气、止渴健脾、凉血、解热毒、利大肠的作用。

【医典文摘】

《本草纲目》:兔肉能止消渴,腊月做酱食,去小儿豌豆疮。

【偏方】

兔肉、红枣共同煮汤,加适量油、盐调味,分数次服食,连服数剂,可润肤泽肌,使皮肤红润。

【药膳】

罗汉果烧兔肉

原料:罗汉果1个、兔肉、莴苣。

制法:将罗汉果洗净,打破;兔肉洗净,切成3厘米见方的块;莴苣去皮,切成3厘米见方的块;姜切片,葱切段。炒锅置火上烧热,加入素油,烧至六成热时下入姜、葱爆香,再下入兔肉、罗汉果、莴苣、料酒、酱油、白糖、盐、味精、鲜汤烧熟即成。

功效:润肺,止咳,美容。适用于肺热干咳、肌肤不润、面色无华等症。

【食用宜忌】

冬至之后不宜食用。

孕妇不宜食用。

兔肉和其他食物一起烹调会附和其他食物的滋味,所以有"百味肉"之说。

有四肢怕冷等明显阳虚症状的女子不宜吃兔肉。

兔肉不能与鸭血同食,否则易致腹泻。

血:

兔血可解胎中热毒,催生易产。

骨:

将兔骨煮汁服用,有止消渴、止霍乱呕吐的功效。

肝:

兔肝明目,主治头晕眼花。用兔肝两具与大米同煮成粥,加适量油、盐调味食用,可治肝血不足、头晕眼花、夜盲。

屎:

兔屎是有名的中药材,炮制出来叫"望月砂",和蝉蜕、木通、甘草配伍,可以明目、杀虫。

(五)狗肉

狗又称黄耳、地羊,在所有的家养动物中历史最早,其祖先是狼,它的驯化,是人类历史上的创举。

我国民间有"天上的飞禽,香不过鹌鹑;地上的走兽,香不过狗肉"之说。民间还有"狗肉滚三滚,神仙站不稳"的谚语。由于狗肉闻起来气味醇厚,芳香四溢,所以又叫香肉。在古代,狗肉是席上珍馐。直到宋代以后才有了狗肉不上席一说。据《曲洧旧闻》记载:"崇宁初,范致虚上方:'十二宫神,狗居戌位,为陛下本命。今京师有屠狗为业者,宜行禁止。'"宋徽宗对治国安邦的建议听不进去,但对这种毫无根据的阿谀之词却非常重视,马上降旨禁止杀狗。从此,京师狗肉绝迹,不再出现在上等筵席中。到了清代,传说狗和乌鸦救过努尔哈赤的命,因而满族人不吃狗肉。但是,民间食狗肉仍代代相传。著名画家郑板桥因贪吃狗肉,曾被盐商骗去自己的佳作。贵州镇宁市布依族苗族自治县的布依族同胞嗜食狗肉,宰狗待客是上等的款待。逢年过节,布依村寨里几乎家家户户都要宰狗。

【营养成分】

含有丰富的蛋白质脂肪、氨基酸、矿物质等多种营养成分。

【药用功效】

狗肉性温,有温补脾胃、温肾助阳之功。用于治疗脾胃虚寒、胀满少食、肾阳不足、腰膝酸软、肢体欠温、阳痿遗精、夜多小便、脾虚水肿等症。

中医历来认为狗肉是一味良好的中药,可补肾、益精、温补、壮阳。民间也有"吃了狗肉暖烘烘,不用棉被可过冬""喝了狗肉汤,冬天能把棉被当"的俗语。狗肉中含有少量稀有元素,冬天常服,可使老年人增强抗寒能力。

【医典文摘】

《普济方》:久病大虚者,服之轻身,益气力。

《本草纲目》:狗肉安五脏,补绝伤,轻身益气,宜肾,补胃气,壮阳道,暖腰膝,益气力,补五劳七伤,益阳事。

【偏方】

治痔漏有虫:用狗肉煮成汁,空腹服用,能引虫子。

国学经典文库

中华食疗大全

·食材的功效与用法·

图文珍藏版

【药膳】

红薯狗肉汤

原料:狗肉、红薯。

制法:红薯切成块,与狗肉一同煮2～3小时,调味后食用。

功效:可治肾阳虚、夜多尿症。

【食用宜忌】

狗肉属于热性食物,一次不宜吃多。凡患咳嗽、感冒、发热、腹泻和阴虚火旺等非虚寒性病的人均不宜食用。

忌吃半生不熟的狗肉。食用未熟透的狗肉,狗肉中滋生的旋毛虫会感染人体。

忌食疯狗肉。疯狗的唾液中含有狂犬病毒,操作时只要人体皮肤有破损,就可能染上病毒。

狗肉忌与大蒜同食。

吃完狗肉后不宜立即喝茶,因为茶叶的鞣酸极易与狗肉中的蛋白质结合,生成一种叫鞣酸蛋白的物质,这种物质具有一定的收敛作用,可使肠蠕动减弱,导致便秘。

狗肉食后易口干,喝米汤可纠正这一副作用。

【选择窍门】

一些不法分子为了偷狗出售牟利,就用氰化物拌猪肉引狗上当。狗食了含剧毒的氰化物猪肉后,会"闪电式"死亡。虽然售出的狗肉所含氰化物含量不一定太高,但仍会对人体健康造成伤害。在氰化物中毒途径中,除了皮肤吸收中毒外,通过消化道吸收更易中毒。

因此,在购买狗肉时一要看狗脖子有无血洞和绳扣痕迹,如果没有,则可能为毒杀的;二看肉表面是否苍白无血,现杀的狗肉呈红色,闻起来有腥味,毒狗肉则很苍白;三看狗嘴里有无残留物和药的异味。

(六)蛇肉

蛇是爬行动物,细长的身体上长着鳞片,没有四肢,种类有3000余种,有的有毒。

食用蛇历史最悠久的首推广州,广州人特别爱吃蛇,且擅长蛇肴烹饪的高手很多,烹调方法更是层出不穷。在食家眼中,无毒蛇是"粗货",蛇是越毒越好,吃了对身体有益,尤其是毒蛇之王眼镜王蛇,尽管价格高得惊人,但仍不乏嗜食者。蛇毒是毒在其头,烹饪时已将蛇头除去,即使连头烹,一经烧熟,蛇毒也就被破坏掉了。目前,被认为可食用的蛇有20多种,其中毒蛇有金环蛇、银环蛇、眼镜蛇、眼镜王蛇、五步蛇以及各种各样的海蛇和微毒的水蛇等。无毒蛇有蟒蛇、三索棉蛇、黑眉棉蛇、百花锦蛇、王棉蛇、滑鼠蛇、灰鼠蛇、乌梢蛇等。

【营养成分】

含有大量人体必需的多种氨基酸,蛇油含有亚油酸、亚麻酸等非饱和脂肪酸22种之多,其中含量特别多的亚油酸,有保持血管不硬化的作用。

【药用功效】

蛇肉性温,有祛风活血、除痰去湿之功。

【医典文摘】

《本草纲目》:能破血,止血痢,去翳膜。

【药膳】

蛇肉绿豆汤

原料:蛇肉、绿豆、麦片。

制法:将蛇肉洗净切成段备用,绿豆清水淘洗干净,备用。锅置火上,倒入适量清水、蛇肉段、绿豆、姜片、葱结,调入素油,武火烧沸,文火烧至绿豆烂即可起锅。

功效:清热解毒,明目。适用于治疗目赤红肿疼痛、翼状胬肉、眼角结膜炎等眼科疾病。

【食用宜忌】

广州市场每天能卖出十几吨的蛇,这些蛇全部未经检疫,有的甚至被打了激素,人吃了后不亚于吃毒药。不少食野味的人都认为,野生蛇不仅味道鲜美,而且滋补身体,有益健康。但野生蛇肉中含有大量寄生虫。如果生吃或吃了没有煮熟的,很可能被感染,寄生虫进入人体内会造成人局部肢体障碍,吸取人体营养,还会排出代谢物和毒素危害人体健康。所以不要食用野生蛇。

蛇胆:

蛇胆被奉为珍贵的中药,能祛风除湿、清火明目、止咳化痰。临床上对风湿性关节炎、眼赤目糊、咳嗽痰多、小儿惊风、半身不遂、痔疮红肿等均有疗效。有人还吃蛇胆来治胃痛。蛇胆质量以冬季的为佳,秋末、夏初者次之。饮蛇的胆较好,因为胆汁在蛇饿时能有较多的积累,而蛇吃了食物就不同程度地消耗了胆汁了。

挑选蛇胆可在100瓦荧光灯下透视,蛇胆呈绿色、深青色为优;呈淡橙黄色、橙黄色为次。

皮:

别名蛇蜕、龙衣、蛇退、蛇壳等,是蛇在生活期中自然蜕下的体表角质层,含有骨胶原等成分。蛇蜕全年均可拾取,除净泥沙后晾干备用。蛇蜕入药早在《神农本草经》中已有记载,具有祛风、解毒、明目、杀虫等功效。

蛇鞭:

蛇鞭是公蛇的生殖器官,含有雄性激素、蛋白质等成分,具有补肾壮阳、温中安脏的功效,可治疗阳痿、肾虚耳鸣、慢性睾丸炎、妇女宫冷不孕等。

蛇血:

以蛇血治病,在我国南方民间有悠久的历史,一些风湿性关节炎、关节变形患者饮蛇血治病,结果病症有所减轻。印度尼西亚人认为饮蛇血有利于保健,可使皮肤光润细腻;泰国人认为眼镜蛇血是一种最猛烈的催情药,具有极强的促进性机能的作用。

蛇油:

剖腹时从蛇体内剥离的脂肪,在锅中熬炼所得,含有12种脂肪酸,主要有亚油酸、亚麻酸不饱和脂肪酸,其他脂肪酸有甘油棕榈酸等。其中含量最多的是亚油酸,它有防止血管硬化的作用。蛇油是一种既富有营养又利于保健的物质,但其腥味很浓,多做外用药。

蛇蛋:

可治疗麻风病。

蛇毒:

毒蛇的毒液,可制特效药抗蛇毒血清,还可制备镇痛剂和止血剂,效果胜于吗啡、度冷丁,无成瘾性。蛇毒还可治疗瘫痪、小儿麻痹症等。

(七)驴肉

驴是哺乳动物,像马,但比马小,耳朵和脸都较长。野生驴严禁捕杀。

间便成为皇室贡品,它色泽鲜艳,醇香可口,同时又可健胃、活血,是脾虚肾亏和贫血症患者的滋补食品。

【营养成分】

蛋白质含量高,脂肪含量低,还含有动物胶、骨胶朊和钙、硫等成分,能为体弱、病后调养的人提供良好的营养补充。

【药用功效】

驴肉性凉,有补血、补气、补虚、养心、安神之功。对于积年劳损、久病初愈、气血亏虚、短气乏力、食欲不振者皆为补益食疗佳品。

【医典文摘】

《本草纲目》:驴肉补气养血、益精壮阳、滋阴补肾、利肺止烦、安神清脑。

《饮膳正要》:食之能补血、益气,治劳损、风眩、心烦等症。

【药膳】

驴肉大枣淮药汤

原料:驴肉、大枣、淮山药。

制法:煮汤食用。

功效:治气血不足、食少乏力、消瘦。

【食用宜忌】

脾胃虚寒、慢性肠炎、腹泻者忌食驴肉。

吃驴肉后不宜立即饮茶。

驴皮:

用驴皮加水熬制,可制成中药阿胶,有滋肾补血的功效。主治虚劳消瘦、痰中带血,以及妇女月经不调、产后血虚、崩漏带下等症。

(八)麻雀肉

麻雀别名家雀,是一种啄食谷物和昆虫的小鸟。

【营养成分】

含蛋白质、脂肪、碳水化合物、无机盐及维生素 B1、维生素 B2 等。

【药用功效】

麻雀肉性温,能补五脏、益精髓、暖腰膝、起阳道、缩小便、治妇人血崩带下。中医认为,雀肉是壮阳的佳品,适用于治疗肾阳虚所致的阳痿、腰痛、小便频数,补五脏之气不足。

【医典文摘】

《日华子本草》：麻雀肉，味甘性温，主壮阳益气，暖腰膝，缩小便。

《食疗本草》：麻雀，其肉十月以后，正月以前食之，续五脏不足气，助阳道，益精髓。

【偏方】

将麻雀宰杀，除去毛桩和内脏。冰糖打碎，与麻雀一并放入瓦锅内，置于盛有水的锅内，隔水炖熟。当点心食用，可益气助阳、补肾润肺。用于治疗肾阳虚弱、肺阴不足、阳痿、腰痛和老人慢性咳喘。

【药膳】

炸铁雀

原料：麻雀 10 只。

制作：将麻雀宰杀，拔毛，开膛去五脏、嘴壳和爪，清洗干净，用酱油、葱、姜、料酒和精盐腌好。在锅中注入植物油烧至八成热，将麻雀涂上淀粉，投入油内炸酥，捞出沥去油。蘸花椒盐食用。

功效：助阳益精，暖腰缩尿。用于治疗阳虚瀛瘦，阳痿不举，腰胜酸痛或冷痛，小便频数。

【食用宜忌】

春夏季及患有各种热症、炎症者不宜食用。

【选择窍门】

市面上兜售的所谓"野生麻雀肉"都是冒充的，卫生、安全根本得不到保证，有些还是以小鸡肉冒充的。千万不要向路边小贩购买"麻雀肉"，谨防吃坏身体。

（九）鸡肉

家鸡分为蛋用、肉用和兼用 3 类，鸡肉已经成为人们餐桌上最常见的食品之一。

我国的特色菜中，汽锅鸡历史悠久，最早起源于云南杨林、建水。当地原用名贵药材冬虫夏草煨子鸡，叫"杨林鸡"；煨制鸡所用陶制火锅叫"杨林锅"。杨林锅产于建水。建水陶器已有千年以上历史。在清代，有一个叫潘金杯的陶工，用红、黄、紫、青、白五色陶土烧结成彩陶器。到了清末，陶工向逢春继承祖传的手艺，创造了烹饪用的汽锅。用这种汽锅烹鸡,成熟快、香味不易走失,能保持原汁原味,鲜味甚佳,所以汽锅鸡取代了杨林鸡而著称于世。汽锅鸡用嫩母鸡和火腿蒸制而成,鸡肉酥烂,汤汁鲜美,味道香醇。

日本人在寒冷的冬季喜欢吃"鸡肉火锅",即在火上架上浅锅,用鸡油把鸡肉煎一下,加入用酱油、砂糖、日本酒、调味汁等调成的作料汤,然后放进蔬菜、豆腐一起煮,边煮边吃。因为火锅不仅有肉,还有大量的蔬菜,称得上是健康食品,很受年轻主妇们的喜爱。

【营养成分】

含蛋白质、脂肪、钙、磷、铁、硫胺素、核黄素、尼克酸、钾、钠、氯、硫等。

【药用功效】

鸡肉性温,有温中、益气、补精、添髓的作用。用于虚劳羸瘦、食少、泄泻、下痢、消渴水肿、小便频数、崩漏带下、产后乳少、病后虚弱等症。

【药膳】

桂圆炖鸡肉

原料:鸡肉、当归、桂圆肉。

制法:当归、桂圆肉、鸡肉洗净,将鸡肉切片,把全部用料放入炖盅中,加开水适量,盖盖,温火隔开水顿3小时,调味后食用。

功效:养血益颜,但感冒发热者不宜服用。

【食用宜忌】

老年人不宜常喝鸡汤。

乌鸡:

乌鸡有白毛乌首、黑毛乌骨、骨肉全乌、内白骨乌等类型。含有丰富的优质蛋白质,脂肪中含有不饱和脂肪酸,还有赖氨酸、蛋氨酸和组氨酸,特别是富含极高滋补药用价值的黑色素,具有养阴退热、补益肝肾的作用。适用于虚弱、瘦弱、骨蒸、潮热、脾虚泄、月经不调和遗精等症。常用食法以清炖为宜。

血:

鸡血的功效是补血,解毒,治口疮、筋骨折伤,对支气管炎、哮喘、功能性子宫出血、溃疡病、慢性肝炎也有一定的疗效。

(十)鸭肉

鸭子嘴扁腿短,趾间有蹼,善游泳,公鸭尾部有四根卷羽。我国是最早驯化和饲养家鸭的国家之一。早在公元前475～公元前221年的战国时期就有记载,比欧洲早数百年之久。

各地都有不同特色的鸭子食品,如北京烤鸭、山西锅烧全鸭、上海八宝鸭、江苏三套鸭、安徽无为熏鸭、福建沙茶焖鸭块、江西血炒鸭、广东佛山桂候鸭、海南嘉积鸭、四川樟茶鸭、贵州罐罐鸭、云南烧鸭、南京盐水鸭等,极负盛名。

【营养成分】

鸭肉中的蛋白质主要是肌浆蛋白和肌凝蛋白,脂肪含量适中,较均匀地分布于全身组织中。脂肪酸主要是不饱和脂肪酸和低碳饱和脂肪酸,熔点低,易于消化。含B族维生素和维生素E比较多,还有核黄素、硫胺素和尼克酸。

【药用功效】

鸭肉性凉,养胃滋阴,清虚热,利水消肿,用于治疗咳嗽痰少,咽喉干燥;阴虚阳亢之头晕头痛;水肿,小便不利。适于体内有热、上火的人食用,特别是低热、虚弱、食少、大便干燥者。

【医典文摘】

《本草纲目》:鸭肉补虚、除热,和葱、豆豉同煮,可除心中烦热。

【偏方】

冬季老人进补,可将适量黄芪塞入鸭腹内同煮,能益气利尿,增强体质。

【药膳】

取青头雄鸭一只,去毛及内脏,洗净切碎,煮至熟烂后,加入粳米适量、葱白3株,入锅以文火共煮成粥。适于营养不良性水肿、心脏性水肿及肾性水肿患者食用,每日早晚温食,7天为一疗程,有祛水退肿之效。

【食用宜忌】

鸭肉不宜与杨梅、大蒜、木耳和鳖肉同食。

脾虚、腹泻、或外感未清的病人不宜食用。

【选择窍门】

新鲜鸡鸭表面上看为油黄色,眼球有光泽,肛门处不发黑,不发臭;不新鲜的家禽肉为深黄色、紫黄色或暗黄色,眼球混浊或眼紧闭,肛门灰黑色,有臭味。

血:

鸭血清热解毒,用于失血虚劳或妇女行经潮热、白痢等症,又用于血热上冲、中风眩晕或药物中毒,并能解金、银、砒霜、鸦片、虫咬诸毒,也可用于防治消化道肿瘤。

五、蛋类食材

（一）鸡蛋

【营养成分】

蛋清中含大量水分、蛋白质、丰富的氨基酸,而且组成比例非常适合人体需要。蛋中脂肪绝大部分在蛋黄内,且分散成细小颗粒,极易被吸收。蛋黄中脂肪和胆固醇的含量都比较高,无机盐和维生素主要也集中在蛋黄内。

【药用功效】

鸡蛋性平,蛋黄中的卵磷脂、甘油三酯、胆固醇和卵黄素,对神经系统和身体发育有很大的作用。卵磷脂被人体消化后,可释放出胆碱,改善记忆力。蛋白质对肝脏组织损伤有修复作用。蛋黄中的卵磷脂可促进肝细胞的再生,提高人体血浆蛋白量,增强肌体的代谢功能和免疫功能。较多的维生素 B2,可以分解和氧化人体内的致癌物质。微量元素硒、锌等也都具有防癌作用。

【医典文摘】

《本草纲目》:祛热、镇心、安神、安胎、止痢。

【偏方】

把一个新鲜鸡蛋加入高浓度的菊花茶中,充分搅拌均匀后抹在清洗过的头发上,5分钟后洗去。适用于染、烫过的头发的恢复。

【药膳】

水晶蛋

原料:鸡蛋,冻粉、五香料。

制法:先将鸡蛋用水加五香料、盐入锅煮,蛋熟时剥去皮,一个鸡蛋切成四瓣,一碗装八瓣,摆放整齐,备用。将清水用盐、味精、料酒调味,加上冻粉(水与冻粉比为100:1),上笼蒸化,取出过滤,倒入装好鸡蛋的碗内,入冰箱冻结,食时扣出即可。

功效:适于热毒肿痛、肝炎、营养不良患者食用,也是炎夏补益食品。

【食用宜忌】

蛋黄中含有大量胆固醇,脂肪属饱和脂肪酸。吃鸡蛋过多,会使胆固醇的摄入量大大增加,血清胆固醇急剧上升,造成血胆固醇含量过高,引起动脉粥样硬化和心脑血管疾病的发生,并增加肝脏与肾脏的负担。每天吃 2~3 个鸡蛋最合适,老人吃 1~2 个就可以了。

鸡蛋最好是煮熟再吃,经常吃生鸡蛋会抑制人体吸收生物素,缺乏这种营养素,可能出现皮肤湿疹、疲劳、食欲不佳、秃头等问题。

蛋壳的颜色主要是由一种叫"卵壳卟啉"的物质决定的,这种物质并无营养价值,也不能表明鸡蛋的营养高低。

随着科学技术的发展,富含锌、碘、硒、钙的各种"功能鸡蛋"问世。并非所有的人都适合食用功能鸡蛋,因为不是每个人都缺乏功能鸡蛋中所含的营养素,因此在选择功能鸡蛋时应有针对性,缺什么吃什么。

鸡蛋忌与白糖、豆浆、兔肉同吃。

鸡蛋吃法多种多样,就营养的吸收和消化率来讲,煮蛋为 100%,炒蛋为 97%,嫩炸为 98%,老炸为 81.1%,开水、牛奶冲蛋为 92.5%,生吃为 30%~50%。对儿童来说,蒸蛋羹、蛋花汤最适合,因为这两种做法能使蛋白质松解,极易被儿童消化吸收。

【选择窍门】

在挑选鸡蛋的时候,要注意以下几点:

1.重量小的并非全是柴鸡蛋。蛋重受遗传因素的影响较大,不同品种、品系的鸡,产蛋的重量不同,生理阶段也会影响蛋重,营养因素和饲料管理对蛋重也有一定的影响。过去柴鸡蛋重量较小,但是重量小的并非全是柴鸡蛋,现代科技的发展,使得人们可以根据需要培育产蛋大小不同的鸡品种。

2.蛋黄为金黄色或红棕色不一定就是柴鸡蛋。过去,鸡蛋的蛋黄在冬天时是浅黄色,到了夏天则变成金黄色,但现在季节对于蛋黄的颜色再也起不了作用了。为了使蛋鸡多产蛋,通过饲料喂养,普通鸡蛋蛋黄为浅黄色,为了使得鸡蛋"红心",则必须向饲料中添加色素。为此,我们多花钱买回来的鸡蛋很有可能是添加过色素的。所以在选购鸡蛋时要有的放矢,对蛋黄、蛋壳颜色不必考虑太多;但是对蛋壳颜色是否均匀、蛋壳是否光滑、蛋的形状不能过长或者过圆等指标要注意。如果蛋壳颜色不均匀或者蛋壳比较粗糙,就有可能是不健康的鸡下的蛋。

3.鸡蛋壳上沾满了水的鸡蛋不要买,这些鸡蛋外表上与普通鸡蛋没什么两样,只是手感明显要沉一些,仔细观察,这些鸡蛋的顶端会有一个小针眼,是注水留下的痕迹。

毛鸡蛋:

已成形却未出壳、未孵化成小鸡的鸡蛋叫"毛蛋"。新鲜的毛蛋有较高的营养价值,然而,毛蛋是死胎,在孵化过程中容易受病原菌的污染。在烹调过程中如果加热不够,就容易造成中毒。因此,在食用毛蛋时要注意选用新鲜毛蛋,如蛋壳灰暗、有斑点,或有异味,说明已变质,不可食用。

(二)鸭蛋

【营养成分】

含蛋白质、脂肪、维生素 B2、铁和钙等。

【药用功效】

鸭蛋性寒,有养阴、清肺、止痢的作用,可治热咳、胸闷、喉疼、牙痛、赤白痢等症,有益健康。

【医典文摘】

《本草纲目》:主治心腹及胸膈热邪。

【药膳】

鸭蛋青葱汤

原料:鸭蛋1~2只,青葱(连白)数根。

制法:鸭蛋与葱加水适量同煮,加糖适量调和。

功效:对慢性咽炎有辅助疗效。

【选择窍门】

市场上有大量红心鸭蛋,号称是专下"红心蛋"的鸭子下的,其实这些红心鸭蛋都是人造的,使鸭蛋变红的,是一种叫作"加丽素红"的色素,人长期食用这种加了色素的鸭蛋,会有致癌危险。

选择鸭蛋要先看外表,好蛋的外壳新鲜,有一层白霜。外壳有灰黑色斑点或发乌的蛋都是次品。

其次要摸,新鲜蛋拿在手里发沉,有压手的感觉。还可以将三个蛋拿在手里相互轻碰,好蛋发出的声音似碰击砖头声。

利用日光灯或灯光进行照看也能分辨:好蛋透亮,臭蛋发黑,散黄蛋似云彩。

新鲜鸭蛋有蛋腥气,如蛋壳有霉气、臭气的是霉蛋或坏蛋,有汽油、农药等异味的是污染蛋。

将蛋轻轻放入清水中,沉到水底的蛋是好蛋,半沉半浮的是陈蛋,浮于水面的是变质的蛋。

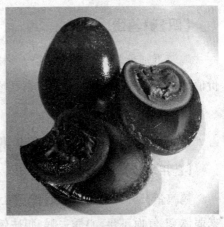
皮蛋

皮蛋:

也叫变蛋、松花蛋,是一种经过加工的鸭蛋。制作松花蛋的原料中有的含有一定量的铅,经常食用会引起铅中毒。

咸鸭蛋:

性寒,有清肺热、降阴火的功效。咸蛋黄油,儿童多食可治疳积,外抹可治烫伤、湿疹。

(三)鹅蛋

【营养成分】

鹅蛋中的蛋白质含量和人体所需的 8 种氨基酸的含量均高于鸡蛋和鸭蛋。

【药用功效】

鹅蛋性温,可防治高血压。

【医典文摘】

《本草纲目》:鹅蛋补中益气,过食易引发旧病。

【药膳】

椒粒鹅蛋

原料:鲜鹅蛋 1 个、花椒籽 1 粒。

制法:在鹅蛋顶端钻一小孔,塞入花椒籽 1 粒,以湿纸封口,隔水蒸熟食用,每日 1 个,连服 7~10 日为一个疗程,连服 1~2 疗程。

功效:主治高血压。

（四）鹌鹑蛋

鹌鹑蛋别名鹑鸟蛋，与鹌鹑肉一样，历来都是食物中的珍品，具有很高的药用价值，古代为帝王将相食用，有"宫廷珍贵食品"之名。

【营养成分】

含大量蛋白质，维生素 B1、维生素 B2、铁和卵磷脂等。

【药用功效】

鹌鹑蛋补气益血，除风湿，强筋壮骨，被认为是"动物中的人参"，用于久病或老弱体衰、气血不足、心悸失眠、胆怯健忘、头晕目眩、体倦食少者。

【偏方】

治疗慢性胃炎：鹌鹑蛋 4 个，打入牛奶中，文火煮沸，早晚各食 1 次，常服有效。

【药膳】

银耳鹌鹑蛋

原料：银耳、鹌鹑蛋、冰糖少许。

制法：将银耳摘洗干净，上笼蒸 1 小时。鹌鹑蛋用冷水煮熟，剥去皮。用小铝锅加清水和冰糖煮沸，糖溶后放入银耳、鹌鹑蛋稍煮片刻，撇去浮沫，盛入碗内即成。

功效：适于口干舌燥、大便秘结、咯血等患者食用，健康人食用有防癌保健作用。

六、水果类食材

（一）苹果

苹果原产于西伯利亚西南部及土耳其，在欧洲经长期栽培后，于 1870 年传入我国山东，称为西洋苹果。不过早在从西方引进 1000 多年前，我国就记载有"奈"，一名"频婆"，此后又有"林檎"，或名"来禽""文林郎果"，这些与西洋苹果都是同类不同名。

【营养成分】

含蔗糖、还原糖、蛋白质、脂肪、多种维生素、钙、磷、铁、钾、苹果酸、奎宁酸、柠檬酸、酒石酸、单宁酸、黏液质、果胶、胡萝卜素,果皮含三十蜡烷等。

【药用功效】

苹果性温,中医认为可下气消痰,止消渴。

西医认为多吃苹果可预防和消除疲劳;苹果内的钾盐可使体内钠盐及过多盐分排出,有助于降低血压;有机酸类成分能刺激肠蠕动,并和纤维素共同作用可通大便,保持大小便畅通;果胶物质可调整人体生理机能,其所含单宁酸可同时缓治轻度腹泻和便秘,吸收细菌及毒素。

【偏方】

去除青春痘、雀斑、黑斑,用半个苹果,柠檬 3 片,菠萝、芹菜少许,一起绞汁,过滤后调蜂蜜或冰糖服用。

【食用宜忌】

苹果中的果糖和果酸较多,对牙齿有较强腐蚀作用,吃后最好及时漱口刷牙。

饭后立即吃苹果,会造成胀气和便秘。因此,吃苹果宜在饭后 2 小时或饭前 1 小时。

(二)柑

柑别名柑果,果皮较厚,易剥离,果实比橘子大,橙黄色。据古籍《禹贡》记载,在 4000 年前的夏朝,柑已被列为贡税之物。

在贵州的从江,当地的特产就是柑,而每年的碰柑节更是别具特色。节日期间,当地的岜沙苗族人会肩扛猎枪,身穿蓝靛亮布大裤,梳着直指蓝天的小辫,与身着盛装的姑娘们一起跳舞。姑娘们手里都提装满碰柑的竹篮,准备抛给心爱的小伙子!

在马来西亚,元宵节抛柑是重要的活动。元宵节是当地华人传统的情人节,许多未婚男女都会到湖边或海边抛柑,希望可娶个好老婆或能嫁个好老公。抛柑的典故来自一首福建歌谣:"抛柑嫁好老公,抛苹果娶好老婆,抛花生吃到老,抛石头就起洋楼。"每年,当地都会因为男男女女涌往海边抛柑,而出现长长的车龙阵,以致短短的 3 公里路程花费 1 个小时并不出奇。因此,到马来西亚参加抛柑的未婚男女们,一定要早点去海边,免得大好姻缘被人牵走了,自己还塞在车龙里。

【营养成分】

含核黄素、尼克酸、维生素 C、蛋白质、糖、粗纤维、无机盐、钙、磷、铁和多种维生素。

【药用功效】

柑性寒，可滋养，润肺健脾，止咳化痰。

【医典文摘】

《本草纲目》：利肠胃，清热毒，止暴渴，利小便。

【食用宜忌】

挑选时愈重表示愈多汁，外皮呈鲜橙色的味甜。

多食令人肺冷生痰，大肠泻痢。

（三）桔

桔也作"橘"，果皮较薄，橙色或红色。中国的蜜橘之乡在黄岩，早在三国时，黄岩蜜橘就远近闻名，唐时即被列为贡品。苏轼曾有诗云："一年好景君须记，最是橙黄橘绿时。"

我国东南地区不仅种橘、爱橘，还把橘子视为吉利果品。新年时节，人们互赠橘子，表示祝福，这种习俗以广东潮州最为常见。在潮州，人们把橘子叫"大橘"，与"大吉"谐音，到亲戚家拜年，一定要在漆篮里盛红橘相送。如果小孩淘气，甲家孩子打了乙家孩子，那么甲家一定要送一对"大桔"赔礼，乙家接受了"大桔"，表示已接受了吉祥，一年中就不会再有不吉利的事情发生了。

【营养成分】

含有苹果酸、柠檬酸、琥珀酸、胡萝卜素、葡萄糖以及多种维生素等。

【药用功效】

橘肉性温，可理气润肺，醒酒止痢。用于治疗胸闷郁结、酒醉口渴、消化不良、食欲不振、咳嗽哮喘等症。橘子的外皮阴干后就是中药陈皮，可化湿去痰，解毒止咳，治疗腰痛乳痈等症。桔的种子橘核，有行气、散结、止痛的作用，可治疝气痛和睾丸肿痛等症。橘子皮内和桔瓣外表上的白色筋络叫橘络，也是一味中药，能通络、行气、化痰，可用于治疗痰滞经络、胸闷胸痛。橘子经过蜜糖渍制，就成为橘饼，有健胃、化痰、止咳、止泻的功效，民间常用橘饼煎水，治疗胃口不开、咳嗽痰多的病人。

【医典文摘】

《本草纲目》：食用金橘，同补药则补，同泻药则泻，同升药则升，同降药则降。

可理气、补中、解郁、消食、散寒、化痰、醒酒。

【偏方】

将鲜橘皮在清水中浸泡两天,然后切成丝,用白糖腌半个月,做下酒菜,甜香可口,可解酒。

【药膳】

糖橘饼

原料:橘子、白糖。

制法:将橘子去皮、核,加白糖腌渍 1 日,再以小火煨熬至汁液耗干,把每瓣橘肉压成饼,再拌白糖风干数日后用。

功效:主治食后腹胀,咳嗽痰多。

【食用宜忌】

橘子不宜多食,以每日 2~3 个为宜,过量食用容易出现皮肤黄染、口腔溃疡、牙周炎、舌炎、咽炎等。

橘络含有丰富的维生素 P,可用于防治高血压病,吃橘子时不要撕去橘络。

(四)柠檬

柠檬呈椭圆形,淡黄色,皮厚。泰国热带的柠檬呈绿色,而温带的柠檬呈金黄色。闻之芳香扑鼻,食之味酸微苦,一般不能像其他水果一样鲜食,而多用来制作饮料或配菜。柠檬二三月份成熟,味道极酸,故孕妇肝虚者嗜食,有"宜母子"或"宜母果"的美誉。

【营养成分】

含有糖类、钙、磷、铁及维生素 B1、维生素 B2、维生素 C 等多种营养成分,此外,还有丰富的有机酸和黄酮类、挥发油、橙皮甙等。对促进新陈代谢、延缓衰老现象及增强身体抵抗力等十分有帮助。

【药用功效】

柠檬性温,具有止渴生津、祛暑安胎、疏滞健胃、止痛等功能。高血压、心肌梗塞患者常饮柠檬饮料,对改善症状、缓解病情非常有益。柠檬与钙离子结合能生成一种可溶性络合物,可有效地缓解钙离子对血液的凝固作用。

【偏方】

鲜柠檬和荸荠一起用水煎服,有平肝利水的功能,适于高血压、浮肿。

【药膳】

柠檬乳鸽

原料:肥嫩乳鸽2只,鲜柠檬1个。

制法:乳鸽闷死后,用开水烫透,去毛、内脏后洗净,鸽身腹腔内外用料酒、酱油抹匀,腌一会后下沸油锅炸约3分钟捞起。锅中放入乳鸽、柠檬片、白糖、味精、酱油、高汤、料酒烧开,改为文火炖至肉熟烂即成。

功效:补虚益精、祛暑、生津止渴。适用于肾精亏虚、消渴的病人。

【食用宜忌】

胃、十二指肠溃疡或胃酸过多患者忌用。

(五)橙

橙别名黄果、金环,果实为圆球形,果皮有香气,在我国主要产于南方各省。

【营养成分】

果肉中含有打量维生素及柠檬酸、苹果酸、果胶等成分,维生素C含量在水果中是比较高的。外皮叫黄果皮,除含果肉中的成分外,胡萝卜素含量较多,可作为健胃剂、芳香调味剂。

【药用功效】

橙性寒,有化痰、健脾、温胃,助消化,增食欲,增强毛细血管韧性,降低血脂的作用,对高血压患者的治疗有补益,并可增加皮肤弹性,减少皱纹。

【医典文摘】

《本草纲目》:洗去酸汁,切细,用盐、蜜调,煎好收存,止恶心,去胃中浮风恶气。

【偏方】

将橙皮、生姜各10克用水煎服,可治疗胃脘气滞。

【食用宜忌】

挑选时愈重代表愈多汁,外皮颜色愈深代表愈熟,糖分也愈高,忌皮厚或底部有发霉的迹象。

【选择窍门】

一些不法商贩将发霉变质的橙子清洗后,加入工业染料,然后打蜡包装,冒充进口橙子。鉴别真假进口橙子的方法有两个:

第一，看表皮的皮孔，进口的橙子皮孔比较多，摸起来比较粗糙；而假的进口橙子表面的皮孔比较少，摸起来相对比较光滑。

第二，进口的橙子用纸擦一擦，可以发现纸的颜色并没有变化；而假冒的进口橙子用纸来擦一擦，会发现纸的颜色变红了，这是因为假冒的进口橙子在处理的过程中加入了色素。

（六）柚

柚子多见于南方，福建的"坪山柚""文旦柚"，广西的"沙田柚"都是驰名中外的优良品种，它们与泰国的"暹罗柚"一起，并称为"世界四大名柚"。

柚子在我国南方颇得人们喜爱，其果肉鲜食甘酸可口，沁人心脾，令人赞不绝口。就连果皮、柚花都可以入药，传说清朝皇宫里就有专人采集柚花，用以提炼香精，制成美容的油脂，供妃嫔们化妆时使用。

"西风已走洞庭波，麻豆庄中柚子多。往岁文宗若东渡，内园应不数平和。"这是清代曾任福建巡抚的王凯泰写的咏台湾特产"麻豆文旦柚"的诗。在福建，文旦柚也叫作"文旦抛"，据古籍记载，福州人看到柚子"果实重大，几欲脱树"，故谓之"抛"。

自古以来，人们不但把柚子视为保健果品，还把它当成思乡念祖的地方风物。每年入秋以后，正是柚子大量登市之时，漫步闽台街市，随处可见一颗颗柚子被码成一堆堆小山似的，芳香四溢。每年中秋节，在闽南、台湾，几乎家家户户都要买来柚子和月饼，摆放在一起供奉月亮。重阳节这天，当地有进补食俗，人们吃了用人参或"十全大补"之类补药炖煮的鱼肉过后，想解油腻又怕冲淡了营养成分，一般不泡饮功夫茶，而是买来柚子解腻助消化。

闽台民间还有"柚子宴"，每逢旅外游子回故里寻根谒祖、旅游观光时，亲友就会举办这种独领风骚的"柚子宴"，庆贺游子归来，合家团圆，亦取谐音谓之"游子宴"。宴席上点的是"柚灯"，摆的是"柚碗"，喝的是"柚茶"，吃的是"柚肉"，尝的是"柚皮糖"等蜜饯。

【营养成分】

含有胡萝卜素、维生素、钙、磷、铁、糖、类胰岛素等。

【药用功效】

柚子性寒，具有消食健胃、生津止渴、化痰止咳、滑肠通便之功效。可消除酒后口中的异味,酒后鲜食柚子,可使人唇液生香,不致酒气熏天。柚子对大便秘结、慢性咳嗽、气喘痰多等症也有一定的疗效,并有独特的降血糖功效,可以美容长发。

【医典文摘】

《本草纲目》:柚子消食,解酒毒,去肠胃中恶气。

【偏方】

柚子皮切成丝,与水同煮,代茶饮服,能消食、开胃、通气。

【食用宜忌】

大便干燥者多食柚子,能收到理想的治疗效果。

柚子有滑肠之效,故腹部寒冷、常患腹泻者宜少食。

(七)桃

《诗经》中说"园中桃,其实之淆",可见桃在我国已有3000年以上的栽培历史。汉武帝时,张骞出使西域,桃随之越天山,历大宛,传入波斯,之后辗转落户世界各地。

在我国,一年四季皆有鲜桃,江西有"四月桃",北京有"五月鲜",浙江有"六月团",东北有"七月红",南京有"八月寿",山西有"九月菊",河北满城有在立冬到小雪间成熟的"雪桃",陕西商县有严冬露面的"腊月桃"。

桃子在我国文化中是与"仙""寿"相联系的,是吉祥长寿的象征。神话中的王母娘娘,定期举行蟠桃会,只有上等神仙才可参加,凡人吃了则可成仙,并长生不老。民间寿宴上,桃子是必不可少的祝寿果品,并且往往要把面制的寿团称为"寿桃"。

【营养成分】

含蛋白质、脂肪、碳水化合物、粗纤维、维生素B、维生素C、钙、磷、铁、胡萝卜素和尼克酸等成分。

【药用功效】

桃性热,能补气养血、养阴生津、止咳杀虫,对治疗肺病有独特功效。含铁量较高,能防治贫血,并且富含果胶,经常食用可预防便秘。

【医典文摘】

《本草纲目》:生桃多食,令人膨胀及生疮疖,有损无益。

【偏方】

治风虫牙痛:用针刺桃仁,在油灯上烧得冒烟时拿开吹灭,放置在痛牙上咬住,五六次即可痊愈。

【食用宜忌】

多吃桃子容易上火,凡是内热偏盛、易生疮疖的人不宜多吃。但是,吃果脯就没有这个弊端。

桃仁有破血行淤、滑肠通便的功效,但其含有挥发油和大量脂肪油,泻多补少,吃多了会导致中毒。早期有恶心、呕吐、头疼、头晕、视力模糊、心跳加速等现象,严重者可导致心跳停止。孕妇更不能食用。

桃不宜与鳖同食。

(八)扁桃

扁桃别名巴旦杏、蟠桃,果实肥大,原产于亚洲西部,我国新疆南部种植最多。

我国种植巴旦杏,从唐朝开始,已有 1300 多年的历史。唐书中记载:"扁桃出波斯国,波斯呼为婆淡树,三月开花,白色,花落结实,状如桃子,而形扁,故为之扁桃,其肉涩,核中仁甘甜,西域诸国并珍之。"

【营养成分】

含植物油、蛋白质、淀粉、糖、少量维生素、消化酶、杏仁素酶、杏仁成和钙、镁、钠、钾、铁、钴等多种微量元素。

【药用功效】

扁桃性平,可治疗高血压、神经衰弱、皮肤过敏、气管炎、小儿佝偻等症。国外一些国家,酿有巴旦杏乳、巴旦杏酒补品及苦仁制的镇静止痛药剂,并常以巴旦杏粉治疗糖尿病、儿童癫痫、胃病等。

【医典文摘】

《本草纲目》:巴旦杏,止咳下气,消胸腹逆闷。

(九)枣

枣树在中国的培育史已超过 4000 年,早期记载见于《诗经》。由于成熟的鲜枣极易腐烂,在室温下的保存时间很短,加之运输、保鲜等问题的局限,一般大众很少能吃到成熟的新鲜枣果。市场上所见到的,通常是被称为中国枣的干燥枣果,部分新鲜枣则是没有熟透的青枣。

我国枣品种现有 704 个，依据用途可分为干制、鲜食、蜜枣和兼用四种。品质较好的干制品种有鸡心枣、圆铃枣、相枣等；较好的鲜食品种有临猗梨枣、沾化冬枣、黄骅冬枣、金芒果冬枣、早脆王等；较好的兼用品种有金丝小枣、赞皇大枣、板枣、晋枣、灰枣、赞新大枣、骏枣、鸣山大枣等。

常言说：“一日吃仨枣，终生不显老。”可见枣在人们心中的保健作用十分重要。

【营养成分】

含蛋白质、脂肪、糖、抗环血酸、钙、铁、维生素等多种人体所需的微量元素。新鲜枣果中的维生素 C 含量非常高，几乎一个枣果就可以满足一个成人一天的需要量，但在高温干燥过程中，维生素 C 绝大部分都会被分解破坏掉。

【药用功效】

枣性热，有益心润肺、合脾健胃、益气生津、养血安神、缓解药毒、补血养颜等功效。对于便秘和角膜溃疡有较好疗效。枣辅助其他药用，还可以治疗肺病、心脏病、高血压、神经系统病、感冒、咳嗽等多种疾病。

【医典文摘】

《本草纲目》：除心腹邪气，安中，养脾气，平胃气，通九窍，助十二经，和百药。

【偏方】

取红枣十几个，洗净、切开去核，加 100 克糯米或小米，加入适量清水，煮沸后改用小火煮成粥状，不可加糖。长期食用，能养颜调经。

【食用宜忌】

龋齿疼痛者不宜食用。

咳嗽和痰多的人不宜食用。

（十）李子

李子原产于我国，主要品种有胭脂李和桃李。胭脂李指其颜色红艳似胭脂，俗称“女儿红”，果大，皮厚，肉嫩，味香甜。桃李，即以桃树和李树嫁接育种繁殖而成，故名“桃李”，果大似桃形，色青黄，肉厚核小，味甜中带酸。

李子以其艳丽多姿的形色、芬芳浓郁的果香、鲜美醇厚的滋味、丰富的营养和特有的健美功效，深受人们喜爱，并以独特的色、香、味、形给人以美的享受和无穷的乐趣。晋代傅玄在《李赋》中就对李的色之多彩、泽之艳丽、形之千态、味之各异描述得惟妙惟肖:"植中州名果兮,结修根于芳园。列嘉树之蔚蔚兮,美弱枝之爱爱。……或朱或黄,甘酸得适,美逾蜜房,浮彩点驳,赤者如丹,入口流溅,逸味难原,见之则心悦,含之则安神。"

【营养成分】

含有较多的碳水化合物、微量蛋白质、脂肪、胡萝卜素、糖,维生素以及钙、铁、氨基酸等。

【药用功效】

李子性温,能活血脉,美颜乌发,对肝有较好的保养作用,可促进血红蛋白再生,适合贫血者食用。饭后食李,能增加胃酸,帮助消化;在暑热时食李,有生津止渴、去暑解热的功能。

【医典文摘】

《本草纲目》:去骨节间劳热。

【食用宜忌】

李子味道苦涩或放入水中漂浮者有毒,不宜食用。

李子多食生痰,损坏牙齿,体质虚弱的人宜少食。

肠胃消化不良者应少吃李子,否则食用过量会引起轻微的腹泻。

李子不能和麻雀肉、蜂蜜同食。

(十一)菠萝

菠萝别名凤梨、菠萝蜜,原产于巴西。据历史记载,在发现美洲后的第二年,哥伦布和他的伙伴们踏上美丽的小安的列斯群岛上的瓜德罗普岛。这天烈日炎炎,在一片绿色的原野中,首先映入他们眼帘的就是散发着芬芳的菠萝。航海探险家们破天荒第一次尝到这种奇异的带刺的热带果实,对它的甘美不禁交口赞誉。

43 年后,随哥伦布一道远航的西班牙著名历史学家费尔南德斯·德奥维多·巴尔德斯,完成了他关于西印度群岛的自然史著作,第一次通过文字和

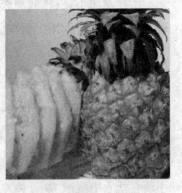

菠萝

图画把菠萝介绍给欧洲人。在费尔南德斯的笔下,菠萝被描写为果中之王。此后,菠萝的形象也开始进入新兴的美洲大陆的文化之中。

古巴的古典作家,在作品中常常把菠萝奉为神果,给它笼罩上一层神秘色彩。1609年,古巴文学史上第一部有文学价值的叙事诗《静候》问世,作者西尔维斯特雷·德巴尔沃亚叙述了当时的罗马高级教士胡安·德拉斯·卡维萨斯被法国海盗追捕的故事,情节引人入胜,诗中描述森林之神向这位教士赠送礼品,而礼品中的头一项就是菠萝。

菠萝的原产地虽然不在中国,但菠萝酿酒却是中国人民的创举。雷州半岛是我国的菠萝之乡,徐闻县连绵起伏近30万亩的菠萝园,堪称"菠萝的海",这里酿制出的优质的菠萝酒一鸣惊人,在1999年被评为中国酒类中的绿色食品。

【营养成分】

含还原糖、蔗糖、碳水化合物、有机酸、氨基酸、尼克酸、蛋白质、脂肪、维生素、核黄素、胡萝卜素、硫胺素、膳食纤维、铁、镁、钾、钠、钙、磷等。

【药用功效】

菠萝性平,能分解蛋白质,帮助消化,促进食欲,具有利尿、解热、解暑、解酒、降血压、抗癌等功效。适当吃菠萝对于肾炎小便不利、高血压、热咳、咽喉肿痛、支气管炎、消化不良、酒醉等症状有相当好的食疗效果。

【医典文摘】

《本草纲目》:止渴解烦,醒酒益气,令人悦泽。

【偏方】

治疗消化不良:将菠萝去皮后切成小块榨取汁液,橘子去皮后榨取汁液,将两种汁混匀后即可饮用。每次饮用20毫升,每日2次。

【食用宜忌】

菠萝最适宜饭后食用。

菠萝汁中的生物贰及菠萝蛋白酶会刺激口腔粘膜,引起发痒、发麻等不适,有些人吃后会出现腹痛、腹泻、恶心、呕吐、头晕、头痛、皮肤发麻等反应,严重者会出现呼吸困难、休克,甚至因昏迷而死亡。因此,食用菠萝时,要将菠萝皮削去,切成小块在盐水中浸泡10分钟左右再吃,因为盐水有破坏菠萝蛋白酶的作用。

胃寒、寒咳、虚咳者,不宜生食或生饮菠萝汁,可煎煮后食用。

有皮肤湿疹、疮疖者忌食菠萝。

（十二）草莓

草莓又叫红莓、杨莓、地莓等，是蔷薇科草莓属植物的泛称，原产于欧洲，20世纪传入我国，全世界有50多种。草莓果实的外观呈心形，鲜美红嫩，果肉多汁，酸甜可口，香味浓郁，不仅有色彩，而且还有一般水果所没有的宜人的芳香，是水果中难得的色、香、味俱佳者，因此常被人们誉为"果中皇后"。

【营养成分】

含有果糖、蔗糖、蛋白质、柠檬酸、苹果酸、水杨酸、氨基酸、钙、磷、铁、钾、锌、铬等矿物质，维生素C的含量非常丰富，营养成分容易被人体消化吸收，多吃也不会受凉或上火，是老少皆宜的健康食品。

【药用功效】

草莓中所含的胡萝卜素是合成维生素A的重要物质，具有明目养肝的作用。

草莓除了可以预防坏血病外，对防治动脉硬化、冠心病也有较好的功效。

草莓中的维生素及果胶对改善便秘和治疗痔疮、高血压、高血脂症均有一定效果。

草莓中含有一种胺类物质，对白血病、再生障碍性贫血等血液病亦有辅助治疗作用。

草莓是鞣酸含量丰富的植物，在体内可吸附和阻止致癌化学物质的吸收，具有防癌作用。

【偏方】

牙龈出血、口舌生疮、小便少、小便色黄时，可将鲜草莓60克捣烂，冷开水冲服，每日3次。

【食用宜忌】

由于草莓表面粗糙，污物不易洗去，且易被病菌污染，有的草莓还沾有化肥、农药等有害物质，因此食前一定要仔细清洗干净。具体方法是：先摘掉叶子，在流水下冲洗，随后放入清洁的容器内，倒入食盐溶液浸泡5~10分钟，最后在凉开水中浸泡1~2分钟后即可食用。

草莓中含有的草酸钙较多，由草酸钙引起的尿路结石病人不宜吃得过多。

【选择窍门】

市场上有一些草莓,看上去又大又红,吃起来却不怎么甜,这是因为在草莓的生长过程中使用了膨大催红剂。适量使用催红素是可以的,因为膨大剂无毒无害,除了可使水果色泽变得鲜艳外,还有催熟功能,但如超剂量使用,就会改变果品的营养成分,对人体造成危害。因此,购买草莓应以大小均匀、色泽正常为宜,不宜选购过于红艳、畸形或异常硕大的。

(十三)罗汉果

罗汉果别名种田泡、翁扭、牛奶母,是亚热带水果,雌雄异株,鲜果呈绿色可生吃,炭火烘干后为红褐色,皮薄脆,果肉黄白松软似海绵。

相传 200 多年前,有一位瑶族樵夫的母亲患了咳喘病,久治不愈,樵夫为此很是苦恼。有一天,樵夫在上山砍柴时,不小心被野蜂蜇中了手臂,疼痛不已。他见身边的青藤上结了几个野果,便顺手摘下。尝后发现其味道又香又甜,野果的果汁滴落在患处,没过多久,手臂的肿痛竟然缓解了。于是,樵夫多摘了些果子带回家给老母亲吃。不久,老母亲的咳喘病竟然不治而愈。母子俩高兴极了,逢人便说这种野果的奇效。有一个郎中听说了此事,特地要来这种野果研究、实践,结果发现这种野果有消炎止痛、清热解毒、止咳利咽的功效,便用它为当地人治病。因为这个郎中的名字叫罗汉,所以人们把这种野果称之为罗汉果。

【营养成分】

含丰富的葡萄糖和果糖,还有三萜甙甜味素、维生素、蛋白质,其甜度约为砂糖的 300 倍。

【药用功效】

凉血化痰,通便消炎。用于肺火燥咳、咽痛失音、肠燥便秘。长食可减肥、防衰老抗癌。

【医典文摘】

《广西中药志》:罗汉果能止咳清热、凉血润肠,可治咳嗽、胃热等症。

【偏方】

罗汉果 1 枚,柿饼 1 个,水煎服,治百日咳。

【药膳】

罗汉果炖兔肉

原料:罗汉果 1 个,兔肉、莴笋。

制法:莴笋去皮,切成块;姜切片,葱切段,兔肉切成块,罗汉果洗净、打破。炒锅入油,烧至六成热时加入姜、葱爆香,然后放入兔肉、罗汉果、莴笋翻炒。加入清汤、盐、料酒,炖至兔肉熟透即成。

功效:止咳,适用于肺热干咳等症。

罗汉果的藤很:

捣汁外敷,可治红肿疮疖。

罗汉果的叶子:

用水煎服,有抑制多种致病菌的作用,对肠炎、痢疾均有一定效果。

(十四)木瓜

木瓜学名番木瓜,别名宣木瓜、红木瓜、铁脚梨等。果实为球形或长圆形,果皮为紫红色或红棕色,有不规则的深皱纹,果肉为红棕色,中心部分是棕黄色。

【营养成分】

含苹果酸、酒石酸、枸橼酸、皂甙、黄酮类、氧化氢酶、木瓜蛋白酶、脂肪酶、有机酸、果糖、粗纤维等。

【药用功效】

木瓜性温,有平肝舒筋、祛湿和胃的作用。用于湿痹拘挛、腰膝关节酸重疼痛、吐泻转筋、脚气水肿。

【医典文摘】

《本草纲目》:木瓜性温,味酸,平肝和胃,舒筋络,活筋骨,降血压。

【药膳】

青木瓜烧排骨

原料:生木瓜半个、小排骨。

制法:木瓜去皮、籽,洗净切块,小排骨切块备用。炒锅烧热加油,爆香葱、姜,入冰糖炒至金黄色,再入小排骨炒到外皮焦黄。锅中加入酱油、料酒及生木瓜拌炒,加水盖过所有原料,盖上锅盖以小火焖煮 45 分钟,勾芡并滴入少许香油即可。

功效:养肝、降血压。

【食用宜忌】

木瓜表皮出现第二个红点时食用为最佳时机。

国学经典文库

中华食疗大全

·食材的功效与用法·

图文珍藏版

选购木瓜时,以表皮有亮丽光泽,无任何斑纹或疮疤,且果实厚实者为最基本的选择依据。

(十五)杏

"知有杏园无路入,马前惆怅满枝红。"杏又名甜梅,原产于我国。长江以北栽培较多。

南太平洋上的岛国斐济是世界上独一无二的"无癌之国",该国未曾出现死于癌症者,而且居民的寿命都很长,素有"长寿国"之称,该国盛产杏果,人们都喜欢吃,据科学家分析,斐济人经常吃杏,可能是他们无癌长寿的主要原因之一。

【营养成分】

含有钙、磷、铁、胡萝卜素以及多种维生素,其中维生素 C 和维生素 A 源的含量较高。

【药用功效】

杏性热,有祛痰、止咳、润肠的功效。可治疗肺病咳血、伤风咳嗽、风虚头痛、偏风不遂、失音不语、喘促浮肿、小便淋漓等疾病。

【医典文摘】

《本草纲目》:凡杏的性都多热,多吃致疮疖隔热,动旧疾,使人眼盲、须眉脱落。

【偏方】

鲜杏 3 个,水煎后加少许冰糖饮用,可防中暑。

【药膳】

杏仁粥

原料:甜杏仁、大米。

制法:将甜杏仁研成泥状,大米淘洗干净,两味相和加适量水煮开,再用慢火煮烂即成。

功效:止咳平喘,适用于咳嗽、气喘。

【食用宜忌】

杏不可食之过多,因为其中的苦杏仁甙可被酶水解产生氢氰酸和苯甲酸,而过多的氢氰酸与组织细胞含铁呼吸酶结合,可阻止呼吸酶递送氧,从而使组织细胞窒息,严重者会抑制延髓中枢,导致呼吸麻痹,甚至死亡。但是,加工成的杏脯、杏干,氢氰酸已经挥发或溶解掉,已无致毒的危险性,可以放心食用。

杏仁:

杏核里的仁,有苦(山杏)、甜(食用)两种。甜杏仁有润肺、止咳、滑肠之功效,适合干咳无痰、肺虚久咳及便秘等症;苦杏仁对于因伤风感冒引起的多痰、咳嗽气喘、大便燥结等症状疗效显著。

杏仁中的苦仁甙经酶或酸水解后,释放出氢氰酸与苯甲酸。过多的氢氰酸与组织细胞含铁呼吸酶结合,可阻止呼吸酶递送氧,从而使组织细胞窒息,严重的会抑制延髓中枢,导致呼吸麻痹,甚至死亡,所以在食用杏仁时应慎重,不宜过量。但是,将杏仁制成饮料或浸泡水中数次后再吃,不但安全,还有益健康。

(十六)梅子

"梅子流酸溅齿牙,芭蕉分绿上窗纱。"梅是落叶乔木,果实为球形,多加工为食品,我国南方栽培较多。

关于梅子的故事很多,三国时期,曹操率大军出征,将士们又渴又累,都走不动了。可如果停下来休息又十分危险,曹操灵机一动,说前面不远处有一片梅林,正结满了梅子。将士们一想到酸酸的梅子,顿时精神焕发,一口气跑出几十里地,到达了安全的地方。这就是著名的"望梅止渴"的故事。

【营养成分】

含蛋白质、脂肪、碳水化合物、多种无机盐,以及柠檬酸、苹果酸、琥珀酸等。

【药用功效】

梅子性平,有明目、生津止渴、涩肠止泻的作用,可使胆囊收缩,促进胆汁的分泌和排泄,对肠道结石等病症的治疗也有一定效果,

【医典文摘】

《本草纲目》:梅,生吃能止渴。

【药膳】

梅子排骨

原料:厚肉大排骨一斤,梅子两粒。

制法:将排骨斩成大块,梅子压烂,涂在近骨一面,加上料酒、盐,腌一小时,放入滚油中炸两分钟盛起,待油温回升将,排骨复炸1分钟。红椒、葱一同切丝,烧热锅,下油两勺,加入糖,慢火至糖溶,放入排骨,加盖煮两分钟,拌匀后煮至汁浓加入

红椒丝、葱丝即可。

特点：高钙、高蛋白、适合老、少、孕、弱者食用。

【食用宜忌】

梅具有较强的酸敛性，内有实热积滞者不宜食用。

【选择窍门】

在商场里常有看到"情人梅""相思梅"这样的蜜饯，但价格却相差悬殊，原因是一些蜜饯打着梅子的招牌，其实却是用李子制成的。

因为李子的价格比梅子便宜一半以上，所以一些不法商贩就用李子代替梅子来加工蜜饯。为了能"以李代梅"，他们用盐和防腐保鲜药腌渍李子，晾晒完的李子还要用乙二胺四乙酸二钠这种工业原料来进行漂白，继而用硫磺消毒，再加入糖精、甜蜜素、柠檬酸和盐等来调味，最后用金黄粉和工业明胶给李子上色。这些用烂李子、保险粉、硫磺、金黄粉、工业明胶等原料加工出来的所谓"情人梅""相思梅"，有很强的致癌性，危害相当大。

我们在买蜜饯的时候，一定要睁大双眼，仔细辨别。

用青梅做的话梅，从颜色来说是浅黄色的，剖开后，里面的肉也是浅黄色的，肉跟核不脱离；李子做的颜色则是褐红色，剖开后是暗褐色，而且肉跟核是彻底离开的。

袋装的蜜饯，如果颜色特别鲜亮，就有可能做了色素这方面的手脚；如果颜色特别一致，那就不可能是没有加工过的，天然生产的东西是千姿百态的，颜色和亮泽度都会有所不同。

（十七）枇杷

"五月江南碧苍苍，蚕老枇杷黄。"枇杷是江南特有的水果，古称无忧扇，又名金丸，别名卢桔，因其叶状如民族乐器中的琵琶而得名。它秋天不凋，冬天开花，春来结子，夏初成熟，因而被人们誉为"果木中独备四时之气者"，枇杷在我国已有2000多年的栽培历史，这一点可从司马相如的《上林赋》和江陵发掘出的一个2140年前的古墓中存有枣、桃、杏、枇杷的种子得到证明。

我国的枇杷种类繁多，按果肉颜色分为白沙和红沙两类。白沙味甜似蜜，香味浓郁优于红沙。常见的白沙品种如"照钟""青钟""白梨""早黄白沙"和"软条白沙"，其中后两种为白沙枇杷之上乘。在红沙枇杷中，较有名的有洞庭山的鸡蛋红枇杷、浙江塘栖的大钟枇杷、湖南的牛奶枇杷和安徽歙县的光荣钟枇杷等。

【营养成分】

含有丰富的胡萝卜素、糖类、维生素 B、维生素 C、脂肪、蛋白质、苹果酸、柠檬酸，以及钙、钠、钾、铁、磷等对人体新陈代谢非常有益的物质。

【药用功效】

枇杷性平，能生津止渴，清肺止咳。主治肺热咳嗽、久咳不愈、咽干口渴、胃气不足等病症。俗话说："枇杷治热病，一治一个定。"

【医典文摘】

《本草纲目》：枇杷果实能止渴下气，利肺气，止吐逆。

【偏方】

治疗咳嗽：将枇杷去皮核，与冰糖一同水煎汤服用。每日 1 剂，连服 5 日。

【食用宜忌】

脾虚、腹泻者忌用。

枇杷叶：

性微寒，味苦，有清肺止咳的作用，用于肺热咳嗽、气逆喘急、胃热呕逆、烦热口渴。

（十八）猕猴桃

猕猴桃是我国特产，在《诗经》中被称为"苌楚"；唐代已有人工栽培，唐诗中有"中庭井栏上，一架猕猴桃"之句；信奉三清道教的方士徒众尊之为"仙果"。

猕猴桃是原来只产于中国的一种水果，不是像有些人以为是猕猴爱吃的桃，而是因果皮覆毛，貌似猕猴而得名。

1849 年，英国、美国、新西兰等国相继引进猕猴桃，新西兰称"基维"，美国称"中国醋栗"，日本则称"中国猴梨"。

【营养成分】

含大量维生素 C，还有糖类、脂肪、蛋白质、磷、钾、钙、镁等矿物质，营养价值很高。

【药用功效】

猕猴桃性寒，能和胃安胆，乌发驻颜，具有极强的抗癌、护肝、维护心血管健康的作用。主治肝炎、消化不良、食欲不振、呕吐、烧烫伤、维生素 C 缺乏等症。近年来,有些医疗单位把猕猴桃鲜果和果汁用于临床试验,对麻风病、消化道癌症、高血压、心血管病等具有一定的防治或辅助治疗作用。

【医典文摘】

《本草拾遗》猕猴桃味咸温无毒,可供药用,主治骨节风、瘫痪不随、长年白发、痔病等。

【偏方】

治疗坏血病:猕猴桃鲜果 60 克,洗净后捣烂,用一杯凉开水浸泡 1～2 小时后饮用。

【食用宜忌】

虚寒的患者和妊娠的妈妈最好少吃或不吃。

由于猕猴桃中维生素 C 含量颇高,易与奶制品中的蛋白质凝结成块,不但影响消化吸收,还会使人出现腹胀、腹痛、腹泻。故食用猕猴桃后不要马上喝牛奶或吃其他乳制品。

(十九)葡萄

葡萄别名菩提子、草龙珠、山葫芦等,全世界有 8000 余个品种,我国有 1000 多个品种。

西域种植葡萄已有 2000 多年的历史了,张骞出使西域时,就发现这里已广种葡萄。吐鲁番葡萄品种资源丰富,有 600 多种,最著名的是以制葡萄干为主的无核白,以鲜食为主的马奶子、红葡萄,以及药用的索索葡萄。据《大明会典》记载,索索葡萄的价格一度比骆驼皮和水獭皮还高。

欧洲是葡萄和葡萄酒的最大栽培区和消费区,尤其是法国、意大利和西班牙 3 个国家。鲜食的优良品种有:玫瑰香、牛奶、意大利与红宝石、龙眼、无核白鸡心、红地球、秋黑、巨峰等。

【营养成分】

含糖量高,以葡萄糖为主,还含有大量果酸、矿物质钙、钾、磷、铁、维生素和多种人体所需的氨基酸。

【药用功效】

葡萄性平,能补肝肾、益气血、开胃力、生津液、利小便,对神经衰弱、疲劳过度大有裨益。

【药膳】

葡萄醋

原料:葡萄4斤、砂糖1斤。

制法:葡萄洗过晾干,并将酒曲捣碎。葡萄连梗带皮捏碎,与砂糖混合放入罐中。把罐子盖好,天热只需一星期,天冷两星期,即可变成葡萄香槟。加冷开水至罐中,约八到九分满,每天打开来搅拌,约两星期就可成为葡萄醋。

注意:滤出来的葡萄香槟最好放在冰箱里冷藏,放在户外会产生气体,容易爆炸。

功效:每天喝一小杯,美容瘦身。

【食用宜忌】

"吃葡萄不吐葡萄皮"可是一句至理名言,葡萄皮里含有逆转醇,有抗衰老作用,而且可以降血压、降血脂。

葡萄干:

糖和铁的含量增多,是妇女、儿童和体弱贫血者的滋补佳品。

美国青提:

又名汤姆逊无核,是美国加州鲜食葡萄的王牌品种,粒大,无核,果粒是令人喜爱的绿色,皮薄、味甜、肉质脆、汁多。可补气血、强筋骨、养颜、止咳、安胎。

(二十)梨

"忽如一夜春风来,千树万树梨花开。"梨花为白花,果实多汁,既可食用,又可入药。我国名特优品种有鸭梨、雪花梨、砀山酥梨、苹果梨、南果梨、库尔勒香梨等。

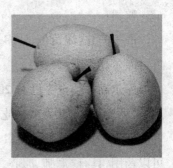

国外引进的优良品种有巴梨、茄梨、红茄梨、伏茄梨、幸水等。

梨

【营养成分】

含有一定量的蛋白质、脂肪、胡萝卜素、维生素B1、维生素 B2 及苹果酸等。

【药用功效】

梨性凉，可润肺、消痰、降火，帮助预防便秘及消化性疾病，有助于预防结肠和直肠癌。

【医典文摘】

《本草纲目》：梨性凉，味甘微酸，入肺、胃经，能生浸润燥、清热化痰，主治热病伤津、热咳、烦渴、便秘等症状。有止咳化痰、解酒毒等作用。

【偏方】

治鼻出血：雪梨 2 个，藕节 12 克，瘦猪肉 60 克，加水煮食。每日一剂，连服七日。

【药膳】

雪梨猪肉汤

原料：瘦猪肉 500 克、雪梨 4 只、无花果 8 个。

制法：雪梨连皮洗净，每个切 4 块，去核；无花果洗净；猪肉洗净，切块。把全部用料放入锅内，加清水适量，武火煮沸后，文火煲 2 小时，调味食用。

功效：清热润燥，生津止渴。

【食用宜忌】

多吃伤脾胃，产妇更应慎食。

沙梨：

别名青梨，有润肺、清心、除烦解渴、解酒毒的功效。

鸭梨：

产于河北，淡黄色，汁多，香甜，俗语常说："蘸着白糖啃鸭梨，甜上甜。"

库尔勒香梨：

库尔勒香梨至今已有 2000 年的栽培历史，历代被作为贡品由帝王诸侯所享用。《西游记》中猪八戒偷吃的人参果，传说就是库尔勒香梨。库尔勒香梨具有香气浓郁、皮薄肉细、酥脆爽口、汁多渣少、色泽鲜艳的特点，不但具有营养价值，而且可以药用，具有"润肺、凉心、消疾、解毒疮、驱毒、切片贴烫火伤止痛不烂"的功效，在国际市场上被誉为"中华蜜梨""梨中珍品""果中王子"。

（二十一）杨梅

别名龙晴、朱红，因其形似水杨子、味道似梅子，因而取名杨梅。

杨梅是我国特产水果之一,素有"初疑一颗值千金"之美誉,在吴越一带,又有"杨梅赛荔枝"之说,酸甜适口、风味独特。

每年夏至前后都是杨梅的应市时节,江南的山坡上一片片沉甸甸的杨梅挂满树梢,绛红欲滴,凝翠流丹。宋诗人郭祥正《杨梅》诗云:"红实缀青枝,烂漫照前坞。"宋人张兹有《谢张户部慧山杨梅》诗云:"聊将一粒变万颗,掷向青林化珍果。仿佛芙蓉箭镞形,涩如鹤顶红如火。"杨梅的烁紫闪红,使江南的初夏更显鲜活。

【营养成分】

含糖类、蜡质、维生素类,树皮含杨梅树皮色素及杨梅树皮甙。

【药用功效】

杨梅性温,能解毒祛寒,除湿、消暑、止泻、止呕吐、断下痢,消食解酒。果实治心胃气痛及吐泻。树皮能止血、治下痢,外用治刀伤出血、跌打伤、筋骨痛等。

【医典文摘】

《本草纲目》:因它形如水杨子,味似梅,故名。果实止渴,和五脏,能涤胃肠,除烦溃恶气。烧成灰服,断下痢。盐藏而服,去痰止呕吐,消食下酒。常含一枚咽汁,利五脏下气。干后制成屑,喝酒煎服方寸匕,止吐酒。

【偏方】

用烧酒(白酒)浸泡杨梅,盛夏酷热,吃上几颗烧酒杨梅,会顿觉气舒神爽。腹泻时吃烧酒杨梅可止泻。

【食用宜忌】

用盐水浸泡后再洗容易洗净。

不宜多吃,对牙齿有损害。

(二十二)香蕉

香蕉是岭南四大名果之一,冬季上市的"梅花点"香蕉,皮色金黄,皮上布满褐色小黑点,这种香蕉香味浓郁,果肉软滑,品质最佳。

非洲国家乌干达的首都坎帕拉,香蕉林格外繁密,以至于香蕉个大体肥,能顶普通香蕉两个那样大,这种香蕉已经不是水果,而是"粮食"了,当地人称这种香蕉为饭蕉,必须经过加工,否则很难消化。乌干达的国宴也是以香蕉为原料的。客人入屋,先敬上一杯鲜美可口的香蕉汁,然后端上烤得焦黄的香蕉点心。正餐吃一种叫作"马托基"的香蕉饭。"马托基"是以一种不甜的香蕉品种为原料,剥皮捣成泥状,蒸熟后拌上红豆汁、花生酱、红烧鸡块、咖喱牛肉。吃过"马托基"的人,普遍称赞这是"世界上最好吃的饭"。乌干达的"国饮"是以香蕉和高粱面混合发酵酿成,香甜醇厚。开宴时,将酒坛摆在桌上,坛顶插着1米长的草管,宾主吮管对吸。

【营养成分】

含蛋白质、脂肪、碳水化合物、钙、磷、铁、胡萝卜素,维生素等成分。

【药用功效】

香蕉性寒,有润肺养阴、清热生津、润肠通便的作用。糖尿病患者进食香蕉可使尿糖相对降低,故对缓解病情大有益处。此外,香蕉可以缓解某些食物对胃黏膜的刺激,所以,对胃溃疡有较好的预防效果。香蕉中的矿物质含量较多,这对水盐代谢的恢复是极为有利的。

【医典文摘】

《食疗本草》:香蕉生食破血、合金疮、解毒酒,干者解肌热、烦渴。

《日用本草》:香蕉可除小儿客热、解丹石毒。

【偏方】

皮肤因为真菌或细菌感染而发炎,可以把香蕉皮敷在上面,会有意想不到的好效果。

将青香蕉烘干,磨成粉末,每次服用6克,每日3次,可治疗胃溃疡。

将两条香蕉连皮放在火上烤,然后趁热吃,可改善痔疮及便血。

【药膳】

香蕉百合银耳汤

原料:干银耳、鲜百合、香蕉2根、枸杞、冰糖。

制法:干银耳泡水2小时,拣去老蒂、杂质后撕成小朵,加水入蒸笼,蒸半个小时取出备用。新鲜百合拨开洗净去老蒂。香蕉洗净去皮,切成小片。将所有材料放入炖盅中,加冰糖入蒸笼,蒸半个小时即可。

功效:养阴润肺,生津整肠。

【食用宜忌】

脾胃虚寒者多食容易腹泻。

（二十三）石榴

石榴原产于东南欧和中亚，《博物志》记载"汉骞出使西域，得涂林安石国榴种以归"，故又名安石榴。

石榴被称为"天下之奇树，九州之名果"，人们都知道杨贵妃爱吃荔枝，其实杨贵妃同时也喜爱石榴，为此唐明皇依其所好，在华清宫西绣岭、王母祠等地遍栽石榴供她观赏。据说，唐明皇爱看贵妃酒后的醉态，常把她灌醉以观其妩媚之态。因石榴可以醒酒，所以唐明皇剥石榴喂在她口中，但这些情状为大臣们所不满，因此对贵妃侧目而视，拒不施礼。一天唐明皇大宴群臣，请贵妃弹曲助兴。贵妃在曲子奏到最精彩动听的时候，故意把弦弄断。唐明皇问琴弦为何折断，贵妃乘机说，听曲之臣对她不恭敬，司曲之神为她鸣不平，因此弦断。唐明皇于是降旨，宣布无论将相大臣，凡见贵妃不行跪拜礼者，杀不赦。从此之后，大臣们见到这位贵妃都诚惶诚恐地拜倒在地，因杨贵妃总好穿绣有石榴花的裙子，故那些大臣们私下都以"拜倒在石榴裙下"之言为解嘲。后来这句话便渐渐地从宫廷传到民间，成为男子对风流女性崇拜倾倒的俗语。

【营养成分】

含有多种人体所需的营养成分，果实中含有维生素 B、维生素 C、有机酸、糖类、蛋白质、脂肪、钙、磷、钾等矿物质。

【药用功效】

石榴性温，能止渴生津，涩肠止泻，固肾收敛，软化血管，止泻解毒。

【医典文摘】

《本草纲目》：榴者，天浆也。止泻，化瘀，清渴，祛火。

【偏方】

将石榴榨汁饮用，能减慢或预防动脉粥样硬化，有效预防心脏病。

【食用宜忌】

吃多容易伤齿，生痰。

小心不要把果汁染到衣物上，否则将很难洗掉。

大便秘结者要慎食，糖尿病患者要忌食。

正在吃药的人忌食。

（二十四）桑椹

桑椹别名桑实、桑果，最早的记载见于《尔雅》。唐《新修本草》中，将桑椹列入药用品种。桑椹在新疆的喀什种植广泛，也是喀什成熟比较早的果实，被称为"瓜果中的报春花"，味道甜美，深受人们喜爱。

【营养成分】

含有丰富的活性蛋白、维生素、氨基酸、胡萝卜素、矿物质等成分。

【药用功效】

桑椹性寒，具有生津止渴、滋阴补血、补肝益肾、固精安胎、乌须黑发、聪耳明目、安神养心、润肠通便、健步履、利关节、去风湿、解酒等功效，常用于医治糖尿病、肝肾阴虚、失眠耳鸣、津液不足、风湿、便秘、须发早白、神经衰弱等症状。现代医学研究发现，桑椹还具有防癌抗诱变、增强免疫力、驻颜抗衰老、促进造血细胞生长、降低血糖血脂等方面的保健功能。

【偏方】

将煮好的大米白粥、小米粥、麦片粥等白味粥，调入桑椹粒和桑椹汁服用，有通便养胃、消暑清热的功效。

【药膳】

桑椹蛋汤

原料：桑椹、鸡蛋。

制法：烧热锅，注入 1 碗水，舀入 8 粒桑椹及适量桑椹汁。烧开后打入 1 枚鸡蛋，用筷子搅开并煮开即可食用。如不够甜，可再调入一点桑椹汁。

功效：补血、护肝、明目。

【食用宜忌】

女孩月经期间忌食。

桑椹有黑、白两种，鲜食以紫黑色为补益上品，未成熟的桑椹不能吃。

熬桑椹膏时忌用铁器，因桑椹中含有溶血性过敏物质及透明质酸，过量食用后容易发生溶血性肠炎。

少年儿童不宜多吃桑椹，因为桑椹内含有较多的胰蛋白酶抑制物——鞣酸，会影响人体对铁、钙、锌等物质的吸收。

脾虚便溏者亦不宜吃桑椹。

桑椹含糖量高,糖尿病人应忌食。

桑叶:

桑叶是桑树的叶子,我国种植桑树已有 3000 年的历史,《诗经》中即有"言采其桑"之句。秦汉时期的《神农本草经》中记载:桑叶除寒热、止汗。可以疏散风热、清肺止咳、平肝明目。

(二十五)山楂

山楂别名山里红、红果,是我国独有的水果品种,多在北方栽种。

用山楂做成的冰糖葫芦,酸甜适口,老少皆宜。红彤彤的山楂按大小排列穿在竹签子上,外面裹着晶莹透明的糖稀,一只只糖葫芦插在特制的木棍上,像一颗结满硕果的小树,十分诱人。提起冰糖葫芦的来历,要追溯到南宋的宋光宗时候。一次,宋光宗最宠爱的黄贵妃病了,面黄肌瘦,不思饮食。御医用了许多贵重药品,皆不见效果。皇帝张榜求医,一位江湖郎中为黄贵妃诊脉后说:"只要用冰糖与红果(即山楂)煎熬,每顿饭前吃 5 至 10 枚,不出半月病准见好。"开始大家还将信将疑,好在这种吃法还合贵妃的口味,便按此办法服用,而病果然就好了。后来这种做法传到民间,老百姓又把它串起来卖,就成了冰糖葫芦。

【营养成分】

含大量维生素 C 和钙质、红色素、山楂酸、黄酮类、解脂酶及多种药用成分。

【药用功效】

山楂性冷,有消食健胃、行气活血、止痢降压的功效。主治食积,能增进食欲,还具有抗癌作用。

【药用功效】

《本草纲目》:消食积,补脾,治小肠疝气,发小儿疮疹。

【偏方】

小儿脾虚久泻,将鲜山楂肉和山药分成等份,然后加入适量白糖,调匀后蒸熟,冷却后压成薄饼,能健脾醒胃、除积止泻,效果显著。

【药膳】

将山楂洗净,去掉果柄、果核,放在铝锅内,加水适量,煎煮至七成熟,水将耗干时加入蜂蜜,再以小火煮熟透收汁即可。冷却后放入瓶罐中贮存,每天服用,可开胃、消食、活血化瘀。适用于冠心病以及肉食不消化。

【食用宜忌】

孕妇及消化性溃疡患者不宜多食。

空腹时不宜多吃。

(二十六)哈密瓜

哈密瓜是我国新疆哈密等地生产的一种甜瓜,维吾尔语称"库洪",果实较大,呈卵圆形,果皮呈黄色或青色,有网纹,果肉绵软香甜。

公元 1228 年成书的《长春真人西游记》中第一次提到在新疆有这种瓜,称赞"甘瓜如枕许,其香味盖中国未也"。从 17 世纪开始,哈密瓜被列为新疆贡品。新疆除少数高寒地带之外,大部分地区均产哈密瓜,优质的哈密瓜产于南疆师县、哈密和吐鲁番盆地。瓜的大,小、形状、肉色千差万别,大的像大炮弹,重十几公斤;小的像椰子,重不足 1 公斤。

【营养成分】

含大量糖分,还有丰富的维生素及钙、磷、铁等元素。

【药用功效】

哈密瓜性凉,有清凉消暑、除烦热、生津止渴的作用,是夏季解暑的佳品。食用哈密瓜对人体造血机能有显著的促进作用,可以用来作为贫血的食疗之品。中医认为,哈密瓜有疗饥、利便、益气、清肺热止咳的功效,适于肾病、胃病、咳嗽痰喘、贫血和便秘患者。

【医典文摘】

《本草纲目》:甜瓜,止渴、除烦热、利小便、治口鼻疮。

【食用宜忌】

哈密瓜冷却后食用,甜度会增加数倍,但是如果长时间冷藏,反而会破坏甜瓜的甜度,因此放在冰箱内不要超过两天。

搬动哈密瓜应轻拿轻放,不要碰伤瓜皮,受伤后的瓜很容易变质腐烂,不能储藏。

患有脚气病、黄疸、腹胀、便溏、寒性咳喘以及产后、病后的人不宜食用;

哈密瓜含糖较多,糖尿病人应慎食。

(二十七)西瓜

西瓜别名寒瓜,表皮呈绿白、绿、深绿、墨绿、黑色,间有细网纹或条带。果肉呈乳白、淡黄、深黄、淡黄、淡红、大红等色,肉质分紧肉和沙瓤,中国除西藏高原外均有栽培。

【营养成分】

含有大量蔗糖、果糖、葡萄糖、丰富的维生素C、有机酸、氨基酸,以及钙、磷、铁等矿物质。

【药用功效】

西瓜性寒,有清热解暑、生津止渴、利尿等功效。适用于高血压、肾炎、肝炎、胆囊炎等症。

【医典文摘】

《本草纲目》:西瓜消烦止渴,解暑热,疗咽喉肿痛,宽中下气,利尿,止血痢,解酒毒。

【偏方】

将西瓜洗净后去皮、去籽,番茄去皮、去籽,然后将二者放入榨汁机中榨取汁液后代水饮用。治疗夏季感冒。

【药膳】

治疗急、慢性肾炎:将西瓜连皮切碎,水煮浓缩成西瓜膏,开水化服,每次1~2匙,一日2次。

【食用宜忌】

西瓜吃多了容易伤脾胃,引起腹痛或腹泻,尤其是食用变质西瓜,更易感染肠炎等症。

【选择窍门】

购买西瓜不慎,也可导致人体中毒。通常,人们称这种西瓜为毒西瓜。

毒西瓜的毒性来源于瓜农施用过量的激素(催熟剂、膨大剂)和农药。人们吃了这种西瓜后,会出现恶心、呕吐、腹泻等中毒症状。所以在选购的时候要注意以下几点:

1.瓜皮上的黄绿条纹不均匀,切开后瓜瓤特别鲜艳,但瓜子却是白色的,吃起来没有甜味。

2.施用了膨大剂的西瓜个儿大,一般可达6~10千克。一般重量在4千克左右的西瓜是正常的。

3.施用过激素的西瓜,由于喷洒农药和吸收不均匀,易出现歪瓜畸果,如两头不对称、中间凹陷、头尾膨大等,表面有色斑或色差大,这种歪瓜畸果不要买。正常的西瓜的外形应是球形或椭圆形的,且表面平整光滑。

4.食用西瓜时,若发现口感不好,尤其是舌头有麻感时,应立即停止食用,不可心存侥幸。

5.好的西瓜表面光滑,瓜纹黑绿,瓜体匀称,花蒂小而向内凹,瓜柄呈绿色,没有干枯的现象。用手摸瓜皮,感觉滑而硬的为好瓜。用手托住西瓜轻轻拍敲后用食指和中指弹敲,熟瓜会发出"嘭嘭嘭"的闷声,生瓜会发出"当当当"的清脆声,如发出"噗噗"声,为过熟的瓜。用双手掬起瓜放在耳边轻轻挤压,熟瓜会发出"滋滋"声。托起西瓜。用手弹,托瓜的手感到颤动震手的是熟瓜,没有震荡的是生瓜。另外,熟瓜还可以浮在水面上,生瓜则沉在水里。

西瓜皮:

西瓜皮的利尿作用比瓜瓤显著。

西瓜子:

西瓜子清肺润肠,和中止渴。用西瓜子煎汤饮用,可治高血压。

(二十八)荔枝

荔枝是南方特产,唐朝的杨贵妃最喜欢吃荔枝,杜牧曾有诗曰:"一骑红尘妃子笑,无人知是荔枝来。"据白居易《荔枝图序》所言,荔枝一日而色变,二日而香变,三日而味变,四五日外,则香味尽去。岭南距杨贵妃居住的京城长安有千里之遥,当时又没有发明飞机,无法空运,为了能让杨贵妃吃上色香味俱全的鲜荔枝,只得派人将刚摘下的荔枝,一个驿站接一个驿站地换快马送到京城,因此杨贵妃只要看到快马荡起的尘埃,便知道是有人送她爱吃的荔枝来了。

【营养成分】

含天然葡萄糖、蛋白质、碳水化合物、粗纤维、钙、磷、铁、硫胺素、核黄素、尼克酸、抗坏血酸等。

【药用功效】

荔枝性温,有补脑、健身、益智的作用。对于心脏衰弱、肺弱之人,吃荔枝有强心健肺的功效,一般体温不足、贫血衰弱者,可用荔枝当作滋养强壮的补益品。

【医典文摘】

《本草纲目》:益人颜色,提神健脑,可治头晕、心胸烦躁不安。

【偏方】

气虚胃寒:取 5 枚荔枝肉,煮酒 1 小杯,数服后有效。

【药膳】

白带过多:荔枝干 20 个,莲子 60 克,加水 250 毫升,上笼蒸熟,每日 1 次。

【食用宜忌】

荔枝鲜食,一次 5～10 枚为宜,多吃可导致上火,引起体内糖代谢紊乱,造成"荔枝病"(即低血糖)。轻者恶心、出汗、口渴、无力,重则头晕,昏迷等,尤其是儿童不宜大量食用。若食用荔枝过多,会出现腹胀、频频肚痛,即俗称的"中毒"。"中毒"可用荔枝壳煎水饮用来治疗,或吃几片鲜柠檬或饮杯柠檬茶,也可消除胀满。

把荔枝连皮浸入淡盐水中,冰后食用,不仅不会上火,还可增加食欲。

荔枝干:

有益心肾、养肝血的功效。歌手或需要大声说话者,每日吃三四个荔枝干,对声带有保健作用。食荔枝干时,要慢吞细嚼,缓缓咽其汁液,使之润泽喉头,才能产生效果。又如走路时心脏扑扑跳,呼吸喘促者,常嚼食荔枝干也有好处。但大便不正常或有燥热状况时,就要暂停食用了。

(二十九)桂圆

桂圆别名龙眼,是我国南方的特产果树,已有 2000 多年的种植历史,因果实形状浑圆而得名。传说最早的龙眼树是从大石缝中长出来的,由于树根被大石夹住,只好往深土层里钻,树根吸收了地下的"精气",结出来的龙眼果特别好吃。

【营养成分】

含蛋白质、脂肪、碳水化合物、粗纤维、灰分、钙、磷、维生素 C、维生素 K、烟酸等。

【药用功效】

龙眼性平,可治疗心血不足、失眠健忘、盗汗贫血、产后浮肿、思虑伤脾、头昏、

·食材的功效与用法·

图文珍藏版

心悸怔忡，和由于脾虚所致的下血、失血症等。

【医典文摘】

《本草纲目》：开胃益脾，补灵长智。

【偏方】

龙眼加白糖熬汤，临睡前饮用，可改善睡眠。

【药膳】

桂圆童子鸡

原料：童子鸡1只、桂圆肉。

制法：将鸡去内脏、洗净，放入沸水中氽一下，捞出放入汤锅内，再加桂圆、料酒、葱、姜、盐和清水，上笼蒸1小时左右，取出葱、姜即可。

功效：补气血，安心神。适用于贫血、失眠、心悸。健康人食用能使精力更加充沛。

【食用宜忌】

妇女怀孕后，阴血偏虚，阴虚则滋生内热，因此往往有大便干燥、口干而胎热、肝经郁热的症状。如食用桂圆，不仅不能保胎，反而易出现漏红、腹痛等的流产先兆。因此，孕妇不宜吃桂圆。

【选择窍门】

用硫磺进行熏制漂白，可给桂圆除色、防腐，使肉色增白，经过这种处理的桂圆，二氧化硫残留量会严重超标，被称为毒桂圆。因为在外观上很难辨别，所以在食用桂圆后，一旦出现头晕、呕吐和腹泻等症状，即为毒桂圆中毒，应立即停止食用，到医院就医，并向工商部门反映。

（三十）柿子

柿子是柿树的果实，我国北方山区栽种很多，为橙黄色或红色，素有晚秋佳果的美称。

西汉时，司马相如的《上林赋》中，就记载着黄河中游两岸栽培柿树的情况。元代杂剧《西厢记》里边描写的张生与莺莺恋爱的故事中"长亭惜别"一折中，那脍炙人口的戏词"碧云天，黄花地，西风紧，北雁南飞；晓来谁染霜林醉？总是离人泪！"中的"霜林醉"，指的就是柿林秋色。

"七月核桃八月梨,十月柿子串满集。"一到十月,金风吹爽,该是吃柿子的时候了。古人对柿树有很高评价,说它有七绝:一长寿,二多荫,三无鸟巢,四无虫蛀,五霜叶可玩,六嘉实,七叶肥大。北京的十三陵一带有大片柿林,进入林区,感觉阴森森的,每棵树都虬枝粗壮,古木参天,它告诉人们这是一些长寿的树,树龄至少也有三四百年了。

【营养成分】

含糖量较高,还含有碳水化合物、蛋白质、脂肪、磷、铁、钙、维生素 C 和胡萝卜素等。

【药用功效】

柿子性寒,能清热解毒,是降压止血的良药,对治疗高血压、痔疮出血有良好的疗效。

【医典文摘】

《本草纲目》:柿,通耳鼻气,治肠胃不足,止口干。

【偏方】

柿饼切碎后和米熬粥,可治痢疾。

【药膳】

柿子汁牛奶方

原料:未成熟的柿子、牛奶。

制法:用未成熟的柿子榨汁,1 日服 20~40 毫升,分 3 次和牛奶一起服。

功效:止渴,降压,主治高血压病。

【食用宜忌】

柿子不能多吃,也不能空腹时吃,更忌与酸性食物同吃。因为柿子含有大量的鞣酸、树胶和果胶,鞣酸在胃内经胃酸的作用,会沉淀凝结成块,留在胃中,形成"胃柿结石"。"胃柿结石"会愈结愈牢,不易粉碎,会引起胃粘膜充血、水肿、糜烂、溃疡,严重者可引起胃穿孔。

柿子中含有大量的单宁,具有较强的收敛性,这就是吃柿子时感到口涩、舌麻的原因。单宁物质到了肠里,会刺激肠壁收缩,造成肠液分泌减少,消化吸收功能降低。因此柿子吃多了大便干燥。

柿子不能和红薯、海产品同时食用。

柿子未成熟时,鞣酸主要存在于柿肉中,而成熟后鞣酸则集中于柿皮中,所以柿子皮不宜吃。

柿子叶:

将鲜柿子叶洗净切碎,加水煮,去渣取汁,慢火浓缩至稠粘,加白糖吸干药汁,轧粉装瓶。每次冲服15克,每日3次,能涩肠止血,清热润肺,适用于肾炎、顽固蛋白尿症。

(三十一)甘蔗

甘蔗是热带和亚热带糖料作物。加勒比海的巴巴多斯是一个盛产甘蔗的岛国,每年6月中旬至7月初,当最后一捆甘蔗收割完毕后,种植甘蔗的人们就向临时吊在树上的铁皮猛击,洪亮的声音象征着他们庆祝甘蔗节的开始。甘蔗节这天,载着最后一捆甘蔗的牛车、骡车从田野缓缓驶向榨甘蔗的院子,在一辆车上,站着一个用甘蔗皮做成的"甘蔗人",名叫"哈丁先生",他身穿破旧黑色大衣,头戴礼帽和面具,象征着艰难时世。人和车队在欢呼声中绕院子走三圈,接着,由一位德高望重的长者做一番演讲,然后,欣喜若狂的人们饮甜酒、吃食物、唱歌、跳舞、参加各种游戏。最后,在人们的欢呼声中将象征艰难时世的"哈丁先生"在烈火中化为灰烬。一年一度的甘蔗节到此结束。

【营养成分】

含蔗糖、果糖、葡萄糖,铁、钙、磷、锰、锌等人体必需的微量元素,其中铁的含量特别多。

【药用功效】

甘蔗性寒,可健脾、生津、利尿、解酒,有滋养润燥之功,适用于低血糖症、心脏衰弱、津液不足、咽喉肿痛、大便干结、虚热咳嗽等病症。甘蔗纤维多,在反复咀嚼时就像用牙刷刷牙一样,把残留在口腔及牙缝中的垢物一扫而净,从而提高牙齿的自洁和抗龋能力。

【偏方】

民间常用甘蔗汁、葡萄酒各50克,混合服,早晚各一次,对治疗慢性胃炎、反胃呕吐有很好的疗效。

【药膳】

将甘蔗捣汁,再煮粳米作稠粥,然后加入蔗汁,搅匀。清热润燥,止渴生津。适用于肺热咳嗽、口干舌燥，还有解酒的功能。

【选择窍门】

贮存的甘蔗极易发生霉变，而吃了变质的甘蔗则会出现脸红耳赤、头昏恶心、想睡觉、腹痛腹泻、眼发黑或复视等症状。尤其是小孩子食用后，易引起抽搐、斜视、昏迷，即使及时抢救也可能有后遗症留下。

霉变甘蔗中毒是一种急性食物中毒，变质甘蔗的毒性对人体的伤害主要是表现在对人体中枢神经系统的一种非常强的损伤。病原菌是一种真菌，名为节菱孢，致病毒素为节菱孢产生的3—硝基丙酸。

在挑选甘蔗时，可从外观上来判断，变质的甘蔗外观缺少光泽，有霉斑，质软。其横断面质地发糟，色灰暗，结构酥松，而且多集中于甘蔗的根部，食用时一定要去掉甘蔗末节。

对于中毒的患者要及早送医抢救，迅速洗胃或灌肠，然后让病人卧床休息，注意保暖，适当喝些盐水或浓茶。

（三十二）芒果

芒果别名望果、"檬果""漭果"，果实为肾形，呈淡绿或淡黄色，是热带著名水果，据说傣族先民在选址定居之时，总要在房前屋后种下几棵芒果树，日久天长，村村寨寨就都掩映在古意苍苍的芒果林中了。

印度人对芒果钟爱有加，并且形成独特的印度"芒果文化"。从20世纪90年代初开始，印度首都新德里每年都要在7月上旬举行盛大的芒果节。与数百种芒果摆在一起展示的，还有以芒果为原料制成的各种腌菜、酸辣酱、糖果、果汁、果脯、果酒和果酱等。

印度许多佛教或印度教寺庙里都种有高大的芒果树，成熟时节，庙里的僧侣会挑选出品相和品质俱佳的芒果贡奉在佛祖面前。前来进香祈祷的善男信女也常常带来他们家乡的芒果，表达对佛祖的敬意。

在印度人的婚礼中，喜欢以芒果树枝叶搭建通向婚礼大棚的通道或牌楼。如果哪个结婚庆典上少了芒果树的装饰，会被认为这对新人的姻缘不够圆满，婚后生活难以幸福。人们用芒果做菜，作贡品，在有条件的地方，每天还会用新鲜的芒果树叶接来清水，在日出时分淋撒在神龛前面。

印度的历届政府领导人在与外国政要交往时，都喜欢用芒果作为赠礼。尼赫鲁就致力于将印度芒果以及"芒果文化"推向世界。在他的倡导下，世界上许多国家的首脑或知名人士都曾经收到过印度领导人赠送的芒果极品——"阿尔芒索"。

【营养成分】

含维生素 A、维生素 C、糖、蛋白质、钙、磷、铁等营养成分。

【药用功效】

芒果性凉,有益胃止呕、生津解渴及止晕眩等功效,甚至可治胃热烦渴、呕吐不适及晕车、晕船等症。

【医典文摘】

《食性本草》:芒果主妇人经脉不通。

《本草纲目拾遗》:芒果,凡渡海者,食之不呕浪,能益胃气,故能止呕晕。

【偏方】

治疗声音嘶哑:芒果 2 个,洗净后切块,与水共煎,代茶饮用。

【食用宜忌】

芒果对肾脏不利,所以患有急性或慢性肾炎的病人应忌食芒果。

芒果中含有果酸、氨基酸等刺激性物质,一般人在吃时,舌头都有不适感,而很多人在吃芒果时又非常容易将芒果汁沾到嘴、脸颊等部位,刺激面部皮肤,造成面部红肿、发炎,严重者会出现眼部红肿、疼痛等现象。因此,过敏体质的人不适宜吃芒果,正常体质的人在选择芒果时最好选择较大、较成熟的芒果,同时在吃的时候,最好带手套将果肉切成小块,直接送入口中,吃完后应漱口、洗脸,避免果汁残留。

【选择窍门】

选购芒果时,长形的较甜,圆形的较香,果皮油润的味道最为鲜美。

芒果皮:

治湿疹皮炎,但不要与辛辣之物同吃,多吃对人的肾脏有害。

芒果核:

有清热作用,以芒果核煎水一大碗,入茶饮用,有退热之效。

(三十三)火龙果

火龙果别名红龙果、青龙果、芝麻果,外形奇特亮丽,外皮鲜红,果肉雪白,是仙人掌蜜果的新品种,原产于墨西哥中美洲热带地区,后由南美引入台湾及泰国、越南等地。

火龙果起源于中美洲热带雨林地区，与宗教文化有着很深的历史渊源。在美洲玛雅人、印加人的金字塔附近以及亚洲的越南人寺庙旁，都种有火龙果。每逢祭祀及重大宗教活动，他们会将火龙果供奉在祭坛上，视为圣果。更为称奇的是，无论在美洲还是亚洲，火龙果与中华龙文化都有着不解之缘。古代印加人将火龙果与刻有酷似中国龙的图腾放在一起祭祀，这种图腾和火龙果在印加语里都是龙的意思。直至今天，土著墨西哥男子还喜欢称自己为中国男孩，这也许是受了有关他们祖先是从中国漂洋过海来到美洲传说的影响吧。

在越南、泰国等东南亚国家，火龙果的称谓不尽相同，但都带有一个龙字，如红龙果、青龙果、火龙果等等，不一而足。

【营养成分】

含有丰富的维生素、粗纤维、葡萄糖及人体所必需的蛋白质及矿物质。

【药用功效】

火龙果中的白蛋白是具黏性、胶质性的物质，对重金属中毒有解毒的功效。花青素具有抗氧化、抗自由基、抗衰老的作用，能抑制痴呆症的发生。同时，火龙果还含有美白皮肤的维生素 C 以及具有减肥作用，并能降低血糖、预防大肠癌的丰富的水溶性膳食纤维。

（三十四）榴莲

榴莲的外表像一根带刺的狼牙棒，有臭气，但果肉清香，原产于马来半岛，榴莲中的极品被称作"金枕头"。

据传我国明朝航海家郑和来到南洋群岛，随从因人地生疏，思乡心切，颇觉愁苦。一日，郑和见路旁果树上的果实奇特，于是吩咐随从上去摘下数只，觉得果味鲜美，令人神魂颠倒，乐不思乡，流连忘返，因此郑和取其名曰"流连"，后来植物学家取其音，改写为"榴莲"。

马来西亚、泰国等地的人十分爱吃榴莲，当地曾有这样一句民谚："榴莲出，沙笼脱。"意思是说，姑娘们宁愿脱掉裙子卖掉，也要饱尝一顿榴莲。

【营养成分】

含有丰富的维生素、淀粉、糖、蛋白质等，一个榴莲的营养价值顶三只鸡。

【药膳】

泰国榴莲炖乌鸡：

原料:半只刚开刀的乌鸡,斩成四大块,切掉鸡屁股。已开刀的榴莲肉,肉身软绵、表面干爽的为首选。

制法:把炒锅烧热后,加几滴花生油,爆香几块薄姜片,加入冷水,煮开后将乌鸡块放进去飞一下水,去掉血腥味,然后马上捞起。把乌鸡块放到大瓦盅里,灌满清水,跟着将微波炉调温至"强档",将"时间"调到"2小时"。两个小时后放入"榴莲肉",将"时间"调到"1小时"。盛汤前要调味,撒一些盐花就可以了。

功效:营养丰富。

【食用宜忌】

吃榴莲时不宜饮酒,否则会中毒。

一次不可多吃,因其营养丰富,肠胃无法完全吸收,还会上火。

(三十五)无花果

无花果别名奶浆果、密果、文仙果,是新疆著名特产,唐代前后传入内地,史籍称"阿驿",维吾尔语称"安吉尔"。花托肥大成果实,其内生有许多小花,不易看见,所以又称"神秘之果"。

【营养成分】

含丰富的糖、柠檬酸、琥珀酸、蛋白质、多种维生素、核黄素、胡萝卜素、碳水化合物,以及铁、锌、钙、磷等人体必需的元素。

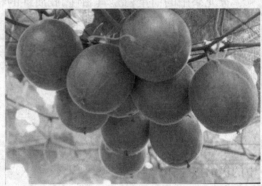

无花果

【药用功效】

无花果性平,能开胃、止泻痢、治五痔。为缓和滋养润肠药,有催乳作用,兼具驱虫、消炎、消肿之功。对乳腺癌、子宫颈癌、骨髓性白血病有辅助疗效。果枝和叶都含有消化酶素,可作辅助消化药用。

【偏方】

刚当妈妈的少妇需要很多奶水,可用12个无花果,加2个前猪手、黄酒炖服。

【药膳】

无花果粥

原料：无花果、粳米。

制法：将无花果实洗净切成碎米状待用。粳米洗净加水煮粥，待粥煮至浓稠时，放入无花果和冰糖适量，煮30分钟，趁热服用。

功效：健脾益气、养血通乳，适用于产后气虚血亏以致乳汁不下或无乳且伴有面色苍白、气短自汗、乏力怠惰、食欲减少等症。

七、水产类食材

（一）鲤鱼

鲤鱼是淡水鱼，原产于亚洲。鲤鱼的寿命特别长，可以活100多年，它的每一片鳞片都跟树干的横断面一样，从中心向外有许多圈儿，疏密相间，疏的圈儿夏天长成，密的圈儿冬天长成。所以只要数一下，就知道它已经度过了几个年头。

2000多年来，鲤鱼一直被视为上品鱼，黄淮一带更有"没有老鲤鱼不成席"的谚语。古人还把鲤鱼当作书信代用品，古乐府《饮马长城窟行》中有："客从远方来，遗我双鲤鱼；呼童烹鲤鱼，中有尺素书。"至今民间还保留着逢年过节拜访亲友送鲤鱼，以示尊敬和祝贺的风俗。鲤鱼被视为勤劳、善良、坚贞、吉祥的象征，以鲤鱼表现吉庆有余的年画更是比比皆是，关于"鲤鱼跳龙门"的神话在民间更是广为传播。

在食用的鲤鱼中，黄河鲤鱼最为有名，早在春秋时代，史书上就有"黄河之尺鲤，本在虞津居"的记载。在古代《医林纂药》上也有："彩而金者，洛鲤最贵，江汉次之，昊会而下"的记载，并有"一登龙门而身价百倍"之美谈，历史上曾把鲤鱼作为贡品上贡朝廷。黄河鲤鱼以肉质鲜嫩、营养丰富闻名全国，已列为中国四大名鱼之首。开封的名菜"鲤鱼被面"，就是用一条红灼灼头、金灿灿尾的黄河鲤鱼，在头尾之间盖上一层用面粉手工"拉"成的乳白带微黄的"被面"，再用油炸成金黄色，此"被"称作"丝绵被子"。这条手工拉成的"被面"细得像头发丝，蘸上汤汁，又香、又脆、又鲜。据说这道"鲤鱼被面"原是宫廷菜肴，因乾隆皇帝吃鲤鱼时，特别爱吃汤汁，御厨们就开动脑筋，用细面丝制作了"被面"，不但让皇帝不需动匙便能吃到汤汁，而且吃起来更加津津有味。

鲤鱼不仅是美味的食品，还是一种观赏鱼。明朝万历年间，神宗皇帝就在御花园饲养红鲤鱼。当时有一位大臣余樊学因"代天巡狩"有功，在告老返乡时，皇帝特以红鲤赏赐，令他带回故乡饲养。此鱼形似荷包，故名"荷包红鲤"，为江西婺源特产。红鲤早期曾传入日本,后来日本人将其改良为绯鲤,初期称为"色鲤""花鲤",第二次世界大战后改名"锦鲤",并将其作为皇室贵族和达官显贵等家庭的观赏鱼,或饲养于寺院神社,故又称为"神鱼",象征吉祥、幸福。日本人把锦鲤看成是艺术品,故而锦鲤在日本有水中"活的宝石"之美称。

【营养成分】

含有水分、蛋白质、脂肪、灰分,蛋白质中所含数种人体氨基酸的含量都比较高,还有钙、磷、铁以及多种维生素。

【药用功效】

鲤鱼性平,有健脾利湿、除湿热的作用。常食鲤鱼对肝、眼、肾、脾等病有一定疗效,鲤鱼还是孕妇的高级保健食品。

【医典文摘】

《本草纲目》:煮食,可治咳逆上气、黄疸、口渴,通利小便。

【偏方】

治水肿:大鲤鱼1尾,醋3升,煮干食用,1日1次。

【药膳】

赤豆鲤鱼

原料:鲤鱼1尾、赤小豆、陈皮、花椒、苹果。

制法:鲤鱼去鳞、鳃、内脏,洗净。将赤小豆、陈皮、花椒、苹果洗净,塞入鱼腹,再将鱼放入砂锅,加葱、姜、胡椒、食盐,灌入鸡汤,上笼蒸1.5小时左右,撒上葱花即可出笼。

功效:行气健胃,醒脾化湿,利水消肿,减肥。

【食用宜忌】

鲤鱼鱼腹两侧各有一条同细线一样的白筋,去掉它们可以除去腥味。

慢性病者不宜食用鲤鱼。

所有的鱼胆都含有对人体有害的毒性成分,千万不要吞食鱼胆。

(二)鲢鱼

鲢鱼别名白鲢、鲢子、边鱼等,是淡水鱼,呈银白色,有白鲢与花鲢之分。白鲢色浅头小,俗称"鲢";花鲢色深头大,俗称"鳙",又叫"胖头鱼"。俗话说"青鱼尾巴鲢鱼头",鲢鱼味美,以头为贵,每至小雪节气后,脑满肉肥,其味尤佳,称为"雪鲢"。

拆烩鲢鱼头是一道传统名菜,虽然骨刺除去,但鱼形不散,肉不碎散,香浓肥润。

【营养成分】

含水分、蛋白质、脂肪、灰分、无氮浸出物、糖类、钙、磷、铁、硫胺素、核黄素、尼克酸等。

【药用功效】

鲢鱼性温,有温中益气的功效,主治久病体虚、食欲不振、头晕乏力。

【医典文摘】

《本草纲目》:鲢鱼温中益气,多食使人中焦生温热,口干,易生疮。

【药膳】

鲢鱼肉丸汤

原料:鲢鱼肉、火腿末、火腿片、水发香菇。

制法:将鱼肉洗净,斩成肉泥,加水、盐少量,放入碗中,顺时针方向搅拌至无粘性时,再加水少许拌匀,放置5分钟,加入葱姜末、火腿末、味精、料酒、熟猪油,拌匀成茸,用手挤成核桃大小的鱼丸,入锅中汤里烧开。将盐、味精、鸡油放入大汤碗中,加入做鱼丸的原汤,再用漏勺轻轻将鱼丸盛入汤碗。将火腿片放在鱼丸上面成三角形,香菇用做鱼丸的原汤焯熟,放在用火腿片摆成的三角形中间,撒上葱段即成。

功效:对年老体弱、久病或病后气血虚衰、脾胃虚寒、营养不良而引起的皮肤粗糙或皮肤干瘪枯槁无华等病症最为适宜,可以起到滋润补虚的作用。

【食用宜忌】

多吃容易口渴。

(三)草鱼

草鱼别名鲩、油鲩、草鲩、白鲩,东北叫草根鱼、混子鱼等,属于淡水鱼,背和鳍为青黄色,栖息在水的底层,主要吃水草。

以草鱼为主打的,要算西湖醋鱼,也称"醋熘鱼"。传说古代西湖畔有姓宋的兄弟俩,哥哥已成家,以打鱼为生,供弟弟读书。一日,贤淑美丽的嫂嫂受到当地恶霸调戏,宋家大哥上前评理,却被恶霸打死了。宋嫂告状无门,便勉励小叔赴京求取功名后,为兄长报仇。临行前,宋嫂烧了一碗草鱼,加糖加醋后,味道奇美。她对小叔说:"这鱼中的甜是祝你高中皇榜,酸是望你当了官后,勿忘百姓的辛酸。"后来宋弟做了官,为兄长报了仇,只是宋嫂已不知去向。一日,同僚设宴相邀,宋弟见席上有一道菜正是"醋熘鱼",找人一问,原来做这道菜的厨娘正是宋嫂。宋弟辞了官,与宋嫂同操打鱼旧业,自此"醋熘鱼"便随着这故事广为流传,成为传统名菜。

西湖醋鱼选用体态适中的草鱼,在清水中养一段时间,不喂食,洗净后活杀,入沸水氽熟,然后淋上糖醋芡汁稍烹。出锅后,色、香、味俱全,鱼肉鲜嫩,仿如蟹肉。杭州"楼外楼菜馆"供应正宗的"西湖醋鱼"。这家百年老店房屋未改建前,店堂内挂着一副楹联:"凭君有此烹饪手,识得当年宋嫂无?"就是照应这个故事。

【营养成分】

含蛋白质、脂肪、钙、磷、铁、硫胺素、核黄素、尼克酸等。

【药用功效】

草鱼性平,有暖胃的功效。它含有丰富的不饱和脂肪酸,对血液循环有利,是心血管病人的良好食物。对于身体瘦弱、食欲不振的人来说,草鱼肉嫩而不腻,可以开胃、滋补。草鱼含有丰富的硒元素,经常食用有抗衰老、养颜的功效,而且对肿瘤也有一定的防治作用。

【医典文摘】

《本草纲目》:暖胃和中。

【偏方】

广东民间用草鱼与油条、蛋、胡椒粉同蒸,据说可以益眼明目。

【药膳】

醋椒清炖草鱼

原料:活草鱼1条、香菜数段。

制法:鱼去鳞、内脏、鳃,洗净,鱼背上划棋盘刀,焯水后备用。油热后煸炒葱、姜、蒜末,放清汤、料酒、胡椒粉,开锅放入焯好的鱼,再开锅后改小火炖10分钟,放入葱丝、香菜段、白醋,盛盘。锅内加麻油,烧热后浇在鱼身上即成。醋一定要在快出锅时放入。

功效:高蛋白,低脂肪,低胆固醇。

【食用宜忌】

草鱼肉若吃得太多,有可能诱发各种疮疥。

(四)带鱼

带鱼生活在深海里,体侧扁,呈带形,尾细长,银白色,为洄游性鱼类。带鱼虽然体形不大,但性情却非常凶猛,对生活在它周围的其他小鱼总是不分青红皂白胡乱吞食、撕咬不放,一直吃到大腹便便方肯罢休。不仅如此,带鱼和带鱼之间还经常出现自相残食的现象,每当带鱼饥饿的时候,不管是父母还是兄弟,一概翻脸不认,强者吃弱者,实力差不多的就相互搏斗,直到两败俱伤或一伤一亡方才罢休。

聪明的渔民就利用带鱼这种残忍的性格,将计就计地采用以带鱼钓带鱼的方法,常常会出现一条带鱼上钩,另一条带鱼咬尾,这样接二连三地拖上数十条带鱼的奇异现象,人们称为:"带鱼两头红,一连十八条。"

【营养成分】

含有优质蛋白质,丰富的脂肪、不饱和脂肪酸,特别是带鱼身上的银白色油脂,含有一种抗癌成分——六硫代鸟嘌呤,对白血病和癌症有疗效。此外,带鱼还含有人体必需的矿物质元素钙、磷、铁、碘以及多种维生素。

【药用功效】

中医认为,带鱼有补益五脏的功用。现代研究表明,带鱼能降低人体的胆固醇含量,补益健身。它丰富的镁元素对心血管系统有很好的保护作用,有利于预防高血压、心肌梗死等心血管疾病。常吃带鱼还有养肝补血、泽肤养发、健美的功效。

【药膳】

带鱼益气汤

原料:带鱼、黄芪。

制法:将黄芪洗净,装入纱布袋中扎口。将带鱼去鳃,去内脏,斩成10厘米长的段,洗净,放入油锅中稍煎后,再放入适量的清水及药包、料酒、盐、葱、姜,煮至鱼肉熟,拣去药包、葱、姜,调好口味即成。

功效:对胃下垂、久泻、脱肛、子宫下垂等中气下陷的病症有明显的疗效,亦可用于气血不足,脾胃虚寒等症。

【食用宜忌】

带鱼腥气较重,不适合清蒸,以红烧或糖醋为佳。

患有疥疮、湿疹等皮肤病或皮肤过敏者应慎食,且一次也不宜食之过多。

带鱼体表的粉末状的细鳞,是制作抗癌药物的原料,因此在吃带鱼时最好不要将其身上的鳞刮掉。

(五)平鱼

平鱼别名鲳鱼、镜鱼,是一种名贵海产经济鱼。体侧扁,呈银白色,上部微呈青灰色。平鱼游泳敏捷,渔民曾用钓钩来钓,但它总不上钩,渔民戏称它为"鬼子鱼",意指狡猾。后来渔民用标枪、抄网捕捞,也屡屡不中。一次偶然的机会,福建渔民在海上作业时,渔船上作为遮阳用的一挂竹帘被风吹落,当渔民把它拉上船时,惊奇地发现在竹帘覆盖下的海里跟随着一大群平鱼。这种现象引起了渔民的注意,根据平鱼喜阴而聚的特性,得到启发的渔民便用抄网在草席下诱捕。20 世纪 60 年代,渔民又总结出平鱼有趋弱光的习性,便利用灯光诱捕,即灯光围网捕鱼法。

【营养成分】

含有水分、蛋白质、脂肪、碳水化合物、钙、磷、铁等元素。

【药用功效】

平鱼有益气养血、柔筋利骨的作用。主要用于贫血、消化不良、血虚、筋骨酸痛、神疲乏力、四肢麻木等症。因它含有丰富的不饱和脂肪酸,有降低胆固醇的功效,对高血脂、高胆固醇的人来说是一种不错的食品。平鱼含有丰富的微量元素硒和镁,对冠状动脉硬化等心血管疾病有预防作用,并能延缓机体衰老,预防癌症的发生。

【医典文摘】

《本草纲目》:鲳鱼令人肥健,益气力。

【药膳】

鲳鱼补血汤

原料:鲳鱼、党参、当归、熟地、淮山药。

制法:鲳鱼刮剖洗净,沥干,用盐、料酒、味精浸渍。将党参、当归、熟地、淮山去杂洗净,用纱布袋装好扎口。将鱼、药袋、葱、姜、料酒、盐、酱油、猪油共放锅中,加入适量清水,用武火烧沸,文火炖至鱼熟即成。

功效:明显提高机体神经系统的作用,增强网状内皮系统吞噬功能,增强抗病能力,增加红细胞及血红蛋白而达到补血的目的。此外还有降压及升高血糖的作用,对气血虚弱及各种原因引起的白血球下降有一定疗效。

【食用宜忌】

有慢性疾病和过敏性皮肤病的人不宜食用。

(六)黄鱼

黄鱼是大黄鱼和小黄鱼的通称,这种鱼体背呈黄色,头大,尾巴狭窄,栖息在外海,春季游向近海产卵,鳔能发声,鱼头中有两颗坚硬的石头,莹洁如玉,从前人常取石作为玩物,叫鱼脑石,所以人们也将黄鱼叫作"石首鱼"。从前有传说,称黄鱼秋天化为野鸭,因野鸭头中亦有石。这大约是古人不明黄鱼乃洄游性鱼类。黄鱼春季是生殖回游,秋末冬初则远赴东南外海越冬。我们的先民不知黄鱼的这种特性,秋末冬初忽然不见了它们的身影;而此时野鸭大量飞至,它们恰又头上有石,于是便以为是黄鱼所化。

夏季端阳节前后是大黄鱼的主要汛期,清明至谷雨则是小黄鱼的主要汛期,此时的黄鱼身体肥美,鳞色金黄,发育达到顶点,最具食用价值。清人汪琬的七绝《有客言黄鱼事记之》赞道:"三吴五月炎蒸出,楝树著雨花扶疏。此时黄鱼最称美,风味绝胜长桥鲈。"

【营养成分】

大、小黄鱼的营养均很丰富,含有蛋白质、脂肪、磷、铁、硫胺素、核黄素、尼克酸等。

【药用功效】

黄鱼含有丰富的蛋白质、微量元素和维生素,对人体有很好的补益作用,对体质虚弱和中老年人来说,食用黄鱼会收到很好的食疗效果。黄鱼含有丰富的微量元素硒,能清除人体代谢产生的自由基,延缓衰老,并对各种癌症有防治功效。中医认为,黄鱼有健脾开胃、安神止痢、益气填精之功效,对贫血、失眠、头晕、食欲不振及妇女产后体虚有良好疗效。

【医典文摘】

《本草纲目》:黄鱼饮咸水而性不热,且无脂不腻,故无热中之患,而消食理肠胃也。

【药膳】

冬笋雪菜黄鱼汤

原料:冬笋、雪菜、肥肉、黄鱼。

制法:将黄鱼去鳞、除内脏,洗净;冬笋发好,切片;雪菜洗净,切碎;猪肉洗净,切片备用。将花生油下锅烧热,放入鱼,两面各煎片刻,然后锅中加入清汤,放入冬笋、雪菜、肉片、黄鱼和作料,先用武火烧开,后改用文火烧15分钟,再改用武火烧开,拣去葱、姜,撒上味精、胡椒面,淋上香油即成。

功效:补气开胃、填精安神。适用于体虚食少和肺结核,以及手术后病人的营养滋补。

【食用宜忌】

喘病人和过敏体质的人应慎食。

不能与中药荆芥同食。

【选择窍门】

在市场上卖相极好的冷冻黄鱼,回家一洗,竟然会"褪色"变白。这是一些不法鱼贩子给鱼添加了色素——胭脂红。即使鱼臭了,鳃也是鲜红的。再把黄鱼放进冰库里一冻,鱼身就硬了,普通人根本无法分辨。

这种色素染料极易引起食物中毒,对消费者的健康造成伤害。所以不要购买色彩鲜艳的黄鱼,回家用水泡开后,如果水变成黄色,那就是染过色的鱼。

(七)鲫鱼

鲫鱼俗称喜头、鲫拐子(湖北)、鲫瓜子(东北)、河鲫鱼(上海)、月鲫仔(广东),古称鲋、寒鲋,是淡水鱼,生命力极强。

冬季是吃鲫鱼的好时节,民间也素有"秋鲤冬鲫,鲫鱼脑壳四两参(珍贵)"的说法,因为在冬令时节,河流、溪渠、湖泊、池塘水质清冽纯净,其他鱼类一般不太活动。而生性活泼的鲫鱼却仍在清甜的水域中争食鱼饵,将自己养得丰腴肥厚,故在冬令时节品尝鲫鱼会别有一番风味。

【营养成分】

含蛋白质、脂肪、碳水化合物、矿物质(灰分)、热量、钙、磷、铁。

【药用功效】

鲫鱼性温,有健脾利湿的功效,可治脾胃虚弱、痢疾、便血、水肿、淋病、痈肿溃疡等。产妇食鲫鱼汤后,能增加乳汁。鲫鱼所含的蛋白质质优、齐全,容易被消化吸收,是肝肾疾病、心脑血管疾病患者的良好蛋白质来源,经常食用,可补充营养,增强抗病能力。鲫鱼子能补肝养目。鲫鱼脑有健脑益智的作用。

【医典文摘】

《本草经疏》:鲫鱼入胃,治胃弱不下食;入大肠,治赤白久痢肠痛。脾胃主肌肉,甘温能益脾生肌,故主诸疮不瘥也。

《医林纂要》:鲫鱼性和缓,能行水而不燥,能补脾而不濡,所以可贵耳。

【偏方】

将鲜竹笋洗净切片,鲫鱼去鳞及内脏,同煮汤食。有益气、清热的功效,适用于水痘初起、小儿麻疹、风疹等。

【药膳】

鲫鱼糯米粥

原料:鲫鱼、糯米。

制法:鲫鱼和糯米分别洗净,将糯米加适量水煮粥,粥将稠时放入鲫鱼,粥好时去鲫鱼骨,并放入适量的姜末、葱花和盐、味精即可。隔日吃 1 次,经常服用,对神经衰弱有较好的治疗作用。

【食用宜忌】

鲫鱼与冬瓜同食容易引起脱水。

鲫鱼不宜与麦冬、沙参、芥菜同食。

鲫鱼清蒸或煮汤营养效果最佳,若经煎炸则功效会大打折扣,用鲫鱼与豆腐搭配炖汤营养最佳。

鱼子中胆固醇含量较高,中老年人和高血脂、高胆固醇者应忌食。

(八)武昌鱼

武昌鱼学名团头鲂,又称缩项鲂,是淡水鱼,两侧各有 14 根肋骨,比其他鳊鱼多一根。

武昌鱼得名于三国时期,东吴的孙皓从建业(南京)迁移 1000 家居民到武昌,移民思乡心切,怨声不断。当孙皓想再次迁移的时候,左丞相陆凯上疏劝阻,引用了"宁饮建业水,不食武昌鱼;宁还建业死,不至武昌居。"这两句民谣,于是武昌鱼便始有其名。

武昌鱼原产鄂州樊口,樊口古称武昌,湖北的其他地方只有长春鳊、三角鲂,没有团头鲂(武昌鱼),这 3 种鳊鱼较难区分,据说宋代著名的美食家苏东坡在这上面也迷了眼。

一天,王安石约苏轼一起填词赋诗,并托苏轼代买几条武昌鱼以助酒兴,苏轼欣然答应,特意拣大的鳊鱼买了 3 条。王安石见后连连摇头,苏轼大惑不解。等鱼蒸好后,王安石用筷子夹出一鱼刺,扔进一钵清水中,只听水中"咕哝"一声,冒出一个油花,再拈一条也是如此。拈到第三条鱼时,王安石说:"此乃武昌鱼。"果然,这条鱼的鱼刺被扔进清水后,水中接连翻出三个油花。原来武昌鱼油脂丰厚为其他鳊鱼所不及,王安石的做法是一种区分真假武昌鱼的方法。湖北人就根据武昌鱼肉质细嫩、脂肪丰富的特点,创造出了"清蒸武昌鱼"的吃法。

鲜美的武昌鱼还博得了历代名人的赞美:唐代岑参诗:"秋来倍忆武昌鱼,梦魂只在巴陵道"(《送费子归武昌》)。宋代苏轼诗:"长江绕廓知鱼美,好竹连山觉笋香"(《初到黄州》)。宋代范成大诗:"却笑鲈江垂钓手,武昌鱼好便淹留"(《鄂州南楼诗》)。1958 年,毛泽东"才饮长沙水,又食武昌鱼"的佳句一出,武昌鱼更是声著华夏、名扬五洲了。

【营养成分】

含水分、蛋白质、脂肪、碳水化合物、热量、灰分、钙、磷、铁、核黄素、尼克酸。

【药用功效】

武昌鱼可调胃气,利五脏,预防贫血症、低血糖、高血压和动脉血管硬化等疾病。

【药膳】

清蒸武昌鱼

制法:选用鲜活的武昌鱼,除去鳞、鳃、内脏后洗净,用刀锋在鱼两面划兰草形,涂上一层猪油,加上少许精盐、绍酒、姜片、葱丝、香菇、味精等作料,连盘放入蒸笼,在旺火上蒸 15 分钟即可。

功效:调治脾胃、脏腑。

【选择窍门】

选购武昌鱼时仔细观察即可区分出真假,真的武昌鱼形体侧扁,头小背隆,侧看略呈斜方形,腹棱仅存于腹鳍基部到水门之间。

而长春鳊的腹棱长,三角鲂的体表没有武昌鱼特有的黑色条纹和正方形尾栖。

(九)青鱼

青鱼也作鲭,俗称黑鲩、青鲩、螺蛳青,是淡水鱼,头尖,背呈青黑色,腹部呈银白色。

【营养成分】

含蛋白质、脂肪、热量、钙、磷、铁、硫胺素、核黄素、尼克酸。

【药用功效】

青鱼性平,有益气化湿、养肝明目、养胃的功效。主治脚气湿痹、烦闷、疟疾、血淋等症。

【医典文摘】

《随息居饮食谱》:惟青鱼为最美,补胃醒脾,温运化食。

【偏方】

治疗牙缝出血、鼻衄:取青鱼、鲤鱼、鲫鱼等大鳞鱼刮下的鱼鳞适量,淘洗后投入适量沸水中,煮 2～4 个小时,过滤去渣,略加黄酒、生姜、食盐、味精,放置一夜后,冻如明胶样,切成小块制成鱼鳞胶,用麻酱油拌食。

【药膳】

党参青鱼汤

原料:青鱼、党参、苹果、陈皮、桂皮。

制法:将党参、苹果、陈皮、桂皮分别去杂质洗净,装入纱布袋扎口。将青鱼去鳞、鳃、内脏,洗净放入锅中,注入适量清水,加入药袋、熟猪油、姜片、葱段、盐,煮至鱼肉熟烂,拣去姜、葱、药袋,用胡椒粉调味即成。

功效:治疗脾肺气虚或脾胃不健、倦怠无力、食少、便溏等症。

【食用宜忌】

青鱼冬季最为肥壮。

生吃有毒。

(十)鲑鱼

鲑鱼原产于北美西海岸,俗称三文鱼或大马哈鱼,肉色鲜艳呈橘红色,是生鱼片、熏、烤、火锅和传统烹饪的上等材料。鲑鱼出生在淡水河中,成年后则一直生活在海洋里,在产卵期,它们会成群结队地从外海游向近海,找到原先那条淡水河的入海口,逆流而上,一直游到它出生时的小河产仔,从不迷路。鲑鱼逆流而上几千公里,目的就是繁殖后代。游入江河后,鲑鱼就停止进食了,等到回到故乡,体重会减轻1/4。

【营养成分】

含有丰富的 Omega-3 多元不饱和脂肪酸(EPA 和 DHA)、维生素 B1、维生素 B2、维生素 B12、维生素 D 等。

【药用功效】

鲑鱼可防止血管阻塞,保护脑部老化,对预防老人痴呆有良好疗效。

【药膳】

烤鲑鱼

原料:鲑鱼、柠檬、洋葱、葱末、香菜。

制法:鲑鱼洗净,调味料均匀涂抹鱼身,放置约 20 分钟使其入味,放入烤箱中烤至表面呈金黄色,且鱼肉熟透即可,食用时淋上柠檬汁及蘸酱食用:

功效:预防动脉硬化。

【食用宜忌】

新鲜鲑鱼肉中有寄生虫,要经过冷冻处理后再吃。

一些养殖场的鲑鱼繁殖过快,鱼密度过高,水温异常,鱼饵矿物质失衡,水体被垃圾污染,导致养殖鲑鱼体内含二恶英,可致癌,所以不宜长期食用。

卵:

晶莹透亮,粒粒如珍珠,富含磷酸盐、钙质及维生素 A、维生素 D,被公认为宴席珍膳。将其盐渍成"大麻哈鱼子",便是闻名于国际市场的"红鱼子"。

(十一) 沙丁鱼

沙丁鱼是一种海鱼,体侧扁,长纺锤形,银白色。

在日本,小沙丁鱼是节日菜"田作"的材料。相传日本的平安时代,《源氏物语》的作者紫式部有一天正在烤沙丁鱼吃,她的丈夫藤原宣孝回到家里,见状大怒:"沙丁鱼是下等鱼,有身份的人是不能吃的。""沙丁鱼是上天赐给臣民的食物,没有人会拒绝食用。"紫式部驳得宣孝哑口无言。从此在日本的节日菜肴中,沙丁鱼也有一席之地了。

【营养成分】

富含蛋白质、EPA 及其他不饱和脂肪酸、核酸、大量的维生素 A 和钙。

【药用功效】

沙丁鱼可补五脏、消肿去瘀。它含有的丰富 EPA 可以降低血中胆固醇浓度,预防心肌梗塞,扩张血管,降低血液粘稠度。核酸和大量的维生素 A、钙,可增强记忆力,解除焦躁,安定情绪。

【偏方】

把沙丁鱼烤焦后磨成粉,再在香油里炸,敷在耳朵根上,可以治中耳炎。

【药膳】

将适量的黄豆洗净,与切成小块的沙丁鱼一起加水炖食或红烧,每天或隔天 1 次,有增强记忆、延缓脑细胞衰老的作用。

【食用宜忌】

病人处于感染发热阶段最好不要食用,以免加重症状。

(十二) 金枪鱼

金枪鱼又叫鲔鱼、吞拿鱼,为高度跨洋性的洄游鱼,全世界各大洋都能找到它的踪迹。由于它必须时常保持快速游动,才能维持身体的供给,加上只在海域深处活动,因此肉质柔嫩鲜美,且不受环境污染,是现代人不可多得的健康美食。金枪鱼活动旺盛,常见的成员有四种——黑金枪、黄鳍金枪、长鳍金枪和大目金枪。金枪鱼向来是日本人、台湾人最爱的海鲜料理之一,尤其是金枪鱼生鱼片堪称生鱼片之中的极品。生食是极品,熟食也是美味,制成罐头的油浸金枪鱼非常可口,俗称海底鸡,不但深受东南亚一带居民喜爱,连欧美人士也喜欢用来配制三明治。

【营养成分】

含有蛋白质、脂肪、大量维生素 D、钙和磷。鱼体前中腹部含丰富的 DHA,肉质鲜滑柔嫩,入口即化,为数量极稀有的生鱼片最高级珍品;鱼背或不含油脂,含EPA,可分解体内有害的胆固醇,含丰富的铁质。

【药用功效】

金枪鱼有助于牙齿和骨骼的健康,增强性功能,预防动脉硬化,预防缺铁性贫血,有效降低胆固醇含量。

【药膳】

红烧金枪鱼

原料:金枪鱼、芹菜、大葱。

制法:将金枪鱼切成棒状,用酒和酱油调拌,再拌上淀粉。去掉芹菜筋,切成 4厘米长,用刀纵向划开几个口。用油煎金枪鱼、芹菜和大葱,呈黄褐色为止,趁热浇上烧肉汁。

功效:治疗头晕。

【食用宜忌】

金枪鱼中含有水银,新鲜金枪鱼肉的水银含量比罐头的松软金枪鱼要高,孕妇和儿童应少吃。

【选择窍门】

新鲜的金枪鱼生鱼片的肉色呈鲜艳的红色,如果肉色从红色变成褐色,表明其新鲜度和质量发生了变化。一氧化碳与金枪鱼生鱼片中的肌红蛋白结合后,可使肉色呈现出鲜艳的粉红色,所以一些商家就把金枪鱼放在塑料袋中,然后在袋中充入一氧化碳并储存在普通的冰库中,解冻后直接切成生鱼片。

一氧化碳虽然能起到保色的左右,却无法保鲜,金枪鱼只有放在-60℃的超低温冷库中,才能保持正常的鲜红肉色和鲜美肉味。

所以,如果你买的金枪鱼颜色均匀、没有光泽,吃到嘴里又缺乏香味,那可要小心了,因为这很可能是经过一氧化碳处理的"CO 金枪鱼"。食用这种金枪鱼会给肾带来危害,严重的甚至会引起食物中毒。

（十三）鲨鱼

鲨鱼，在古代叫作鲛、鲛鲨、沙鱼，是海洋中的庞然大物，号称"海中狼"。根据化石考察和科学家推算得知，鲨鱼在地上生活了约1.8亿年，早在3亿多年前就已经存在了，至今外形都没有多大改变，生存能力极其顽强。

【营养成分】

含蛋白质、脂肪、多种无机盐和维生素。鲨鱼的肝可提取含维生素A和维生素D的鱼肝油。维生素A有防夜盲症和促进动物生长发育的功能，维生素D有防软骨病的功能。所含的各种脂肪酸。还对内痔、下肢静脉曲张等有疗效。

【药用功效】

鲨鱼性平，可暖中益气。

【医典文摘】

《本草纲目》：鲨鱼，暖中益气。

【药膳】

白扒鱼翅：

原料：水发鱼翅、火腿、水发香菇、水发冬笋、鸡脯、肋条肉。

制法：将初步加工好的鱼翅撕成丝，锅垫放在10寸盘上，将火腿、香菇、冬笋摆在锅垫上，再将鱼翅根部向里铺成圆形，余者垫底，鸡脯、鸡腿和肉片盖在上面，用盘扣住。锅放旺火上，放入大油，添入白汤及盐少许，将铺好鱼翅的锅垫放在锅内，烧开，移小火上扒至入味，去掉盘子和盖头，用漏勺托着锅垫，合在盘内。锅内余汁收浓后浇在鱼翅上即成。

特点：去腐生肌，养颜润肤。

鱼翅：

鱼翅是鲨鱼背鳍、胸鳍、尾鳍的统称，是名贵的食品。可防治阴虚肺燥、咳嗽咽干、脾胃虚弱、消化不良等症，营养十分丰富，是一种名贵的滋补珍品。

鱼翅分很多种，但煮法却大致相同。最高级的是天九翅，其他依次是：海虎、金钩、春翅、蝴蝶青等，最次一等是脊仔翅。天九翅的叫法来自中国古代，当时有一种名叫"推牌九"的玩意十分流行，牌九是一种用木头等硬材质做成的牌，一副牌共有32只，打法有点像现在扑克牌中的"斗大"。而"天九"是牌九出牌时的一种叫法，类似"斗大"中的"金刚"，但牌九中还有最大的"至尊"。当然，要是手里抓住一副"天九"，自然就是好牌了。当时，推牌九是一种赌博活动。赌客要是赢了钱，自然想"豪气"一番,吃点好东西,吃什么好呢? 当然是甚为稀罕的鱼翅了,好的鱼翅当时的叫法又不那么齐全,店家为了迎合赌客的心态,就把上等的好翅称为"天九翅",通俗易懂,于是一下子就传开来了。

(十四)鲍鱼

鲍鱼是软体动物,生活在海中,有一个椭圆形的贝壳。古称鳆鱼,又有镜面鱼、九孔螺、明目鱼等。

鲍鱼自古以来就在历代中国菜肴中占有"惟我独尊"的地位,能够品尝鲍鱼这一美味佳肴的也是非官则富的王公贵族。《史记》称鲍鱼是"珍肴美味";《汉书王莽传》记载"王莽事将败,悉不下饭,唯饮酒,啖鲍鱼肝";苏东坡品尝了鲍鱼之后,在《鲤鱼行》中赞道"膳夫善治荐华堂,坐客雕俎生辉光。肉芝石耳不足数,醋笔鱼皮真传奇"。言下之意,一旦品尝了鲍鱼的美味后,一切珍肴都不在话下了。鲍鱼在明清时期被列为八珍之一,北京著名的官府菜代表"谭家菜",就有两道著名菜式"红烧鲍鱼"和"蚝油鲍鱼",成为鲍鱼的典范之作。

东南亚一些国家的华裔和港澳同胞,对鲍鱼特别感兴趣,据说取其谐音,"鲍者包也,鱼者余也",鲍鱼代表"包余",以示包里有"用之不尽"的余钱。因此,鲍鱼不但是馈赠亲朋好友的上等吉利礼品,还是宴请及逢年过节餐桌上必备的"吉利菜"之一。

【营养成分】

富含蛋白质和8种人体必需的氨基酸以及碳酸钙、镁、铁、碘等多种盐类。

【药用功效】

鲍鱼性平,有调经、润燥、利肠的作用,可治月经不调、大便秘结等疾病。

【食用宜忌】

品尝鲍鱼,首重稔软适度,太稔如同食豆腐,无法发挥鲍鱼的真正味道;太硬则如橡皮筋,无法体会鲍鱼的美味。要软硬适中,嚼来稍有弹牙的感觉,更有鱼味,入口软滑,香糯粘牙。

品尝时勿舐以辣酱、芥茉、豉油,此举将破坏鲍鱼原味而暴殄天物。

【药膳】

芦笋鲍鱼

原料:鲜芦笋、鲜鲍鱼。

制法:先将鲜芦笋择洗干净,切成3厘米长的段,备用。将鲍鱼洗净,去除杂质,用刀剞上十字花刀,入沸水锅氽透,捞出,切割成鲍鱼卷,待用。烧锅置火上,加植物油烧至六成热,放入葱花、姜末煸炒炝锅,出香后烹入料酒,兑入鲜汤,待汤煮沸时,下入鲍鱼卷,改用小火煨煮15分钟,待鲍鱼肉熟烂如酥,放入鲜芦笋段,加精盐、味精、五香粉,再煮至沸,以湿淀粉勾芡,淋入麻油即成。

功效:滋阴清热,强体抗癌。适用于原发性肝癌及其他消化道癌症。

壳:

别名石决明,有平肝明目的作用,可治高血压、目赤肿痛等多种疾病。

(十五)鳗鱼

鳗鱼通称鳗鲡,也叫白鳝、青鳝、风鳗。蛇形,体长可达1米,鳞已退化,我国沿海及江湖中均有分布。鳗鱼具有相当高的营养价值。江苏、浙江一带列为上等鱼品;福建、广东、四川则视为高级滋补品.称之为"水中人参"。

【营养成分】

含有丰富的脂肪,肉和肝的维生素A的含量特别高,

【药用功效】

鳗鱼性平,有滋补强壮、祛风杀虫的功效。可治疗肺结核经久不愈而造成的身体虚弱、结核发热、赤白带下、风湿、骨痛、体虚等症。

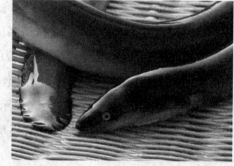

鳗鱼

【医典文摘】

《本草纲目》:鳗鲡所主诸病,其功专在杀虫祛风。

【偏方】

小白鳝1条,剖腹去内杂,洗净切成数节,加入黑豆,用适量水炖熟,食盐调味,分两次服,治小儿久咳不愈。

【药膳】

金针菇炖鳗鱼

原料:鳗鲡鱼、金针菇、鸡蛋。

制作:金针菇洗净,鳗鲡鱼去内脏洗净,放入沸水中焯一下,捞出洗净切段;将鸡蛋磕入蒸钵,用筷子搅匀,加入金针菇,最上面放鳗鱼,加入精盐、料酒,倒入适量清水,上笼蒸至鱼熟,出锅浇上麻油即可。

功效:抗癌,滋补保健。

【食用宜忌】

加工鳗鲡时应注意,其血清有毒,虽然毒素可被加热或胃液所破坏,但生饮鳗血有时可引起中毒。其作用主要是毒害神经系统,产生痉挛、心脏衰弱,致使呼吸停止而死亡,还能使血液的凝固作用消失而产生溶血现象,损伤肾脏,产生血尿症。其毒素还对粘膜有强烈作用,人体粘膜受损或手指受伤,接触鳗血后会引起炎症、化脓、坏疽;同时由于淋巴系统发炎、浸润,严重的会引起组织浮肿。为预防鳗血中毒,除不吃生鱼和生饮鳗血外,口腔粘膜、眼粘膜和受伤手指均需避免接触鳗血,以免引起炎症。

患有慢性疾患和水产品过敏史的人应忌食。

(十六)黄鳝

黄鳝的英文名字叫作稻田鳗(ricefieldeel),顾名思义,即生活在水田或泥沼中的鱼,虽然英文名叫"鳗",可是和鳗鱼一点关系也没有。它鳃部退化,主要以口部呼吸,咽喉和肠也能呼吸,经常把头伸出水面呼吸。身体圆筒形,长可达80厘米,在氧气稀少的水域里也能生存。

在河鲜食品中,黄鳝有"夏令之补,黄鳝为首"之说。因为黄鳝经过春季的觅食摄生,到夏季圆肥丰满,肉嫩鲜美,营养丰富,不仅味道好,而且对各种身体状况的人都具有滋补功能,故民间还有"夏令黄鳝赛人参"的说法。

【营养成分】

含蛋白质、脂肪、钙、磷、铁、核黄素、硫胺素、尼克酸等。

【药用功效】

黄鳝性温,可补中益血、温补脾胃、祛风湿、通脉络。西医还发现黄鳝中含有一种黄鳝素,具有显著的降低血糖和调节血糖的功能,对糖尿病有良好的治疗作用,故糖尿病人常吃黄鳝大有裨益。

【医典文摘】

《本草拾遗》:鳝肉补虚损,治妇人产后血气不调、羸瘦,可止血,除腹中冷气肠鸣。

《食疗本草》:鳝肉补五脏,逐十二风邪患湿气、恶气。

【偏方】

将黄鳝去内脏,洗净细切,加盐与小米同煮为粥,空腹食用。可以益气补虚,适

·食材的功效与用法·

图文珍藏版

用于气虚所致的子宫脱垂。

【药膳】

姜汁黄鳝饭

原料:黄鳝、姜汁、粳米适量。制法:黄鳝去骨、内脏,放入碗内,加姜汁和酱油、植物油适量拌匀;粳米加水,上笼用武火蒸约40分钟;开笼,将黄鳝倒于饭面上,继续蒸20分钟。每日1次,做午餐食用。

功效:益气补血,健脾养胃。适用于气血亏虚,以及病后虚损、贫血、消瘦等症。

【食用宜忌】

吃鳝鱼要吃鲜的、活的。死过半天以上的鳝鱼不宜食用。因为鳝鱼体内含有较多的组胺酸和氧化三甲胺,鳝鱼死后,组胺酸便会在脱羧酶和细菌的作用下分解,生成有毒的组胺酸,成人一次摄入100毫克即可中毒。氧化三甲胺也极易还原为三甲胺而加重鳝鱼的泥腥味。

【选择窍门】

多数黄鳝都是筷子或手指般粗细,长度20到30厘米左右。如果黄鳝有小孩的手臂那么粗,长达50厘米,看上去像是大蛇一样,可千万不要购买,这种大黄鳝不是野生的,而是在养殖过程中加了大量避孕药的。

黄鳝是雌雄同体,小时候为雌性,在生长过程中会慢慢变成雄性,雄性个头比雌性大。在避孕药等激素类药物作用下,黄鳝可以性早熟,被快速催为雄性,体形快速增大。这类药物会在黄鳝体内累积残留,吃了对身体有害,儿童吃了会造成性早熟,危害更大。

(十七) 河豚

河豚俗称气泡鱼、吹肚鱼、河豚鱼(江苏、浙江)、乖鱼(广东)、鸡抱(广东)、龟鱼(广西)、街鱼(福建)、蜡头(河北)、肺鱼。头为圆形,口小,背部呈黑褐色,腹部呈白色,鳍为紫红色,我国沿海和某些内河有出产。

食用河豚在我国源远流长,《山海经》中即有"河豚有毒,食之丧命"的记载。战国时,吴越之地盛产河豚,吴王成就霸王地位之后,奢侈淫华,歌舞升平,河豚更是被推崇为极品美食。吴王将河豚与美女西施相比,河豚肝被称之为"西施肝",河豚精巢被称之为"西施乳"。

"竹外桃花三两枝,春江水暖鸭先知。蒌蒿满地芦芽短,正是河豚欲上时。"品尝过河豚的人都赞美道:"不吃河豚,不知鱼味。"由于河豚毒性极大,如烹调不当,食后往往中毒,虽然如此,人们往往仍经受不住脍炙人口的河豚佳肴的诱惑,因而民间有"拼命吃河豚"的说法。

日本是食用河豚非常盛行的国家,发展至今,已经形成独特的河豚美食文化,河豚鱼在日语中的发音与"福"字相同,因而被尊称为"幸福之鱼"或"福神"。

【营养成分】

蛋白质含量极高。

【药用功效】

河豚性温,可去湿气,降低血压,治腰腿酸软,恢复精力。

【医典文摘】

《本草纲目》:河豚补虚、去湿气、利腰脚、去痔疮、杀虫。

【食用宜忌】

河豚的毒素主要分布于卵巢和肝脏,其次是肾脏、血液、眼睛、鳃和皮肤;而精巢和肌肉是无毒的。如果河豚死后较久,内脏毒素溶入体液中,便能逐渐渗入肌肉内。其毒素的毒量多少,常因季节的不同而有变异。肝脏以春季产卵期毒性最强,所以每当春末夏初鲜食河豚鱼时,应特别谨慎,必须选择鲜活鱼体。河豚毒素能溶入水,易溶于稀醋酸中,在100℃加热4小时或115℃加热3小时,或120℃加热30分钟,或200℃以上加热10分钟,便可使毒素完全破坏,毒性消失。

食用河豚,首先要使肌肉保持新鲜,加工处理要极为严格。方法是沿脊骨剖开鱼体,将皮肤撕下,砍掉头,挖去内脏,将鱼肉在清水中反复洗涤,彻底清除血液方可食用。

除鲜食外,腌制食用更为安全。腌制方法是:把洗净的鱼肉加5%~10%的盐腌渍,半月后出晒,如在腌制过程中加入一定量的碱性物质,如碳酸钠等,能更有效地破坏河豚毒素。

河豚的毒素:

河豚的毒素虽毒,却是无价之宝,用极小剂量即可止痛,其效果比常用麻醉药可卡因强16万倍;若制成强镇痛剂,对癌症病人止痛常有奇效。它对皮肤痒、痒疹、皮炎、气喘、百日咳、胃痉挛、破伤风痉挛、遗尿、阳痿等疾病,也均有显著疗效。

(十八) 鲇鱼

鲇鱼又名生仔鱼、鲶巴郎、胡子鲢等,淡水鱼,最显著的特征就是周身无鳞,身体表面多黏液,头扁口阔,上下颌有四根胡须。鲇鱼的最佳食用季节在仲春和仲夏之间。

【营养成分】

含蛋白质和脂肪较多。

【药用功效】

鲇鱼是催乳佳品,有滋阴养血、补中气、开胃、利尿的作用,是妇女产后食疗滋补的必选食物。

【药膳】

鲇鱼鸡蛋羹

原料:大鲇鱼1尾,鸡蛋2个。

制法:将鲇鱼去内脏,收拾干净。锅置火上,加入适量清水、鲇鱼,煮至鱼熟时,卧鸡蛋2个,再加入葱、姜、精盐、味精、香油即可。

功效:补虚通乳。适于产后气血亏虚、乳汁不足。

【食用宜忌】

鲇鱼药食俱佳,以炖煮最宜。

鲇鱼体表黏液丰富,宰杀后放入沸水中烫一下,再用清水洗净,即可去掉黏液。

鲇鱼不宜与牛羊油、牛肝、鹿肉、中药荆芥同食。

有痼疾、疮疡者慎食鲇鱼。

(十九)鲈鱼

鲈鱼别名花鲈、鲈鲛、花寨、板鲈、鲈板。古代诗人曾以"江上往来人,但爱鲈鱼美"的诗句称赞其体态和味道。

鲈鱼的嘴很大,一条尺把长的鲈鱼,开口可以放进一个拳头。春暖之时水草丛生,它潜藏在草中央的水窟中,以它为圆心,大约两米的半径都是它的疆界,假如有其他鱼出现,鲈鱼会以迅雷不及掩耳之势突袭,因此常发生鱼被吃了还没明白过来的事情。

【营养成分】

含蛋白质、脂肪、碳水化合物、钙、磷、铁、维生素 B1、维生素 B2、烟酸。

【药用功效】

鲈鱼性平,可补五脏,益筋骨,和肠胃,化痰止咳,且可治胎动不安、产后少乳等症。若手术后食用亦能促进伤口生肌愈合,对肝肾不足的人有很好的补益作用。对于准妈妈和产妇来说,吃鲈鱼是一种既补身又不会造成营养过剩而导致肥胖的营养食物，是健身补血、健脾益气和益体安康的佳品。另外，鲈鱼血中还有较多的铜元素。铜能维持神经系统的正常功能并参与数种物质代谢的关键酶的功能发挥。

【医典文摘】

《本草纲目》：松江鲈鱼，补脏，益筋骨和肠胃，益肝肾，治水气，安胎补中。

《食疗本草》：鲈鱼能安胎、补中，作脍尤佳。

【偏方】

鲈鱼与葱、生姜煎汤服，治小儿消化不良症。

【药膳】

鲈鱼羹

原料：鲈鱼、葱末、姜末。

制法：鲈鱼洗净，放入盘中。把鱼盘放在蒸锅内，蒸数分钟。轻轻将鱼移于锅中，加入葱末、姜末、盐、黄酒及适量清水煮沸至肉熟，用湿淀粉勾芡即成。

功效：补中，安胎。春季食用，能使身体强健、食欲增加，改善春困症状。

【食用宜忌】

秋末冬初是吃鲈鱼的最好时令.这时的成熟鲈鱼特别肥美，鱼体内积累的营养物质也最丰富。

鲈鱼不宜和乳酪一起食用。

（二十）乌贼

乌贼鱼别名墨鱼，是海产软体动物，身体分头和躯干两部分，体内有墨囊，遇敌时能放出墨汁而逃走。

说起乌贼鱼，还有一段和王勃有关的传说呢。传说南海龙王新建了华丽的珊瑚宫，诏求文章高手为其珊瑚宫作序。恰巧此时王勃到交趾探父，途经北部湾，于是龙王便兴风作浪，受惊而失足坠海的王勃便被虾兵蟹将们推拥着到了水晶宫龙王殿前。龙王对他说明意图，王勃却说，他常因文章而获罪，有点谈文心悸，身边不敢带文房四宝，若要为珊瑚宫作序，须返回人间，取来他常用的文房四宝方能文如珠玑。龙王怕他"游鱼脱却金钩去，一旦甩身不回头"，限他必须在3天内好写文章，到时放他吞食还魂珠重返人间。

王勃之父闻讯儿子过海翻船，马上带人到出事海面寻觅打捞，当晚便梦到王勃对他诉说龙王让其作序之事。王父便把儿子的文房四宝一一扔向海底。最后投掷下去的是一块徽墨，哪知徽墨刚到海面，就被一条呼地跃出水面的乌贼一口抢吞下。王父见此突变，已知四宝缺一，珊瑚宫序难成，父子相聚无望，不由得泪如雨下。3天后，王勃再次来报梦，说水府中有个毛玄，生怕王勃得到文房四宝，写出比他好的珊瑚宫序，所以暗中收买乌贼鱼，蓄意夺去徽墨。现在龙王虽然出动兵将四处捉拿乌贼，但乌贼得了浓墨，遇到追捕就泼墨作迷魂阵而逃之夭夭。眼下3天限期已过，此生难做世上人了。

从此以后，王氏后人就憎恨乌贼鱼，认为它肚中的墨汁就是源于王氏祖先的黑墨，因此叫它墨鱼。尤其沿海很多王氏后人，凡清明上坟扫墓、拜祭祖先，都要以墨鱼来凑三牲，以示永远憎恨夺墨的乌贼，纪念枉死于南海的王勃。虽然乌贼夺墨是个传说，但王勃因到交趾探父，船过南海遇风浪惊慌溺水而死，倒确有其事。

【营养成分】

含蛋白质、脂肪、钙、磷、铁。

【药用功效】

乌贼鱼性平，可益气、通经，妇女在经、孕、产、乳各期食用，都非常有益，还有养血、安胎、利产、止血、催乳等功效。

【医典文摘】

《随息居饮食谱》：乌贼鱼滋肝肾，补血脉，理奇经，愈崩淋，利胎产，调经带，疗疝瘕，最益妇人。

【偏方】

将姜切成细丝，墨鱼洗净切片，放油、盐同炒，可以补血通经，益脾胃，散风寒，适用于血虚闭经。

【药膳】

乌贼鱼味微咸，性质温和；桃仁活血行瘀，润肤悦颜，把这两种食品一起吃，对于祛除脸上的黄褐斑非常有效，还能去除皱纹，补益精气，通调月经，收敛止血，美肤乌发。

【选择窍门】

辨别鱿鱼与乌贼鱼：

将手指用力按一下鱼胴体中部，手感会有不同。如果较软，就是鱿鱼，因为鱿鱼仅有一条叶状的透明薄膜贯穿于体内；如果有坚硬感，就是乌贼鱼，因为乌贼鱼有一条船形的硬乌贼骨。

乌贼骨：

别名海螵蛸，是中药，性微温，主治崩漏带下、闭经。

(二十一) 鱿鱼

鱿鱼别名柔鱼,也被称为"枪乌贼",是生活在海洋中的软体动物,头像乌贼,尾端呈菱形,产量最大的为台湾地区。

【营养成分】

鱿鱼营养价值很高,高蛋白,低脂肪,并含有大量的碳水化合物和钙、磷、碘等无机盐。

【药用功效】

鱿鱼性寒,可滋阴养胃、补虚润肤。它含有丰富的钙、磷、铁元素,对骨骼发育和造血十分有益,可预防贫血。大量牛黄酸可抑制血中的胆固醇含量,缓解疲劳,恢复视力,改善肝脏功能。鱿鱼含的多肽和硒等微量元素有抗病毒、抗射线作用。

【药膳】

香菇鱿鱼汤

原料:水发鱿鱼、水发香菇、虾仁、肉末、冬笋片。

制法:将水发鱿鱼切成 3 厘米长的斜方块,放在开水中焯一下,捞起沥干。香菇去蒂洗净切成片。锅内加入猪油烧热,将葱末、肉末、冬笋片、香菇片加入煸炒,注入清水,然后加入浸泡的虾仁及料酒、精盐、白糖、煮开后,放入鱿鱼片,片刻后用水淀粉勾稀芡,加入味精、胡椒粉,淋上麻油即成。

功效:滋阴养血,润燥生津,降低血脂,抗肿瘤。

【食用宜忌】

鱿鱼须煮熟透后再食,因鲜鱿鱼中有一种多肽成分,若未煮透就食用,会导致肠运动失调。

脾胃虚寒的人应少吃。

患有湿疹、荨麻疹等疾病的人忌食。

【选择窍门】

3 分钟轻松剥去鱿鱼皮:把鱿鱼放入加有白醋的水中浸泡 3 分钟;用刀在鱼背上划两刀;用手捏住鱿鱼的三角头向下拉,这样就能把鱿鱼背上的皮拉掉;再用手把鱿鱼其他部位的皮剥掉,这样就可以了。

(二十二) 章鱼

章鱼通称八带鱼,是一种生活在海中的软体动物,有八条长的腕足,其上有很多吸盘,有的体内有墨囊。

【药用功效】

章鱼性寒,可养血益气。

【医典文摘】

《泉州本草》:章鱼益气养血、收敛、生肌。主治气血虚弱、痈疽肿毒、久疮溃烂。

【药膳】

章鱼炖猪蹄

原料:章鱼、猪蹄。

制法:章鱼洗净,用开水浸泡 10 分钟,脱去黑皮,切条。猪蹄镊尽猪毛,洗净放入沸水锅汆一段时间后捞出。锅中放入章鱼、猪蹄、料酒、盐、胡椒粉、葱、肉汤。烧沸后,文火炖至肉熟烂即成。

功效:益气养血,主治妇女产后气血亏虚。

(二十三)罗非鱼

罗非鱼原产于非洲,最早于 1946 年由吴振辉、郭启郭从新加坡引进台湾地区,为纪念这两个人,先称"吴郭鱼"。1957 年从越南引进我国内地,又名"越南鱼"。因其原产于非洲,形似本地鲫鱼,故又有人叫它"非洲鲫鱼"。

【营养成分】

含蛋白质、脂肪、钙、钠、磷、铁、维生素 B1、维生素 B2。

(二十四)虾

虾是甲壳动物,身上有透明软壳,腹部由多数体节构成。有"长须公""虎头公""曲身小子"众多美称,亦称走虾、鱼段、日本沼虾等,生活在淡水湖泊及河流中,端午节前后为盈产期。

虾菜中有一道龙井虾仁,选用鲜活大河虾,挤出虾仁,配上优质龙井茶叶烹制而成。盘中虾仁洁莹如玉,茶叶绿如翡翠,色雅味美,清口开胃,回味无穷,被誉为"杭菜一绝"。龙井茶叶炒虾仁,只是偶然的发明。当时炒菜的师傅刚泡了一杯上好的龙井新茶,外面催上炒虾仁,急忙中将炉台上的新茶错当浆汁倾入了锅中,茶叶混入虾仁,后悔也来不及了。但见白玉翡翠,清香扑鼻,老师傅便不假思索,以"新发明"端上菜桌,博得了顾客的好评,从此名菜馆中便有了"龙井虾仁"这道名菜。

【营养成分】

含钙量居众食品之首,还含有糖类、矿物质和多种维生素。

【药用功效】

虾性温,可壮阳、益肾强精、通乳汁。肾亏、阳衰、腰痛者以虾与韭菜同炒,食后有明显效果。

【医典文摘】

《本草纲目》:闽中有五色虾,亦长尽余,彼人两两干之,谓之对虾,以充上馔。

《本草纲目拾遗》:对虾气味甘、温,补肾壮阳,治痰火。

【偏方】

将大虾剪去须、足,煮汤,加黄酒;或将虾炒一下,拌黄酒。每日 2 次,吃虾喝汤。功效是下乳,适用于产后体虚、乳汁不下。

【药膳】

烤大虾

原料:对虾。

制作:将对虾去须、腿,挑除砂线,切成段。在炒锅中加油,油烧热时,投入虾段和葱段,炒至虾变红色时,加入适量料酒、糖、精盐和清汤。用文火煨烤,烤至汤汁将尽时,加少量花椒油即可。

功效:补肾兴阳,益气开胃。治肾虚下寒、脾胃虚弱、阳痿不起、早泄、遗精、伙食不思、体虚乏力、面黄肌瘦。

【食用宜忌】

患疮痈,热病者忌食。

对虾:

节肢动物,又称大虾、明虾、海虾。壳薄透明。我国特产,主要产于我国黄海、渤海及朝鲜西部沿海,山东莱州湾素有"对虾故乡"之称。肉味鲜美,含有丰富的蛋白质和钙、磷等矿物质。

龙虾:

个大体粗,身长肉厚,甲坚硬多棘,肉味鲜美,是名贵的海鲜。

澳洲龙虾:

名贵淡水经济虾,体大肥美,一般个体重 100～200 克,最大个体达 500 克。营养丰富,肉质细嫩、滑脆,味道鲜美香甜,风味别具一格。

虾皮:

富含钙、磷,老年人应多吃些虾皮,能补充机体易缺乏的营养,对提高食欲和增强体质都有好处。

(二十五) 蚌

蚌是一种软体动物,生活在淡水中,有两扇坚硬的石灰质的壳,有的蚌壳内可产珍珠。

【营养成分】

含有丰富的钙、蛋白质、脂肪、糖类、铁及维生素 A、维生素 B1、维生素 B2 等成分。

【药用功效】

蚌肉性冷,可滋阴明目、清热、解毒。用于烦渴、目赤、绷带、痔瘘等。有助于健康皮肤,保持皮肤弹性和光泽。

【医典文摘】

《本草纲目》:除热止渴,解酒毒,清肝热,聪耳明目,使人肌肤润泽、精力旺盛。

【药膳】

莴笋蚌肉

原料:蚌肉、莴笋、水溶粟粉。

制法:将蚌肉弄净,沥干;莴笋洗净,切片。植物油放入锅中烧热,炒香姜、葱,加入蚌肉,煸炒至七成熟时,放入莴笋,加入黄酒、盐、糖,炒熟后勾粟粉芡,汤汁明亮时淋上麻油即可。

功效:清补肾胃,固齿,对口臭、泛酸、胃脘胀闷、牙龈肿胀者尤为适宜。

珍珠:

微小物浸入蚌类的贝壳内,蚌因受到刺激分泌粘液,把外来物质层层裹起就形成了珍珠。珍珠的主要成分是碳酸钙、有机物和水,可以入药,也是珍贵的饰品,"象以齿焚身,蚌以珠剖体",天然的珍珠价值连城。

(二十六) 海参

海参是生活在海底的棘皮动物,形如黄瓜,体表有肉质突起,有黑色和褐色的。在我们生活的地球上,共有 800 多种海参,其中可以食用的大约有 40 种左右。早在三国时期,吴国莹的《临海水土异物志》中对海参就有所记载,不过那时人们还没有认清海参的"庐山真面目",给它起了个很俗气的名字——"土肉",也只会用火烤海参吃。不过后来古人还是渐渐咂摸出了海参的滋味,到了明清时期,海参成了宴席上的美味佳肴,身价倍增。

【营养成分】

海参是高蛋白低脂肪食品,还含有碳水化合物、矿物质和多种维生素,而所含胆固醇几乎为零。海参可补肾壮阴、益气生精、通肠润燥、止血消炎、摄小便、治溃疡、消痰涎。海参中还含有海参素 A 和维生素 B,对 S-180 和 K-2 腹水癌有明显的抑制作用,用于治疗大脑瘫痪、脑震荡以及脊椎损伤。

【药用功效】

海参性温,可美颜乌发、养血润肤、补气益血、养肾固精。

【偏方】

将海参炖烂后,加入冰糖,再炖片刻即成。早饭前空腹服用,可以补肾益精、养血润燥,适用于高血压患者。

【药膳】

海参粥

原料:海参、粳米。

制法:将海参浸透,剖洗干净,切片煮烂后,同米煮为稀粥。

功效:补肾益精,养血。适用于精血亏损、体质虚弱、性机能减退、遗精、小便频数等症。

【食用宜忌】

干海参涨发率较高,质量好的可涨发至干品的 8 倍左右。

海参性滑利,脾胃虚弱、痰多便稀薄者勿食。

海参不宜与甘草同服。

【选择窍门】

市场上一些不法商贩,以工业原料泡发海参,为了避免买到劣质海参,在选择的时候要注意以下几点:

1.体形完整端正:不完整的海参往往是商贩将腐败部分去除后剩下的,如果体形歪曲干瘪,则说明此海参捕捞已久,易发生病害,易被微生物污染而造成变质。

2.够干:水分含量过高有利于微生物的生长繁殖,不利于海参的保存和保质。

3.结实而有光泽:是否结实、是否有光泽,说明海参的营养丰富程度。

4.大小均匀,腹中无沙:有些商贩为牟取暴利,采用非法手段,往海参腹中填充沙子,以增加重量。

5.无刺鼻异味:用工业碱泡发的海参有一股刺鼻的气味,且海参会特别白,将手伸到泡海参的水中,有灼烧感。

如果您不放心泡发海参,可以买干制品,自己进行泡发。海参泡发的方法是:先用热水将海参泡24小时,从腹下开口取出内脏,换上新水,上火煮50分钟左右,用原汤泡起来,过24小时后即可。泡发海参时,切莫沾染油脂、碱、盐,否则会妨碍海参吸水膨胀,甚至会使海参溶化,腐烂变质。发好的海参不能再冷冻,这样做会影响质量,故一次不宜发得太多。

(二十七)螃蟹

螃蟹是甲壳动物,有5对足,横着爬行,前面有一对钳状足。

《周礼》中载有"蟹胥",据说就是一种螃蟹酱,可见早在2000多年前,螃蟹已作为食物出现在我们祖先的筵席上了。北魏贾思勰的《齐民要术》介绍了腌制螃蟹的"藏蟹法",把吃蟹的方法又提高了一步。吃蟹作为一种充满闲情逸致的文化享受,是从魏晋时期开始的。《世说新语》记载,晋毕卓嗜酒,常说:"右手持酒杯,左手持蟹螯,拍浮酒船中,便足了一生矣。"这种人生观、饮食观影响了许多人。从此,人们把吃蟹、饮酒、赏菊、赋诗,作为金秋的风流韵事,而且渐渐发展为聚集亲朋好友,有说有笑地一起吃蟹,这就是"螃蟹宴"了。

【营养成分】

富含蛋白质、脂肪、碳水化合物、钙、磷、铁以及维生素 A、维生素 B1、维生素 B2、尼克酸等。

【药用功效】

螃蟹性寒,可养精益气。

【医典文摘】

《本草纲目》:蟹,可解胸中邪气,消面部浮肿。

【偏方】

吃鳝鱼中毒,马上吃螃蟹,可解毒。

【药膳】

螃蟹糯米粥

原料:螃蟹(全蟹)、糯米、红糖。

制法:螃蟹洗净,放入砂锅,加水适量,大火煮沸,烹入料酒,改用小火煨煮30分钟,待蟹壳转红、蟹肉熟烂时,将蟹肉剥离出来,剁成蟹肉茸,待用;将蟹壳集中在一起,敲碎,放入纱布袋中,扎紧袋口,放回砂锅;将淘洗干净的糯米倒入砂锅,大火煮沸,改用小火煨煮30分钟,取出药袋,滤尽药汁,继续用小火煨煮成稀稠粥,调入蟹肉茸,加精盐、味精,拌和均匀,再用小火煨沸即成。

功效:补气健脾,化瘀抗癌,适用于原发性肝癌及其他消化道癌症。

【食用宜忌】

蟹壳常有泥沙,须用冷开水洗净,不可食用的部分也应尽可能剥净,这些部分的细菌很容易滋生繁殖。

吃蟹一定要煮透或蒸熟,因为不煮透大肠杆菌等就不易被杀死,食后往往会引起腹泻。

蟹吃得过量,容易腹泻,对有胃病的人更不利。食用时最好加些姜醋,一则可去腥味,二则醋能杀菌,并使蛋白质加快分解,更具鲜味。

有人贪食死蟹,以为只要将死蟹多烧烧就没事了。其实,死蟹往往已腐败变质,除含有大量细菌外,还存在一些腐败变质的成分,容易引起人体的不良反应及中毒。

蟹与柿子、茄子不可同时食用。

肝炎患者、心血管病人、胆道疾病患者和孕妇不宜食蟹。

崇明老毛蟹:

原名中华绒螯蟹,因其两只大螯上有绒如毛,故称之为"老毛蟹"。个小、壳薄,肉质细密而有香味,雌性蟹黄足,雄性蟹脂多,更受人们喜爱,驰名海内外。崇明老毛蟹好吃,但也得注意吃法,要做到"三去":一是去鳃,鳃位于壳内背部两侧,呈乳白色,有大量病菌寄生,且性寒,不宜食用;二是去胃,因胃内残留动物尸体及未消化的植物碎屑;三是去肠,肠内也有消化过程中未排出体外的粪便。蟹的吃法有多种,除清蒸外,还可做成许多菜肴,如清炖蟹黄狮子头、蟹肉苹果沙粒、蟹黄一元、蟹粉汤等等,都是色香味俱佳的上乘菜肴。此外,醉蟹虽然有少数人不敢吃,但多数人却十分喜爱,将其奉为佳品。

梭子蟹:

梭子蟹全身披有坚硬的甲壳,背面呈墨绿色,形状似织布梭子。农历九月以后,梭子蟹体内开始积聚脂肪,准备越冬,这时捕捉的蟹称作"膏蟹",体质丰满,质量最好,营养丰富,为佐酒佳肴。梭子蟹以蒸食为主,含有蛋白质、脂肪、糖类、钙、铁、无机盐及维生素A等成分。还可以剥壳去污后,放入盐,制成蟹糊、蟹股或蟹酱,或把蟹洗净放入盐卤里渍,称为"呛蟹",别有风味。

（二十八）海马

海马是生长在水域海藻丛中的一种小鱼，一般身长 10~20 厘米，腹部突出，头部有点像马，是一种药用鱼类，有"南方人参"的美称。

【营养成分】

含蛋白质、脂肪、维生素、酪。

【药用功效】

海马性温，有健身、止痛、强心的功效。可补肾壮阳、镇静安神、散结消肿、调气活血、舒筋活络、止咳平喘。主要用于治疗阳痿、不育、虚烦不眠、哮喘、腰腿痛、跌打损伤、腹痛、乳腺癌、难产等症。

【医典文摘】

《本草纲目》：主治难产及血气痛，补肾，壮阳道。

【偏方】

海马烤焦研细末，敷于伤口，立即止血。

【药膳】

海马红枣炖羊肉

原料：海马 6 克，红枣 5 个、羊肉 250 克，山楂（去核）2~3 个，姜 5 片。

制法：将羊肉洗净，切块，放入水中煮去除膻味，把水倒掉。然后把全部材料一同放入炖盅，加入适量的滚开水，上盖，用小火炖 2~3 小时，调味即可食用。

功效：使肾气充、精血足。对男性阳痿精冷、腰酸尿频之肾阳不足症状，以及女性产后阳虚、血少、精疲气喘、小腹冷痛、头晕耳鸣均有独到疗效。

（二十九）鳖

鳖是爬行动物，有甲壳，生活在河、湖、池沼中，别名甲鱼、团鱼、鼋鱼、神守等，肉可食用，甲供药用，自古即被视为滋补佳品。

【营养成分】

含有丰富的蛋白质、氨基酸及不饱和脂肪酸，而且含有大量的钙、磷、铁和各种维生素。

【药用功效】

鳖性平，能滋补肝肾、清虚热。

【医典文摘】

《本草纲目》:鳖有滋阴潜阳、散结之功效。

【偏方】

将甲鱼宰杀,洗净去内脏,连甲带肉加适量水,与山药片、桂圆肉清炖。吃肉喝汤,可滋阴潜阳、散结消、补阴虚、清血热。适用于肝硬化、慢性肝炎、肝脾肿大患者。

【药膳】

清蒸甲鱼

原料:甲鱼、母鸡、瘦猪肉、海米。

制法:将宰杀、收拾好的小母鸡、瘦猪肉放锅内加入清水(水要没过原料1~2倍),用大火烧开,撇去浮沫,改用小火焖煮2~3小时即可。甲鱼宰杀、洗净后切成块。锅内倒入清水,放入葱段、姜片、料酒、胡椒面,下甲鱼块,水开后撇去浮沫,略煮后捞在凉水盆内,洗净附在甲鱼块上的污血,放入大碗里。将煮好的母鸡和猪肉的汤撇去浮沫,倒入大碗里,再将母鸡、瘦猪肉取出,改刀成大块,码在甲鱼上,放入精盐、味精、料酒、胡椒面、葱、姜、海米,加盖,上屉蒸2小时即成。

功效:补虚劳,壮阳气。用治肺虚气喘、阳痿、遗精。

【食用宜忌】

孕妇及产生便溏者忌食。

(三十)蛙

蛙是两栖动物,卵孵化后为蝌蚪,逐渐变为蛙,别称水鸡、坐鱼,因其肉质细嫩胜似鸡肉,故而称田鸡。因为田鸡是有益的动物,而且现在也有了专供食用的养殖田鸡,故建议大家不要食用野生田鸡。

【营养成分】

含有丰富的蛋白质、糖类、水分、钙、磷和少量脂肪。

【药用功效】

蛙有利水消肿,补虚清热的功效。用于水肿鼓胀、疳疾烦热等。民间认为田鸡是大补元气、治脾虚的营养食品,适合于精力不足、底蛋白血症和各种阴虚症状。田鸡含有丰富的蛋白质、钙、磷,对青少年的生长发育和更年期骨质疏松都十分有益。对于患有心性水肿或肾性水肿的人来说,用田鸡食疗,有较好的利水消肿的功效。田鸡中含有锌、硒等微量元素,并含有维生素 E 等抗氧化物,能延缓机体衰老、润泽肌肤,并有防癌、抗癌的功效。

【药膳】

南瓜田鸡汤

原料:南瓜、田鸡、大蒜。

制法:将南瓜洗净,切块;大蒜去衣,洗净切段;田鸡去内脏,剥皮切块。把田鸡、南瓜、大蒜放入锅内,加水适量,武火煮沸后,文火煲40分钟,调味即可食用。

功效:化痰排脓,清热解毒。用于肺痈属痰浊壅肺,症见咳吐脓痰、腥臭粘稠、不易咯出、胸部隐痛者。

【食用宜忌】

蛙肉不宜多吃,因为蛙的冬眠是在泥土里度过的,历时半年多,其体内带有多种病毒细菌,虽经烹制也不能完全消除。蛙体内还藏有一种叫双槽蚴虫的寄生虫。人吃了带虫的蛙后,双槽蚴便寄生于人的皮下和肾脏周围,产生一种使这些组织局部浮肿或脓肿的液体。如侵入眼球里,可引起角膜溃疡、视力减退,严重的甚至导致失明。

田鸡肉中易有寄生虫卵,因此加热一定要使肉熟透。

哈什蚂:

蛙类的一种,雌的腹内有脂肪状物质,中医用作补品。

蝌蚪:

蛙或蟾蜍等的幼体。椭圆形,有长尾,生活在溪流或静水中。

(三十一) 蟾蜍

蟾蜍别名癞蛤蟆、疥蛤蟆,是两栖动物,灰褐色,皮肤表面有疙瘩,能从皮肤腺中分泌一种有毒的液体。

【营养成分】

中国产蟾蜍中含有肾上腺素、胆甾醇、辛二酸、华蟾蜍特宁(或称蟾蜍色胺)、蟾蜍毒、华蟾蜍精及华蟾蜍他灵。

【药用功效】

蟾蜍性凉,可治疗外阴溃烂、杀虫、消疳,是一种重要的中药材。对口腔炎、咽喉炎、咽喉肿痛、皮肤癌等有疗效;蟾衣,解破结(癌症)行水(退腹水),尤其对治疗乙肝、肝腹水有特效,有效率可达90%。

【医典文摘】

《本草纲目》:蟾蜍主治外阴溃烂、恶疮、疯狗咬伤,又治温病发斑,去恶疮。

【偏方】

蟾蜍烧成灰,用猪油调和,敷在患处,治疗小儿癣疮。

【药膳】

蟾蜍绿豆蜜饮

原料:活蟾蜍 3 只,绿豆 150 克,炼蜜 150 克。

制法:先将活蟾蜍宰杀,去内脏,洗净,晾干或烘干,研成细末,备用。将绿豆拣杂,洗净,晾干或烘干,研成细粉,与癫蛤蟆细末流分拦和均匀,再兑入适量蜂蜜,冲入 50 毫升温开水,拌匀服用。

【食用宜忌】

癫蛤蟆不能和洋葱一起食用。

(三十二) 蛤蜊

蛤蜊又叫"蛤子",有"青蛤"和"四角蛤"之分,在我国沿海分布极广,以辽宁、山东和江苏的盐城、南通最为盛产,在青岛,蛤蜊是一种很受游客欢迎的独特海产品。

【营养成分】

含有蛋白质、脂肪、碳水化合物、铁、钙、磷、碘、维生素、氨基酸和牛黄酸等多种成分,是一种低热能、高蛋白,可防治中老年人慢性病的理想食品。

【药用功效】

蛤蜊性冷,有滋阴润燥、利尿化痰、软坚散结的功效。用于瘿瘤、痔疮、水肿、痰积等病症。现代医学认为,常食蛤蜊对甲状腺肿大、黄疸、小便不畅、腹胀等症有疗效。动物实验也证明,蛤蜊对小鼠的肉瘤和腹水瘤都有抑制作用和缓解作用。

【医典文摘】

《本草经疏》:蛤蜊,其性滋润而助津液,故能润五脏、止消渴,开胃也。咸能入血软坚,故主妇人血块及老癖为寒热也。

【偏方】

肺结核、阴虚盗汗:蛤蜊肉加韭菜(韭黄更好),煮做菜,经常食有效。

【药膳】

青木瓜蛤蜊汤

原料:青木瓜、蛤蜊、姜丝。

制法:蛤蜊在水中泡一夜,吐尽泥沙。青木瓜对半剖开,去籽,削皮,切成块。

将水煮沸,置入青木瓜块,煮得略呈透明时放入蛤蜊,待蛤蜊开口后熄火,放入姜丝和少许盐即可。

功效:清凉退火,促进胸部发育。

【食用宜忌】

阳虚体质和脾胃虚寒性腹痛、泻泄者忌用。

(三十三)海蜇

海蜇是海里的一种腔肠动物,别称海宅,通体呈半透明,白色、青色或微黄色。在近岸海域,这轻柔飘逸的动物常引起人们极大的好感和兴趣。但是,千万不要下海纵情拥抱这样的动物,其后果和前景大都不是美好的。新鲜海蜇的刺丝囊内含有毒液,捕捞海蜇或在海上游泳的人接触海蜇,很容易被触伤,引致红肿热痛、表皮坏死,并有全身发冷、烦躁、胸闷、伤处疼痛难忍等症状,严重时可因呼吸困难、休克而危及生命。

【营养成分】

含蛋白质、碳水化合物、钙、碘以及多种维生素。

【药用功效】

清热解毒,化痰软坚,降压消肿,主要用于多痰、哮喘、头风、大便燥结、风湿性关节炎、高血压、溃疡病等症。

【医典文摘】

《归砚录》:海蛇、妙药也,宣气化痰、消炎行食而不伤正气。故哮喘、胸痛、症瘕、胀满、便秘、带下、疬、疸等病,皆可食用。

【偏方】

将海蜇发开、洗净、切丝,与冰糖拌匀,上笼蒸熟服食,可养阴止咳,适用于肺燥咳嗽。

【药膳】

雪羹汤

原料:海蜇、鲜荸荠。

制法:将海蜇用温水泡发,洗净,切碎;将鲜荸荠洗净去皮。把切碎的海蜇和荸荠一起放入砂锅内,加水适量,用小火煮1小时。

功效:养阴清热,润肺止咳。适用于阴虚内热的咳嗽、痰黄而粘稠、口燥咽干等症。

【食用方法】

新鲜海蜇有毒,必须用食盐、明矾腌制,浸渍去毒,滤去水分,方可食用。

【选择窍门】

海蜇加工后分为海蜇皮和海蜇头两种,海蜇皮是海蜇上部伞状部分,制成后呈半透明圆片状,有韧性。上等的海蜇皮为白色或乳白色,片大平整,肉厚有韧性,无杂色黑斑。

海蜇头则由海蜇的下部头、触手等腌制成,口感较蜇皮更松脆。好的海蜇头呈白色、黄褐色或红琥珀色,肉质厚实,无泥沙等杂质,口感松脆、有韧性。

选择时,可将洗净的海蜇放入口中咀嚼,若能发出脆响的"咯咯"声,而且有咬劲的,则为优质海蜇;若口尝海蜇感到无韧性,不脆响的则为劣质品。以手捏海蜇头时,肉质发酥,破裂的则为腐败品。

另外,购买小包装的海蜇产品要注意生产日期、净含量、海蜇的色泽及有无泥沙等杂质。对于即食海蜇,更要注意生产日期,原因是:调味料包内的油脂不宜长时间封在塑料袋中;包装不严会导致微生物超标,食用后将引起肠道疾病。不要购买已鼓袋或袋内液体已混浊的即食海蜇产品。开袋后的即食海蜇最好一次用完。

(三十四)田螺

田螺是软体动物,生活在水田、河沼里,有圆形外壳。俗话说:"三月田螺满肚籽,入秋田螺最肥美。"中秋前后,人们喜食炒田螺,这是由来已久的习俗。传说八月十五吃田螺,可使眼睛"明如秋月"。清人曾写下的竹枝词曰:"中伙佳节近如何,饼饵家家馈赠多;拜罢嫦娥斟月下,芋头啖过又香螺。"

田螺肉质丰腴细腻,味道鲜美,清淡爽口,既是宴席佳肴,又是街头摊档别有风味的地方小吃。中国各地有不少田螺

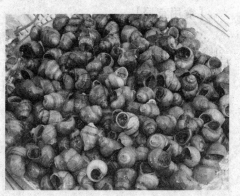

田螺

名吃。广东人吃田螺,烹调时加以紫苏叶、蒜头,吃起来肉质嫩滑,咸中带鲜,香气满口。湖南人爱吃"辣炒田螺"。江苏无锡的"大田螺塞肉",是把螺肉和猪肉一起剁成茸,咸中带鲜,香气满口。桂林阳朔的"酿田螺",调料有切碎的薄荷,吃起来有薄荷香味。南宁街头摆田螺的摊子上有"汤田螺"和"焖田螺",爽脆可口。安徽

芜湖有一款"雪里银",是根据民间"生炒田螺"的吃法改制而成,洁白的芙蓉里嵌入银白色的田螺肉,装入盘中,宛如一幅明快典雅的图画,难怪李白为田螺写下了"白玉盘中一青螺"的佳句。

【营养成分】

含有丰富的维生素 A、蛋白质、铁和钙,可治目疾。

【药用功效】

田螺性寒,可清热、明目、利水,主治热赤痛、尿闭、痔疮、黄疸等疾病。

【医典文摘】

《药性歌括四百味》:田螺性寒,利大小便,消食除热,醒酒立见。

《本草纲目》:田螺利湿热,治黄疸。

【偏方】

小便不通、腹胀如鼓:用田螺一个、盐半匙,生捣,敷脐下 1 寸 3 分,即通。

【药膳】

粟米煲田螺

原料:粟米、田螺。

制法:将田螺放在胶袋内,用刀拍碎,然后洗净拣出螺肉,用盐涮洗 1 次,用水冲洗。粟米洗净斩段,加螺肉及清水煲 40 分钟,调入盐、鸡精、熟油即可。

功效:抑制糖尿病。

【食用宜忌】

烹调田螺时,首先将买来的田螺用清水养两天,在盆内滴上几滴豆油,然后要将田螺壳尖尾端剪去。

为防止病菌和寄生虫感染,在食用田螺类时一定要煮透,一般煮 10 分钟以上再食用为佳。

死螺不能吃。

胃寒者应忌食。

田螺不宜与蛤蚧、西药土霉素同服。

八、饮品类食材

(一)牛奶

牛奶是牛的乳汁,营养丰富,食用价值很高。

【营养成分】

含蛋白质、脂肪、碳水化合物、钙、磷、铁、硫胺素、核黄素、尼克酸、维生素 A、维生素 C 等。牛奶蛋白质中赖氨酸含量较高,胆固醇含量低,碳水化合物全部为乳糖,在肠道中可转化为乳酸,有抑制腐败菌生长的作用。牛奶含钙很丰富,吸收率也高,但铁的含量低,吸收率也差。牛奶中还含有较多的维生素 A、D 几核黄素,对婴幼儿的生长发育很有利。

【药用功效】

牛奶有补肺养胃、生津润肠的作用。对人体具有镇静安神作用,可作为糖尿病久病、口渴便秘、体虚、气血不足、脾胃不和者的主要滋补食疗。

【偏方】

治便秘:牛奶 1 瓶,葱少许,蜂蜜适量,煮沸,早餐空腹饮用。

【药膳】

姜韭牛奶羹

原料:韭菜、姜、牛奶。

制法:韭菜、姜洗净,韭菜切成 8 厘米长的段,姜切成片,二者放在一起捣烂,用洁净纱布绞汁。将牛奶、韭菜汁放入碗内,烧沸即成。每日 1 次,热服。

功效:暖胃,健胃,散寒。主治胃寒型胃溃疡、慢性胃炎胃脘痛、呕恶等症。

【食用宜忌】

饮用牛奶的最佳时间是晚上入睡前,既可以促进睡眠,又会使牛奶防病功效得到更好发挥。

冰镇牛奶可引起轻度腹泻,影响营养物质的吸收,而且对于原本患有溃疡病、结肠炎,胆囊炎等症的患者,还会促使旧病复发。

牛奶不宜与白糖同煮,这样会生成一种有毒物质,不被人体消化吸收,反而对人体健康有害。所以应在牛奶煮开后不烫时再加白糖。

在服用以下药物时不宜喝牛奶:四环素类,包括四环素、土霉素、强力霉素等;含铁药物,缺铁性贫血是妇女、儿童的常见病,牛奶中的钙离子可与铁剂在十二指肠吸收部位发生竞争,使铁剂吸收减少,降低其疗效,故有些病人即使长期服用铁剂也不奏效,就是同服牛奶所致;左旋多巴,牛奶在肠道内可分解产生大量的氨基酸,氨基酸可阻碍左旋多巴在肠道的吸收,使其疗效降低;雄激素:食物中蛋白质的含量可直接影响雄激素代谢酶的活性,若在服用雄激素期间喝牛奶,则可使上述代谢酶的活性增强,会有雄激素被破坏,导致疗效下降。

· 食材的功效与用法 ·

图文珍藏版

【选择窍门】

鉴别牛奶新鲜度的方法：

1.将牛奶煮沸后,如果是很均匀的状态,牛奶就是合格的。如果煮沸后发现容器侧壁上有絮状的沉淀物,那么这样的牛奶则属于不合格的。

2.采用68%~70%的酒精,与等量的牛奶进行混合,看它是不是有沉淀,有絮状沉淀的属于不合格牛奶。

干酪：

干酪是牛奶经发酵后,凝固制成的一种食品,含有丰富的蛋白质,可以涂面包,调制各种食物,常吃可防止龋齿。

酸奶：

酸奶是很多人喜欢的乳制品。它营养丰富,清凉、爽口,易被消化吸收,常喝酸奶有益健康。酸奶可以维持细菌平衡,对便秘和细菌性腹泻有预防作用,还可以助消化。酸奶中含有活的乳酸杆菌和乳酸,使肠道内酸度增高而抑制腐败菌的繁殖,防止蛋白质发酵,减少肠内产气,从而减轻饱闷、腹胀、消化不良等症状。常喝酸奶还可预防老年人心血管疾病。酸奶能降低胆固醇,胆固醇是人体脂肪的代谢产物。随着年龄的增长,新陈代谢失常,血浆中的胆固醇就会升高,造成"高胆固醇血症"。经常饮用酸奶还能够润肤、明目、固齿、防止细胞老化等。

奶油：

越软越黏的奶油越好,长期食用很硬的奶油,会使人体内的胆固醇增加许多。

(二) 豆浆

豆浆是黄豆榨成的汁,是一种老少皆宜的营养食品,在欧美享有"植物奶"的美誉。

【营养成分】

蛋白质含量高,还有丰富的钙、磷、铁等多种矿物质以及不饱和脂肪酸、卵磷脂、异黄酮、白藜芦醇、大豆皂甙、维生素 B 等多种有益于人体保健作用的物质。

【药用功效】

豆浆性平,能健脾宽中、润燥消水。现代科学证明,豆浆能够防治心脏病、冠心病、动脉粥样硬化、癌症、糖尿病、骨质疏松等多种疾病。

【医典文摘】

《本草纲目》：豆浆利水下气、制诸风热、解诸毒。

【食用宜忌】

忌冲红糖:红糖中的有机酸能够与豆浆中的蛋白质结合,产生变性沉淀物,而白糖无此现象。

忌装暖瓶:豆浆能除掉保暖瓶里的水垢,时间长了还会繁殖细菌,使豆浆变质。

忌喝过量:一次喝豆浆过多,容易引起过食性蛋白质消化不良,出现胀满腹泻等不适症。

豆浆在饮用时一定要煮熟,因为胰蛋白酶等抗营养因子需经加热至100℃以后才能被破坏,在加热不彻底时会使人出现恶心、呕吐、腹泻等症状。有些人把豆浆加热至80~90℃,看到泡沫上涌,就以为已经煮沸,其实这是豆浆的有机物质受热膨胀形成气泡造成的上冒现象,并非沸腾。正确的方法是第一次泡沫上涌后,用文火再熬煮几分钟。

豆浆不宜与鸡蛋通吃,因为豆浆中有一种特殊物质叫胰蛋白酶,与蛋清中的卵松蛋白相结合,会造成营养成分的损失。

【偏方】

将韭菜洗净,捣成汁,兑入豆浆煮沸即可。空腹服下,补气温经。适用于气虚型崩漏。

【药膳】

以大米与豆浆共煮粥,加白糖少许,空腹服食。有补虚益气、健脾养胃的作用,适用于脾虚食少、身体瘦弱、虚劳咳嗽、痰火哮喘等症。

(三)咖啡

"白玉镂花青复叶,珊瑚珠子团团结,冒雨看咖啡,留连不忍归。花开常带雨,香味浓如乳。山鸟夜来呼,明朝拾落珠。"这是一首描绘咖啡园的《菩萨蛮》。"咖啡"一词源自希腊语,意思是"力量与热情"。咖啡树产在热带,日常饮用的咖啡是用咖啡豆配合各种不同的烹煮器具制作出来的,而咖啡豆就是指咖啡树果实的果仁,再用适当的烘焙方法烘焙而成。

传说在公元6世纪时,有位阿拉伯牧羊人卡尔代赶羊到伊索比亚草原放牧,看到每只山羊都显得无比兴奋,雀跃不已,他觉得很奇怪,后来经过细心观察发现,这些羊群是吃了某种红色果实才会兴奋不已。卡尔代好奇地尝了一些,发觉这些果实非常香甜美味,自己也觉得精神非常爽快,从此他就时常赶着羊群一同去吃这种美味的果实。后来一位回教徒经过这里,便顺手将这种不可思议的红色果实带回,分给其他的教友们吃，神奇效力也就因此流传开来了。回教戒律禁止教徒们喝酒，教士们便将咖啡豆煎煮成汤汁饮用，因为咖啡汁液有提神的效果，便用它作为替代酒类的振奋性饮料。

1884年咖啡在台湾首次种植成功，从而揭开了咖啡在中国发展的序幕。大陆地区最早的咖啡种植则始于云南，是在20世纪初，一个法国传教士将第一批咖啡苗带到云南的宾川县，咖啡正式进入了中国人的家庭和生活。

【营养成分】

含咖啡因、脂肪、蛋白质、碳水化合物、无机盐和维生素等。

【药用功效】

咖啡有振奋精神、提高脑活动能力、增进食欲、缓解疲劳、健胃等作用。

【食用宜忌】

饮咖啡时加糖过多，会反射性地刺激胰脏中的胰岛细胞分泌大量的胰岛素，过量的胰岛素能降低血液中的葡萄糖含量。一旦血糖过低，就会出现心悸、头晕、肢体软弱无力、嗜睡等低血糖症状。在饮咖啡时也不宜过多地吃蛋糕、糖果等高糖食物，否则也会产生上述症状。

酒和咖啡是不能同时饮用的，同时饮用会加重酒精对人体的损害，因为酒精本身就能毒害人体的一切细胞。喝酒之后，酒精很快被消化系统吸收，接着进入血液循环系统，于是影响胃肠、心脏、肝脏、肾脏、大脑和内分泌器官的功能，造成体内物质代谢的紊乱，其中受害最严重的是大脑，形成大脑高度抑制。而喝咖啡则会使大脑高度兴奋，如果酒和咖啡同时饮用，就会使大脑从极度兴奋转入极度抑制，并刺激血管扩张，加快血液循环，极大地增加心血管的负担，对于人体的损害超过单纯喝酒或喝咖啡的很多倍。

可可：

可可别名蔻蔻。产于热带，果实内有种子20～40粒，炒熟制成粉，可做饮料，有滋养兴奋的作用。

（四）蜂蜜

《蜜赋》中说，蜂蜜"散似甘露，凝如割脂，冰鲜玉润，髓滑兰香"。蜜蜂采集花蜜，经自然发酵而成的黄白色粘稠液体就是蜂蜜，被誉为"大自然中最完美的营养食品"，具有延年益寿的功能。古希腊人认为蜂蜜是"天赐的礼物"，我国用蜂蜜做饮料的历史也很悠久。《三国志·魏书袁术传》引《吴书》云："时盛暑，欲得蜜浆，又无蜜，坐棂床上,叹息良久,乃大咤曰,袁术至于此乎?因顿伏在床下,呕血斗余而死。"

【营养成分】

含葡萄糖、果糖、少量的蛋白质和维生素。

【药用功效】

蜂蜜能补中益气、安五脏、和百药、解百毒,治疗花粉等引起的过敏症。由于蜂蜜营养全面而丰富,常食可使皮肤白嫩光滑,防止皮肤干裂,提高血液中血红蛋白的含量,从而使面容红润有光泽。

【偏方】

蜂蜜成分中含有一种大多数水果没有的果糖,可以促进酒精的分解吸收,因此有利于快速醒酒,并解除饮酒后的头痛感。可以在饮酒前吃 50 克蜂蜜或几块涂蜂蜜的饼干、面包,酒后饮蜂蜜水。

【药膳】

将红茶放入保温杯中,以沸水冲泡,盖盖浸 10 分钟,再调入蜂蜜与红糖,每天饭前趁热饮用。适用于胃、十二指肠溃疡的病人。

【选择窍门】

市场上蜂蜜产品掺水现象严重,或以"糖稀+香料+色素"加热搅拌制成"蜂蜜",这样的假蜂蜜成本仅是纯蜂蜜的 1/3 或更低,但没有任何营养可言。用糖水勾兑的假蜂蜜,如果被患有糖尿病、龋齿、心血管病等疾病的病人饮用,可能会导致严重后果。

在选购蜂蜜时,可以使用四种方法鉴别真假:

一看:真蜂蜜颜色看起来不是很清亮,呈白色、淡黄色或琥珀色,以浅淡色为佳;假蜂蜜色泽鲜艳,一般呈浅黄或深黄色。真蜂蜜呈黏稠状,挑起可见柔性长丝,不断流;假蜂蜜有悬浮物或沉淀,挑起时呈滴状下落,有断流。凡配料表中注明蔗糖、白糖、果葡糖浆等成分,应为假蜂蜜。

二闻:真蜂蜜有淡淡的植物味、花香;假蜂蜜闻起来有刺鼻异味或水果糖味。

三尝:真蜂蜜香甜可口,有黏稠糊嘴感和轻微淡酸味,结晶块牙咬即酥,含之即化;假蜂蜜有苦涩味或化学品怪味,结晶块咀嚼如砂糖,声脆响亮。

四热水溶:将蜂蜜放入热水中溶化,静置 3~4 小时后如无沉淀发生则为纯蜜、好蜜。

(五)椰汁

椰子是棕榈科植物椰子树的果实,未成熟时呈青绿色,成熟时呈暗褐棕色,其外皮滑而薄软,可保护果实落地时不致破碎,又可防止水分的侵入。果实里面的果汁可做饮料,也可酿酒。种子可榨油,果皮纤维可结网。

【营养成分】

含有果糖、葡萄糖、蔗糖、蛋白质、脂肪、维生素 C、钙、磷、铁等物质。

【药用功效】

椰汁性温,功效是益气杀虫、生津利水。

【食用宜忌】

食用椰子学问很多,椰汁离开椰壳味道则变,上午倒出的椰汁较甜,下午较淡。

椰子肉:

椰肉中含有蛋白质、碳水化合物、椰子油、糖类、维生素 B、维生素 C 等物质。除作为水果食用外,还可以做菜或蜜饯。当脾虚倦怠、食欲不振、四肢乏力时,将椰肉切碎成小块,加入适量的鸡肉和糯米,蒸熟后服食,有较好的疗效。

椰蓉:

椰子的果肉晾干后磨制成粉状,做糕点的时候可以作为馅料。

(六)绿茶

绿茶是茶叶的一种,用高温破坏鲜茶中的酶制成,属于不发酵茶,沏出的茶保持鲜茶叶原有的绿色。龙井、碧螺春等都属于绿茶。在清明前,茶树刚发芽时采摘的质量最高,为"明前茶"也称为"莲心"或"银针";在谷雨前采摘的,为"雨前茶",茶叶已展开,也称为"旗枪";在立夏前采摘的为"三春茶",已经有两片叶展开,也称为"雀舌";立夏后再采摘,叶片已变厚,质量最差,为"四春茶",也称为"梗片"。

【营养成分】

含有的茶氨酸、儿茶素。儿茶素有较强的抗自由基作用,对防治癌症有益。

【药用功效】

绿茶能抗癌、坚固牙齿、提高血管韧性,消脂去腻,提神。

【偏方】

在饮用绿茶时,加入苹果片或碎粒,会产生一种物质,在防癌和抗老化方面效用很好。

西湖龙井茶:

陆羽在《茶经》中记载了杭州天竺、灵隐二寺茶叶的香美。西湖美景、龙井名茶,早已名扬天下,游览西湖,品饮龙井茶,是到杭州的最好享受。西湖龙井茶产于西湖四周的群山之中,其品质特点是:外形扁平挺秀,色泽绿翠,内质清香味醇,泡在杯中,芽叶色绿,好比出水芙蓉,栩栩如生。西湖龙井茶素以"色绿、香郁、味甘、形美"这四绝著称。

品饮龙井茶,宜用玻璃杯冲泡,3克茶叶加200毫升80℃左右的热水,冲泡3~5分钟后,就可闻香、观色、品味了。过去按产地分为"狮、龙、云、虎、梅"五个品类。"狮"字号为龙井狮峰一带所产,"龙"字号为龙井、翁家山一带所产,"云"字号为云栖、五云山一带所产,"虎"字号为虎跑一带所产,"梅"字号为梅家坞一带所产。其中公认狮峰所产者香味品质最佳。

黄山毛峰:

黄山茶在400余年前就相当著名,由于该茶白毫披身,芽尖似峰,取名"毛峰",后冠以地名为"黄山毛峰"。特级黄山毛峰在清明前后采制,形似雀舌,白毫显露,色似象牙,鱼叶金黄。冲泡后,清香高长,汤色清澈,滋味鲜浓、醇厚、甘甜,叶底嫩黄,肥壮成朵。其中"鱼叶金黄"和"色似象牙"是特级黄山毛峰外形与其他毛峰不同的两大明显特征。

黄山毛峰冲泡时的水温以80℃左右为宜,玻璃杯或白瓷茶杯均可,一般可续水冲泡2~3次。

洞庭碧螺春:

苏州洞庭山所产的茶叶,因香气高而持久,俗称"吓煞人香",后来清代康熙皇帝品尝此茶后,得知是洞庭山碧螺峰所产,改定名为"碧螺春"。碧螺春的品质特点是:条索纤细,卷曲成螺,茸毛披覆,银绿隐翠,清香文雅,浓郁甘醇,鲜爽生津,回味绵长。

品尝碧螺春茶,在白瓷茶杯中放入3克茶叶,先用少许热水浸润茶叶,待芽叶稍展开后,续加热水冲泡2~3分钟,即可闻香、观色、品评。碧绿纤细的芽叶沉浮于杯中,香气扑鼻而来,品饮过后,鲜爽怡人。

(七)红茶

红茶是一种全发酵茶,比较受西方人喜爱。红茶的产地主要有中国、斯里兰卡、印度、肯尼亚等地。经过采摘、萎凋、揉捻、发酵、干燥等步骤生产出来,比绿茶多了一个发酵的过程,发酵是指茶叶在空气中氧化,使得茶叶中的茶多酚和单宁酸减少,产生茶黄素、茶红素等新的成分和醇类、醛类、酮类、酯类等芳香物质。因此,红茶的茶叶呈黑色,或黑色中掺杂着嫩芽的橙黄色;茶汤呈深红色;香气扑鼻;由于少了苦涩味，因而味道更香甜、醇厚。

红茶与绿茶不同，绿茶随着时间会失去味道，而红茶能够保存相当长的时间，这样就能适应长途运输，这也许是红茶传到西方的原因之一。

【营养成分】

茶多酚含量高，多酚氧化酶活性强。

【药用功效】

红茶性温，具有暖胃、提神的功效，适合于秋冬季节饮用。

世界的四大红茶：

祁门红茶：

简称祁红，产于中国安徽省西南部黄山支脉区的祁门县一带，以8月份所采收的品质最佳。祁红外形条索紧细匀整，锋苗秀丽，色泽乌润；内质清芳并带有蜜糖香味，上品茶更蕴含着兰花香，号称"祁门香"，馥郁持久；汤色红艳明亮，滋味甘鲜醇厚，叶底（泡过的茶渣）红亮。清饮最能品味祁红的隽永香气，即使添加鲜奶亦不失其香醇。春天饮红茶以它最宜，下午茶、睡前茶也很合适。

阿萨姆红茶：

产于印度东北阿萨姆喜马拉雅山麓的阿萨姆溪谷一带，以6~7月采摘的品质最优，10~11月产的秋茶较香。阿萨姆红茶色呈深褐色，汤色深红稍褐，带有淡淡的麦芽香、玫瑰香，滋味浓，属烈茶，是冬季饮茶的最佳选择。

大吉岭红茶：

产于印度西孟加拉省北部喜马拉雅山麓的大吉岭高原一带，以5~6月的二号茶品质最优，被誉为"红茶中的香槟"。三四月的一号茶多为青绿色，二号茶为金黄。其汤色橙黄，气味芬芳高雅，上品尤其带有葡萄香，口感细致柔和。大吉岭红茶最适合清饮，焖5分钟使茶叶尽舒，口感更好，下午茶及进食口味生的盛餐后，最宜饮此茶。

锡兰高地红茶：

锡兰的高地茶通常制为碎形茶，呈赤褐色，其中的乌沃茶汤色橙红明亮，上品的汤面环有金黄色的光圈，犹如加冕一般；其风味具刺激性，透出如薄荷、铃兰的芳香，滋味醇厚，虽较苦涩，但回味甘甜。

（八）花茶

花茶是我国主要茶产品之一，是用茶叶和香花进行混合窨制，是茶叶吸收花香而制成的香茶,也称为薰花茶。既有鲜花馥郁鲜灵的芳香,又具有茶叶原有的醇厚滋味,因此广受青睐。

明朝程荣所著的《茶谱》一书,对花茶的制法有较为详细的叙述:"木樨、茉莉、玫瑰、蔷薇、蕙兰、莲桔、栀子、梅花皆可作茶,诸花开放,摘其半含半放,蕊之香气全者,量其茶叶多少,扎花为拌。三停茶,一停花,用瓷罐,一层茶,一层花,相间至满,纸箬扎固入锅,重汤煮之,取出待冷,用纸封裹,置火上焙干收用。"清道光年间,吴人顾禄的《清嘉录》载:"珠兰、茉莉花于薰风欲拂,已毕集于山塘花肆,茶叶铺买以为配茶之用者。……茉莉则去蒂衡值,号为打爪。"

【选择窍门】

首先,要选对买茶的地方,要到专业的茶叶商店或者规模较大的商场、超市购买。

其次,要仔细查看包装。注意观察包装上是否标明生产厂家、出产日期与产地等相关信息。如果是在专业的茶叶商店,还可以看到茶叶样品,这样就能通过观察茶叶的外形来辨别茶叶的品质,劣质茶叶或者假茶带有青腥气或其他异味。

如果条件许可,消费者可以要求商家冲泡一杯样品以做进一步的鉴别,冲泡茶叶是很有讲究的,专业的鉴别方法是以150毫升开水冲泡3克茶叶5分钟。把茶叶多冲泡几次。加入了添加剂的茶叶在第一次冲泡时往往香气浓郁,但在经过三四泡之后,其香气就会消失,汤色也变得非常淡。

茉莉花茶:

花茶的大宗产品,品种丰富,既是香味芬芳的饮料,又是高雅的艺术品。茉莉鲜花洁白高贵,香气清幽,近暑吐蕾,入夜放香,花开香尽。茶能饱吸花香。只要泡上一杯茉莉花茶,便可领略茉莉的芬芳。茉莉花茶是用经加工干燥的茶叶,与含苞待放的茉莉鲜花混合窨制而成的再加工茶,其色、香、味、形与茶坯的种类、质量及鲜花的品质有密切关系。大宗茉莉花茶以烘青绿茶为主要原料,统称茉莉烘青。条索紧细匀整,色泽黑褐油润,香气鲜灵持久,滋味醇厚鲜爽,汤色黄绿明亮,叶底嫩匀柔软。

茉莉大白毫:

简称茉莉大毫。采用福鼎大白茶等良种早春嫩芽特制成坯,并以双瓣和单瓣茉莉交叉重窨,特工巧制,"七窨一提"而成。毫芽肥壮重实,紧宜匀称,色泽嫩黄,满披银毫,内质香气鲜浓,滋味浓醇,汤色微黄,叶底匀亮。

天山银毫:

选用高级天山烘青绿茶与"三伏"优质茉莉,按传统工艺官制而成。条形紧秀匀齐,白毫显露,色泽嫩绿,水色透明,香气鲜灵浓厚,叶底肥嫩柔软。

(九)苦丁茶

苦丁茶别名长寿茶,大叶茶,盛产于海南五指山。"一杯春露暂留客,两腋清风几欲仙。"说的就是苦丁茶。远在东汉时的《桐君录》中就曾记载过苦丁茶被作为贡品供皇家享用。

【营养成分】

含茶多酚、儿茶素、咖啡碱、维生素、黄酮类化合物、皂苷、氨基酸、熊果酸、无机盐、多种稀有微量元素等。

【药用功效】

苦丁茶性寒,入肝、肺、胃三经,散风热,清头目,解消炎。治风热头痛、齿痛、目赤、耳鸣、热病顽渴等。对减肥、降血压、降胆固醇有良好的效果,并对食道癌、咽喉癌有明显抑制效果。

【医典文摘】

《本草纲目》:皋卢,叶状如茗,今广人用之,名曰苦丁。

《英德县志》:丁,产于观音山,治咽喉之症。

【偏方】

用隔夜苦丁茶漱口,可以预防和治疗口腔炎、舌痛、牙龈出血等,并有固齿作用。

【食用宜忌】

用热开水冲泡,可续水冲泡8~10次,隔夜仍可饮用,茶水常温放一星期不变色质。

(十)葡萄酒

葡萄酒是葡萄经过发酵后形成的含有酒精的天然健康饮品,按形态分有静止型、起泡型、加强型、加香型等;若按颜色分,则有红葡萄酒、白葡萄酒、玫瑰红葡萄酒等;另外按酒的含糖量来分,又可以分为干型、半干型、半甜型、甜型。

葡萄酒相传是公元前6000年美索布达米亚的居民酿造的,之后被传到希腊、罗马,公元前100年左右,扩散到世界各地。我国在汉代以前就已种开始植葡萄并有葡萄酒的生产了,汉代虽然曾引入了葡萄及葡萄酒生产技术,但却未使之传播开来。汉代之后,中原地区大概就不再种植葡萄,一些边远地区时常以贡酒的方式向后来的历代皇室进贡葡萄酒。唐代时,中原地区对葡萄酒已是一无所知了,唐太宗从西域引入葡萄,造酒成绿色,芳香酷烈,葡萄酒的芳名才屡屡出现,如脍炙人口的著名诗句:"葡萄美酒夜光杯,欲饮琵琶马上催。"刘禹锡也曾赞美葡萄酒,诗云:"我本是晋人,种此如种玉,酿之成美酒,尽日饮不足。"这说明当时山西早已种植葡萄,并酿造葡萄酒。当时的胡人在长安还开设酒店,销售西域的葡萄酒。元朝统治者对葡萄酒非常喜爱,规定祭祀太庙必须用葡萄酒,并在山西的太原、江苏的南京开辟葡萄园,在宫中建造葡萄酒室。

【营养成分】

含多酚,丰富的葡萄糖、果糖、维生素 B 和维生素 C 等。

【药用功效】

葡萄酒能降低胆固醇、防止心肌梗塞、软化血管、保护心脏、降血压、降血脂、抗衰老。

【选择窍门】

葡萄酒是用纯的葡萄发酵酿的酒,里面不添加任何添加物,但有的厂家却用糖精、香精、色素、酒精等进行勾兑,假借名厂商标和包装推向市场。这种"三精一水"完全不能叫葡萄酒,是假冒伪劣产品。

按市场成本计算,30 元以下的酒,70%以上都是勾兑的,60 元以下的酒,40%都有问题。劣质葡萄酒有损健康,消费者在购买时不能只图便宜,一定要到商场选正规厂家生产的,还应掌握一些葡萄酒的知识,如将红葡萄酒倒在白色餐巾纸上,纸上的红色出现分布不均或有沉淀,就说明酒中加了色素。

红葡萄酒:

葡萄皮一直和发酵的果汁保持浸泡状态,这样能提供给果汁更浓的颜色和味道。整个发酵过程需要 10~30 天,发酵时需要的温度比白葡萄酒要高,装瓶前还可以在桶中或缸中陈酿。

红葡萄酒的颜色变化,从粉红到近似黑色不等,这主要是由葡萄的品种决定的,其他如陈酿的时间和出产地也会有一定的影响,越陈越有光泽。酒的边缘处越呈棕色,且里面颜色越淡,就说明该酒越成熟。每天饮用不超过 50~100 毫升。

红葡萄酒应该在饮用前 1~2 小时先开瓶,让酒呼吸一下,名为"醒酒"。对于比较贵重的红葡萄酒,一般要先冰镇一下,时间约 1 小时。

白葡萄酒:

由白葡萄酿制而成,但如果深色葡萄没有被挤破且在采摘后立即榨汁,也能用来酿制白葡萄酒。当杂质沉淀、葡萄汁澄清后,发酵工序便开始了,这一过程所花的时间比酿制红葡萄酒时所花的时间更长。

白葡萄酒的颜色一般从无色透明到深金色,但大部分是淡黄色,并且陈酿时间越长,颜色越深。一般颜色较淡的酒产自于较凉爽的地区,而颜色较深的酒则产自于气候温暖的地区。新的白葡萄酒可能染上一些绿色,而棕色的白葡萄酒一定是坏了。

白葡萄酒有宜肺的功效,喝之前最好在冰箱中冰2小时左右。

(十一)白酒

白酒通常用高粱或大米通过酿造和蒸馏而成,因无色且水分少,所以又叫白干、烧酒等,分为酱香型、米香型、清香型、浓香型、其他香型(董香型、凤香型、芝麻香型等)。

【营养成分】

白酒除了含有极少量的钠、铜、锌外,几乎不含维生素和钙、磷、铁等,所含有的仅是水和乙醇(酒精)。酒中的酒精被人体吸收后,虽然也可以氧化供热,但是饮白酒后所感到的浑身发热,并非酒精供热的结果,而是在酒精的刺激下,由人体的微血管扩张,体表大量散热所致,实际上消耗的还是体内的葡萄糖。

【偏方】

金髓煎

原料:枸杞、白酒。

制法:将枸杞洗净,放白酒中浸泡。15天后取出,放入盆中研碎。将酒和枸杞浆汁倒入白布袋中,绞取汁液。将汁液放入锅中,先用武火烧开,后移文火上煎熬,浓缩至膏状时停火,稍凉,盛入瓷器内,封贮备用。

用法:早晚各服1汤匙,用温白酒冲服:

功效:填精补肾,延年益寿。适用于肾虚发白、肾精亏损等症。

【选择窍门】

为了避免买到假酒,在选择时要注意以下几点:

1.许多名牌白酒都有独具特色的瓶型。如茅台酒多年一直使用白色圆柱形玻璃瓶,瓶身光滑,无杂质;泸州老窖特曲使用的是异形瓶,瓶底有"泸州老窖酒厂专利瓶"字样,假酒酒瓶高低粗细不等,外包装陈旧,无新鲜感,封口不严或压齿不整齐。

2.好的白酒其标签的印刷十分讲究,纸质精良白净、字体规范清晰,色泽鲜艳均匀,图案套色准确,油墨线条不重叠。如有英文或拼音字母,则大小规范一致。

此外，现在有很多品牌白酒在包装盒或瓶盖上使用激光防伪图案，从不同的角度观察会呈现不同的色泽，而且只能一次性使用，稍有损坏就不能复原。假酒的商标标识粗糙，色泽不正，图案模糊不清，与真正名牌酒商标标识外观有明显区别。

3.目前我国有 17 种国家公布、认可的名白酒的瓶盖大都使用铝质金属防盗盖，其特点是盖体光滑，形状统一，开启方便，盖上图案及文字整齐清楚，对口严密。若是假冒产品，倒过来时往往滴漏而出，盖口不易扭断，而且图案、文字模糊不清。

4.透过玻璃瓶看，白酒是绝对清澈透明的，而且没有沉淀。如果酒液浑浊，有漂浮的杂物，则可能是伪劣酒。

5.饮用白酒前可以再做一做鉴定，少倒一点酒洒在手上，用两手摩擦一会儿，使酒生热，然后闻其香味。一般来说，如果气味清香，即是上等酒；如果气味发甜，则是中等酒；如果气味苦臭，定是伪劣酒。

茅台酒：

茅台酒具有"酱香突出，幽雅细腻，酒体醇厚，回味悠长"的特殊风格，酒液清亮，醇香馥郁，香而不艳，低而不淡，闻之沁人心脾，入口荡气回肠，饮后余香绵绵。茅台酒最大的特点是"空杯留香好"，即酒尽杯空后，酒杯内仍余香绵绵，经久不散。茅台酒是许多重大的外事活动的见证人，因而被誉为"国酒""外交酒"。

相传有一年除夕，茅台镇突然大雪纷飞，寒风刺骨，镇上住有一李姓青年，他见一位衣衫褴褛的老妇僵卧门口，便将其背进屋生火取暖，以自酿米酒款待老人，又将床铺让给老妇睡，自己躺在炉边地上。朦胧中听到奇妙琴声，天边飘来一位仙女，身披五彩羽纱，手捧熠熠闪光的酒杯，站立面前，随将杯中酒倾向地面，顿时空中弥漫了浓郁的酒香，眼前出现了一道闪烁的银河。这青年一觉醒来，屋里炉火很旺，水、饭尚温，床上被褥整齐，似无人睡过一般，推门一看，风雪俱停，一条晶莹的小河从家门口流过，河面上飘着阵阵酒香。此后，当地人就用仙女赐予的河水酿酒，用"飞仙"图案作茅台酒的商标，至今不变。

五粮液：

原名为"杂粮酒"，产于四川省宜宾，由高粱、大米、糯米、小麦和玉米五种谷物为原料酿制而成，相传创始于明代。它"香气悠久，味醇厚，入口甘美，入喉净爽，各味谐调，恰到好处"，被认为在大曲酒中，以酒味全面著称。相传，宜宾早在汉时已盛行酿酒，唐代大诗人杜甫到戎州（今四川宜宾），在所写《宴戎州杨使君东楼》诗中，就有"重碧牛青酒，轻红臂荔枝"之句。其时所产"重碧酒"和"荔枝绿"均为唐宋时期的名酒。而五粮液原名杂粮酒，据说创始于明代，至今酿造用的酒窖，乃是明代遗物。当时系仿宋代名酒荔枝绿的制法,用多种谷物配合酿制,经历代不断改进发展而成。1929年,宜宾县的清朝遗老惠泉,颇爱饮此酒,甚喜其醇美芬芳,但觉其名不雅,遂改名为"五粮液",即取其琼浆玉液之意。于是,"五粮液"之名由此而来。

西凤酒:

产于陕西省凤翔县柳林镇,属其他香型(凤型),"酸、甜、苦、辣、香"五味俱全,且诸味谐调,酒液清澈透明,有水果香,回味舒畅。

"东湖柳,柳林酒,妇人手"被称为"凤翔三绝"。相传凤翔县酿酒业始于周秦,盛于唐宋。凤翔古名雍城,是春秋时代五霸之一秦穆公建都的所在地。据《凤翔府志》记载,在公元前600多年的秦穆公时期,凤翔就已有美酒佳酿。当地出土的文物中,有属于周朝和战国时期的酒器,说明当时饮酒风气的盛行和酿酒业的发达。唐贞观年间,吏部侍郎裴行俭送波斯王子回国路过此地,曾以"送客亭子头,蜂醉蝶不舞,三阳开国泰,美哉柳林酒"的诗句赞美西凤酒。北宋文学家苏东坡在凤翔任职时就留下了"花开酒美喝不醉"的诗句。

(十二)啤酒

啤酒是低浓度酒精饮料,略带苦味,以大麦芽、大米为原料,加入少量酒花,经糖化、低温发酵制得,素有"液体面包"之称,营养丰富。

【营养成分】

含糖、蛋白质、二氧化碳等。啤酒中维生素B2是很丰富的,能防治口唇发炎,还有增进眼睛明亮及促进乳汁分泌的作用。叶酸有促进红细胞生成和抗贫血的作用。啤酒中的硒可增加血中的抗体含量,锌能增进食欲,铬能促进体内碳水化合物的利用。

【药用功效】

啤酒有强心、健胃、利尿、镇痛、消暑降温、软化血管的作用,对高血压、心脏病及结核病都有较好的辅助疗效。产妇喝啤酒,可以增加母体乳汁,使婴儿得到更充分的营养。

【偏方】

将鱼放在啤酒中浸泡10分钟,捞出调味炖制,可减少腥味,帮助脂肪溶解,产生酯化反应,使鱼鲜香。将冷冻过的肉放在啤酒中浸泡10分钟,捞出用清水洗净再烹调,可清除异味,增加鲜味。用啤酒代水焖牛肉,能使牛肉更鲜嫩,异香扑鼻。

烹制肥肉时,锅里加上一杯啤酒,可除油腻,食之爽口。

【食用宜忌】

啤酒分淡色啤酒、浓色啤酒和黑色啤酒3类,要求清澈透明,无悬浮物。我国生产最多的是淡色啤酒,淡色啤酒又分黄色、金黄色和棕黄色3种。啤酒的色泽不同,香气和口味也不相同。淡色啤酒酒花香味突出,口味清爽。浓色啤酒和黑色啤酒麦芽香气突出,口味醇厚。泡沫是检验啤酒质量很重要的标准。泡沫有3种性能,一是起泡性,二是持久性,三是附着性。起泡性是指倒在杯中时,应有1/3到1/2的泡沫浮在上面,泡沫应细腻,状如奶油。持久性是指停留时间长。附着性是指挂杯情况,残留愈多附着力越强。此外,啤酒的卫生指标应符合要求。

每天饮用啤酒不宜超过300毫升。因为啤酒在人体内代谢较快,易使人发胖。有人经常大量饮啤酒,腹部变大,俗称"啤酒肚"。过量饮啤酒还会破坏细胞功能,发生乙醇中毒。喝大量啤酒常使体内丢失水分,因酒精能加重尿液大量排出,同时钠也随尿排出,因此应摄取咸的食物,以补充钠的摄入。长期大量饮酒,会使胃肠粘膜受损。

生啤酒:

适于瘦人饮用,生啤酒是没有经过巴氏杀菌的啤酒。由于酒中和活酵母菌在灌装后,甚至在人体内仍可以继续进行生化反应,因而这种啤酒喝了很容易使人发胖。另外生啤酒中的鲜酵母可以促进胃液分解,增进食欲,加强消化,增加营养,对瘦人增强体质,增加体重也是有好处的。

熟啤酒:

经过巴氏杀菌后的啤酒就成了熟啤酒,因为酒中的酵母已被加温杀死,不会继续发酵,稳定性较好,不会在胃中继续繁殖,所以胖人饮用较为适宜。

黑啤酒:

麦芽原料中加入焦香麦芽酿制成的啤酒。具有色泽深、苦味重、酒精含量高的特点,并具有焦糖香味,营养丰富,易被人体吸收的氨基酸和少量的B族维生素比淡色啤酒多2~3倍,是极好的营养饮料,被誉为"黑色牛奶"。

低醇啤酒:

适合从事特种工作的人饮用,如演员等人,属低度啤酒,含有多种微量元素,具有很高的营养成分。人喝了这种啤酒不容易"上头",还能满足"瘾君子"们的酒瘾。

无醇啤酒:

低度啤酒,只是它的糖化麦汁的浓度和酒精度比低醇啤酒还要低,营养同低醇

· 食材的功效与用法 ·

图文珍藏版

啤酒一样丰富。因为它酒精度特别低,所以很适合妇女、儿童和老人饮用。

运动啤酒:

供运动员们饮用的,除了酒精度低以外,还含有黄芪等15种中药成分,能大大加快运动员在剧烈运动后恢复体能的速度。

九、调味品类食材

(一)葱

葱别名大葱、胡葱,原产于西伯利亚,我国栽培大葱的历史也十分悠久,且品种很多。按葱白长短可分为长葱白葱,其品种有山东章丘大葱、北京高脚白葱等;短葱白葱,有鸡腿葱等。除此以外,还有小葱、改良葱和软化栽培的羊角葱。

【营养成分】

含蛋白质、脂肪、胡萝卜素、维生素 A、维生素 B、维生素 C、铁、钙、镁等诸多矿物质,还含有挥发油,油中的主要成分是葱辣素,具有较强的杀菌或抑制细菌的功效,尤其对痢疾杆菌和真菌的抑制作用更明显。

【药用功效】

发汗解表,促进消化液分泌,健胃增食,此外还有软化血管、降低血脂的作用。

【食用宜忌】

生葱不能和蜂蜜同食。

初春时期的葱是一年中营养最丰富,也是最嫩、最香、最好吃的时候。这个季节气候无常,感冒发生率高,肠胃病和关节痛会发作,适当多吃些葱能缓解病情。

葱根:

葱根有解热、泻火、止血、镇咳的功效,适用于伤风感冒、皮肤生疮、痰多咳嗽症。用大葱根7个,梨1个,加蜂蜜适量,以水煎服,可治皮肤生疮。

(二)蒜

蒜别名大蒜、葫蒜。原产于亚洲西部和地中海,传入我国后各地均有栽培,是重要的调味蔬菜,按皮色分为紫皮蒜和白皮蒜,与葱、姜、辣椒共称为"四辣"。

【营养成分】

含硫和含硒的有机化合物(大蒜素)以及多种活性酶。大蒜供食用的部位有鳞茎(蒜瓣)、幼苗(青蒜)、蒜苔(蒜苗)和软化栽培的蒜黄,这些都是人们所喜爱的蔬菜,大蒜各个部分都含有辛辣的蒜素(挥发性的硫化丙烯),具有杀菌和促进食欲的功效。蒜瓣中含磷质和糖分较多,青蒜含有胡萝卜素和维生素,因此大蒜是食用价值很高的蔬菜。

【药用功效】

蒜能解毒、消炎、健脾,提高肌体免疫力,防治各类感染,抗肿瘤,防治动脉粥样硬化。

【偏方】

大蒜捣烂,加醋调服,主治急性肠炎。

将牙洞里的东西剔净,塞上蒜泥,可治龋齿疼痛。

【食用宜忌】

蒜本身不抗癌,它里面的大蒜素才有抗癌作用。将大蒜切成片,放在空气里15分钟以上,让它和氧气结合以后产生大蒜素,生食,熟食会破坏蒜的营养价值。

长期过量吃蒜,对眼病患者和经常发烧、潮热、盗汗等虚火较旺者会有不良影响,因此民间有"大蒜百益而独害目"之说。眼病患者在治疗期间,必须禁食蒜、葱、洋葱、生姜、辣椒这五辛和其他刺激性食物,否则将影响疗效。

(三)姜

姜原产于东南亚,我国自古就有栽培,是不可缺少的调味蔬菜。

【营养成分】

含矿物质、维生素、姜油酮、姜油酚、姜醇和姜辣素等物质。姜中含有挥发性的姜油酮和姜油酚,具有独特的辛辣气味,在烹调中能去除鱼和肉的腥膻味,还能增进食欲,有健胃、发汗、去湿等功效。

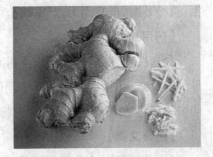

姜

【药用功效】

"家备小姜,小病不慌","夏季常吃姜,益寿保安康","冬吃萝卜夏吃姜,不劳医生开药方","四季吃生姜,百病一扫光","早吃三片姜,胜过人参汤"。我国的诸多民谚都反映了生姜的保健功效。姜性温,具有杀毒、抗癌的作用,可促使血管扩张和血流加快,使全身产生温热的感觉,同时促使汗毛孔张开,排出汗液,带走一些热能,食姜还能通过神经反射促使胃肠内充血,增加消化道蠕动,促进消化液分泌。

【医典文摘】

《本草纲目》:生姜,久服去臭气,通神明。

【偏方】

将生姜加水煮沸,放入红糖,趁热服下后盖被发汗。可以止呕吐,除风湿寒热、发汗解表,和中散寒。适用于风寒感冒、发热头痛、身痛无汗者。

【食用宜忌】

姜不能食用过多,否则会导致口干、便秘等。

支气管哮喘、痔疮、眼病、发烧、癌症(湿热型)病人忌食。

(四)食盐

食盐是海水或盐井、盐池、盐泉中的盐水经煎晒而成的结晶,无色或白色。

【营养成分】

含氟、钠、碘、硼、氯、硫酸钠、磷酸盐等30余种成分。氯是胃酸(盐酸)的成分,能活化唾液淀粉酶,帮助口腔消化淀粉类食物,而且离解后本身呈现酸性,在维持体液酸碱平衡上起着重要作用。钠离子对肌肉的收缩、心脏搏动、保持血液流畅、维持体内渗透压、神经信息的传递,以及参与糖类和蛋白的代谢等都有重要的意义。在炎热季节或从事高温作业、进行激烈运动的人若是出汗多了,或生病呕吐、腹泻大量失水时,除了需要补充液体之外,还要补充盐分。因为缺盐可引起食欲不振、精神萎靡、全身无力,严重缺盐可引起痉挛与昏迷。

【药用功效】

食盐性寒,能调味、解毒、清热凉血。用于胸脘胀满、齿龈出血、牙痛、消化不良等。早晨空腹时,饮淡盐水1杯,不仅能去火、清除口臭和口中苦淡无味的现象,还能增强消化功能、增进食欲、清理肠部内热。

【医典文摘】

《本草纲目》:主治肠胃结热、喘逆、胸中病、令人呕。

【偏方】

自然止血:鼻出血后,可用药棉浸盐水塞进鼻孔中,同时饮用盐水1杯,即可起到止血的功效。口腔内部若发生牙龈出血、喉头出血、鱼骨刺伤咽喉出血等小出血,可用盐汤漱口,促进血液凝结,起到自然止血的作用。

祛除青春痘:夜晚临睡前用食盐约20克置于盆中热水里,溶化后趁热洗脸,不仅能清除面部油脂,使粉刺逐渐消散,还可防止粉刺感染发炎。

【食用宜忌】

食用过多食盐会明显加重浮肿和高血压症状,每人每天的食盐摄入量应为6~8克。

碘盐:

在缺碘引起的所有危害中,智力发育障碍是主要的。由于孕妇特殊的生理状况,早期通过饮食摄入的碘量不足,同时因孕妇肾清除率的作用,导致内源性碘的损失,从而可能造成胎儿大脑发育受损,所以这期间如不注意补碘,胎儿可能面临碘缺乏的威胁。目前,自然环境碘缺乏一时还难以改变,所以我们必须坚持长期食用碘盐,世世代代补碘。

(五)糖

【药用功效】

糖性温,能提高人体对钙的吸收利用率,提供机体能量,维持心脏和神经系统的正常功能;维持脂肪正常代谢,防止酸中毒;保肝解毒,使机体本身免受损害等。

【食用宜忌】

食糖的摄取量过多,会使血液中葡萄糖含量增多,增加脂肪的积蓄,从而使人易患心血管方面的疾病。

在饮用牛奶、咖啡等饮料时,不宜加入大量的糖。

红糖:

红糖是从甘蔗或甜菜中提取的粗制糖,含有叶绿素、叶黄素、胡萝卜素、铁质、锰、锌、核黄素、尼克酸等营养成分。有益气、缓中、助脾化食、补血破瘀、散寒止痛的功效,不易诱发龋齿等牙科疾病。因红糖杂质较多,不宜直接食用,以开水冲化或煮化,沉淀后服用为好。老年人阴虚内热者不宜多吃。把100毫升陈醋和30克红糖一起煮沸,每次服用20毫升,每日3~4次,可以治疗支气管哮喘。

白砂糖:

白砂糖是植物甘蔗的茎汁经精制而成的乳白色结晶体。能润肺、生津。用于增加甜味,提高鲜味,

降低咸味,增进食欲,治疗肺燥咳嗽、口干脘痛等。

冰糖:

白砂糖煎炼而成的冰块状结晶就是冰糖。相传清代康熙年间,有一个名叫扶

桑的姑娘,是四川一个大糖坊家的丫鬟。有一次,她趁主人不在家,舀了一碗糖浆正准备喝的时候,主人回来了,扶桑连忙把糖浆倒进猪油罐,藏进柴堆里,又在上边放些谷糠掩盖住。过了几天,当扶桑捧出猪油罐时,罐里却长满了许多水晶般的东西,敲碎入口,坚脆而纯甜,味道胜过白糖。扶桑把这一奇怪现象讲了出去,许多人如法炮制,制出的糖形似冰,味如蜜,人们就把它称作冰糖。冰糖能益气和胃、润肺、生津。用于增加甜味,增进食欲,治疗咽干咳嗽、咽喉疼痛等。

(六)味精

味精是调味品,别名味素,用淀粉做原料,用酸或酶水解成糖,经微生物发酵制得。差不多 100 年前,日本东京大学有位化学教师池田菊苗,回家晚了,妻子就把剩菜热了一下给他吃。当他喝了一口汤时,忽然觉得异常鲜美,便仔细检查了一下汤里的菜,可是汤里仅有一些海带丝和几片黄瓜,问起做法来,妻子告诉他这只是中午没吃完的菜加了一些水制成的。池田不死心,他认定这汤里一定有什么奥秘,于是他把海带拿到试验室研究,终于发现了海带中有一种叫"谷氨酸钠"的物质。这样,味精就被池田发明了,很快风行全世界。

【营养成分】

含谷氨酸单钠盐。

【食用宜忌】

哺乳期妇女应尽量少食味精,3 个月龄的婴儿应忌食味精,1 周岁以内也不食味精为宜。成人的味精摄入量以每天每公斤体重不超过 0.12 克为宜。

用高汤煮制的菜不宜放味精;酸味菜、糖醋、醋熘和酸辣菜不宜放味精,因为味精在酸性溶液中不宜溶解,而且酸性越强,溶解度越低;有鸡或海鲜炖的菜再加味精是浪费,并不能起到什么作用。

味精不要放在火炉边上受高温的熏炙。

要等菜或汤做好后,临出锅时再加入味精。这样,不仅不会破坏味精的鲜味特性,而且在此时的热度下,味精能迅速溶解在菜汁中,发出鲜味。若在做凉菜时,要先用少量热水把味精溶解后,放凉再拌入凉菜中。

胃及十二指肠溃疡病人忌食味精。

鸡精:

鸡精是从鸡肉、鸡骨中萃取出来的,除含有谷氨酸钠外,更含有多种氨基酸。

（七）醋

醋是一种含有醋酸的调味品，多由高粱、米、酒或酒糟发酵制成。南方人喜欢吃镇江的香醋，北方人喜欢山西的老陈醋，浙江的玫瑰米醋也很有名。

山西人喜欢喝醋。过去，山西军阀阎锡山的兵，身上常常配着"两枪二壶"。"两枪"是指烟枪和步枪；"二壶"是指醋壶和酒壶。闭起眼睛，听到"咣当咣当"直响的部队跑过去，就知道是阎锡山的兵。

习惯上，"吃醋"是嫉妒的代名词，这一典故可要追溯到唐朝时了。唐太宗李世民将美女赐给身边最得力的大臣房玄龄，而房夫人天性妒忌，知道此事后坚决不允许。唐太宗对房夫人说："如果你不嫉妒的话，那你就好好活着；如果你宁愿嫉妒，那就喝毒酒去死吧。"结果房夫人真的取过侍从端来的毒酒一饮而尽。然而"毒酒"只是唐太宗准备的一杯醋。于是，唐太宗答应不再将美女赐给房玄龄。"吃醋"一词也由此传开。

【营养成分】

含大量醋酸及乳酸、琥珀酸、葡萄酸、苹果酸、氨基酸。

【药用功效】

醋性温，有开胃、养肝、强筋、暖骨、醒酒消食等功效。能防止和消除人体疲劳；对病原菌有杀伤功效；能防止体液呈酸性，有降血压、防止动脉硬化点功效；能滋润皮肤，改善皮肤的供血，对抗衰老、延年益寿有良好效果。

【医典文摘】

《本草纲目》：醋，消痈肿，散水气，杀邪毒，调诸药。

【偏方】

消除头皮屑：老陈醋兑水后成为含醋2%～5%的溶液，每日洗头，坚持数周即可取得显著效果。

大蒜50克捣烂，浸泡在200毫升的食醋里，共3天。先用温水洗脚5分钟，再把脚放进蒜醋液中浸泡20分钟，坚持15天左右，对脚气有明显疗效。

每晚刷牙前，含半口食醋（最好是山西老陈醋），在口腔里停留20～30分钟后吐出，然后刷牙（不用牙膏），再用清水漱口，能有效去除牙垢。

患了痢疾，用刚出锅的油条蘸醋吃，有舒肠胃的作用。

【药膳】

冰糖酸醋饮

原料：食醋 100 克、冰糖 500 克。

制法：将冰糖放入食醋中溶化。每次服 10 克,每日 3 次,饭后服用。

宜忌：溃疡病患者、胃酸过多者不宜饮用。

疗效：去淤生新,消食健胃,补中益气,清热去火。适用于高血压患者偏于阴虚和血脉淤滞者。

【食用宜忌】

若用醋口服治疗时,有严重胃、十二指肠溃疡者不宜。支气管哮喘者忌。

小儿皮肤细嫩,如用醋外涂驱蛲虫时,一定要加水稀释,防止醋的浓度太高,损伤皮肤。

(八)酱油

3000 多年前,我们的祖先就会酿造酱油了,最早的酱油是用牛、羊、鹿和鱼虾肉等动物性蛋白质酿制的,后来才逐渐改用豆类和谷物的植物性蛋白质酿制。将大豆蒸熟,拌和面粉,接种上一种霉菌,让它发酵生毛。经过日晒夜露,原料里的蛋白质和淀粉分解,就变化成滋味鲜美的酱油了。

酱油一般有老抽和生抽两种。老抽较咸,用于提色;生抽用于提鲜。

【营养成分】

含 17 种氨基酸、各种 B 族维生素和安全无毒的棕红色素,还有一定量的糖、酸、醇、酚、酯等多种复杂的香气成分。氨基酸在烹调过程中与食盐作用而生成氨基酸的衍生物,使菜肴增加了鲜美味道。同时,在烹调过程中,酱油中的氨基酸还会与糖发生化学反应,产生一种诱人的香气。

【药用功效】

调味,除热解毒,增进食欲,治烫伤、蜂虫伤等。

【选择窍门】

1.摇晃瓶子,看酱油沿瓶壁流下的速度快慢,优质酱油浓度很高、粘性较大、流动慢,劣质酱油浓度低,像水一样流动较快。

2.优质酱油瓶底不应有沉淀物或染物。

3.优质酱油应呈红褐色、棕褐色,有光泽而发乌。

4.打开瓶盖,未触及瓶口,如果是优质酱油,就可闻到一股浓厚的香味,而劣质酱油香气少或有异味。

滴几滴酱油于口中品尝,优质酱油味道鲜美,咸甜适口,味道醇厚柔和,口味绵长。

（九）胡椒

胡椒有白胡椒和黑胡椒之分，果实为球形，原产于印度热带雨林中，是华侨从马来西亚引进的。

【营养成分】

含挥发油、胡椒碱、粗脂肪、粗蛋白、淀粉、可溶性氮等营养物质。

【药用功效】

胡椒性温，能温中散寒、理气止痛。用于增加香辣味、消除腥气、增加食欲等。

【医典文摘】

《本草纲目》：胡椒大辛热，纯阳之物……时珍自少食之，岁岁病目，而不疑及也。后渐知其弊，遂痛绝之，病目亦止。

【食用宜忌】

发烧、糖尿病、痛风、关节炎、痔疮、儿童多动症、癌症（热盛者）、支气管哮喘、眼疾患者忌食。

（十）花椒

花椒别名川椒、红椒、蜀椒等，外国人认识中国菜是从麻婆豆腐开始的，而麻婆豆腐中的重要调味料就是花椒。它是中国特有的香料，因而有"中国调料"之称，位列调料"十三香"之首。

在古代医籍中，关于花椒治病的记载甚多。据史籍记载，汉成帝微服出游，在其姐姐家遇到一绝代佳人，乃咸阳赵飞燕。成帝将她纳入后宫，封为婕妤，因宠爱有加，不久就被封为皇后。赵飞燕一心想为成帝生一太子，但久不身孕。御医诊断为风寒入里，宫冷不孕，建议用花椒涂四壁，取室温气正。《汉官仪》记载，"皇后以椒涂壁和椒房，取其温也。"从此，皇后的宫殿也被称为椒房。

【营养成分】

含柠檬烯、枯醇、碰牛儿醇、植物甾醇、不饱和有机酸。

【药用功效】

花椒性温，能除各种肉类的腥臊臭气，改变口感，促进唾液分泌，增加食欲，使血管扩张，从而起到降低血压的作用。中医认为，花椒有芳香健胃、温中散寒、除湿止痛、杀虫解毒、止痒解腥的功效。

【药膳】

花椒单方

原料:花椒适量。

制法:花椒炒焦,研末,每次用米汤吞服1克。

主治:腹部胀冷疼痛、呕吐。

(十一)大料

大料别名八角,也叫大茴香,是常用的调味香料。

【营养成分】

含挥发油。

【药用功效】

健胃、祛痰。

【食用宜忌】

支气管哮喘、糖尿病、痛风、癌症(热盛者)忌食。

(十二)桂皮

桂皮别名肉桂、玉桂、牡桂、菌桂、筒桂,是肉桂树的树皮,香味浓烈,也是最早被人类使用的香料之一。在公元前2800年的史料记载中就曾提到桂皮;西方的《圣经》和古埃及文献中也曾提及肉桂的名称;秦代以前,桂皮在我国就已作为肉类的调味品与生姜齐名。

【营养成分】

含挥发油。

【药用功效】

桂皮性温,能补火助阳,散寒止痛,活血通经。用于阳痿、宫冷、心腹冷痛、虚寒吐泻、经闭、痛经。

【药膳】

肉桂米酒粥

原料:桂皮3克,米酒15克,粳米50克。

制法:先将淘洗干净的粳米入锅,加水用旺火烧开,再转用文火熬煮,待粥成后加入肉桂再煮2~3分钟,然后冲入米酒,搅匀即成。每晚温服1剂,宜冬春季服用。

功效:温肾壮阳,祛寒止痛。适用于肾虚腰膝冷痛、四肢冰冷、夜多小便等症。

【食用宜忌】

支气管哮喘、糖尿病、发烧、癌症（湿热型）病人忌食。

孕妇少食。

（十三）芥末

芥菜籽碾成的粉末就是芥末，是一种调味品。美国有一个芥末博物馆，展示3000多种不同的芥末，还介绍芥末的制造过程，参观者可以品尝到300种不同品味的芥末。

【药用功效】

防止龋齿。

【食用宜忌】

痔疮、眼病病人忌食。

十、中草药类食材

（一）枸杞

枸杞多产于宁夏。古人曾说：枸杞能留得青春美色，是神仙服用的。传说古时候有一人到河西做官，路逢一女子，十五六岁，打一位八九十岁的老人。这人很是气愤，问这女子：“这老人是谁？你为什么打他？”女子说：“他是我曾孙，有良药不肯服食，致使年老不能行走，所以要打他。”这人问女子说：“你今年多大？”女子说：“我今年372岁。”这人吓了一跳，又问：“你吃了什么良药，能告诉我吗？”女子说：“这药只有一种，却有五名，春名天精，夏名枸杞，秋名地骨，冬名仙人杖，亦名西王母杖。四季常服，可与天地齐寿。”人们从此便开始服用枸杞。

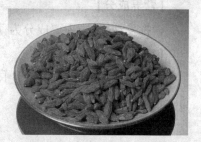

枸杞

【营养成分】

含甜菜碱、玉蜀黍黄素、酸浆红素、枸杞多糖、胡萝卜素、核黄素、烟酸、维生素 C 等。

【药用功效】

枸杞性平，能滋肝补肾、安神明目。用于腰膝酸痛、眩晕耳鸣、内热消渴、血虚萎黄、目昏不明。明代大医学家李时珍《本草纲目》中介绍，用枸杞子泡酒，长期饮用可以防老驻颜，长生不老。

【偏方】

用开水冲泡枸杞，代替茶，每天晚上饮用，对治疗单纯性肥胖有显著效果。

【药膳】

将枸杞、黄精与精瘦肉一起煮汤，汤熟后去掉黄精，再加入调味品，可补肝明目，适用于老年人体弱、视力减退、腰背酸痛。

【食用宜忌】

枸杞有兴奋性神经作用，性欲亢进者不宜食用。

感冒、发炎、腹泻的人不宜食用。

【选择窍门】

一些商家为了迎合大众的消费心理，纷纷在药材上做手脚，如给枸杞染色。滥用色素对人体的肠胃有很大刺激性，食用后容易上吐下泻，食用过多则会危害人体健康。

在选购枸杞时要注意：染过色的枸杞颜色特别鲜艳，尝起来有酸味，不要购买。

（二）薄荷

薄荷别名仁丹草，味辛凉、清香。中国苏州特产的一种龙脑薄荷，尤为佳品。

【营养成分】

含挥发油，油中主要成分为薄荷醇、薄荷酮、樟烯、柠檬烯等。

【药用功效】

薄荷性凉，有发汗、退热、祛风、止痒等功能。用于风热感冒、头痛、目赤、喉痹、口疮、风疹、麻疹、胸胁胀闷。

【医典文摘】

《本草纲目》：薄荷主治恶心、心腹胀痛、宿食不消。

【偏方】

薄荷汤：将薄荷清洗干净，切碎后用开水焯一下，放少许盐、香油，有神清气爽、解毒败火之功效。

（三）金银花

"有藤名鸳鸯，天生非人种。金花间银蕊，翠蔓自成簇。"芳香的金银花是我国古老的药物,享有"药铺小神仙"之誉,别名忍冬花、双花,气味清香,味微苦。

【营养成分】

含挥发油,油中主要为双花醇、芳樟醇,并含木犀草素、氯原酸、异氯原酸、番木鳖甙、肌醇。

【药用功效】

金银花性寒,能清热解毒,消炎退肿。主治咽喉炎、扁桃体炎。

【医典文摘】

《纲目拾遗》气芬郁而味甘,开胃宽中,解毒消火,以之代茶尤能解暑。

【偏方】

将金银花和菊花混匀,用开水冲泡,浸 10 分钟左右,代茶饮用,治疗感冒。

【药膳】

金银花莲子汤

原料:金银花 30 克、莲子(不去芯)50 克。

制法:金银花煮水,去渣后煮莲子,吃时加些白糖。

功效:清热解毒,健脾止泻。

【食用宜忌】

金银花性寒,不宜常饮,体弱之人须慎用。

(四)茯苓

茯苓别名玉灵、茯灵、万灵桂、茯菟,是寄生在松树根上的一种菌,形状与瓜、拳、瓦罐等相似,皮呈淡黑色或紫褐色,内部呈白色或粉红色,嚼起来粘牙。

【营养成分】

含茯苓多糖、茯苓酸、块苓酸、齿孔酸、松苓酸、蛋白质、脂肪、卵磷脂、葡萄糖、组氨酸等。

【药用功效】

茯苓性平,主治小便不利、水肿、心神不安、惊悸失眠,可提高人体免疫力。

【医典文摘】

《神农本草经》:久服可安魂养神、延年。

【偏方】

将茯苓粉用凉水搅拌,再将煮沸的牛奶冲入,早晨空腹饮用,可以健脾宁心,滋补强身,延缓衰老。

【药膳】

茯苓大枣粥

原料:茯苓粉 30 克、粳米、大枣、白糖。

制法:大枣去核,浸泡后连水同粳米煮粥,粥成时加入茯苓粉拌匀,稍煮即可。食用时加入白糖。

功效:利水渗湿、健脾补中,适用于小儿脾虚久泻。但腹胀及小便多者不宜食用。

【食用宜忌】

有遗精或滑精病史者,不宜长期食用茯苓。

(五)白果

白果别名银杏果,是银杏树结的果子。远在 1 亿 4000 万年左右的中生代晚侏罗纪和早白垩纪,银杏植物已处于盛期,故我国的银杏有"活化石"的称号。白果树成长较慢,但寿命很长,苗栽下十年后才开花结果,到四五十年才进入盛果期,结果时间一般可达二三百年。对此,民间有"公公种树,孙子得果"的说法,"公孙树"之名就是从此而来。山东莒县定林寺前的一棵古银杏,已超过 3100 多年,还能开花结果,可算是树木中少见的"老寿星"了。

白果呈卵形或椭圆形,分为四层,外果皮肉质,中果皮骨质,内果皮膜质,果仁淡绿色或淡黄色,可食,亦可入药。宋朝曾把它列为贡品、圣品,多为豪门权贵享用。

【营养成分】

白果核仁营养丰富,含有蛋白质、脂肪、糖,少量的钙、磷、铁、钾等成分。

【药用功效】

白果性平,有润肺、定喘、涩精、止带的作用。

【医典文摘】

《日用本草》:白果味甘平、苦涩有毒。

《本草纲目》:白果熟食能温肺益气、定喘咳、缩小便、止百浊。

【药膳】

白果奶饮

原料:白果 30 克、白菊花 4 朵、雪梨 4 个、牛奶 200 毫升、蜜糖适量。

制法:将白果去壳,用开水烫去心。白菊花洗净,取花瓣备用。雪梨削皮,取梨肉切粒。将白果、雪梨放入锅中,加清水适量,用武火烧沸后,改用文火煲至白果烂熟,加入菊花瓣、牛奶,煮沸后用蜜糖调匀即成。

功效:祛斑洁肤,润肤增白。

【食用宜忌】

白果含有白果苷,可以分解出有毒的氰氢酸,多食易中毒。因此食用前要把毒素较集中的果仁芯摘除,或去壳煮熟,才能去毒。

儿童食用白果易中毒,年龄越小死亡率越高,生白果的毒性比熟白果强。白果尽管营养丰富,但也是一种药品,对于孩子来讲,更是毒性大于营养,应尽量少食,控制在 10 颗以内。食用白果引起的中毒症状与脑膜炎极其相似,如果孩子食用白果出现中毒症状,可用 25 克白果壳煮水给孩子喝,并及时就医。

【选择窍门】

白果以颜色微黄为宜,颜色亮白的多为工业双氧水浸泡的"毒白果"。

(六) 何首乌

何首乌别名首乌、地精、交藤等。

相传唐宪宗年间,有个叫文象的和尚,在山上遇到一个姓李的老人,叫安期,虽寿高百岁,却须发亦黑。文象问其原因.老人说是吃了一个叫何田儿的人送的一种妙药所致。

何田儿自幼体弱多病,他出家学道,住在山中庙里。一天醉卧山坡,忽见两棵相距三尺远的藤枝慢慢向一块儿靠拢,相互缠绞一起,过一会儿又解开,反复多次。何田儿觉得奇怪,一直等到天亮仔细看了看,藤是紫色的,叶像是红薯叶,顺藤掘起,根块有拳头和胳膊那么粗。何田儿便挖了一块回去泡酒喝。7 天后,他面色大改,气血旺盛,旧病全无,本来花白的头发也变得乌黑油亮。至此,他不愿再忍耐山中庙里的寂寞,干脆回乡娶妻,连生数子,寿至 168 岁。其子孙也沿其办法,上山寻找此药,都活到了百岁以上。安期便将这种药叫作"何首乌",意即何田儿的头发黑了。

【营养成分】

含卵磷脂、大黄素、大黄酚、大黄酸等。

【药用功效】

何首乌性微温,能解毒、消痈、通便、补肝肾、益精血,用于眩晕耳鸣、须发早白、腰膝酸软、肢体麻木、神经衰弱、高血脂症。

【药膳】

何首乌煮鸡蛋

原料:何首乌60克、鸡蛋2只。

制法:将何首乌洗净,浸润切片,放入砂锅内,注入适量清水,放进鸡蛋,煮至鸡蛋熟,捞出去掉蛋壳。鸡蛋、盐、味精放进锅再煮片刻,盛入碗中即成。

功效:补肝益肾、填精乌发、安神养心、延缓衰老。适于肝肾虚损、精血不足、须发斑白、未老先衰之人食用。

(七)雪莲

雪莲别名雪荷花,主要生长于天山南北坡、阿尔泰山及昆仑山雪线附近的高旱冰碛地带的悬崖峭壁之上,是新疆的著名特产。过去高山牧民在行路途中遇到雪莲,会被认为是吉祥如意的征兆。据传,这雪中莲花是瑶池王母到天池洗澡时,由仙女们撒下来的,被视为神物。就连饮过雪莲苞叶上的露珠水滴,都被认为可以驱邪除病,延年益寿。

【营养成分】

含芳香甙、雪莲内酯、生物碱、挥发油、多糖。

【药用功效】

雪莲性温,能通经活血、强筋骨、促进子宫收缩。主要用于阳痿、腰膝软弱、妇女崩带、月经不调、风湿性关节炎。

【医典文摘】

《本草纲目拾遗》:大寒之地积雪,春夏不散,雪间有草,类荷花独茎,婷婷雪间可爱。其地有天山,冬夏积雪,雪中有莲,以天山峰顶者为第一。

【药膳】

雪莲乌鸡煲

原料:雪莲15克、乌鸡1只。

制法:调和油在煲中稍微加热,下葱、姜炒出香味,加入发好的香菇,下盐、糖炒透,下乌鸡、雪莲,加水用猛火炖,滚开后改文火炖,肉烂后停火起煲。喜辛辣的朋友,可以在食用前加入少量白胡椒。

功效:补肾壮阳,调经补血。适用于男子阳痿、妇女小腹冷痛、月经不调、崩漏等症。

（八）参

参别名人衔、土精、棒锤，掌状复叶，果呈鲜红色，根药用，微具特异香气。主产于吉林、辽宁、黑龙江。

【营养成分】

含人参皂贰。

【分类】

人参分园参和山参两大类。野山参主根粗短呈横灵体，支根八字分开，横纹紧密而深，芦、丁、纹、体、须相衬，五形全美，皮紧细，须根清疏而长，质坚韧，有明显的珍珠疙瘩，表面呈牙白色或黄白色，断面呈白色。园参以根条粗圆、横纹多且细密、质坚实、色鲜亮、气香味苦者为佳。园参由于加工方法不同，又分红参、糖参、生晒参3种规格，再按大小质地各分若干等级。

【药用功效】

参性热，能大补元气，有强壮、兴奋的作用。用于体虚欲脱、肢冷脉微、脾虚食少、津伤口渴。

【药膳】

人参粥：将粳米淘净后，与人参粉（或片）一同放入砂锅或铝锅内，加水适量。将锅置武火上烧开，移文火上煎熬至熟。将冰糖放入锅中，加水适量，熬汁。再将汁慢慢加入熟粥中，搅拌均匀即成。制作中忌铁器和萝卜。这款药膳宜秋冬季早晚空腹食用。益元气，补五脏。适用于老年体弱、五脏虚衰、劳伤亏损、食欲不振、心慌气短、失眠健忘、性机能减退等病症。但身体强壮的中年人、老年人以及在炎热的夏季不宜服用。

【食用方法】

1.咀嚼法：直接将人参切成3克左右的小节或块状备用，每天早、晚取一节放在口中，细细咀嚼噙化。此吃法简便易行，既可完全吸收其补益之成分，不浪费药效，还可起到美容的作用，是人参的最佳食用方法。

2.炖服法：将人参切成薄片，每次取5克放在有盖的瓷杯中，加适量的水泡3小时左右，然后置锅中隔水蒸炖30分钟左右，早饭前半小时服用。

3.冲粉法：把人参研成细粉末，每次用纱布或滤纸包上5克，置于茶杯中，冲入沸水，加盖闷泡5分钟后即可饮用。可反复冲开水泡饮，泡至无参味时，可把参渣放口中咀嚼吞下。

4.浸酒法:将完整的人参一支,浸泡在60度纯高粱酒500毫升中,浸泡15天后,即可每晚饭后饮用15毫升"人参酒"。可一面倒出药酒饮,一面加入白酒,随加随饮。待瓶中人参泡至呈雪白色时为止。饮完酒后,可将人参切成小块,分数次慢慢咀嚼吞下。

【食用宜忌】

在服用人参期间,不可吃生萝卜。

高血压患者不可服用人参,因多服人参后容易引起脑充血,甚至因脑血管意外而致命。

孕妇不宜服用人参。

野山参:

野山参生长在海拔1500~2000米的原始森林中,是东北三宝之首,具有补五脏、安精神、定魂魄、止惊吓、除邪气、明目、开心、益智的功效,久服可延年益寿。野山参在我国应用有上千年的历史,目前越来越稀少,是一味难得的天然绿色补品。

党参:

党参的花为钟状,淡黄绿色带紫斑,根为圆柱形,多产于山西省上党。有补脾胃的作用,用于脾肺虚。

弱、气短心悸、四肢倦怠等症。

玄参:

玄参别名元参、黑参,花为黄绿色,性微寒,可补阴降火,消炎解毒。

北沙参:

北沙参别名辽沙参、莱阳参、银条参,产于山东、辽宁、河北等地,性凉,有养阴清肺、益胃生津的作用。用于肺热燥咳、劳嗽痰血、热病口渴。

南沙参:

南沙参别名沙参、白沙参、泡参,可以养阴清肺,化痰益气。

丹参:

丹参别名大红袍、红根、紫丹参,性微寒,可祛瘀止痛、活血通经、清心除烦。用于月经不调、闭经痛经、胸腹刺痛、热痹疼痛、疮疡肿痛、肝脾肿大、心绞痛。

太子参:

太子参别名童参、四叶参、四叶菜、米参。性平,可益气健脾,生津润肺。用于脾虚体倦、病后虚弱、自汗口渴、肺燥干咳。

红参:

红参性温，是一种经过蒸煮的人参，香味较浓，色呈暗红，表面半透明，偶尔有不透明的暗褐色斑块，习称为"黄马褂"，断面平坦有光泽，呈菊花纹。红参适宜体虚及体弱、冬天怕冷者服用。但高血压、阴虚火旺或急性病等患者忌用红参。40岁以下的健康人，精力充沛，也以不服为佳。

高丽参：

高丽参在世界上享有盛誉。成熟的高丽参生长期在6年以上，是稀有的珍品，有抗疲劳、预防动脉硬化、降血压、恢复性机能等功效。传说在1000年前的高丽王朝，有一位姓姜的居士，因为老母长期生病，他便天天祈祷母亲早日康复。他的孝心感动了山神，山神托梦，让他上山去寻找一种叶绿、根白、籽红的"仙草"，煎根服用，可令其母康复。姜居士依照山神的指点去做，果然治好了母亲的病。姜居士为了行善救人，就开始种植这种"仙草"，因其根酷似人形而取名"人参"。后人把姜居士作为人参栽培的鼻祖来纪念，直至今天。

高丽参适宜夏季服用，可在童子鸡内放入糯米、大枣、高丽参，长时间炖煮。上桌时随个人喜好放入胡椒、盐等食用，人参的香气和柔软的鸡肉，喷香的鸡汤可以吃到人气大增。

（九）西洋参

西洋参别名花旗参、洋参。是1714年由加拿大魁北克的拉菲泰神父雇佣印第安人在加拿大森林中发现的，当时被命名为加拿大人参。

【营养成分】

含人参皂甙、精氨酸、天冬氨酸等18种氨基酸。

【药用功效】

西洋参性凉，能补肺阴、清火、养胃生津。用于肺虚咳血、潮热、烦渴、气虚，对中枢神经起镇静和安定作用，同时还具有降血脂的效果。

【食用方法】

1.含化法：将无皮西洋参放在饭锅内蒸一下，使其软化，然后用刀切成薄片，放在玻璃瓶内。一次口含1片，每天用量2~4克，早饭前、晚饭后含于口中，细细咀嚼。

2.冲粉法：将西洋参研成细粉状，每次5克，用纱布或滤纸包好，置杯中，冲入沸水，加盖后约5分钟即可饮用，可重复冲服几次至无味止。

3.炖服法：将西洋参切片，每天取2~5克放入瓷碗内，加适量水浸泡3~5小时。密封碗口,再置锅内隔水蒸炖 20~30 分钟,早饭前半小时服用。

4.蒸服法:将西洋参研成细粉状,每次用 1 个鸡蛋拌入西洋参细粉 5 克,蒸熟后服用。

5.做汤法:将西洋参切成薄片,做菜汤时每次放入 5 克共煮。

【食用宜忌】

服用西洋参时不要饮茶,不能吃萝卜。

(十)灵芝

灵芝别名赤芝,是菌类植物,菌盖呈肾脏形,呈赤褐色或暗紫色,有环纹和光泽。早在公元前 300 年左右,《礼记》中就有"食所加庶,羞有芝柄"的记载。东汉时期的民间传说《白蛇传》中,白娘子不小心现出蛇身吓死许仙后,就是盗了灵芝来救回许仙性命的。虽然是传说,但灵芝滋补的功效可见一斑。

【营养成分】

含氨基酸、多肽、蛋白质、真菌溶菌酶以及糖类、麦角甾醇、三萜类、香豆精甙、挥发油、硬脂酸、苯甲酸、生物碱、维生素等。

【药用功效】

灵芝用于健脑、消炎、利尿、益肾。主治神经衰弱、消化不良和慢性支气管炎。

【医典文摘】

《神农本草经》:灵芝久食,轻身不老,延年神仙。

【药膳】

灵芝炖牛肉

原料:灵芝 10 克、牛肉 100 克、枸杞 10 克、姜片 3 克。

制法:以上原料共入锅炖熟,加 5 克大蒜汁。

功效:治肠癌。

(十一)燕窝

燕窝,是指金丝燕在海边岩石间筑的巢,为金丝燕口衔海藻或其他柔软植物纤维后混合着唾液吐出来的胶状物。

【营养成分】

含有丰富的活性糖蛋白、钙、铁、磷、碘及维他命等多种天然营养素和矿物质,很容易被人体所吸收,是一种非常珍贵的天然补品。

【药用功效】

燕窝能养肺阴、化痰止咳、补中益气。可治咳嗽、气喘、咳血、吐血,此外还有补血、清血、健脾等功效。

【医典文摘】

《本草求真》:燕窝,药中至平至美之味者也。

【药膳】

冰糖燕窝炖乳鸽

原料:燕窝25克,乳鸽2只,冰糖30克。

制法:乳鸽杀后去毛及内脏,去骨,肉切丝;燕窝浸发去杂毛,将鸽和燕窝、冰糖放入炖锅内,文火炖3小时即可。

功效:补气润肺,滋养容颜。

【选择窍门】

用来制造假燕窝的材料,包括白木耳、海草、鱼皮以及一种特别的树脂,其中以白木耳造假的情况最为常见。辨别真假燕窝的主要方法是将燕窝浸在水中,然后用手指挤压,若毫不胶黏,那就是真燕窝。另一个办法是用火点燃干燕窝片,如果是真燕窝就绝不会产生任何噼啪作响的火花。

此外,纯正的燕窝无论在浸透后或在灯光下观看,都不完全透明,而是呈半透明状,也没有任何浓烈气味。

纯正燕窝有抗菌性,即使存放在潮湿的地方也不会发霉,若是发霉,则说明该燕窝已被添加了防腐剂。

(十二)鹿茸

鹿茸,是指梅花鹿或马鹿的雄鹿未骨化而带茸毛的幼角。梅花鹿主产于吉林、辽宁;马鹿主产于黑龙江、吉林、青海、新疆、四川等省区。东北梅花鹿采收的叫"花鹿茸",质量最优;东北马鹿采收的叫"东马茸",品质较优;西北所产的叫"西马茸",品质较次。

【营养成分】

含鹿茸精、磷脂、糖脂、胶脂、激素、脂肪酸、氨基酸、蛋白质,所含无机元素有

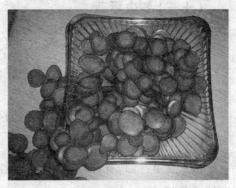

鹿茸片

钙、磷、铁、镁、铝、银、铜、锌、钡等20多种,具有调节机体代谢、促进各种生理机能活动的作用,对全身虚弱、久病之后的患者,有较好的强身作用。

【药用功效】

鹿茸性温,具有补肾、壮阳、益精血、强筋骨的功效。凡属肾阳虚所致疲乏无力、精神萎靡、肢凉怕冷、阳痿滑精、小便失禁、大便溏稀、腰背酸痛、心悸头晕、耳聋眼花、妇女宫冷不孕、小儿发育迟缓等,均可用鹿茸治疗。

【医典文摘】

《本草纲目》:鹿茸能生精补髓、养血益阳、强筋健骨、益气强志,治一切虚损、耳聋、目暗、眩晕、虚痢、妇女虚寒、崩漏带下等症。

【食用方法】

1.在长江以南及东南沿海地区,取茸片5克、红枣1枚、生姜1片、米酒少许,装入有盖的杯中,加半杯水,盖严盖后置锅内隔水蒸。水沸腾后改用文火炖2~3小时即可。初食者有口干、眼红、心跳加速等反应时,应停止食用,这是虚不受补。无症状者,每隔一日食一次,用量逐渐加至10克;高血压、心脏病患者食用时应遵医嘱。

2.取茸片25~30克,与鸡(鸭、鹅、鸽、猪瘦肉)、枣或其他佐料置在电饭煲或砂锅内炖3~5小时后食用,用不完保存好分次食用。

3.在台湾,把鲜茸洗净切片,泡入50度以上的500毫升白酒中,浸泡一周后,每日服10~25毫升,每日3次。

4.在东北,人们喜欢将鹿茸10克、人参10克、枸杞15克、五味子10克等中草药搭配,泡入50度以上的500毫升白酒中服用,或粉成末状食用,或粉成末与其他中草药配伍装成胶囊后服用,或切片含化嚼食服用。

(十三)冬虫夏草

冬虫夏草别名虫草、冬虫草,是褐色菌类,呈椭圆形或卵形,生于海拔3000~4000米的高山草甸土层中,主产于四川、云南。

【营养成分】

化学成分含粗蛋白、多种氨基酸、D-甘露醇(即"虫草酸")等。

【药用功效】

冬虫夏草性温,有补肺益肾、止血化痰的功效。用于久咳虚喘、劳嗽咯血、阳痿遗精、腰膝酸痛

【偏方】

虫草饭:取虫草1~2枚,洗净,放入高压锅内与米饭同时蒸熟后吃。每天1~2次,连服3个月到半年。此方作为中药治疗乙型肝炎大三阳、小三阳的辅助治疗,有良好效果。

【药膳】

虫草鸡:用冬虫夏草4~6枚,乌骨鸡一只,去毛及内脏,一起炖服。此方用于补肾助阳,适用于头脑昏沉、记忆力减退、心悸怔忡、视物昏花、体虚易感冒、多汗怕冷等症。对乙型肝炎、阳痿、遗精、腰膝酸痛之肾阳肾精不足者,也有一定的治疗作用。

【选择窍门】

购买冬虫夏草时,首先要注意外观和色泽。冬虫夏草虫体似蚕,长约3~5厘米,表面呈深黄色至黄棕色,有环纹20~30个,足8对(中部4对比较明显),断面为白色。选择时以虫体完整、丰满肥大、外色黄亮、内色白、子座短者为佳。有些空壳的冬虫夏草,是在提取有效成分后再出售的,这种虫草外观不饱满。掰开细看,若有在虫草中插入铁丝等异物的即是伪劣商品,建议购买正规商店或有信誉厂商的产品。

(十四) 黄芪

"明年春草绿,王孙归不归?"这是唐代诗人王维在《送别》诗中的著名诗句,诗中的"王孙"并非指人,而是一味古老的中药——黄芪。

黄芪亦名戴糁、戴椹、百本、箭芪、百药绵、二人抬等。相传古时有一位善良的老人,姓戴名糁,善针灸术,为人厚道,待人谦和,一生乐于救助他人,后因救坠崖儿童而献身。老人形瘦,面肌淡黄,人们以尊老之称而敬呼之"黄耆",老人去世后,人们为纪念他,便将老人墓旁生长的一种味甜,具有补中益气、止汗、利水消肿、除毒生肌作用的草药称为"黄芪",并用它救治了很多病人,因此黄芪在民间广为流传应用。

【营养成分】

含黄酮类成分毛蕊异黄酮等。

【药用功效】

黄芪性温,有补气、利尿、消肿、止汗的功效。用于气虚乏力、自汗、水肿、子宫脱垂、慢性肾炎蛋白尿、糖尿病、疮口久不愈合。

【医典文摘】

《本草纲目》:耆,长也。黄耆色黄,为补药之长,故名。

【药膳】

将党参、黄芪洗净,用冷水泡透,加水适量煎煮,每半小时取药液 1 次,共煎煮 3 次,然后合并药液。将合并的药液用文火煎熬至稠粘时停火,等浓液收缩冷却后,加入白糖,使之吸净药液,混合均匀,再晒干,压碎,装入玻璃瓶。服用时用沸水冲化,每次 10 克,一天两次。可补益肺脾之气,适用于气虚型心悸气短、浮肿、气喘、头晕等症。

【食用方法】

黄芪的吃法很多,最简单的方法是:每天用黄芪 30 克左右,水煎后服用,或水煎好后代茶饮用。有人喜欢在烧肉、烧鸡、烧鸭时,放一些黄芪,增加滋补作用,效果也不错。现在中药店里出售的黄芪,有生黄芪、炙黄芪两种,效果差不多,都可用。

【食用宜忌】

虽然黄芪是一味很好的强壮补益药,一般无明显的不良反应,但它是一种温补性药物,补气升阳,易于助火,又能止汗,所以凡有感冒发热、胸腹满闷等症者,不宜服用黄芪;患有肺结核病的人,有发热、口干唇燥、咯血等症状者,不宜单独服用黄芪。此外,有研究表明黄芪可使染色体畸变率和细胞微核率明显增高,故孕妇不宜长期大量应用。

(十五)黄精

黄精别名鸡头根、黄鸡菜、仙人余粮,花为白色或淡黄色。

【营养成分】

含黄精多糖、低聚糖以及赖氨酸等 8 种氨基酸。

【药用功效】

黄精有补脾、润肺生津的作用。用于脾胃虚弱、肺虚燥咳、内热消渴。

【偏方】

黄精用冷水泡发,加冰糖,用小火煎煮 1 小时。此汤滋阴、润心肺,适用于身体虚弱、肺虚咳嗽及肺结核或支气管扩大、低热、咯血以及妇女低热、白带等病症。

【药膳】

黄精粥:黄精 20 克用纱布包好,加入适量水在锅中煮 10 分钟,再下粳米、陈皮 3 克,冰糖同煮成粥,拣出药包,作早晚餐食用。

功效:补益作用较强,身形虚瘦的人极宜常用。

（十六）当归

当归别名秦归、云归等，茎带紫色，花为白色，根肥大，有特异香气，生于高寒多雨山区，主产于甘肃、云南、四川。

当归，就是"应当归来"的意思，正如唐诗所云："胡麻好种无人种，正是归时又不归。"三国时期蜀国大将姜维的母亲思念儿子，便给姜维寄去当归，以示盼子速归的急切心情。民间有一则谜语："五月底，六月初，佳人买纸糊窗户，丈夫出门三年整，寄来书信一字无。"谜底是四种中药：半夏、防风、当归、白芷。其中"丈夫出门三年整"一句，打的就是当归，丈夫出门已三年，应当赶快归来。明代医药学家李时珍还从当归具有调经的药效出发，说明当归命名的由来，他在《本草纲目》中写道："古人娶妻为嗣续也，当归调血，为女人要药，有思夫之意，故有'当归'之名"。

【营养成分】

含藁本内酯、正丁烯、内酯、阿魏酸、烟酸、蔗糖、多种氨基酸以及倍半萜类化合物等。

【药用功效】

当归性温，有补血活血、调经止痛、润肠通便的功效。用于血虚萎黄、眩晕心悸、月经不调、闭经痛经、虚寒腹痛、肠燥便秘、风湿痹痛、跌打损伤。当归的水溶液抑制酪氨酸酶活性的功能很强，因而具有抗衰、美容的作用。

【医典文摘】

《本草纲目》：当归，主治咳逆上气、妇人漏下绝子。

【药膳】

当归生姜煲羊肉

原料：羊肉 500 克、生姜 20 克、当归 5 克。

制法：将生姜切成薄片待用，将羊肉切成厚片，用开水淖一下，去掉腥气，再依次将羊肉、当归、生姜放入煲中煲，大约 1 小时后成奶白色，将盐、味精、鸡精、胡椒粉依次放入即可。

功效：驱寒滋补。

（十七）肉苁蓉

肉苁蓉别名大芸、寸芸、苁蓉。全株无叶绿素，呈黄褐色，茎供药用。

【营养成分】

含微量生物碱、糖类。

【药用功效】

肉苁蓉性微温,有补肾阳、益精血、润肠通便的功效。用于阳痿、不孕、腰膝酸软、筋骨无力、肠燥便秘。

【药膳】

芙蓉鸡粥

原料:母鸡1只、肉苁蓉10克、生山药500克、茯苓20克、粳米。

制法:将肉苁蓉、茯苓煎取浓汁,煮熟母鸡去骨。用鸡汤、鸡肉、山药末、药汁及粳米煮成粥,空腹服用。

功效:补气,壮阳,安脏腑,调和气血。适用于老年神衰、精力不足、气血衰弱、头昏眼花、畏寒肢冷。常服可强壮轻身、延年。

(十八)决明子

决明子别名草决明、马蹄决明、假绿豆。

【营养成分】

含大黄素、大黄酚、大黄素甲醚、决明素、钝叶决明素及其甙类。

【药用功效】

决明子性凉,用于目赤涩痛、多泪、头痛眩晕、目暗不明、大便秘结等症。

【医典文摘】

《神农本草经》:决明子,清肝明目,润肠通便。

【药膳】

决明降压粥

原料:决明子15克、白菊花10克、粳米、白糖。

制法:决明子与白菊花一起加水煎煮2次;药液过滤后放入洗净的粳米,再加适量清水,一起煮粥后加白糖食用。早晚各服食1次。

功效:清肝明目,通便。适用于目赤肿痛、头痛头晕的高血压症、高脂血症及习惯性便秘等症。但大便泄泻者忌服。

(十九)蒲公英

蒲公英别名黄花地丁、奶汁草。关于蒲公英的由来,还有一个美丽的传说:相传在黄河岸边住着一位姓蒲的员外,膝下只有一女,名"公英",美丽善良,与丫鬟翠儿亲如姐妹。有一年,公英突发高烧,四处求医都不见效。直到临终前,公英才羞涩地告诉翠儿,病因是由于乳房肿痛难忍所致,其实患的就是乳痈。小姐死后,翠儿念及主仆情深,常到坟前祭奠。来年春天,她发现小姐的坟头生出了一片从未见过的野草,金黄色的花瓣犹如公英美丽的笑靥。秋后,野草的种子随风飘落,播散大地。次年中原大旱,百草枯萎,而这种野草却染绿了荒原。就在这一年,翠儿不幸也患了乳痈,在祭奠小姐时晕倒在坟前,朦胧中她听到一个熟悉的声音:"坟头野草,非同寻常;既治乳疾,又度饥荒。"翠儿醒来既惊又疑,便试着采这种野草回家食用,数日后乳痈果然渐愈。随后,翠儿用这种草治好了许多的乳痈患者,人们由此草的药效联想到它的来历,认为它就是美丽善良的公英小姐的化身,由此就称它为"蒲公英"。

【营养成分】

含蒲公英素、蒲公英甾醇、蒲公英苦素、果胶、菊糖、胆碱等。

【药用功效】

蒲公英性凉,能清热解毒,可防治肺癌、胃癌、食管癌及多种肿瘤。

【医典文摘】

《新修本草》:蒲公英,主治妇人乳痈肿。

【偏方】

蒲公英带根洗净,切碎后煎取药汁,去渣,加入粳米煮成稀粥。功效是清热解毒,消肿散结。适用于肝炎、胆囊炎及急性乳腺炎、急性扁桃体炎、尿路感染、急性结膜炎等。

【药膳】

金银花蒲公英糊

原料:金银花 30 克,鲜蒲公英 100 克。

制法:先将金银花洗净,放入冷水中浸泡 30 分钟,捞起后切成碎末备用。将鲜蒲公英洗净切碎,捣烂成泥状,与金银花碎末同放入砂锅,加清水适量,大火煮沸后,改用小火煎煮成糊状即成。

功效:清热解毒,防癌抗癌,通治各期乳腺癌。

十一、鲜花类食材

(一)金莲花

金莲花又名旱金莲,蔓茎缠绕,乳黄色花朵盛开时,如群蝶飞舞,别具风趣。

我国的金莲花主要产于大兴安岭,辽金时代的萧太后,经常冲泡金莲花饮用,因而皮肤白皙,中年以后依然青春靓丽。

【药用功效】

金莲花有清热解毒的作用,主要在于清上(呼吸道),对咽喉口齿、耳目唇舌的炎症,尤其是慢性炎症非常有效。

【食用方法】

可单独代茶饮用,也可加入黄芪、玫瑰花饮用。

(二)桂花

"桂子月中落,天香云外飘。"桂花又名木犀、九里香、岩桂,叶为椭圆形,花小,黄或白色,味极香。桂花的食用历史悠久,屈原在《九歌》中就有"援斗兮酌桂浆"的诗句,说明2000年前,我们的祖先已把桂花制成佳酿了。东汉的《礼乐中》亦有"尊桂酒,宾入乡"的叙述。唐代时,民间已出现以鲜栗子肉为主料,配以桂花等煮烧而成的桂花鲜栗羹。宋代苏东坡称桂花酒风味不凡,在《桂酒颂》中写道:"以桂酒方授吾,酿成而玉色,香味超然,非人间物也。"清代《养小录》中有《餐芳谱》一章,在记载的20多种鲜花馔中就有"桂花栗子"。

【营养成分】

含少量蛋白质、碳水化合物、粗纤维、灰分、丰富的多种维生素、胡萝卜素、锌等。

【药用功效】

桂花能化痰生津,散瘀,辟臭,治痰饮喘咳、血痢、口臭等。对二氧化硫、氯气等有中等抵抗力,可在大气污染较轻地区栽植。

【偏方】

将桂花和陈皮混匀,以开水冲泡,浸10分钟,冷却后饮用,治疗痰多咳嗽。

【药膳】

桂花经蒸馏而得的液体叫桂花露。炖温,内服疏肝理气,醒脾开胃。治牙龈胀、牙痛、咽干、口燥、口臭。

桂花酒

色泽浅黄,桂花清香突出,并带有山葡萄的特有醇香,酸甜适口,醇厚柔和,余香长久。常饮可健脾胃,助消化,活血益气。

桂花茶:

在福建武夷山地区以北的浦县，人们总会捧出一盅清香四溢的桂花茶祈祝吉祥。桂花树每年中秋时节开花，短短的 20 多天，有两次开花期；第一次人们称为"佛花"，只有扑鼻香，但却见不到花；第二次开花时，人们就在树下铺上几张席子，用长竿往枝间轻扫，将落在席上的花扫拢后，再用白鹅毛把花蒂、枝梢剔净，放开水里一捞，再拌上白糖浸渍封藏，便成为色鲜叶香的桂花糖茶。

（三）茉莉花

茉莉花别名末丽、抹丽，原产于印度和阿拉伯一带，菲律宾以它为国花。我国栽培茉莉花是从西汉时候开始的。《花谱》云："弱茎繁枝，叶如茶而大，绿色团尖，夏秋开小白花。花皆暮开，其香皆清婉柔淑，风味殊胜。"

传说在明末清初，苏州虎丘住着一赵姓农民，家中夫妇俩和 3 个儿子生活贫苦。赵老汉外出谋生，每隔两三年才能回来看看。孩子渐渐大了，便把地分为三段，各人一块，都以种茶树为主。一年，赵老汉带回一捆花树苗，说是南方人喜欢的香花，不知道叫什么名儿，便栽在了大儿子的田边上。隔了一年，树上开出了朵朵小白花，虽香，却没有引起村民的多大兴趣。一天，赵家大儿子惊奇地发现，茶枝也带有小白花的香气，随即检查了整块茶田，发现到处都带着香气。他不声不响采了一筐茶叶，到苏州城里去卖，这含香的茶叶非常走俏，让他发了大财。两个弟弟认为哥哥的香茶叶是父亲种的香花所致，卖茶叶的钱应三人均分。兄弟间吵闹不休，两个弟弟便要强行把香花毁掉。乡里有位老隐士戴逵，被赵氏三兄弟请来评理。戴逵说："你们三人是亲兄弟，应该亲密无间，不能只为眼前一点点利益，闹得四分五裂。哥哥发现的香茶多卖了钱，是好事，全家都应高兴。财神菩萨进了你家门，你们反而打起来，哪有这等蠢事？你们知道财神在哪里吗？就是这些香花。你们要繁殖发展这些香花，各人茶田里都栽上香花，兄弟都卖香茶，大家就都发财了。你们的香花有了名，坏人想来偷，怎么办？兄弟轮班看护，这就要团结一致，如果你们都自私自利，不把大伙的利益放在前面，事情怎么能做成呢？为了要你们能记住我的话，我为你家的香花取个花名，就叫末利花，意思就是为人处事，都把个人私利放在末尾。"兄弟三人听了这话很受感动。回家以后，和睦相处，生活一年比一年富裕起来。后来苏州茉莉花成为地方著名产品，茉莉花茶名闻遐迩。把末利花写成茉莉花，是文人为了字形美而改变的，不过，末利的含义仍然在人们心里保留着。

【药用功效】

茉莉花性热，可治痢疾、肝炎、角膜炎、白翳病。具有使平滑肌收缩和降低血压等药理作用。

【医典文摘】

《本草纲目》：茉莉花辛热无毒，和中下气，僻秽浊，治下痢腹痛。

【偏方】

将茉莉花和绿茶一起放入水中，待水沸腾至 2 分钟后，少量分多次饮用，加一点点糖或蜂蜜，对肝炎很有疗效。

用浸泡茉莉花的水清洗眼睛，可治眼红肿痛。

【药膳】

茉莉银耳汤

原料：银耳 25 克，茉莉花 20 朵。

制法：锅内放清汤，放入银耳、料酒、盐、味精，煮沸后撒上茉莉花。

功效：生津润肺、益气滋阴，对肺热咳嗽、肺爆干咳、痰中带血、胃肠有热、便秘下血、老年性支气管炎、头晕耳鸣、慢性咽炎、月经不调、肺结核的潮血咯血、冠心病、高血压等均有良好的疗效。对神经衰弱，病后体弱等滋补最好。

（四）梅花

二十四番花信之首的梅花，冰枝嫩绿，疏影清雅，花色美秀，幽香宜人。因它"万花敢向雪中出，一树独先天下春"被誉为花魁。梅花培植起于商代，距今已有近 4000 年历史，我国不少地区尚有千年古梅，湖北黄梅县有株 1600 多岁的晋梅，至今还在岁岁开花。

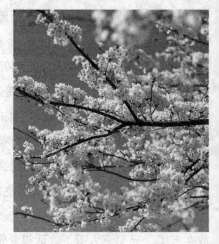

梅花

苏轼谪居黄州时，写了两游女王城的咏梅诗，还留下了一幅赞梅的画。他的《东坡月梅》镂刻于石碑，万古长留。"细雨梅花欲断魂"与"暗香先返玉梅魂"的佳句，若无黄州梅花对他的感染，是无法写出这种境界的。梅花不畏严寒，先开花后长叶，铁杆虬枝，香味特别，"金蓓错春寒"，"一花香十里"与"疏影横斜水清浅，暗香浮动月黄昏"等美妙的诗句集于一身，并与松、竹并称为"岁寒三友"。

【药膳】

梅花粥:把粳米煮成粥,粥快煮熟时,加入梅花,再煮二三沸即可。此粥能疏肝理气、健脾开胃。适用于肝胃气痛、神经官能症、胸闷不舒、食欲减退、疮毒等症。

蜡梅:

别名:梅花、雪里花、蜡木、蜡花、巴豆花、冬梅。落叶灌木,冬季开花,花瓣外层呈黄色,内层呈暗紫色。主要分布于黄河流域以南地区,将蜡梅花蕾浸在菜籽油内,3~5 天后,用油滴入耳中,每次 2~3 滴,可治疗中耳炎。

(五)兰花

兰花以清香淡雅被列为我国四雅名花——兰、菊、水仙、菖蒲之首。兰花朴实无华,叶色常青,时质柔中有刚,香气袭人。伟大的爱国诗人屈原曾为培育兰蕙花费了很多心血,"余滋兰之九畹兮,又树蕙之百亩"。诗人张羽说它:"能白更能黄,无人亦自芳。寸心原不大,容得许多香。"自古以来,人们把兰花作为美好事物的象征。比如:好文章称为"兰章";纯真友谊称为"兰交";好夫妻称为"芝兰之室"。

【偏方】

将兰花剪下后晾干,搀入茶叶中备用。取少许冲入开水,浸泡少时,即可饮用。晾干的兰花也可拌入蜂蜜、核桃、少量花椒,然后用开水冲饮,夏天可起到解暑去热和止咳润肺之功效,特别是对久咳不愈有一定疗效。

【药膳】

兰花粥

原料:泽兰 30 克、粳米 50 克。

制法:先煎泽兰,去渣取汁,入粳米煮作粥,空腹食用。

功效:活血,行水,解郁。适用于妇女经闭、产后淤滞腹痛、身面浮肿、小便不利。

(六)丁香花

丁香花别名百结、情客、紫丁香、紫丁白。花小芳香,为白色、紫色、紫红色或蓝色。在中国已有 1000 多年的栽培历史,是名贵花卉。"芭蕉不展丁香结,同向春风各自愁。"春季盛开时,硕大而艳丽的花序布满全株,芳香四溢。

丁香花常被视为爱情的象征。我国云南的崩龙族和傣族,每年丁香花开之际,都要举行传统的"采花节"。青年男女采摘丁香花送给自己的恋人,表示丁香为"结",对爱情坚贞不渝。一些地方更把丁香花作为定情之物,有的地区还把丁香花作为催办婚事的信物。

【药用功效】

丁香性温,有暖胃、祛风湿、降逆之功效。

【偏方】

丁香 3~5 朵,黄酒 1 盅,将丁香放入盛有黄酒的碗中,置锅中隔水炖热,温热饮用,治疗胃寒疼痛。

【药膳】

丁香排骨

原料:丁香 4 克、猪小排骨。

制法:先将猪小排骨洗净,斩成 6 厘米见方的大块,放入沸水锅中汆。炒锅上旺火,放油烧热,下葱、姜煸香,倒入丁香煸香,将桂皮、小茴香用纱布扎成小包,放入锅内,烧开后倒入排骨,加酱油、黄酒、白糖、精盐调味,旺火烧沸撇去浮沫,改小火焖煮至排骨酥烂,再用旺火收卤,去葱姜、纱布包即成。

功效:益气补虚。

(七)菊花

菊花别名滁菊、毫菊、杭菊、怀菊、贡菊。约有 3 万多种,世界上除冰川、沙漠外,无处不见。著名的"黄州菊案"就因菊花品种繁多而来。一日,苏东坡去看望王安石,王安石不在,桌上有一纸诗笺,曰:"西风昨夜过园林,吹落黄花遍地金"。苏东坡想,老师博学多才,如何不通事理,谁见过菊花落瓣? 于是便自作聪明,续写道:"秋花不比春花落,说与诗人仔细吟。"王安石看了很不满意,后因政见不合,就将他贬到黄州,看黄州的秋菊落瓣。

在中国的传统文化中,菊花一直被看作成熟而又寓意深广的花。屈原在《离骚》中写有"春兰兮秋菊,长无绝兮终古""朝饮木兰之堕露兮,夕餐秋菊之落英";诗人元稹有"不是花中偏爱菊,此花开尽更无花"之句;毛泽东在中南海的住地就叫"菊香书屋"。菊花是高雅的象征,我国历代文人写下了不少的咏菊名诗,陶渊明的咏菊诗就多达 30 多首,其中的"采菊东篱下,悠然见南山"可谓千古名句。

因为喜爱,古人还有重阳赏菊的风习。菊花冷傲高洁、早植晚发、傲霜怒放、凌寒不凋,和梅、兰、竹一起被人们誉为"四君子"。

【营养成分】

含挥发油,油中主要为菊酮、龙脑、龙脑乙酸酯,并含腺嘌呤、胆碱、水苏碱、刺槐甙、木犀草甙、大波斯菊甙、葡萄糖甙、菊甙。

【药用功效】

菊花性微寒，可散风清热，平肝明目。用于风热感冒、头痛眩晕、目赤肿痛。

【医典文摘】

《本草纲目》：其苗可蔬，叶可啜，花可饵，根可药，囊之可枕，酿之可饮。

【偏方】

将菊花采集后阴干，收入枕中，制作成菊花枕。对高血压、头晕、失眠、目赤等都有较好的疗效。

【药膳】

用菊花与猪肉炒，或与鱼肉、鸡肉煮成"菊花肉片"，荤中有素，补而不腻，清心爽口，可用于头晕目眩、风热上扰之症的治疗。

白菊花：

主治外感风寒、头痛、咳嗽等。将白菊花放入茶壶内，用开水浸泡，加白糖适量，代茶饮用。可通肺气、止咳逆、清三焦郁火。适用于风热感冒初起、头痛发热患者。

杭菊花：

白菊的一种，嫩时可食，也可入药，能治头疼目眩、流泪、理血、风湿、皮肉坏死等，还有调气、乌发、益寿延年的功效。因原产于浙江杭州等地，所以叫作杭菊花。

野菊花：

清热解毒，用于疔疮痈肿、目赤肿痛、头痛眩晕。

甘菊：

甘菊基短花大，味甘美。陆游有诗曰："何时一饱与子同，更煎土茗浮甘菊。"从陆游这两句诗可见我国古代已有以菊代茶的习惯了。汉唐时更盛行菊花酒，杜甫就有"伊昔黄花酒，如今白发翁"的诗句。日本人饮米酒，喜欢放一朵菊花于酒杯内，用以祝福健康长寿。

（八）槐花

槐花是槐树的花朵，和豆角的花一模一样，只不过是开在树上而已。每到盛夏花季来临时，枝头一片青白，落花撒满一地。据说以前军装的绿色就是用槐花染的。

【营养成分】

含芦丁、槲皮素、芸香甙、槐花二醇、葡萄糖和葡萄糖醛酸及鞣质。

【药用功效】

槐花性凉,有清热、凉血、止血的功效,能减少毛细血管通透性,有抗炎作用。

【偏方】

槐花用微火炒,每次取3~5粒放口中嚼食,可治疗中风失声。

【药膳】

菊槐绿茶饮

原料:菊花、槐花、绿茶。

制法:以沸水冲泡,盖严温浸5分钟。

功效:清热、散风。可治疗高血压病。

【食用宜忌】

孕妇不宜食用。

城市里的槐花不要吃,因为槐树为防病虫害,都喷洒了药剂,加上城市里的空气污染相对农村要严重,一些灰尘侵入花中,也不易清洗。

(九)桃花

桃花是桃树的花朵,有红色、粉色等多种颜色,春季开花。我国有十大桃花观赏胜地:成都龙泉桃花、湖南桃源县桃花、湖南桃江县桃花、上海南汇区四万亩桃花、上海南郊的龙华桃花、西子湖畔的桃花、无锡阳山桃花、兰州安宁桃花、北京西山桃花,还有江西庐山桃花。

【营养成分】

含山奈酚、香油精、三叶豆甙、柚皮素、多种维生素和微量元素。

【药用功效】

改善血液循环,促进皮肤营养和氧供给,滋润皮肤,防止黑色素在皮肤内慢性沉积,有效清除黄褐斑、雀斑、黑斑。

【医典文摘】

《本草纲目》:桃花性走泄下降,利大肠甚快,对气实病患者的水饮肿满、积滞、大小便闭塞有一定疗效。

【偏方】

桃花加粳米、蜂蜜、白糖制成桃花粥,能利水、活血、通便。但不宜长期服用,见到效果就可以了。

【药膳】

桃花饼:

原料:桃花 10 朵,面粉 50 克,红糖 10 克。

制作:桃花盛开之时,取落地桃花备用;将面粉加适量水揉成饼,以桃花拌红糖作馅,做成一个馅饼,蒸熟即成。

功效:泻下、消积、利尿、逐瘀、涤浊、减肥。主治食积腹泻、瘀血发狂、腰身肥胖、大便秘结等病症。

(十)百合花

百合花别名夜合树、绒花树、鸟绒树。

【营养成分】

含皂草黄甙、肌醇。

【药用功效】

解郁安神。用于心神不安、忧郁失眠。

(十一)石榴花

"似火山榴映小山,繁中能薄艳中闲。一朵佳人玉钗上。只疑烧却翠云鬟!"这是杜牧咏石榴的一首绝句,和白居易的《山石榴》诗"日射血珠将滴地,风翻火焰欲烧人"同样别其巧思,把石榴写活了。我国古代女子爱戴石榴花,到南北朝时还很风行,南朝梁简帝肖纲就有"鬓边插石榴"之句。

【药用功效】

石榴花有止血功能,用石榴花泡水洗眼,有明目的效果。

【偏方】

鲜石榴花 15~20 克.水煎后代茶饮用,可治疗牙痛。

(十二)芍药

芍药别名没骨花、婪尾春、将离、殿春花,花形变化多。

《诗经·郑风》有"维士与女,伊其相谑,赠之以芍药"的记载。隋代已有园艺栽培,经唐至宋代栽培日盛,品种增多,宋代以扬州栽培最盛。古代男女交往以芍药相赠,表达结情之约或惜别之情,故又称"将离草"。唐代诗人柳宗元及宋代诗人陈师道均谱写过生动的、让人回味的咏芍药诗篇。

【药用功效】

祛风止痛,活血补血。

【药膳】

芍药花粥

原料:芍药花6克,粳米50克,白糖少许。

制法:以米煮粥,待1~2沸,入芍药花再煮至粥熟,加入白糖即成,空腹服食。

功效:养血调经。

(十三)合欢花

合欢花别名马缨花,淡红色。

【营养成分】

含皂草黄甙、肌醇、粘液质。

【药用功效】

解郁安神。用于心神不安、忧郁失眠。

【药膳】

将合欢花、粳米和红糖一同放入锅内,用文火烧至粥稠即可。每晚睡前1小时空腹温热服用。可以安神解郁,活血。适用于愤怒忧郁、虚烦不安、健忘失眠等症。

(十四)荷花

荷花别名芙蓉、菡萏。荷被称为"活化石",是被子植物中起源最早的植物之一。在人类出现以前,只有少数生命力极强的野生植物生长在这个贫瘠的地球上,其中就有一种今天被我们称为"荷花"的水生植物。大约过了9000万年,原始人类开始出现,他们为了生存采集野果充饥,不久便发现这种"荷花"的野果和根节(即莲子与藕)不仅可以食用,而且甘甜清香,味美可口。渐渐地,"荷花"这一人类赖以生存的粮食来源便深深地印刻在我们的祖先的心中,成为人类生存的象征。

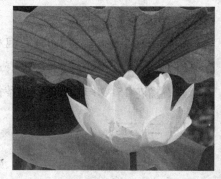

荷花

西周至春秋战国时期,荷花从湖畔沼泽的野生状态走进了人们的田间池塘,与被神化的龙、螭及仙鹤一样,成为人们心目中崇高圣洁的象征。西汉时期,乐府歌辞逐渐盛行,由此产生了众多优美的采莲曲谣。歌舞者衣红罗,系晕裙,乘莲船,执莲花,载歌载舞,洋溢着浓烈的生活气息,是我国广大人民最喜爱的民间传统歌舞之一。隋唐以后,荷花已进一步成为人们养生保健的名贵补品。

【药用功效】

荷花性凉,能镇心、益气、养颜。

【医典文摘】

《太清草木方集要》:莲花、藕、莲子阴干,一起研成末,每天用温酒送服,能驻颜延年,永葆青春。

【药膳】

荷花粥

原料:鲜荷花10瓣或干品适量,粳米、冰糖少许。

制法:粳米加水煮至快熟时,放入荷花,稍煮片刻后加冰糖即可。

功效:消暑去热、醒酒。

(十五)牡丹

牡丹被誉为花中之王,别名鹿韭、木芍药、花王、洛阳王、富贵花。不仅品种多,而且花型十分丰富,有的状如盘托,有的貌如凤冠或绣球。

自古以来,牡丹以"国色天香"之名艳冠群芳。唐代刘禹锡《赏牡丹》诗云:"唯有牡丹真国色,花开时节动京城。"每到"谷雨三朝赏牡丹"之时,花如海,人如潮,"花开花落二十日,一城之人皆若狂"。相传武则天"诏游后苑,百花俱开,牡丹独迟,遂贬于洛阳"。这就是民间流传的武则天贬牡丹的故事。谁知这一贬,竟使"洛阳牡丹甲天下"。

牡丹除了可以一饱眼福外,还有着较高的食用和药用价值。我国从宋代就开始食用牡丹,到明清时期,已有了较为完满的原料配方和制作方法。清代《养小录》中就有牡丹花汤20多种,烹饪讲究,做工精细。据《养小录》载:"牡丹花瓣,汤焯可,蜜浸可,肉汁脍亦可。"牡丹花可制作保健食品和饮料,也是调配高级化妆品的重要原料。

【药用功效】

清热散瘀,通经镇痛。

【药膳】

先把米煮成粥,加入牡丹花再煮,粥熟后加入白糖调匀即可,空腹服用。功效是养血调经。适用于妇女月经不调、经行腹痛。

(十六) 鸡冠花

鸡冠花别名老来红,我国隋唐时始有栽种,到宋时已广泛栽植。四川的"鸡冠花宴"非常有名,主要菜品是"鸡冠花炒肉片""麻辣鸡冠花""红油鸡冠花""鸡冠花粉蒸肉""鸡冠花籽甜烧白""鸡冠花豆腐汤"等,暗寓"鱼跃龙门""金榜题名"的深意,是名副其实的"夺冠大席"。

【营养成分】

含山奈甙、苋菜红甙、松醇及大量硝酸钾。红色花含苋菜红素,黄色花含量微。

【药用功效】

用于吐血、崩漏、便血、痔血、赤白带下、久痢不止。

【偏方】

白色的鸡冠花和向日葵花,加入冰糖,煮后服用,治风疹。孕妇禁用。

【药膳】

鸡冠花粥

原料:鲜鸡冠花 60 克或干品 30 克,粳米。

制法:将鸡冠花用清水煮沸,然后取出,再放入糯米煮熟即可。

功效:主治便血、久痢、吐血、咳血、痔疮出血等。若再加入红枣,则可辅助治疗高血压。

(十七) 玫瑰花

玫瑰花别名刺玫花,常被用来造酒、制药、制点心和制香水。

新疆和田五月展玫瑰,不论城市还是农村,玫瑰花灿烂开放,到处弥漫着浓郁的玫瑰花香。玫瑰花酱是维吾尔族传统保健食品,芳香可口,甜润宜人,是一种健美食品。

【药用功效】

玫瑰花性微温,能理气解郁、舒肝健脾、散瘀止痛。

【偏方】

将玫瑰花放入水中煮沸,再用米酒适量调匀,饭后服用,治风湿关节痛。

【药膳】

玫瑰鸡蛋

原料:玫瑰花 3 朵、鸡蛋 3 个。

制法:玫瑰花分开,撕成瓣状,洗净切丝,葱切花;鸡蛋打破搅匀与玫瑰花丝、葱花、盐混匀;如常法将鸡蛋煎至两面金黄即可。

功效:理气活血,疏肝解郁,美容润肤。

(十八)月季花

月季花人称花中皇后,别名长春花、月月红、斗雪红、瘦客。原产于我国,历史可追溯到几千年以前的神农时代。汉代,月季的栽培已十分普遍,及至明朝,则更是"处处人家多栽之"了。18 世纪后期,月季传到欧洲,其中还流传着一个动人的故事:当时英法海军血战方酣,但却为这样美丽、祥和的鲜花所打动,双方竟达成了暂时停战的协议,让月季安全到达了欧洲。月季对净化空气有着特殊贡献,对氯气的吸收能力特别强,对二氧化硫也有吸收、消除的作用,所以城市绿地多栽种月季花。

【药用功效】

月季花性温,具有活血化瘀、解毒消肿的功效。

【偏方】

用月季花和冰糖炖服,可治肺虚咳嗽。

如遇烫伤,可采月季花研末,用花生油调匀,敷在患处。

月季花以开水冲泡,代茶饮,对治疗高血压有一定的辅助疗效。

【药膳】

酥炸月季花

原料:鲜月季花瓣 100 克,面粉、鸡蛋、牛奶、发酵粉适量。

制法:在鸡蛋清、蛋黄中加入糖、牛奶,搅匀后加入面粉、油、盐及发酵粉,轻搅成面浆;蛋白用筷子搅打至起泡后兑入面浆。花瓣加糖渍半小时,和入面酱。汤勺舀面浆于五成热的油中炸酥。

功效:疏肝解郁、活血调经,适用于血瘀之经期延长。

第六章　食疗养生粥

一、健脑益智、乌发延年粥

龙眼小米粥

【原料】龙眼肉 30 克,小米 50~100 克,红糖少许。

【做法】将小米淘洗干净,与龙眼肉一同放入锅中,加入清水适量,如常法煮粥。煮至小米熟烂时,调入红糖,拌匀即成。

【食法】1 日 2 次,空腹服食。

【功效】补血养心、安神益智。适用于心脾虚损、气血不足、失眠健忘、惊悸怔忡等症。

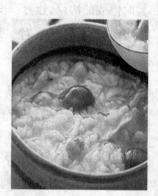

龙眼小米粥

鱼头贝肉粥

【原料】新鲜大鱼头 2 个,干贝肉 25 克,黏米适量,大葱 1 根,生姜、香菜各适量,胡椒粉、精盐各少许。

【做法】将干贝用清水浸透、发软、撕碎备用;大鱼头分别去鳃、斩件,用清水冲洗干净,切去胡须;大葱洗净,切成葱粒;香菜洗净,切末备用;生姜洗净,刮去外皮,切片备用;黏米淘洗干净,与发好的干贝肉一同放入锅中,加入清水适量,大火煮沸后,改用中火继续熬煮至黏米烂熟时,加入大鱼头、生姜片,续煮至鱼头滚熟,盛入碗中,加入葱粒、香菜、胡椒粉、精盐调味即可。

【食法】空腹温热服食,可长期食用。

【功效】健脾开胃、益智补脑。

金针糯米粥

【原料】金针菇 20 克,糯米 100 克,精盐适量。

【做法】将金针菇洗净、切碎;粳米淘洗干净,放入锅中,加入金针菇及清水适量,如常法煮粥。煮至米烂、汤稠时,加入精盐即成。

【食法】随意服食。

【功效】益智增慧,提高儿童智力,并促进其生长发育。适于少儿及老年人常食。

山药芡实粥

【原料】山药、芡实、粳米各50克,熟油、精盐各适量。

【做法】将山药、芡实分别拣洗干净;粳米淘洗干净,与山药、芡实一同放入锅中,加入清水适量,如常法煮粥。煮至粳米熟烂时,加入熟油、精盐,再煮一二沸即成。

【食法】1日1剂,做晚餐温热服食。

【功效】补气养血、强心益智。适用于气血两虚所致的健忘、失眠、羸瘦等症,对延缓中老年人智力衰退也有理想疗效。

胡桃芡实粥

【原料】胡桃仁、芡实各30克,粳米50克,白糖适量。

【做法】将胡桃仁、芡实、粳米分别洗净,一同放入锅中,加入清水适量,如常法煮粥。煮至粳米熟烂时,加入白糖,再煮至粥沸即成。

【食法】1日1剂,做晚餐温热服食。

【功效】滋补脾肾、填精益智。适用于脾肾两虚所致的健忘、智力减退等症。

核桃鲜奶粥

【原料】油炸核桃仁150克,生核桃仁100克,粳米100克,鲜牛奶300克,白糖200克。

【做法】将粳米淘洗干净,用清水浸泡一个小时后,捞出沥干;粳米、核桃仁、牛奶混合后,加入清水适量,研磨成浆,过滤去渣,取汁备用;白糖放入锅中,加入清水适量,先用大火煮沸,倒入粳米、核桃仁、牛奶浆汁,搅拌成糊状,再改用小火慢慢熬煮,煮至粳米熟烂即成。

【食法】随意服食。

【功效】补虚益智、营养滋补。适于年老体衰者常食。

核桃大米粥

【原料】核桃仁50克,大米60克。

【做法】将大米淘洗干净;核桃仁拣洗干净,与大米一同放入锅中,加入清水适

· 食疗养生粥 ·

图文珍藏版

量,如常法煮粥,煮至粳米熟烂即成。

【食法】作早、晚餐或点心服食。

【功效】补肾健脑。适用于失眠、健忘、肾虚腰痛、尿道结石、小便余沥不净、小便有浊等症,也可以用于癌症病人的辅助治疗。健康人服食能增强记忆力,长期服食有祛病延年的效果。

桂圆莲子粥

【原料】桂圆肉、莲子各 30 克,红枣 10 枚,糯米 60 克,白糖适量。

【做法】将莲子洗净,去皮、心;大枣洗净、去核;莲子、大枣、桂圆肉一同放入锅中,加入清水适量,如常法煮粥。煮至粥烂熟时,加入白糖,糖溶即成。

【食法】1 日 1 剂,做晚餐温热服食。

【功效】补养心脾、健脑益智。适用于心脾两虚所致的智力衰退症。青少年、中老年人服食均有健脾养心、补脑益智的功效,对脑力劳动者尤为适宜。

胡麻粳米粥

【原料】胡麻 60 克,粳米 100 克。

【做法】将胡麻洗净、去皮,放入锅中,蒸熟取出,再放入炒锅中,以微火炒香,研末备用;粳米淘洗干净,放入锅中,加入清水适量及炒好的胡麻末,如常法煮粥。煮至粳米烂熟、粥汁粘稠即成。

【食法】随意服食。

【功效】补肝肾、润五脏、防衰老、促发育。适用于肝肾不足、筋骨软弱无力、须发早白、视物不清、小儿发育不良等症。

苁蓉鸡肉粥

【原料】母鸡 1 只,肉苁蓉 10 克,生山药 50 克,茯苓 20 克,粳米 100 克。

【做法】将粳米淘洗干净;肉苁蓉、茯苓分别拣净,一同放入锅中,如常法水煎,除去药渣,取浓汁备用;山药洗净、研末;母鸡除去毛及内脏,用清水冲洗干净,放入锅中,加入清水适量,如常法水煮,待肉熟后取出,剔去鸡骨,鸡肉放回鸡汤中,加入山药末、药汁、粳米,继续熬煮,煮至粳米熟烂即成。

【食法】1 日 2 次,早、晚服食,空腹最佳。

【功效】补气壮阳、调气血、安脏腑。适用于老年神衰、精力不足、气血虚弱、头昏眼花、畏寒肢冷等症。常服可强壮轻身、益寿延年。

熟地枸杞粥

【原料】熟地黄、枸杞子各 20 克,甘菊花 10 克,鸡脯肉 100 克,粳米 60 克,精盐、生姜末、味精、葱花各适量。

【做法】将鸡脯肉洗净,剁成肉泥备用;熟地黄、枸杞子、甘菊花分别拣洗干净,一同放入锅中,如常法水煎 2 次,合并 2 次煎汁,除去药渣,取汁备用;粳米淘洗干净,放入砂锅,加入药汁与鸡脯肉,以文火如常法煮粥。煮至粳米熟烂时,加入精盐、葱花、生姜末、味精,拌和均匀,再稍煮一二沸即成。

【食法】1 日 1 剂,作早餐服食。一次趁热吃完,每 20 剂为一个疗程,间隔 3 日后可开始下一个疗程。

【功效】和血益肤、滋补肝肾、乌发固齿。适用于肝肾亏虚、牙齿松动、须发早白等症。

冬豆芝麻粥

【原料】天冬、黑豆、黑芝麻各 30 克,糯米 60 克,冰糖适量。

【做法】将天冬、黑豆、黑芝麻及糯米分别淘洗干净,一同放入砂锅,加入清水适量,如常法煮粥。煮至豆烂、米熟时,加入冰糖,再煮一二沸即成。

【食法】1 日 2 次,温热服食,5~7 日为一个疗程。

【功效】补益肝肾、滋阴养血、固齿乌发、延年益寿。适用于头晕目眩、目暗耳鸣、发白脱落、面色早枯、腰膝酸软、神经衰弱以及肠燥便秘等症。

【说明】脾虚腹胀、便溏者忌食。食粥期间忌食鲤鱼,忌用铁器。

黑红粳米粥

【原料】黑芝麻、红枣各 50 克,粳米 100 克,白糖适量。

【做法】将黑芝麻炒香,碾成粉末备用;红枣洗净;粳米淘洗干净;锅内加入清水适量,先用大火烧热,加入粳米、黑芝麻粉、红枣煮沸后,改用小火慢慢熬煮成粥即可。食用时可加入白糖调味。

【食法】空腹温热服食。可长期服食。

【功效】滋补肝肾、乌发健体。适用于年老体弱、须发早白、肝肾亏虚者。

芝麻牛奶粥

【原料】淮山药 15 克,黑芝麻、冰糖各 120 克,玫瑰糖 6 克,鲜牛奶 200 克,粳米 60 克。

【做法】将粳米淘洗干净，用清水浸泡1个小时，捞出沥干；淮山药洗净，切成小颗粒状；黑芝麻炒香，与淮山药粒及泡好的粳米一同放入盆中，加入清水适量及鲜牛奶，拌匀、磨碎，滤出细茸，取汁备用；锅中加入冰糖及清水适量，大火煮至冰糖溶化、水沸腾时，缓缓倒入粳米、淮山药、黑芝麻浆汁，加入玫瑰糖，不断搅拌成糊状，再改用小火继续熬煮，煮至粳米熟烂即成。

【食法】1日2次，早、晚各服1次，每次1~2汤匙，空腹服食。

【功效】滋阴补肾、益脾润肠。适用于肝肾不足、病后体弱、大便秘结、须发早白等症。中老年人平时服用可健体强身、延年益寿。

芝麻粳米粥

【原料】黑芝麻30克，粳米60克。

【做法】将黑芝麻淘洗干净，晒干后炒熟、研碎；粳米淘洗干净，与黑芝麻末一同放入锅中，加入清水适量，如常法熬煮成粥即可。

【食法】1日2次，作早、晚餐服食。

【功效】补血益智、滋润五脏。适用于头晕目眩、身体虚弱、须发早白、大便干燥、贫血等症。

芝麻核桃粥

【原料】芝麻、核桃仁各30克，糯米100克，白糖适量。

【做法】将芝麻、核桃仁分别洗净，一同放入锅中，加入清水适量，如常法煮粥。煮至糯米熟烂时加入白糖，再煮一二沸即成。

【食法】1日2次，作早、晚餐服食。

【功效】健脑益智、润肤生发。适用于须稀发少、肤色无光等症。

饭石首乌粥

【原料】麦饭石、大米各100克，何首乌60克，红枣10枚，白糖适量。

【做法】将麦饭石捣碎，放入清水中浸泡半个小时左右后取出，放入锅中，加入清水适量，煮成麦饭石水，用纱布过滤，除去药渣，取汁备用；何首乌洗净，放入锅中，如常法水煎，除去药渣，留汁锅中；大米、红枣分别淘洗干净，与麦饭石水一同放入留有药汁的锅中，以文火如常法煮粥。煮至大米熟烂时，加入白糖，再煮一二沸即成。

【食法】1日2次，作早、晚餐服食。

【功效】养肝滋肾、健脾和胃、补气养血、延缓衰老。适用于贫血、神经衰弱、高血压等症。

枸杞枣山药枣粥

【原料】山药10克,枸杞30克,大枣10枚,粳米100克,冰糖适量。

【做法】将粳米、山药、枸杞、大枣(去核)分别洗净,一同放入砂锅,加入清水适量,如常法煮粥。煮至粳米烂熟时,加入冰糖,再煮至粥沸即成。

【食法】1日2次,作早、晚餐服食。

【功效】消暑解热、补气养血、健脾和胃、延缓衰老。适用于年老体弱者夏季服食。

首乌黑米粥

【原料】何首乌30~60克,核桃仁15克,黑芝麻15~30克,黑米100克,冰糖适量。

【做法】将何首乌洗净,放入砂锅,如常法水煎,除去药渣,留汁锅中;黑芝麻、核桃仁分别拣净;黑米淘洗干净,与黑芝麻、核桃仁一同放入留有药汁的锅中,再酌情加入清水适量,如常法煮粥。煮至黑米熟烂时,加入冰糖,再煮一二沸即成。

【食法】1日2次,作早、晚餐服食。

【功效】益肝肾、抗衰老、乌须发。适用于肝肾不足所致的须发早白、脱发以及老年性高脂血、动脉硬化等症。

人参粳米粥

【原料】人参末3克,粳米100克,冰糖适量。

【做法】将粳米淘洗干净,与人参末一同放入锅中,加入清水适量,大火烧开后,改用小火慢慢熬煮。煮至粳米熟烂时,加入冰糖,再煮一二沸即成。

【食法】秋、冬季作早餐服食。

【功效】益元气、补五脏、抗衰老。适用于元气不足所致的年老体弱、五脏虚衰、久病羸弱、劳伤亏损、食欲不振、慢性腹泻、发慌气短、失眠健忘、性功能减退等症。

粳玉二米粥

【原料】粳米、玉米各50克,大山楂6~8枚,冰糖适量。

【做法】将玉米、粳米分别淘洗干净;大山楂洗净,与玉米、粳米一同放入锅中,加入清水适量,如常法煮粥。煮至米烂、汤稠时,加入冰糖,再煮至粥沸即成。

【食法】随意服食。

【功效】益肠胃、助消化。常食可起到益寿健身的功效。

首乌粳米粥

【原料】制何首乌 60 克,粳米 50 克,红枣 5 枚,红糖适量。

【做法】将制何首乌放入锅中,如常法水煎,除去药渣,取浓汁备用;粳米、红枣分别洗净,一同放入砂锅,加入药汁,再酌情加入清水适量,如常法煮粥。煮至粳米熟烂时,加入红糖,再煮一二沸即成。

【食法】1 日 1~2 次,温热服食。

【功效】补益精血、延年益寿。适用于血虚、须发早白、面色萎黄等症。

鲳鱼粳米粥

【原料】鲳鱼肉 250 克,粳米 100 克,精盐、葱花、姜末、猪油各适量。

【做法】将鲳鱼肉洗净,放入砂锅,加入清水适量,大火烧开后改用小火熬煮至鱼肉八成熟时捞出,去骨、切碎;粳米淘洗干净,与切碎的鱼肉一同放入砂锅,加入姜末、葱花、猪油、精盐及清水适量,先用大火煮沸,再改用小火继续熬煮,煮至粳米熟烂即成。

【食法】作早、晚餐服食。

【功效】益胃健脾。适用于脾胃虚弱所致的食少纳呆、脘腹疼痛、四肢乏力、便秘等症。

【说明】平素阳盛、内热所致的口舌生疮、渴喜冷饮、便秘、溃疡患者不宜服食。

艇仔粥

【原料】干贝 25 克,大鱿鱼 150 克,沙爆猪皮 100 克,猪肚 1 具,烧鸭 250 克,花生仁 150 克,米粉 100 克,粳米 250 克,精盐、味精、葱、姜丝、酱油、熟油各少许。

【做法】将干贝除去老筋,用温水浸开、撕碎;鱿鱼以食用碱水浸泡、发透,漂洗干净,切成细丝,再放入滚水内烫一下,捞出晾干;猪皮用清水浸发,冲洗干净,切成肉皮丝,放入滚水中煮烂后捞出;猪肚用清水洗净后,擦洗干净;烧鸭斩成小块;花生仁去衣,放入沸盐水中滚一下,捞出晾干,再放入慢滚的油锅中,炸至呈金黄色后捞出,沥干油备用;米粉用沸油炸香;粳米淘洗干净;锅内加入清水适量,大火烧开后,放入粳米、干贝、猪肚,煮至沸腾后,改用小火慢慢熬煮。煮至米熟、肉烂时,依食用者口味加入精盐、味精；最后将鱿鱼丝、猪皮、烧鸭、花生仁、米粉分别放入一个大碗中，冲入滚粥，加入熟油、酱油、葱、姜丝即成。

【食法】温热顿服。

【功效】滋补保健、养生强壮、助食开胃。适用于营养不良、虚弱羸瘦、久病虚损、食欲不振等症。

红枣八宝粥

【原料】大红枣 10 克，红小豆 10 克，薏苡仁、淮山药、桂圆肉、北沙参各 5 克，核桃仁 10 克，糯米 150 克，白糖适量。

【做法】将糯米淘洗干净；大红枣、红小豆、薏苡仁、北沙参、淮山药、核桃仁、桂圆肉分别洗净，与糯米一同放入锅中，加入清水适量，大火烧开后，改用小火慢慢熬煮。煮至糯米软滑、粘稠时，盛入碗内，加入白糖，调匀即成。

【食法】不拘时、量，任意服食。

【功效】补益保健、延缓衰老。适用于中老年人长食。

银耳八宝粥

【原料】大豆 60 克，玉米 60 克，银耳 30 克，大枣 6 枚，香菇 6 个，莲子 30 克，枸杞子 20 克，蜂蜜适量。

【做法】将银耳、香菇一同放入碗中，用开水浸泡，待透发后，以冷水冷却、去蒂，滤干待用；大豆、玉米、大枣、莲子、枸杞子分别用冷水洗净，与发好的银耳、香菇一同放入砂锅中，加入清水适量，以文火煮粥。煮至米熟、豆烂时，加入蜂蜜，调匀即成。

【食法】作早、晚餐服食。每日晨起服食效果最佳。

【功效】强身健体、抗衰防癌。常食可起到益寿延年的功效。

猪髓粳米粥

【原料】猪脊髓 150 克，粳米 100 克，精盐、料酒、胡椒粉各少许。

【做法】将猪脊髓放入清水中，撕去外层筋膜，漂洗干净，以料酒、精盐腌制备用；粳米淘洗干净，放入锅中，加入清水适量，如常法煮粥。煮至粳米将熟时，加入猪脊髓，继续熬煮，煮至粳米熟烂时，加入精盐、味精、胡椒粉调味即成。

【食法】早、晚空腹服食。

【功效】养生保健、滋润五脏。适用于劳伤枯瘦、老年虚弱等症。

麻仁粳米粥

【原料】麻仁(去壳取仁,不可连壳)100克,粳米50克,冰糖适量。

【做法】将麻仁放入锅中,如常法水煎,除去药渣,留汁锅中;粳米淘洗干净,放入留有药汁的锅中,再酌情加入清水适量,如常法煮粥。煮至粳米熟烂时,加入冰糖,再煮至粥沸即成。

【食法】1日1剂,空腹服食。

【功效】益气生发。适用于脱发患者。

松叶粳米粥

【原料】松叶50克,粳米100克,白糖适量。

【做法】将松叶洗净、细切;粳米淘洗干净,与松叶一同放入锅中,加入清水适量,如常法煮粥。煮至粳米熟烂时,加入白糖,再煮至粥沸即可。

【食法】1日1剂,温热服食。

【功效】益气生发。适用于脱发患者。

二、泻火除烦、减脂降压粥

发菜猪肉粥

【原料】发菜25克,猪肉末少许,粳米100克,精盐少许。

【做法】将发菜用清水泡软,拣去杂物、冲洗干净;粳米淘洗干净,放入锅中,加入清水适量,如常法煮粥。煮至米开花时,加入发菜、猪肉末、精盐,继续熬煮,煮至肉烂、菜熟即成。

【食法】1日2次,空腹服食。

【功效】清热降压、利肠通便。适用于内热所致的小便短赤、大便燥结、高血压、瘿瘤、小儿营养不良等症。

发菜皮蛋粥

【原料】瘦猪肉(蓉)50克,番茄片20克,发菜15克,皮蛋2个,粳米100克,姜、精盐、味精、麻油各适量。

【做法】将粳米淘洗干净,放入砂锅,加水1000毫升,大火烧开后,加入瘦肉、姜丝,改用小火慢慢熬煮。煮至肉熟、米烂时,加入发菜、皮蛋粒、精盐,再稍煮一二沸,下入味精,淋上麻油即成。

【食法】1日2次,空腹服食。

【功效】养血降压。适用于高血压患者。

菠菜皮蛋粥

【原料】菠菜30克,皮蛋1个,大米50克,精盐、味精各少许。

【做法】将菠菜择洗干净、切段;皮蛋去壳、切丁;大米淘洗干净,放入锅中,加入清水适量,如常法煮粥。煮至米开花时,加入皮蛋丁、菠菜段,继续熬煮,煮至汤稠时加入精盐、味精调味即成。

【食法】1日1次,温热服食。

【功效】清热除烦、泻火降压。适用于高血压所致的耳鸣、耳聋患者。

皮蛋淡菜粥

【原料】淡菜100克,姜10克,皮蛋2个,粳米100克,麻油、精盐、味精各适量。

【做法】将皮蛋去壳、切丁;粳米淘洗干净,放入锅中,加水1000毫升,先用大火烧开后,加入淡菜、姜丝,再改用小火慢慢熬煮。煮至米熟、菜烂时,放入皮蛋粒和精盐,再煮一二沸,下入味精,淋上麻油,调匀即成。

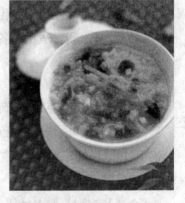

皮蛋淡菜粥

【食法】1日2次,空腹服食。

【功效】补益肝肾、降火除烦。适用于高血压、动脉硬化等症。

首乌红枣粥

【原料】粳米、何首乌各100克,红枣500克,冰糖适量。

【做法】将何首乌、红枣分别洗净;粳米淘洗干净,放入锅中,加水500毫升,大火烧开后,放入何首乌、红枣,改用小火慢慢熬煮。煮至粳米熟烂时,加入冰糖,再煮至糖溶即成。

【食法】1日1~2次,空腹服食。

【功效】降血脂、软化血管。适用于老年高脂血、动脉硬化等症。

首乌大米粥

【原料】何首乌 30 克,红枣 6 枚,大米 100 克,红糖适量。

【做法】将何首乌洗净,放入锅中,如常法水煎,除去药渣,留汁锅中;大米、红枣分别洗净,一同放入留有药汁的锅中,加入清水适量,如常法煮粥。煮至米烂、汤稠时,调入红糖,再煮一二沸即成。

【食法】1 日 1~2 次,连用 10 日为 1 个疗程,间隔 5 日再开始下一个疗程。

【功效】补血、降脂、减肥。适用于高脂血、肥胖症。

荷叶红枣粥

【原料】荷叶细末 15 克,粟米 100 克,红枣 15 枚,红糖 15 克。

【做法】将红枣、粟米分别洗净,一同放入砂锅,加入清水适量,大火煮沸后,改用小火煮 30 分钟,调入荷叶细末,继续用小火熬煮。煮至粟米酥烂时,放入红糖,再煮一二沸即成。

【食法】1 日 2 次,早、晚温热服食。

【功效】降血脂。适用于各型高脂血症。

桑荷二叶粥

【原料】桑叶 10 克,新鲜荷叶 1 张,粳米 100 克,砂糖适量。

【做法】将桑叶、新鲜荷叶分别洗净,一同放入锅中,如常法水煎,除去药渣,留汁锅中;粳米淘洗干净,放入留有药汁的锅中,如常法煮粥。煮至粳米熟烂时,加入砂糖,调匀即成。

【食法】可作早、晚餐或点心,温热服食。

【功效】降血压、降血脂、散淤血、解暑热。适用于高血压、高脂血、肥胖症患者。

海蜇糯米粥

【原料】海蜇皮 100 克,糯米 100 克,白糖适量。

【做法】将海蜇皮漂洗干净,切成小块;糯米淘洗干净,与海蜇皮一同放入砂锅,加水 1000 毫升,大火烧开后,改用小火慢慢熬煮。煮至米烂、汤稠时,加入白糖,调匀即成。

【食法】1 日 2 次,空腹服食。

【功效】降压通便。适用于高血压、大便秘结等症。

菠菜粳米粥

【原料】鲜菠菜适量,粳米 100 克。

【做法】将鲜菠菜择洗干净,放入沸水锅中略烫数分钟,捞出细切;粳米淘洗干净,与菠菜一同放入锅中,加入清水适量,如常法熬煮成粥即可。

【食法】可作早、晚餐,温热服食。

【功效】滋阴养血、降压润燥。适用于高血压、老年性便秘、痔疮出血等症。

菠菜银耳粥

【原料】菠菜 250 克,银耳 30 克,粳米 100 克,精盐、味精各适量。

【做法】将菠菜择洗干净、切碎待用;银耳用热水泡发备用;粳米淘洗干净,与菠菜、银耳一同放入锅中,加入清水适量,大火煮沸后,改用小火继续熬煮。煮至米开花时,加入精盐、味精调味即成。

【食法】作早、晚餐服食。

【功效】润肠通便、养血降压。适用于高血压、老年性便秘、痔疮等症。

决明大米粥

【原料】决明子 10 克,大米 60 克。

【做法】将决明子放入炒锅,炒至出香气后取出,再放入砂锅中,如常法水煎,除去药渣,留汁锅中;大米淘洗干净,放入留有药汁的锅中,按煮稀粥的要求,酌情加入清水,如常法煮成稀粥即可。

【食法】1 日 1 剂,温热服食。

【功效】降压降脂、明目滋阴、润肠通便。适用于高血压、高脂血所致的便秘患者。

菊芽大米粥

【原料】菊嫩芽 25 克,大米 100 克,冰糖适量。

【做法】将菊嫩芽洗净、细切;大米淘洗干净;冰糖打碎,与菊嫩芽、大米一同放入锅中,加入清水适量,大火煮沸后,改用小火继续熬煮,煮至粳米熟烂即成。

【食法】1 日 1~2 次,10 日为一个疗程。

【功效】降脂降压、减肥。适用于高血压、高脂血、肥胖症。

秋菊粳米粥

【原料】秋菊花 15 克,粳米 100 克。

【做法】将秋菊花去蒂,烘干或阴干后,磨成粉末备用;粳米淘洗干净,放入锅中,加水 1000 毫升,先用大火烧开,再改用小火继续熬煮为稀粥。煮至粳米熟烂时,调入菊花末,再煮一二沸即成。

【食法】1 日 1~2 次,随意服食。

【功效】散风热、降血压、清肝火。适用于眩晕目暗、高血压、高脂血、风热目赤、肝火头痛、动脉硬化、冠心病等症。

【说明】平素脾弱便溏的老年人不宜多服。

芹菜粳米粥

【原料】芹菜 150 克,粳米 100 克,麻油、精盐、味精各适量。

【做法】将芹菜连根洗净,切段备用;粳米淘洗干净,放入锅中,加入清水适量,以小火慢熬,熬至粳米将熟时,加入芹菜段,继续熬煮,煮至米烂、菜熟时,放入麻油、精盐、味精调味即成。

【食法】1 日 2 次,早、晚空腹趁热服食。

【功效】降压安神。适用于高血压、神经衰弱等症。

芹菜牛肉粥

【原料】旱芹菜、粳米各 100 克,熟牛肉 50 克,精盐、味精各少许。

【做法】将芹菜洗净,切碎备用;熟牛肉切碎;粳米淘洗干净,放入锅中,加入清水适量,大火煮沸后,改用小火继续熬煮。煮至米粒开花时,加入牛肉、芹菜,再煮一二沸即成。

【食法】1 日 1 次,趁热服食。

【功效】平肝清热、降压降脂。适用于高血压、高脂血患者。

珍珠牡蛎粥

【原料】珍珠母、生牡蛎各 50 克,粳米 100 克。

【做法】将珍珠母、生牡蛎分别洗净,粳米淘洗干净,一同放入锅中,加入清水适量,如常法熬煮成粥即可。

【食法】1 日 2 次,温热服食。

【功效】降压清心、平肝潜阳。适用于高血压、头痛眩晕、肝阳上亢等症。

洋葱粳米粥

【原料】粳米100克,洋葱200克,麻油、精盐、味精各适量。

【做法】将洋葱剥皮、洗净,切丝备用;粳米淘洗干净,放入锅中,加水1000毫升,大火烧开后,改用小火慢慢熬煮。煮至粳米熟烂时,放入洋葱丝,继续熬煮,煮至葱熟时,放入麻油、精盐、味精调味即成。

【食法】1日2次,空腹服食。

【功效】养血降压、软化血管。适用于高血压、动脉硬化等症。

山楂大米粥

【原料】山楂30克,大米100克,砂糖10克。

【做法】将山楂、大米分别洗净;山楂放入锅中,如常法水煎,除去药渣,取汁备用;大米淘洗干净,与药汁一同放入锅中,如常法煮成稀粥。煮至米熟时,调入砂糖,再煮一二沸即成。

【食法】1日1~2次,10日为一个疗程。

【功效】降脂减肥。适用于高脂血、肥胖症。一般人服食可起到预防的作用。

山楂赤豆粥

【原料】赤小豆60克,山楂30克,大米50克,红糖30克。

【做法】将赤小豆洗净,用清水浸泡半日;大米、山楂分别洗净,与泡好的赤小豆一同放入锅中,加入清水适量,如常法煮粥。煮至豆烂、米熟时,加入红糖,再煮一二沸即成。

【食法】作早、晚餐,温热服食。

【功效】降脂减压、化食消肿。适用于肥胖症、高脂血、高血压、水肿病、食积停滞、肉积不消等症。

【说明】慢性脾胃虚弱,经常大便稀薄的中老年人不宜服食。

玉米木耳粥

【原料】玉米粒150克,黑木耳10克,精盐适量。

【做法】将黑木耳水发、洗净;玉米粒洗净,放入压力锅中,加水300毫升,煮至熟烂后取出,与发好的木耳一同放入普通锅中,加入清水适量,如常法煮粥。煮至玉米烂熟时,加入精盐,调匀即成。

【食法】1日2次,早、晚空腹服食。

【功效】降血脂。适用于高脂血、冠心病患者。

玉粉大米粥

【原料】玉米粉 50 克,大米 100 克。

【做法】将大米淘洗干净,放入锅中,加入清水适量,小火熬煮至九成熟时,倒入玉米粉,一边倒一边搅拌均匀,继续熬煮,煮至米烂、汤稠即成。

【食法】1 日 1~2 次,10 日为一个疗程。

【功效】降脂减肥。适用于高血压、高脂血、肥胖症患者。

花生壳粳米粥

【原料】花生壳、粳米各 60 克,冰糖适量。

【做法】将花生壳洗净,放入锅中,如常法水煎,除去药渣,留汁锅中;粳米淘洗干净,放入留有药汁的锅中,再酌情加入清水适量及冰糖,如常法熬煮成粥即可。

【食法】1 日 1 剂,分 2 次温热服食。

【功效】补脾润肺、降脂降压。适用于各型高脂血患者。

豆浆粳米粥

【原料】豆浆汁 500 毫升,粳米 50 克,砂糖或精盐适量。

【做法】将粳米淘洗干净,与豆浆汁一同放入砂锅,如常法煮粥。煮至粳米熟烂、粥面呈油状即成。食用时可加入砂糖或精盐调味。

【食法】1 日 2 次,作早、晚餐,温热服食。

【功效】补虚润燥、降脂减肥。适用于动脉硬化、高血压、高脂血、冠心病等症。

冬瓜薏仁粥

【原料】冬瓜 150 克,薏仁 50 克。

【做法】将冬瓜洗净,切成小块;薏苡仁淘洗干净,与冬瓜块一同放入锅中,加入清水适量,如常法煮粥,煮至薏米熟烂即成。

【食法】1 日 1 次,温热服食。

【功效】健脾利湿、健美减肥。

什锦乌龙粥

【原料】薏苡仁 30 克,冬瓜子仁 100 克,赤小豆 20 克,荷叶 10 克,乌龙茶适量。

【做法】将荷叶、乌龙茶一同放入纱布袋中,扎紧袋口;薏苡仁、冬瓜子仁、赤小豆分别洗净,一同放入锅中,加入清水适量,如常法煮粥,煮至赤小豆熟烂时,放入药袋,再煮7~8分钟后停火,取出药袋即成。

【食法】1日1次,常食无妨。

【功效】健脾利湿。适用于肥胖症患者。

胡萝卜粳米粥

【原料】新鲜胡萝卜250克,粳米50克。

【做法】将胡萝卜洗净、切碎;粳米淘洗干净,与胡萝卜一同放入锅中,加入清水适量,如常法煮粥,煮至米烂、汤稠,胡萝卜块熟透即成。

【食法】早、晚温热服食。

【功效】健脾和胃、降压明目、下气化滞。适用于高血压、消化不良、久痢、夜盲症、小儿软骨症、营养不良等症。

【说明】本粥味甜易变质,需现煮现吃,不宜多煮、久放。

三、养心宁神、调经活血粥

咸蛋牡蛎粥

【原料】咸鸭蛋2个,牡蛎100克,粳米100克,精盐适量。

【做法】将咸鸭蛋去皮、洗净;牡蛎洗净,放入锅中,加水1000毫升,如常法煎煮,除去药渣,留汁锅中;粳米淘洗干净,与咸鸭蛋一同放入留有药汁的锅中,再酌情加入清水适量,如常法煮粥。煮至粳米熟烂时,加入精盐调味即成。

【食法】作早、晚餐服食,常食无妨。

【功效】补肝肾、养心神。适用于冠心病患者。

山楂荷叶粥

【原料】山楂、薏苡仁各20克,鲜荷叶50克,葱白5根,小米100克,精盐适量。

【做法】将山楂、荷叶、薏苡仁、葱白分别洗净,一同放入锅中,如常法水煎,除去药渣,留汁锅中;小米淘洗干净,放入留有药汁的锅中,再酌情加入清水适量,如常法煮粥。煮至米熟、汤稠时,加入精盐调味即成。

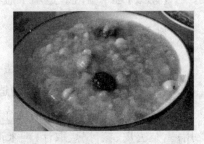

山楂荷叶粥

【食法】作早、晚餐服食。

【功效】理气化痰、降低血脂。适用于冠心病患者。

生姜茯苓粥

【原料】生姜 15 克,茯苓 20 克,粳米 100 克,红糖适量。

【做法】将生姜捣成糊状,取汁备用;茯苓拣净,研成细粉;粳米淘洗干净,放入锅中,加入清水适量,如常法煮粥。煮至汤沸后,加入茯苓粉与姜汁,继续熬煮,煮至粳米熟烂即成。

【食法】作早餐服食。

【功效】养心宁神。适用于心阳不振、心悸、头晕、气短、神疲、形寒肢冷、小便不利等症。

大蒜玉米粥

【原料】玉米 50 克,大蒜 6 瓣,糖醋适量。

【做法】将大蒜瓣剥去外皮,放入糖醋中浸渍 1 日;玉米磨碎,放入锅中,加入清水适量,如常法煮粥。煮至玉米熟烂时,放入腌好的蒜瓣,再煮一二沸即成。

【食法】1 日 1 次,每次 1 小碗,可连续服食。

【功效】降脂行气。适用于冠心病患者。

薤白葱姜粥

【原料】薤白 20 克(鲜品 40 克),粳米 100 克,葱、生姜、精盐或白糖各适量。

【做法】将薤白、葱白分别洗净,切成细段;粳米淘洗干净,放入砂锅,加入清水适量及生姜片,大火煮沸后,改用小火继续熬煮。煮至粳米将熟时,加入薤白、葱白细段,拌和均匀,继续熬煮,煮至粳米熟烂即成。食用时可加入精盐或白糖调味。

【食法】作早餐服食。

【功效】理中益气。适用于冠心病、心绞痛等症。

地黄莲心粥

【原料】生地黄汁 50 毫升,连心麦冬 6 克,莲子心 3 克,竹叶卷心 20 支,灯芯草 2 支,雪梨 1 只,粳米 20 克,砂糖适量。

【做法】将上述中药分别洗净,一同放入锅中,如常法水煎,除药去渣,取汁备用;雪梨去皮、核,捣烂取汁;粳米淘洗干净,放入锅中,加入清水适量,如常法煮粥。煮至粥沸时,调入药汁、地黄汁,最后兑入梨汁,继续熬煮,煮至粳米熟烂时,调入砂糖,拌匀即成。

【食法】1次1剂,1日服食2~3次。

【功效】清心去烦。适用于伏暑发热,其热日轻夜重、心烦不寐、口渴不饮、小便短赤等症。

【说明】暑湿盛、胸闷不食者禁用;脾胃虚寒、大便溏软者不宜服食。

西瓜子仁粥

【原料】西瓜子仁30克,粳米100克,精盐少许。

【做法】将西瓜子仁擦洗干净,去皮取仁;粳米淘洗干净,与西瓜子仁一同放入锅中,加入清水适量,大火煮沸后,改用小火继续熬煮,煮至粳米熟烂即成。食用时可加入精盐调味。

【食法】空腹服食。

【功效】清心降火。适用于心火内盛、大便秘结、久咳吐血及热性体质者。

竹叶卷心粥

【原料】莲子心、水牛角各10克,竹叶卷心30根,麦冬15克,粳米100克。

【做法】将莲子心、竹叶卷心、麦冬、水牛角分别洗净,一同放入锅中,如常法水煎,除去药渣,留汁锅中;粳米淘洗干净,放入留有药汁的锅中,再按煮稀粥的要求,加入清水适量,如常法煮成稀粥即可。

【食法】1日2次,温热缓缓服食。

【功效】清心开窍。适用于热陷心包所致的全身灼热、神昏谵语、昏聩不语、言语不利、手足厥冷等症。

【说明】脾胃虚寒者忌用。

麦冬莲子粥

【原料】大麦米50克,酸枣仁、五味子、麦门冬各10克,嫩莲子、龙眼肉各20克,白糖适量。

【做法】先将酸枣仁、五味子分别洗净、捣碎;麦门冬洗净,与酸枣仁、五味子末一同放入锅中,如常法水煎,除去药渣,取汁备用;莲子洗净,放入清水中发胀后,去掉莲心,放入锅中,加入清水适量,煮至熟烂;大麦米淘洗干净,放入锅中,加入清水适量,如常法煮粥。煮至大麦米将熟时,加入药汁、莲子、龙眼肉,继续熬煮,煮至大麦米熟烂时即成。食用时可加入白糖调味。

【食法】1 日 1 剂,早、晚空腹服食。

【功效】滋阴养心。适用于心阴亏损型甲状腺功能亢进症。

芡实莲子粥

【原料】核桃仁 20 克,芡实、莲子各 18 克,粳米 60 克。

【做法】将核桃仁、芡实、莲子、粳米分别洗净,一同放入锅中,加入清水适量,如常法熬煮成粥即可。

【食法】1 日 1 剂,空腹服食。

【功效】养心安神、补肾壮阳。适用于心烦健忘、失眠多梦等症。

芡实圆肉粥

【原料】芡实、桂圆肉各 15 克,白糖、粳米各 60 克,白莲子 6 克。

【做法】将莲子洗净、去心;芡实去壳、洗净、捣碎;粳米淘洗干净,与莲子、芡实、桂圆肉一同放入砂锅,加入清水适量,如常法煮粥。煮至粳米熟烂时,加入白糖,拌匀即成。

【食法】1 日 1 次,常食无妨。

【功效】补益心脾、养血安神。适用于心脾两虚所致的失眠多梦、心悸、健忘等症。

首乌山药粥

【原料】首乌、山药各 20 克,粳米 100 克,蜂蜜适量。

【做法】将首乌、山药分别洗净,一同放入锅中,水煎 2 次,每次用水 300 毫升,混合 2 次煎汁,除去药渣,留汁锅中;粳米淘净干净,放入留有药汁的锅中,再酌情加入清水适量,以小火慢慢熬煮。煮至粳米熟烂时,加入蜂蜜,调匀即成。

【食法】1 日 1~2 次,空腹服食。

【功效】养心益智、强体润肤。适用于妇女更年期综合征、高血脂、眩晕等症。

荔枝山药粥

【原料】干荔枝 20 枚,鲜生山药 100 克,桂圆肉 10 克,五味子 3 克,大米 50 克,白糖适量。

【做法】将干荔枝、鲜生山药、桂圆肉、五味子分别拣洗干净,大米淘洗干净,一同放入锅中,加入清水适量,如常法煮粥。煮至粥成时,加入白糖调味即可。

【食法】早晨或晚间 1 次服完,连服 1~3 周。

【功效】补益心肾、止渴固涩。适用于心悸失眠、健忘、消渴、小便频数、遗尿、腰膝酸痛等症。

枣仁桂圆粥

【原料】酸枣仁 30 克,桂圆肉 15 克,糯米 50 克,红糖 6 克。

【做法】将酸枣仁洗净、捣碎,用双层纱布袋装好,扎紧袋口;桂圆肉洗净,切成小粒;糯米淘洗干净,与桂圆肉、药袋一同放入锅中,按煮稀粥的要求,加入清水适量,如常法煮稀粥。煮至米烂、汤稠时,加入红糖,再煮一二沸即成。

【食法】1 日 1 次,睡前 1~2 小时服食。

【功效】健脾补血、养心安神。适用于心脾两虚所致的失眠、健忘等症。

桂圆红枣粥

【原料】桂圆肉、红枣各 15 克,粳米 100 克,白糖适量。

【做法】将红枣用清水泡发、洗净;粳米淘洗干净,与红枣、桂圆肉一同放入锅中,加入清水适量,大火烧沸后,改用小火慢慢熬煮,煮至粳米熟烂时,加入白糖,调匀即成。

【食法】1 日 1 剂,早晚分服。

【功效】健脾养心、补血安神。适用于心脾两虚、心悸、失眠健忘、食少便溏、气虚血少、唇干色淡、神疲乏力、下肢浮肿等症。

桂圆糯米粥

【原料】桂圆肉 15 克,糯米 100 克。

【做法】将糯米淘洗干净,放入锅中,加水 1000 毫升,大火煮沸后,改用小火继续熬煮。煮至糯米半熟时,加入桂圆肉,搅拌均匀,继续熬煮,煮至糯米熟烂即成。

【食法】1 日 2 次,晨起和睡前温热服食。

【功效】补益心脾、益智安神。适用于记忆衰退、贫血健忘等症。

桂圆红参粥

【原料】红参 6~7 片,桂圆 10 个,粳米 100 克,红糖少许。

【做法】将粳米淘洗干净,放入清水中浸泡约 1 个小时;桂圆去壳,与红参、泡好的粳米一同放入锅中,加入清水适量,以文火慢慢熬煮,煮至粳米熟烂时,加入红糖,再煮一二沸即成。

【食法】1 日 2 次,早、晚温热服食。

【功效】益气补虚、养血宁心、益脾开胃。适用于思虑过度、心脾劳伤、健忘怔忡、虚烦不眠、脾虚泄泻、食欲不振、产后浮肿、自汗等症。

桂圆栗子粥

【原料】桂圆肉 15 克,栗子 10 个,粳米 50 克,白糖少许。

【做法】将栗子去壳,切成碎块;粳米淘洗干净,与栗子一同放入锅中,加入清水适量,如常法煮粥。煮至栗子熟透、粳米开花时,加入桂圆肉,再稍煮一二沸即成。食时加入白糖调味即可。

【食法】1 日 1 次,作早餐服食,中老年人可长期食用。

【功效】补心肾、强腰膝。适用于心肾精血不足、心悸失眠、腰膝酸软等症。

桂圆莲枣粥

【原料】桂圆肉、莲子各 30 克,红枣 10 枚,糯米 100 克,白糖适量。

【做法】将莲子洗净,去皮、心;红枣洗净、去核;桂圆肉、糯米分别洗净;将所有加工好的原料一同放入锅中,加入清水适量,如常法煮粥。煮至糯米熟烂时,加入白糖,调匀即成。

【食法】1 日 1 次,作早餐服食,中老年可长期食用。

【功效】益心宁神、养心扶中。适用于心脾两虚、气血不足、心悸健忘等症。

桂圆枸杞粥

【原料】桂圆肉 15 克,枸杞子 10 克,红枣 6 个,糯米 100 克。

【做法】将桂圆肉、枸杞子、红枣、糯米分别洗净,一同放入砂锅,按煮稀粥的要求,加入清水适量,大火煮 10 分钟后,改用小火继续熬煮成稀粥即可。

【食法】1 日 2 次,晨起空腹及晚上睡前服食。

【功效】养心安神、健脾补血。适用于心脾两虚、气血不足所致的失眠、健忘等症。

莲子粳米粥

【原料】干莲子 30 克,粳米 100 克。

【做法】将干莲子用冷水泡发 4 个小时,除去皮、心,放入锅中,加入清水适量,炖煮至莲肉熟烂后,连汤倒出备用;粳米淘洗干净,放入砂锅,加入清水适量,大火煮沸后,加入熟烂的莲肉及煮莲子的汤汁,改用小火继续熬煮,煮至粳米熟烂即成。

【食法】1 日 2 次,早、晚温热服食,连服 7~10 日。

【功效】养心安神。适用于心气虚弱型病毒性心肌炎患者。

【**说明**】若患者不能食粥,也可改饮莲子汤。

莲子芋肉粥

【**原料**】山芋肉 50 克,莲子 60 克,粳米 100 克,冰糖适量。

【**做法**】将山芋肉、莲子、粳米分别洗净,一同放入锅中,加入清水适量,如常法煮粥。煮至粳米烂熟时,加入冰糖,再煮至粥沸即成。

【**食法**】1 日 2 次,早、晚温热服食。

【**功效**】清心去热、养心安神、健脾涩肠。适用于心火亢盛所致的失眠烦躁、夜寐多梦等症。

莲子百合粥

【**原料**】莲子、百合、粳米各 30 克。

【**做法**】将莲子、百合、粳米分别洗净,一同放入锅中,加入清水适量,如常法熬煮成粥即可。

【**食法**】1 日 1 次,空腹温热服食。

【**功效**】养心益智、强体润肤。适用于绝经前后伴有的心悸不寐、怔忡健忘、肢体乏力、皮肤粗糙等症及更年期综合征。

百合生地粥

【**原料**】百合 30 克,生地 15 克,枸杞子 12 克,枣仁 10 克,粳米 100 克。

【**做法**】将百合、生地、枸杞子、枣仁分别洗净,一同放入锅中,如常法水煎,除去药渣,留汁锅中;粳米淘洗干净,放入留有药汁的锅中,再酌情加入清水适量,如常法熬煮成粥即可。

【**食法**】1 日 2 次,温热服食。

【**功效**】滋补肝肾、养心安神。适用于肝肾阴虚所致的妇女头晕耳鸣、烦躁易怒、心悸不安,甚则意识朦胧、手足心热、腰膝酸软等更年期综合征。

龙眼百合粥

【**原料**】龙眼肉、百合各 30 克,大枣 6 枚,大米 100 克,冰糖适量。

【**做法**】将龙眼肉、百合、大枣、大米分别洗净,一同放入锅中,加入适量清水及冰糖,如常法熬煮成粥即可。

【**食法**】1 日 2 次早、晚温热服食。

【**功效**】安心除烦、补脑安眠。适用于心悸心烦、情绪波动、喜怒无常、头晕耳

远志莲子粥

【原料】远志 30 克,莲子 15 克,粳米 50 克。

【做法】将远志用清水浸泡半天,除去皮、心,晾干后与莲子共研为细粉备用;粳米淘洗干净,放入锅中,加入清水适量,如常法煮粥。煮至粳米熟烂时,调入远志、莲子粉,再煮一二沸即成。

【食法】可作点心或随意服食。

【功效】补中益气。适用于烦渴、气短、心悸怔忡等症。

鸡血小麦粥

【原料】鲜鸡血 1 碗,小麦 150 克,米酒 100 毫升。

【做法】将小麦洗净,放入锅中,加入清水适量,如常法煮粥,煮至小麦熟烂时,将鲜鸡血用米酒拌匀,加入小麦粥内,继续熬煮,煮至血熟即成。

【食法】1 日 2 次,温热服食。

【功效】养心益肾。适用于气虚型功能性子宫出血症。

鸡蛋小米粥

【原料】小米 50 克,鸡蛋 1 枚。

【做法】将小米淘洗干净,放入锅中,加入清水适量,如常法煮粥。煮至小米熟烂后,取其汤汁,打入鸡蛋,继续熬煮,煮至鸡蛋熟透即成。

【食法】临睡前以热水泡脚,然后饮粥吃蛋,随即入睡,1 日 2 次,早、晚空腹服食。可长期食用。

【功效】养心安神。适用于心血不足、脾胃虚弱、烦躁失眠等症。

合欢粳米粥

【原料】干合欢花 30 克(鲜品 50 克),粳米 100 克,红糖适量。

【做法】将粳米淘洗干净,与合欢花、红糖一同放入锅中,加入清水适量,如常法煮粥,煮至米烂、汤稠即成。

【食法】睡前温服。

【功效】解郁安神、活血消肿。适用于心神不宁、忧郁失眠、肺痈疮肿、跌打伤痛等症。

七味小麦粥

【原料】黄芪、夜交藤各30克,当归、桑叶各12克,三七6克,胡麻仁10克,红枣10枚,小麦100克,白糖适量。

【做法】将黄芪、夜交藤、当归、桑叶、三七、胡麻仁分别择洗干净,一同放入锅中,如常法水煎,除去药渣;留汁锅中;小麦、大枣分别洗净,一同放入留有药汁的锅中,再酌情加入清水适量,如常法煮粥。煮至麦粒熟烂时,加入白糖,调匀即成。

【食法】1日2次,空腹服食。

【功效】宁心安神、益气养血。适用于妇女更年期综合征,表现为精神恍惚、时常悲伤欲哭、不能自持、失眠多梦等症。

灯心花鲫鱼粥

【原料】灯心花5~8扎,鲫鱼1~2条,白米30克。

【做法】将白米淘洗干净,放入锅中;鲫鱼洗净,除去鱼鳞及内脏,再用清水冲洗干净,与灯心花一同用纱布包好,放入白米锅中,加入清水适量,如常法熬粥,熬至鱼熟、米烂后,除去纱布包即成。

【食法】1日2~3次,温热服食。

【功效】清心降火、利尿通淋、消肿止渴。适用于儿童体虚浮肿、慢性肾炎、营养不良性水肿、肠风下血、痔症、成人失眠及神经官能症患者。

驴肉山药粥

【原料】驴肉100克,山药30克,红枣10枚,粳米150克,红糖适量。

【做法】将驴肉洗净,切成小块;山药、红枣分别洗净,切成小条;粳米淘洗干净,与驴肉块、山药条、红枣条一同放入锅中,加入清水适量,先用大火煮沸后,再改用小火继续熬煮。煮至米熟、肉烂时,加入红糖,再煮一二沸即成。

【食法】作早、晚餐温热服食。

【功效】补益心脾、调和气血。适用于癫痫、妇女更年期综合征、心悸不宁、失眠多梦等症。

酸枣茱萸粥

【原料】酸枣仁15克,山茱萸肉15~20克,粳米100克,白糖适量。

【做法】将山茱萸肉洗净、去核,与酸枣仁一同放入锅中,如常法水煎,除去药渣,留汁锅中;粳米淘洗干净,放入留有药汁的锅中,再酌情加入清水适量,如常法煮粥。煮至粳米熟烂时,加入白糖,再煮一二沸即成。

【食法】1 日 1~2 次,10 日为一个疗程。

【功效】滋补肝肾、养心安神。适用于妇女更年期综合征及肝肾不足所致的夜寐不安、面部潮红、手足心热、头晕耳鸣、带下、遗尿、小便频数等症。

【说明】发热期间或小便淋漓者均不宜服食。

酸枣粳米粥

【原料】酸枣仁 30 克,粳米 60 克。

【做法】将酸枣仁洗净,放入锅中,如常法水煎,除去药渣,留汁锅中;粳米淘洗干净,放入留有药汁的锅中,再酌情加入清水适量,如常法熬煮成粥即可。

【食法】1 日 1 剂,10 日为一个疗程。

【功效】养心安神。适用于更年期精神失常、喜怒无度、面色无华、食欲欠佳等症。

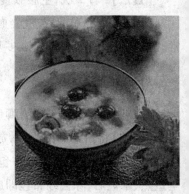

酸枣粳米粥

酸枣大米粥

【原料】酸枣仁 15 克,大米 100 克。

【做法】将酸枣仁炒熟,放入铝锅中,如常法水煎,除去药渣,留汁锅中;大米淘洗干净,放入留有药汁的锅中,再酌情加入清水适量,如常法煮粥,煮至大米熟烂即成。

【食法】早、晚空腹服食,每次 1 小碗。

【功效】补血滋阴、养心安神。适用于心脾两虚所致的心烦不眠等症。

二枣粳米粥

【原料】酸枣仁 15 克,红枣 10~15 克,粳米 50 克,白糖适量。

【做法】将酸枣仁放入锅中,如常法水煎,除去药渣,留汁锅中;粳米、红枣分别洗净,一同放入留有药汁的锅中,再酌情加入清水适量,如常法煮粥。煮至粳米熟烂时,加入白糖,调匀即成。

【食法】1 日 1~2 次,10 日为一个疗程。

【功效】补脾益胃、养心安神。适用于妇女更年期综合征。

甘麦大枣粥

【原料】大麦、粳米各 50 克,大枣 10 枚,甘草 15 克。

【做法】将甘草择洗干净,放入锅中,如常法水煎,除去药渣,留汁锅中;粳米、大麦、大枣分别洗净,一同放入留有药汁的锅中,再酌情加入清水适量,如常法熬煮成粥即可。

【食法】1 日 2 次,空腹服食。

【功效】益气安神、宁心美肤。适用于妇女更年期精神恍惚、时常悲伤欲哭,不能自持、失眠盗汗、舌红少苔等症。

白参大枣粥

【原料】白参 5~6 片,大枣 10 枚,赤小豆 30 克,粳米 50 克,红糖少许。

【做法】将大枣洗净;粳米、赤小豆分别淘洗干净,一同放入清水中浸泡约 2 个小时;锅中加入清水适量,放入大枣、泡好的粳米、赤小豆,以文火如常法煮粥。煮至米熟、豆烂时,加入红糖,再煮一二沸即可。

【食法】1 日 2 次,早、晚温热服食。

【功效】补中益气、养血安神。适用于体倦乏力、食欲不振、大便溏薄、面色㿠白、精神不安、心悸、虚烦不眠、牙龈出血、紫癜及各种贫血症。

二冬枣仁粥

【原料】天冬、麦冬(连心)、枣仁各 10 克,粳米 100 克,白蜜适量。

【做法】将天冬、麦冬分别拣净;枣仁微炒,与天冬、麦冬一同放入锅中,如常法水煎,除去药渣,留汁锅中;粳米淘洗干净,放入留有药汁的锅中,再酌情加入清水适量,如常法煮粥。煮至粳米熟烂时,调入白蜜,再煮一二沸即成。

【食法】1 日 1 剂,早、晚各服食 1 半,可连服数日。

【功效】滋阴清热、养心安神。适用于阴虚火旺所致的心悸不安、头晕目眩、烦热少寐、多梦耳鸣、手足心热等症。

枣仁小麦粥

【原料】枣仁 30 克,小麦 30~60 克,粳米 100 克,大枣 6 枚。

【做法】将枣仁、小麦、大枣分别洗净,一同放入锅中,加入清水适量,如常法煎煮数沸,除去药渣,留汁锅中;粳米淘洗干净,放入留有药汁的锅中,再酌情加入清水适量,如常法熬煮成粥即可。

【食法】1 日 2~3 次,温热服食。

【功效】养心安神。适用于妇女更年期神志不宁、心悸易烦、精神恍惚、呵欠连连、悲伤欲哭、失眠自汗等症。

枣仁枣皮粥

【原料】酸枣仁 15 克,枣皮(山茱萸肉)15~20 克,粳米 100 克,白糖适量。

【做法】将山茱萸肉洗净、去核,与酸枣仁一同放入锅中,加入清水适量,如常法水煎,除去药渣,留汁锅中;粳米淘洗干净,放入留有药汁的锅中,再酌情加入清水适量,如常法煮粥。煮至粳米熟烂时,加入白糖,再煮一二沸即成。

【食法】1 日 1~2 次,10 日为 1 个疗程。

【功效】补益肝肾、养心安神。适用于妇女更年期综合征及肝肾不足所致的夜寐不安、面部潮红、手足心热、头晕耳鸣、带下、遗尿、小便频数等症。

【说明】发热期间或小便淋涩者均不宜服食。

薏米红枣粥

【原料】糯米 60 克,薏米仁 30 克,红枣 6 枚。

【做法】将糯米淘洗干净,捣至半碎;薏米仁、红枣分别洗净,一同用清水浸泡 2 个小时后,与糯米一同放入锅中,加入清水适量,如常法煮粥,煮至糯米熟烂即成。

【食法】1 日 1 次,温热服食。

【功效】补中益气、宁心安神。适用于心脾两虚型神经衰弱症。

双仁红枣粥

【原料】酸枣仁、柏子仁各 10 克,红枣 5 枚,粳米 100 克,红糖适量。

【做法】将酸枣仁、柏子仁、红枣分别洗净,一同放入锅中,如常法水煎,除去药渣,留汁锅中;粳米淘洗干净,放入留有药汁的锅中,再酌情加入清水适量,如常法煮粥。煮至粳米熟烂时,调入红糖,再煮一二沸即成。

【食法】1 日 1~2 次,空腹温热服食。

【功效】健脾益气、补血养心。适用于心脾气虚、心神不宁、心悸怔忡、乏力失眠等症。

参桂红枣粥

【原料】人参 3~5 克(或党参 15~30 克),桂枝 6 克,红枣 10 枚,粳米 50 克,白糖适量。

【做法】将人参、桂枝、红枣分别洗净,一同放入锅中,加入清水适量,大火煮沸后,改用小火煎成浓汁,过滤取汁,分成2份备用;粳米淘洗干净,放入锅中,加入一份药汁及清水适量,如常法熬粥。熬至粳米熟烂时,加入白糖,调匀即成。

【食法】1日1剂,分2次温服,可连食数日。

【功效】温补心阳、化气行水。适用于心阳不振所致的心悸头晕、气短神疲、胸脘满闷、形寒肢冷、小便不利等症。

灵芝小麦粥

【原料】糯米、灵芝各50克,小麦60克,白砂糖30克。

【做法】将糯米、小麦、灵芝分别洗净;灵芝切块,用纱布包好,扎紧袋口,与糯米、小麦一同放入砂锅,加入清水适量,以小火慢慢熬煮。煮至糯米、小麦熟烂时,调入白砂糖,再煮一二沸即成。

【食法】1日1次,温热服食。

【功效】养心安神、补虚益肾。适用于妇女心神不宁、心悸出汗等更年期综合征。

山药小麦粥

【原料】干山药片30克,小麦、糯米各50克,白糖适量。

【做法】将山药、小麦、糯米分别洗净,一同放入锅中,加入清水适量,如常法煮成稀粥。食用时可加入白糖调味。

【食法】1日2次,早、晚温热服食。

【功效】健脾养胃、补心安神。适用于妇女更年期综合征及脾胃不足、精神不振、失眠多梦等症。

小麦糯米粥

【原料】糯米50克,小麦60克(以浮水者为最佳),白糖适量。

【做法】将糯米、小麦分别淘洗干净,一同放入锅中,加入清水适量,如常法熬粥。熬至米、麦烂熟时,加入白糖,调匀即成。

【食法】1日2次,早、晚温热服食。

【功效】补益脾胃、养心安神。适用于小儿脾胃虚弱、自汗神疲,妇女心神不定、神经衰弱等症。

【说明】煮粥时一定要煮到米烂、麦熟方有功效。

小麦人参粥

【原料】白参30克,小麦100克,糯米100克,白糖适量。

【做法】将白参研为细末备用;小麦、糯米分别淘洗干净,烘干或晒干,一同捣成碎米状,放入锅中,如常法熬煮成糊粥。食用时兑入一匙白参粉,加入适量白糖,调匀即可。

【食法】做晚餐服食。

【功效】养心安神、补虚敛汗。适用于心脾虚弱、神疲劳倦、心神不宁、自汗、失眠、神经衰弱等症。

小麦红枣粥

【原料】小麦50克,红枣5枚,白糖20克,粳米100克。

【做法】将红枣洗净、去核;小麦淘洗干净,以热水浸胀,放入锅中,煮沸取汁;粳米淘洗干净,与红枣及小麦汁一同放入锅中,再按煮稀粥的要求,酌情加入清水适量,大火烧沸后,改用小火慢慢熬煮稀粥。煮至米、麦熟烂时,加入白糖,调匀即成。

【食法】1日1剂,温热服食,连续服食3~5日为宜。

【功效】养心神、止虚汗、补脾胃、除烦渴。适用于心气不足所致的心悸、怔忡不安、失眠、自汗、盗汗、脾虚泄泻等症。

小麦百合粥

【原料】小麦50克,百合20克,粳米50克,冰糖30克。

【做法】将小麦淘洗干净;百合剥开、洗净,放入沸水中烫一下,取出备用;糯米淘洗干净,放入砂锅,加入清水适量,大火煮沸后,加入小麦、百合,改用小火继续熬煮。煮至米、麦熟烂,米汤发稠时即成。

【食法】1日2次,早、晚各服食1半。

【功效】滋阴补气、养心安神。适用于气阴两虚型病毒性心肌炎患者。

合欢安神粥

【原料】合欢花30克(鲜品50克),粳米50克,红糖适量。

【做法】将粳米淘洗干净,与合欢花、红糖一同放入锅中,加入清水适量,以文火如常法煮粥,煮至米烂、汤稠即成。

【食法】于晚睡前1小时温热服食。

【功效】安神解郁、活血消肿。适用于妇女忧郁愤怒、虚烦不安、健忘失眠等更年期综合征。

黑枣葱白粥

【原料】黑枣 20 枚，葱白 7 根，小米 60 克。

【做法】将黑枣洗净、去核；葱白洗净；小米淘洗干净，与黑枣一同放入锅中，加入清水适量，如常法煮粥。煮至小米熟烂、黑枣熟透即成。

【食法】1 日 2 次，温热服食。

【功效】宁神安眠。适用于失眠多梦者。

半夏小米粥

【原料】半夏 5 克，小米 15 克。

【做法】将半夏、小米分别淘洗干净，一同放入锅中，加入清水适量，如常法熬煮成粥即可。

【食法】1 日 2 次，作早、晚餐服食。

【功效】镇静安眠。适用于间断型失眠并伴有噩梦者。

云苓小豆粥

【原料】云苓 15 克，小豆 18 克，粳米 60 克。

【做法】将云苓放入锅中，如常法水煎，除去药渣，留汁锅中；小豆、粳米分别淘洗干净，一同放入留有药汁的锅中，再酌情加入清水适量，如常法熬煮成粥即可。

【食法】1 日 1 次，连用 7 日为宜。

【功效】健脾和胃、利水渗湿、宁心安神、化湿祛痰。适用于肠胃失调、晨起吐痰、心躁多梦等痰湿症及美尼尔氏综合征。

红枣山药粥

【原料】鲜山药 100 克，红枣 10 枚，粳米 250 克。

【做法】将山药、红枣、粳米分别洗净，一同放入锅中，按煮稀粥的要求，加入清水适量，大火烧沸后，改用小火继续熬煮成稀粥即可。

【食法】1 日 1 剂，分数次温热服食。

【功效】补中益气、补脾益肾、养血安神。适用于血栓闭塞性脉管炎。

藕粉粳米粥

【原料】藕粉、粳米各 25 克,白糖适量。

【做法】将粳米淘洗干净,放入锅中,按煮稀粥的要求,加入清水适量,大火烧沸后,改用小火继续熬煮。煮至粳米熟烂时,加入藕粉、白糖,拌匀即成。

【食法】1 日 2 次,作早、晚餐温热服食。

【功效】补心益脾、止血安神。适用于心脾不足所致的失眠多梦、心悸不宁、饮食减少、肢体倦怠等症。

桂圆月季粥

【原料】月季花 5 朵,桂圆肉 50 克,粳米 100 克,蜂蜜适量。

【做法】将桂圆肉切成碎米粒状;月季花洗净、切碎;粳米淘洗干净,与桂圆肉一同放入锅中,加入清水适量,如常法煮粥。煮至粳米熟烂时,调入月季花及蜂蜜,拌匀即成。

【食法】1 日 2 次,早、晚各服食 1 半。

【功效】活血消肿、解毒。适用于月经不调、肺虚咳嗽等症。

牡丹粳米粥

【原料】牡丹花阴干者 6 克(鲜者可用 10~20 克),粳米 50 克,白糖少许。

【做法】将粳米淘洗干净,放入锅中,加入清水适量,如常法煮粥。煮一二沸后,下入牡丹花,继续熬煮,煮至粳米熟烂时,加入白糖,调匀即成。

【食法】1 日 1 次,空腹温热服食。

【功效】养血调经。适用于妇女月经不调、经行腹痛等症。

牡丹叶粳米粥

【原料】牡丹叶、漏芦(去芦头)、决明子各 10 克,雄猪肝 100 克,粳米 50~100 克。

【做法】将猪肝洗净、切片;牡丹叶、漏芦、决明子分别择洗干净,一同放入锅中,如常法水煎,除去药渣,留汁锅中;粳米淘洗干净,与猪肝片一同放入留有药汁的锅中,再酌情加入清水适量,如常法熬煮成粥即可。

【食法】1 日 2 次,空腹温热服食。

【功效】活血消积。适用于小儿癥瘕,症见胁下有结、时痛时止,或平时触摸不及,痛时方可触及等症。

玉簪红花粥

【原料】玉簪花 12~15 克,红花 6~12 克,粳米 50~100 克,红糖适量。

【做法】将玉簪花、红花分别拣净,一同放入锅中,如常法水煎,除去药渣,取浓汁备用;粳米淘洗干净,放入锅中,加入清水适量,大火煮沸后,调入药汁,加入红糖,再改用小火继续熬煮,煮至粳米熟烂即成。

【食法】1 日 1~2 次,温热服食。

【功效】活血行瘀、养血滋阴。适用于气血瘀阻之痛经、月经不调等症。

【说明】气血亏虚者忌用。

桃仁红花粥

【原料】桃仁 10~15 克,红花 6~10 克,粳米 50~100 克,红糖适量。

【做法】将桃仁捣烂如泥状,与红花一同放入锅中,如常法水煎,除去药渣,留汁锅中;粳米淘洗干净,放入留有药汁的锅中,再按煮稀粥的要求,酌情加入清水适量,如常法煮稀粥。煮至粳米烂熟时,加入红糖,再煮一二沸即成。

【食法】1 日 1~2 次,温热服食。

【功效】活血通经、祛瘀止痛。适用于气滞血瘀、经闭、月经不调、冠心病、心绞痛、高血压等症。

【说明】用量不宜过大,大便稀薄者不宜服食。

红花归参粥

【原料】红花、当归各 10 克,丹参 15 克,糯米 100 克。

【做法】将红花、当归、丹参分别洗净,一同放入锅中,如常法水煎,除去药渣,留汁锅中;糯米淘洗干净,放入留有药汁的锅中,再酌情加入清水适量,大火烧沸后,改用小火继续熬煮,煮至糯米熟烂即成。

【食法】1 日 1 剂,空腹温热服食。

【功效】养血、活血、调经。适用于月经不调所致的血虚、血瘀等症。

香附桃仁粥

【原料】桃仁 15 克,香附、红糖各 30 克,粳米 50 克。

【做法】将香附洗净,放入砂锅,如常法水煎,除去药渣,留汁锅中;桃仁捣烂,加水浸泡,研汁去渣;粳米淘洗干净,与桃仁汁、红糖一同放入留有药汁的砂锅中,再按煮稀粥的要求,酌情加入清水适量,以文火煮成稀粥即可。

【食法】1日2次,连服5~7日。

【功效】行气、活血、调经。适用于妇女月经不调、血气虚弱等症。

益母粳米粥

【原料】益母草60克(干品30克),粳米50克,红糖适量。

【做法】将益母草择洗干净,放入锅中,如常法水煎,除去药渣,留汁锅中;粳米淘洗干净,与红糖一同放入留有药汁的锅中,再按煮稀粥的要求,酌情加入清水适量,如常法煮成稀粥即可。

【食法】经前3~5日开始温热服食,1日1~2次。

【功效】活血化瘀、理气通经。适用于气血瘀滞型痛经、月经不调、产后恶露不止等症。

益母地黄粥

【原料】鲜益母草汁、蜂蜜各10克,鲜生地黄汁、鲜藕汁各40克,姜汁2克,粳米100克。

【做法】将粳米淘洗干净,放入锅中,加水1000毫升,先用大火熬煮。煮至粳米将熟时,加入鲜益母草汁、鲜生地黄汁、鲜藕汁、姜汁及蜂蜜,再改用小火继续熬煮,煮至粳米熟烂即成。

【食法】1日2次,早、晚温热服食。

【功效】滋阴养血、调经化瘀、除烦解渴。适用于妇女月经不调、功能性子宫出血、产后血晕、恶露不净、血瘀腹痛、吐血、鼻衄、咳血、便血等症。

泽兰粳米粥

【原料】泽兰30克,粳米50克。

【做法】将泽兰洗净,放入锅中,如常法水煎,除去药渣,留汁锅中;粳米淘洗干净,放入留有药汁的锅中,再酌情加入清水适量,如常法熬煮成粥即可。

【食法】1日2次,空腹温热服食。

【功效】活血、行水、解郁。适用于妇女经闭、产后瘀滞腹痛、身面浮肿、小便不利等症。

苣荬粳米粥

【原料】苣荬菜200克,粳米100克,精盐少许。

【做法】将苣荬菜择洗干净、细切备用;粳米淘洗干净,放入锅中,加入清水适量,如常法煮粥。煮至粳米半熟时,加入苘蓝菜,继续熬煮,煮至粳米熟烂时,加入精盐,调匀即成。

【食法】1日1剂,1~2次温热服食。

【功效】活血调经、清热止痢。适用于月经不调、热痢、小儿麻疹不透等症。

双仁粳米粥

【原料】桃仁10~15克,薏苡仁30克,粳米50~100克。

【做法】将桃仁洗净,捣烂如泥状,加水研磨、过滤去渣、取汁备用;薏苡仁、粳米分别淘洗干净,与桃仁汁一同放入锅中,再酌情加入清水适量,如常法熬煮成粥即可。

【食法】1日1剂,随意服食。

【功效】益气活血、通利关节。适用于膝关节、骨关节炎,证属气虚血瘀阻滞性关节炎患者。

川乌活血粥

【原料】生川乌头3~5克,粳米30克,姜汁10滴,蜂蜜适量。

【做法】将乌头捣碎,研为极细末;粳米淘洗干净,放入锅中,加入清水适量,先用大火煮沸,然后调入川乌头末,再改用小火慢慢熬煮。煮至粳米熟烂时,兑入生姜汁,再煮一二沸即可。待粥微凉时加入蜂蜜,拌匀即成。

【食法】作早餐温服。

【功效】活血止痛。适用于风寒湿痹型风湿性关节炎患者。

【说明】患者有热性疼痛,或在发热期间忌服;孕妇忌服。本方不可与半夏、瓜蒌、贝母、白芨、白蔹等中药同服。

丹参血藤粥

【原料】三七10~15克,丹参15~20克,鸡血藤30克,糯米300克。

【做法】将三七、丹参分别洗净,一同放入锅中,加入鸡血藤及清水适量,煎煮30分钟,除去药渣,取汁备用;糯米淘洗干净,放入锅中,加入清水适量,如常法煮粥。煮至糯米熟烂时,兑入药汁,再煮一二沸即成。

【食法】1日1剂,随意服食。

【功效】活血化瘀、通络止痛。适用于瘀血内阻、经脉不利所致的关节炎疼痛等症。

桃仁粳米粥

【原料】桃仁 10~15 克,粳米 75 克。

【做法】将桃仁捣烂如泥状,加入清水适量,研汁去渣;粳米淘洗干净,与桃仁汁一同放入锅中,如常法煮成稀粥即可。

【食法】1 日 2 剂,早、晚空腹温热服食。

【功效】活血通经、祛瘀止痛。适用于跌打损伤、瘀血停积所致诸症及妇女瘀血停滞所致的闭经、痛经及产后瘀血腹痛等症。

【说明】桃仁有毒,用量不宜过大。孕妇及便溏者不宜服食。

地黄钩藤粥

【原料】益母草汁 10 克,生地黄汁 40 克,钩藤 5~10 克,生姜汁 2 克,粳米 100 克。

【做法】将钩藤洗净,放入锅中,如常法水煎,除去药渣,留汁锅中;粳米淘洗干净,放入留有钩藤煎汁的锅中,再酌情加入清水适量,如常法煮粥。煮至粳米将熟时,兑入其余各药汁,继续熬煮成稀粥即可。

【食法】作早餐温服。

【功效】活血调经、养血滋阴。适用于眩晕、头痛、眼花等症。

茴香鸽肉粥

【原料】鸽子 1 只,小茴香 5 克,肉桂 3 克,大米 100 克,姜、精盐、葱各适量。

【做法】将小茴香、肉桂一同放入锅中,如常法水煎,除去药渣,取汁备用;鸽子除去毛及内脏,洗净、切块,放入炒锅中炒熟;大米淘洗干净,与炒熟的鸽肉一同放入锅中,加入药汁及清水适量,如常法煮粥。煮至肉烂、米熟时,加入精盐、葱、姜等调味品调味即成。

【食法】1 日 1 剂,空腹温热服食。

【功效】散寒理气、益血养肝。适用于虚寒型痛经患者。

当归红枣粥

【原料】当归 15 克,红枣 10 枚,粳米 50 克,砂糖少许。

【做法】将当归洗净,用温水浸泡半天后,放入锅中,如常法水煎,除去药渣,留汁锅中;红枣、粳米分别淘洗干净,一同放入留有药汁的锅中,再酌情加入清水适量,如常法煮粥。煮至米烂、汤稠时,加入砂糖,调匀即成。

【食法】1日2剂,作早、晚餐温热服食。

【功效】补血调经、活血止痛。适用于气血不足、月经不调、闭经、痛经、血虚头痛、眩晕等症。

当归黑姜粥

【原料】当归、桃仁各10~15克,川芎6克,黑姜10克,甘草3克,粳米50~100克,红糖适量。

【做法】将上述各种原料除红糖、粳米外分别择洗干净,一同放入锅中,如常法水煎,除去药渣,留汁锅中;粳米淘洗干净,放入留有药汁的锅中,再按煮稀粥的要求,酌情加入清水适量,以文火熬煮稀粥。煮至粳米熟烂时,加入红糖,再煮一二沸即成。

【食法】1日1~2次,温热服食。

【功效】活血散寒、祛瘀止血。适用于产后瘀阻,腹痛拒按、恶露不净、滞涩不畅、色黯有块,或见面色青白、四肢不温等症。

【说明】气虚血少所致的恶露不绝者忌用。

山楂丹参粥

【原料】山楂30克,丹参15克,桃仁(去皮)6克,粳米50克。

【做法】将山楂、丹参、桃仁分别洗净;丹参放入锅中,如常法水煎,除去药渣,留汁锅中;粳米淘洗干净,与山楂、桃仁一同放入留有药汁的锅中,再酌情加入清水适量,大火煮沸后,改用小火继续熬煮,煮至粳米熟烂即成。

【食法】作早餐服食。

【功效】活血化瘀、通络止痛。适用于跌打损伤者。

山楂薏米粥

【原料】薏米30克,炒扁豆、山楂各15克,红糖适量。

【做法】将薏米、扁豆、山楂分别洗净,一同放入砂锅,加入清水适量,如常法煮粥。煮至米熟、豆烂时,加入红糖,调匀即成。

【食法】1日2次,空腹服食。

【功效】养血、活血、调经。适用于血虚有瘀型闭经、月经不调等症。

山楂益母粥

【原料】山楂30克,鸡血藤、益母草各15克,当归10克,川芎5克,粳米100

克,红糖适量。

【做法】将山楂、鸡血藤、益母草、当归、川芎分别洗净,一同放入砂锅,如常法水煎,除去药渣,留汁锅中;粳米淘洗干净,与红糖一同放入留有药汁的锅中,再酌情加入清水适量,如常法熬煮成粥即可。

【食法】经前1周开始服食,每日2次,温服至月经来潮则止。

【功效】活血化瘀、调经止痛。适用于血瘀痛经、月经有块、经期延后等症。

山楂粳米粥

【原料】山楂20克,粳米60克,白糖适量。

【做法】将山楂洗净,放入锅中,如常法水煎,除去药渣,取汁备用;粳米淘洗干净,放入锅中,加入山楂汁及清水适量,如常法煮粥。煮至米烂、汁粘时,加入白糖,调匀即成。

【食法】1日1~2次。温热服食。

【功效】养血益气、化瘀止痛。适用于产后血瘀所致的腹痛、恶露不尽、恶露不下等症。

蒲蒻粳米粥

【原料】蒲蒻15克,粳米100克。

【做法】将蒲蒻洗净,放入锅中,如常法水煎,除去药渣,留汁锅中;粳米淘洗干净,放入留有药汁的锅中,再酌情加入清水适量,如常法熬煮成粥即可。

【食法】1日1次,空腹温热服食。

【功效】和血、行血、止血。适用于各种出血症及产后瘀血腹痛等症。

黑豆血藤粥

【原料】黑豆、粳米各100克,苏木15克,鸡血藤30克,元胡面5克,红糖适量。

【做法】将苏木、鸡血藤分别拣洗干净,一同放入锅中,如常法水煎,除去药渣,取汁备用;粳米淘洗干净备用;黑豆洗净,放入普通锅或高压锅中,加入清水适量,煮至半熟时;放入苏木、血藤煎汁,继续熬煮。煮至黑豆八成熟时,放入粳米、元胡面,再加入清水适量,继续熬煮,煮至米熟、豆烂,加入红糖,调匀即成。

【食法】1日2次,作早、晚餐服食。

【功效】活血化瘀。适用于跌打损伤等症。

三七粳米粥

【原料】田三七粉 3 克,粳米 50 克,白糖适量。

【做法】将粳米淘洗干净,放入锅中,加入清水适量,如常法煮粥。煮至粳米熟烂时,调入三七粉及白糖,再煮一二沸即成。

【食法】1 日 1 剂,分 2 次热服,1 个月为一个疗程。

【功效】活血散瘀。适用于跌打损伤、筋骨肿痛等症。

当归蚕蛹粥

【原料】川芎 10 克,当归、蚕蛹各 15 克,粳米 50 克。

【做法】将川芎、当归分别洗净,一同放入锅中,如常法水煎,除去药渣,留汁锅中;蚕蛹、粳米分别洗净,一同放入留有药汁的锅中,再酌情加入清水适量,以武火熬煮,熬至粳米熟烂、蚕蛹熟透即成。

【食法】1 日 2 次,作早、晚餐服食。

【功效】行气活血。适用于气滞血瘀型颈椎病患者及体质虚弱者。

牛膝粳米粥

【原料】干牛膝茎叶 20 克,粳米 100 克。

【做法】将牛膝茎叶放入锅中,加水 400 毫升,煎至半量,除去药渣,留汁锅中;粳米淘洗干净,放入留有药汁的锅中,再按煮稀粥的要求,酌情加入清水适量,以文火熬煮成稀粥即可。

【食法】1 日 2 次,空腹温热服食。

【功效】活血化瘀、壮骨舒筋。适用于骨折患者。

茄子粳米粥

【原料】茄子 1 个,粳米 100 克,精盐少许。

【做法】将茄子冲洗干净,去皮、蒂,切成小块备用;粳米淘洗干净,放入锅中,加入清水适量,大火煮沸后,加入茄子块,再改用小火继续熬煮。煮至粳米熟烂时,加入精盐,调匀即成。

【食法】作早、晚餐服食。

【功效】清热泻火、活血止痛。适于内痔肿痛、咯血、紫癜患者长期食用。

四、益肾助孕、滋阴养血粥

虾仁韭菜粥

【原料】鲜虾、韭菜各 30 克,粳米 150 克,精盐 5 克,姜末 3 克。

【做法】将虾仁洗净,切成碎末;韭菜择洗干净,切成小段;粳米淘洗干净,放入锅中,加入清水适量,先用大火煮沸,加入虾末,再改用小火慢慢熬煮。煮至粳米熟烂时,下入姜末、韭菜、精盐,再煮至粥沸即成。

【食法】1 日 2 次,早、晚温热服食。

【功效】补肾壮阳、健中固精。适用于肾阳亏虚、腰膝酸软、阳痿早泄等症。

韭菜粳米粥

【原料】韭菜 50 克,粳米 50 克。

【做法】将韭菜择洗干净,切碎备用;粳米淘洗干净,与韭菜一同放入锅中,加入清水适量,大火煮沸后,改用小火继续熬煮,煮至粳米烂熟即成。

【食法】1 日 2 次,温热服食。

【功效】补肾壮阳、固精止遗。适用于脾肾阳虚所致的腹中冷痛、阳痿早泄、腰膝无力、小便频数、白带过多、经漏不止等症。

菜籽粳米粥

【原料】韭菜子 30 克,粳米 100 克。

【做法】将韭菜子洗净,晒干或烘干,放入锅中,以小火微炒后取出,研为细粉;粳米淘洗干净,放入砂锅,加入清水适量,先用大火煮沸,再改用小火继续熬煮。煮至粳米熟烂时,调入韭菜子粉,拌和均匀,再煮至粥沸即成。

【食法】1 日 1 剂,早、晚温热服食。

【功效】益肾壮阳,止遗固精。适用于肾阳亏虚型阳痿患者。

豇豆粳米粥

【原料】豇豆 200 克,粳米 100 克,精盐、素油各少许。

【做法】将豇豆择洗干净,切成寸段;粳米淘洗干净,用盐腌制;炒锅上火,倒入素油烧热,下入豇豆,煸炒至熟后取出;另取一锅放入腌好的粳米,加入清水适量,大火煮沸后,改用小火继续熬煮。煮至粳米熟烂时,加入炒好的豇豆,再煮至粥沸即成。食用时可加入精盐调味。

【食法】1日1~2次，温热服食。

【功效】补益肾气、健脾固精。适用于肾虚遗精、脾胃虚弱等症。

黄精小米粥

【原料】黄精、枸杞子各10克，小米50克。

【做法】将枸杞子洗净；黄精用清水浸泡、洗净，加盖蒸至呈黑色时取出，切成小块；小米淘洗干净，与黄精块一同放入锅中，加入清水适量，如常法煮粥。煮至小米熟烂时，加入枸杞子，再煮1~2分钟即成。

【食法】作早、晚餐温热服食。

【功效】补精养血、益肾理气。适用于精血不足、肾气亏虚者。

菜根粳米粥

【原料】鲜韭菜根25克，粳米50克，白糖适量。

【做法】将鲜韭菜根洗净，放入干净的纱布中，绞取汁液备用；粳米淘洗干净，放入锅中，加入清水适量，如常法煮粥。煮至米汤沸腾时，兑入韭菜根汁，继续熬煮，煮至粳米熟烂时，加入白糖，调匀即成。

【食法】1日2次，温热服食，连服10日为宜。

【功效】补肾温中、壮阳止遗。适用于小儿遗尿及虚寒久痢等症。

【说明】韭菜根宜采用新鲜的，现煮现吃，隔日粥不可服食。阴虚内热，身有疮疡以及患有眼疾者忌食。炎热夏季不宜服食。

双凤粳米粥

【原料】鸽子1只，仔公鸡1只，补骨脂、巴戟天、淫羊藿各15克，粳米250克，精盐5克，姜丝、料酒各10克，酱油3克。

【做法】将鸽子及公鸡宰杀，放入沸水锅中烫透，除去毛及内脏，用清水洗净，切成小块，放入盆中，加入料酒、酱油拌匀，腌制入味；补骨脂、巴戟天、淫羊藿分别洗净，一同放入砂锅，加入清水适量，文火熬煮2个小时，除去药渣，取汁备用；粳米淘洗干净，放入锅中，倒入药汁，再酌情加入清水少许，先用大火煮开，放入腌好的鸽肉、鸡肉及姜丝、精盐，再改用小火继续熬煮，煮至米熟、肉烂即成。

【食法】1日2次，早、晚酌量温热服食。

【功效】补肾壮阳、强筋健骨。适用于肾阳亏虚、形寒肢冷、腰腿冷痛等症。

四子鸽肉粥

【原料】鸽子 1 只,覆盆子粉、菟丝子粉、五味子粉、枸杞子粉各 2 克,粳米 60 克,生姜、葱白、食盐、白酒各适量。

【做法】将鸽子除去毛及内脏,用清水冲洗干净,切成小块,放入锅中,以白酒煸炒至熟,取出备用;粳米淘洗干净,与鸽肉一同放入锅中,加入清水适量,如常法煮粥。煮至粳米将熟时,加入上述四种药末及调味品,继续熬煮,煮至米熟、肉烂即成。

【食法】1 日 2 次,空腹温热服食。

【功效】温补肾阳、收敛固精。适用于中老年人肾阳虚者。

鸽肉葱白粥

【原料】鸽子 1 只,粳米 100 克,葱白 3 根,白酒、食盐、味精各适量。

【做法】将鸽子除去毛及内脏,冲洗干净,切成小块,放入锅中炒熟,倒入白酒,以文火煮 5 分钟后,取出备用;粳米淘洗干净,与煮好的鸽肉一同放入锅中,加入清水适量,如常法煮粥。煮至粳米将熟时,加入葱白,继续熬煮,煮至米熟、肉烂时,加入精盐、味精调味即成。

【食法】1 日 2 次,空腹服食。

【功效】补肾、壮阳、益精。适用于肾阳亏虚、赢弱阳痿等症。

鸽肉粳米粥

【原料】鸽子 1 只,枸杞子 30 克,菟丝子 50 克,粳米 100 克,姜、葱、精盐各适量。

【做法】将菟丝子、枸杞子分别洗净;鸽子除去毛、内脏、头、爪,用清水冲洗干净,剔去骨头,剁成碎块;粳米淘洗干净,与鸽肉、菟丝子、枸杞子一同放入锅中,加入清水适量,如常法煮粥。煮至米熟、肉烂时,加入姜、葱、精盐及味精调味即成。

【食法】1 日 2 次,早、晚酌量温热服食。

【功效】壮阳补精、益肝固肾。适用于肾气不足所致的身体衰弱者。

白果莲子粥

【原料】白果 10 枚,莲子 50 克,白糖适量。

【做法】将白果炒熟、去壳;莲子去心、洗净,放入锅中,加入清水适量,如常法煮粥。煮至莲子熟烂时,加入白果,继续熬煮,煮至白果熟烂时,加入白糖,调匀即成。

【食法】1 日 1 次,温热服食。

【功效】补肾固精。适用于肾精不固、咳嗽等症。

百合莲子粥

【原料】鲜百合 30 克,龙眼肉、莲子各 15 克,红枣 5 枚,糯米 100 克,白糖适量。

【做法】将鲜百合、龙眼肉、莲子、红枣、糯米分别洗净,一同放入锅中,加入清水适量,如常法煮成稀粥。食用时加入白糖调味即可。

【食法】1 日 1 次,温热服食。

【功效】温肾壮阳。适用于阳痿不举、举而不坚、胆怯多疑、心悸易惊、面色苍白、精神不振等症。

枣仁莲子粥

【原料】炒枣仁 15 克,莲子 20 克,大枣 10 枚,大米 100 克。

【做法】将炒枣仁、莲子、大枣分别洗净,大米淘洗干净,大枣去核;将所用各料一同放入锅中,加入清水适量,如常法熬煮成粥即可。

【食法】1 日 1~2 次,空腹温热服食。

【功效】补肾生精。适用于肾精不足所致的阳痿患者。

虾米粳米粥

【原料】虾米 30 克,粳米 100 克,食用油、精盐、味精各适量。

【做法】将虾米洗净,用清水浸泡 30 分钟,捞出沥干;锅中放入食用油少许,烧热后下入虾米煸炒;粳米淘洗干净,与炒好的虾米一同放入砂锅,加入清水适量,如常法煮粥。煮至粳米熟烂时,加入精盐、味精调味即成。

【食法】1 日 2 次,早、晚温热服食。

【功效】壮阳补肾。适用于肾虚腰痛等症。

生地车前粥

【原料】鲜生地黄 60 克,鲜车前叶 30 克,苡仁 30 克,粳米 100 克,生姜 2 片,白糖适量。

【做法】将鲜生地黄洗净、切片、捣烂,取汁约 50 毫升;鲜车前叶洗净,放入温开水中浸泡片刻,放入锅中,如常法水煎,过滤去渣,取汁备用;苡仁、粳米分别淘洗干净,一同放入砂锅,加入清水适量,大火煮沸后,加入生姜片,改用小火继续熬煮。

熬至米烂、汤稠时,调入生地黄汁、车前叶煎汁,再煮一二沸即成。食用时可根据个人口味加入白糖调味。

【食法】1日2次,早、晚温热服食。

【功效】壮阳益精。适用于湿热下注型阳痿患者。

薯蓣鸡肉粥

【原料】黄毛雄鸡1只,粳米60克,肉苁蓉、生薯蓣各少许,姜末、花椒末、精盐各适量。

【做法】将黄毛雄鸡宰杀,去毛剖开,除去内脏,冲洗干净,切成小块;生薯蓣、肉苁蓉分别洗净;粳米淘洗干净,与鸡块、生薯蓣、肉苁蓉一同放入锅中,加入清水适量,如常法煮粥。煮至米熟、肉烂、汤稠时,加入姜末、花椒末、精盐调味即成。

【食法】可作主食,也可佐餐依量服食。

【功效】补肾壮阳、润肠通便。适用于老人五劳七伤、久病体虚、肠燥便秘、阳痿遗精、腰痛无力、妇女不孕或习惯性流产等症。

【说明】大便溏泻、性欲亢进者忌用。

益智糯米粥

【原料】益智仁5克,糯米50克,精盐少许。

【做法】将益智仁拣净,研为细末备用;糯米淘洗干净,放入锅中,加入清水适量,如常法煮粥。煮至糯米熟烂时,调入益智仁末及精盐,继续熬煮,煮至汤稠即成。

【食法】1日2次,早、晚温热服食。

【功效】补肾助阳、固精缩尿。适用于妇女更年期综合征、老年脾肾阳虚、腹中冷痛、尿频、遗尿等症。

【说明】阴虚血热者忌服。

海参粳米粥

【原料】海参25克,粳米100克,葱、生姜、精盐各适量。

【做法】将海参用温水涨发、洗净,切成小块;粳米淘洗干净,与海参块、葱、生姜、精盐一同放入锅中,加入清水适量,如常法煮粥,煮至粳米熟烂即成。

【食法】1日1次,温热服食。

【功效】润燥益肾。适用于形体消瘦、精气不足、低热盗汗、皮肤干燥等症。

牡蛎猪肉粥

【原料】鲜牡蛎肉 60 克,糯米 60 克,瘦猪肉 30 克,料酒、精盐、猪油、大蒜末、葱头末、味精、胡椒粉各适量。

【做法】将牡蛎肉用清水洗净;猪肉洗净、切丝;糯米淘洗干净,放入锅中,加入清水适量,如常法煮粥。煮至糯米开花时,加入牡蛎肉、瘦猪肉、料酒、精盐、猪油、继续熬煮,煮至米烂、肉熟时,加入大蒜末、葱头末、味精、胡椒粉,调匀即成。

【食法】1 日 1 次,温热服食。

【功效】补骨强肾、止汗敛精。适用于中老年人体虚、早泄、滑精等症。

蛤蚧大米粥

【原料】活蛤蚧或蛤蚧干 1 只,大米 100 克,米酒、食用油、精盐、葱花、胡椒粉各少许。

【做法】将大米淘洗干净,放入锅中,加入清水适量,如常法煮粥;用活蛤蚧做原料时,以手指捏其颈部,并用刀柄击其头部,然后放入 80℃ 左右的热水中浸烫,除去鳞片及内脏,用米酒洗净,去头、剁碎,放入碗中,再加入适量的米酒、食用油、精盐、葱花、胡椒,拌匀、密闭。静置 20 分钟后,倒入已经煮烂、沸腾的大米粥中,加盖,以大火烈煮 5 分钟即成。

若以蛤蚧干为原料,则应选择体大、肥壮、尾部完整的蛤蚧干。去掉头、足、鳞片及蛤蚧干内的竹片,以利刃切成小块,再用清水冲洗干净,放入锅中,加入米酒、精盐及清水适量,以小火煨烂后,加入淘洗干净的大米,如常法煮粥。煮至大米熟烂时,撒入葱花、胡椒粉,拌匀即成。

【食法】1 日 1 剂,早、晚温热服食。

【功效】益精壮阳、益肺定喘。适用于中老年人体虚、肾虚腰痛等症。

归尾桃仁粥

【原料】当归尾 15 克,桃仁 10 克,粳米 100 克,白糖 20 克。

【做法】将桃仁洗净,捣烂如泥状;当归尾洗净、切片,放入锅中,加入清水适量,浓煎 2 次,每次 40 分钟,混合 2 次滤液,过滤去渣,取汁备用;粳米淘洗干净,放入砂锅,加入当归尾浓煎汁及清水适量,中火煮沸后,改用小火继续熬煮。煮至米烂、汤稠时,调入桃仁泥、白糖,再煮一二沸即成。

【食法】1 日 2 次,早、晚温热服食。

·食疗养生粥·

图文珍藏版

【功效】活血益精。适用于气滞血瘀型不射精患者。

枸杞瓜子粥

【原料】枸杞子30克,苦瓜子9克,羊肾1个,羊肉100克,大米50克,葱白、精盐各适量。

【做法】将羊肉洗净、切碎;羊肾剖洗干净,除去筋膜、臊腺,切丝备用;枸杞子、苦瓜子一同放入锅中,如常法水煎,除去药渣,留汁锅中;大米淘洗干净,与羊肾、羊肉一同放入留有药汁的锅中,再酌情加入清水适量,如常法煮粥。煮至米熟、肉烂时,加入葱白、精盐,调匀即成。

【食法】作早、晚餐温热服食。

【功效】降火益肾、壮阳益精。适用于肝虚火旺所致的阳痿等症。

黑豆糯米粥

【原料】黑大豆50克,糯米100克,精盐少许。

【做法】将黑大豆、糯米分别淘洗干净,用清水浸泡过夜,一同放入锅中,加入清水适量,大火煮沸后,改用小火继续熬煮。煮至米熟、豆烂时,加入精盐,调匀即成。

【食法】1日2次,温热服食。

【功效】补肾敛汗。适用于肾虚消渴、体虚多汗、阴虚盗汗等症。

枸杞羊肾粥

【原料】枸杞叶250克(或枸杞子30克),羊肾50克,羊肉60克,粳米100克,葱白、精盐各适量。

【做法】将羊肾剖开,除去筋膜,洗净、切碎;羊肉洗净、切碎;枸杞叶(或枸杞子)洗净,放入锅中,如常法水煎,除去药渣,留汁锅中;粳米淘洗干净,与羊肾、羊肉、葱白一同放入留有药汁的锅中,再酌情加入清水适量,如常法煮粥。煮至米熟、肉烂时,加入精盐,调匀即成。

【食法】不拘时量,趁热服食,常食有益。

【功效】温肾阳、益精血。适用于肾虚所致的头晕目眩、视力减退、腰膝酸软无力等症。

羊肾粳米粥

【原料】羊肾1对,粳米100克,葱花、姜片、豆豉、精盐、胡椒粉各少许。

【做法】将羊肾撕去脂膜、劈成两半、除去臊腺、冲洗干净,从每片中间横切成2块,再改刀平劈成薄片;粳米淘洗干净,放入锅中,加入豆豉及清水适量,如常法煮粥。煮至粳米、豆豉熟烂时,加入羊肾片、葱花、姜片、精盐,再煮二三沸,撒入胡椒粉,拌匀即成。

【食法】不拘时量,趁热服食,可常食。

【功效】补肾益精。适用于肾虚劳损、腰脊疼痛、房事衰弱、小便频数等症。

三肾粳米粥

【原料】猪肾、羊肾、鹿肾各50克,粳米100克,葱、姜、胡椒、精盐各适量。

【做法】将猪、羊、鹿肾分别洗净,撕去脂膜、除去骚腺,切碎备用;粳米淘洗干净,与猪、鹿、羊肾一同放入锅中,加入清水适量,如常法煮粥。大火煮沸后,加入葱、姜、胡椒、精盐,再改用小火继续熬煮,煮至米熟、肉烂即成。

【食法】不拘时量,空腹温热服食,可常食。

【功效】补肾益气、壮阳益精。适用于肾虚所致的耳聋、耳鸣等症。

豆豉猪肾粥

【原料】猪肾一对,豆豉10克,粳米100克,料酒及相应调料各适量。

【做法】将豆豉放入锅中,如常法水煎,去渣留汁;猪肾除去脂膜、骚腺,洗净后剁成小碎块;粳米淘洗干净,与猪肾一同放入留有药汁的锅中,再酌情加入清水适量,如常法煮粥。煮至肉烂、米熟时,加入料酒及相应调料,拌和均匀,再煮一二沸即成。

【食法】睡前温热服食。常食有益。

【功效】益肾补阴、固齿强腰。适用于肾阴虚损、腰膝疼痛、行动无力等症。

猪肾生地粥

【原料】猪肾1对,生地200克,生姜20克,粳米250克,葱白、豆豉汁各适量。

【做法】将葱白洗净、切段;粳米淘洗干净;生地、生姜分别洗净、切片;猪肾洗净,除去脂膜、骚腺,与葱白一同放入锅中,加入清水适量,以中火煎煮。煮至猪肾将熟时,加入粳米、生地、生姜、豆豉汁,继续熬煮,煮至肉熟、米烂即成。

【食法】不拘时量,温热服食。

【功效】补肾养阴。适用于肾阴虚所致的消瘦无力等症。

猪肾粳米粥

【原料】猪肾一对,粳米 100 克,葱、姜各少许。

【做法】将猪肾除去脂膜、臊腺,用清水冲洗干净,剁成碎块;粳米淘洗干净,与猪肾块一同放入锅中,加入清水适量,如常法煮粥。煮至肉烂、米熟时,加入葱、姜,再煮至粥沸即成。

【食法】1 日 1~2 次,空腹温热服食,常食有益。

【功效】滋肾强腰。适用于肾虚劳损、腰膝疼痛、步履无力等症。

陈皮猪肾粥

【原料】猪肾一对,粳米 100 克,陈皮、缩砂仁各 10 克。

【做法】将猪肾除去脂膜、臊腺,用清水洗净,切成碎块备用;陈皮、缩砂仁分别洗净,一同放入锅中,如常法水煎,除去药渣,留汁锅中;粳米淘洗干净,与猪肾块一同放入留有药汁的锅中,再酌情加入清水适量,如常法煮粥,煮至肉烂、米熟即成。

【食法】1 日 1~2 次,空腹温热服食。

【功效】强腰滋肾、健脾益气。适用于肾虚劳损、气阴不足、腰膝无力、腹痛作泄等症。

芡实猪肾粥

【原料】淮山药 50 克,芡实 100 克,猪肾 1 对,黏米适量,精盐少许。

【做法】将猪肾对剖成两片,除去臊腺、筋膜,用清水洗净,切片备用;淮山药、芡实、黏米分别洗净,一同放入锅中,加入清水适量,大火煮沸后,改用中火继续熬煮。煮至粥七、八成熟时,加入猪肾片,继续熬煮,煮至猪腰熟透、黏米开花时,加入精盐调味即成。

【食法】1 日 1~2 次,空腹温热服食。

【功效】健脾补肾、补髓益精、固肠止泻。适用于肾虚劳损、腰膝疼痛、步履无力等症。

猪肉糯米粥

【原料】瘦猪肉、糯米各 100 克,猪肉汤 1.5 千克,葱白、味精、麻油、料酒各适量。

【做法】将瘦猪肉、葱白分别洗净,切成小丁备用;糯米淘洗干净;炒锅放于火上,下入麻油、猪肉煸炒至熟,再加入猪肉汤、糯米、料酒,先用大火烧开,再改用小火继续熬煮。煮至米熟、肉烂时,加入味精、精盐、葱白丁,拌匀即成。

【食法】1 日 1~2 次,温热服食。常食有益。

【功效】滋阴润燥。适用于肾虚精亏者。

鲶鱼干贝粥

【原料】胡子鲶 1 条,干贝 25 克,粳米 150 克,姜丝、葱丝、精盐、味精、料酒、胡椒粉、麻油各少许。

【做法】将胡子鲶用干布擦净体表粘液,除去内脏、拆下鱼肉、切成薄片,放入碗中,加入味精、精盐、料酒、胡椒粉,拌和均匀,稍腌待用;粳米淘洗干净,用精盐稍腌;干贝用温水泡开、撕碎;锅内加入清水适量,大火烧沸后,加入粳米、干贝,再改用小火慢慢熬煮。煮至粳米熟烂时,加入鱼片,继续熬煮,煮至粥再沸时,撒入精盐、姜丝、葱丝,淋上麻油即成。

【食法】不拘食量,温热服食。

【功效】滋肾强腰。适用于肾虚阳痿、腰膝酸痛等症。

胡桃粳米粥

【原料】胡桃仁 120 克,粳米 100 克,白糖适量。

【做法】将胡桃仁、粳米分别洗净,一同放入锅中,加入清水适量,如常法熬煮成粥。食用时加入白糖调味即可。

【食法】1 日 1~2 次,温热服食。

【功效】补脾益肾。适用于肺肾两虚所致的咳嗽、大便干结、体虚乏力等症。

石榴皮粥

【原料】石榴皮 30 克,粳米 100 克,白糖适量。

【做法】将石榴皮洗净,放入砂锅,如常法水煎,除去药渣,留汁锅中;粳米淘洗干净,放入留有药汁的锅中,再酌情加入清水适量,如常法煮粥。煮至粳米熟烂时,加入白糖,再煮一二沸即成。

【食法】1 日 1~2 次,温热服食。3~5 日为 1 个疗程。

【功效】温肾止带。适用于脾肾虚弱、带下绵绵、腰酸腹痛等症。

【说明】发热期间及小便淋涩、湿热带下者均不宜选用。

芡实粳米粥

【原料】芡实 60 克,粳米 100 克,白糖适量。

【做法】将芡实洗净、煮熟,晒干或烘干,研粉备用;粳米淘洗干净,放入锅中,加入清水适量,如常法煮粥。煮至粥半熟时,调入芡实粉,拌和均匀,以小火继续熬煮,煮至米烂、汤稠即成。食用时可加入白糖调味。

【食法】1日1剂,早、晚各服食1半,温热服食。

【功效】补肾固精。适用于肾虚不固型遗精等症。

芡实茯苓粥

【原料】芡实粉50克,茯苓粉50克,粳米100克,精盐少许。

【做法】将芡实粉、茯苓粉一同放入碗中,加入温水适量,调成糊状;粳米淘洗干净,放入锅中,加入清水适量,大火烧沸后,调入芡实、茯苓糊,再改用小火继续熬煮,煮至粳米熟烂时,加入精盐调味即成。

【食法】1日1~2次,空腹温热服食。

【功效】补肾利湿。适用于淋浊、大便溏泄者。

芡实金樱粥

【原料】芡实米50克,金樱子20克,白糖适量。

【做法】将金樱子放入锅中,加入清水300毫升,煎煮至100毫升,去渣备用;芡实米淘洗干净,放入锅中,加入药汁及清水适量,如常法煮粥,煮至芡实米熟烂时,加入白糖,调匀即成。

【食法】1日2次,温热服食。

【功效】益肾固精。对小儿肾虚遗尿有显著疗效。

鸡肝菟丝粥

【原料】雄鸡肝1具,菟丝子末15克,粟米100克,葱白2根,食盐、胡椒粉各适量。

【做法】将鸡肝洗净、细切;菟丝子用纱布袋装好,扎紧袋口;粟米淘洗干净,与鸡肝、药袋一同放入锅中,加入清水适量,如常法煮粥。煮至粟米烂熟时,除去药袋,加入葱白、食盐及胡椒粉,调拌均匀,再煮一二沸即成。

【食法】1日1~2次,空腹温热服食。

【功效】养肝肾、助阳事。适用于肝肾不足、筋骨痿弱、阳痿早泄等症。

鳖甲鹿角粥

【原料】鳖甲10克,鹿角胶15~20克,粳米100克,姜3片。

【做法】将鳖甲放入锅中,如常法水煎,除去药渣,留汁锅中;粳米淘洗干净,放入留有药汁的锅中,按煮稀粥要求,酌情加入清水适量,如常法煮粥。煮至汤沸时,加入鹿角胶、姜片,继续熬煮,煮至粳米熟烂、鹿角胶充分溶化即成。

【食法】1 日 1~2 次,3~5 日为一个疗程。

【功效】补肾、益精、止带。适用于肾气不足所致的带下量多、淋漓不断、腰酸胀痛等症。

鹿角粳米粥

【原料】鹿角粉 5~10 克,粳米 80 克,食盐适量。

【做法】将粳米淘洗干净,放入锅中,加入清水适量,如常法煮粥。煮至粳米熟烂时,调入鹿角粉,加入食盐,再煮一二沸即成。

【食法】1 日 2 次,早、晚空腹温热服食。

【功效】补肾阳、益精血、强筋骨。适用于命门火衰者。

鹿肉粳米粥

【原料】鹿肉 100 克,粳米 100 克,姜末、精盐、味精各适量。

【做法】将鹿肉洗净、切丝,剁成肉泥备用;粳米淘洗干净,放入锅中,加入清水适量,先用大火煮沸,调入鹿肉泥,拌和均匀,再改用小火继续熬煮。煮至粳米熟烂、米汤发稠时,加入姜末、精盐、味精,搅拌均匀,再煮一二沸即成。

【食法】1 日 1~2 次,早、晚温热服食。

【功效】补肾填精。适用于肾精不足型不射精患者。

鹿尾粳米粥

【原料】风干鹿尾 1 个,粳米 150 克,料酒、精盐、味精、麻油各少许,陈皮 1 片。

【做法】将鹿尾用开水稍泡后取出,洗去污秽,再放入沸水锅中,煮约 10 分钟后捞出,放入清水中候凉,剥下鹿皮、去掉脂膜、切成丁块,用料酒拌匀备用;粳米淘洗干净;陈皮浸软、洗净;锅中加入清水适量,放入粳米、陈皮,大火煮沸后,加入鹿尾块,改用小火慢慢熬煮。煮至粳米烂熟时,下入精盐、味精,淋上麻油即成。

【食法】1 日 1~2 次,空腹温热服食。

【功效】补虚止损、益肾填精、补益强壮。适用于腰肾疼痛、阳痿遗精、头昏耳鸣、久病虚损等症。

山药羊脊粥

【原料】瘦羊肉 500 克,羊脊骨 1 个,淮山药 50 克,肉苁蓉 20 克,菟丝子 10 克,核桃仁 2 个,粳米 100 克,葱白 3 根,姜、花椒、八角、料酒、胡椒粉、精盐各适量。

【做法】将羊脊骨剁成块,用清水洗净;粳米淘洗干净;瘦羊肉洗净,切成条状;淮山药、肉苁蓉、菟丝子、核桃仁分别拣洗干净,一同装入纱布袋,扎紧袋口,与羊脊骨、瘦羊肉、粳米一同放入砂锅,加入清水适量,大火煮沸后,加入花椒、八角、料酒,改用小火继续熬煮。煮至羊肉烂熟时,出锅装碗。食用时加入葱白、姜、精盐、胡椒粉调味即可。

【食法】1 日 1~2 次,早、晚酌量温热服食。

【功效】温补肾阳、固精健骨。适用于肾阳不足所致的腰膝冷痛、骨软无力、阳痿早泄等症。

羊肉冬瓜粥

【原料】羊肉 50 克,冬瓜 150 克,山药 100 克,粳米 50 克,精盐、味精各适量。

【做法】将羊肉洗净、剁碎;冬瓜洗净、切块;山药洗净、切丁;粳米淘洗干净,放入锅中,加入清水适量,如常法煮粥。煮至粳米将熟时,加入羊肉、冬瓜、山药,继续熬煮。煮至冬瓜、山药熟烂后,加入精盐、味精调味即成。

【食法】温热服食,早、晚各食一碗,连续服食 7 日即可见效。

【功效】温阳益气。适用于性功能衰退者。

羊肉淡菜粥

【原料】干淡菜 45 克,粳米 100 克,羊肉 150 克,料酒 10 克,味精 3 克,胡椒粉、酱油各 2 克,精盐、姜丝各 5 克。

【做法】将淡菜用热水泡软,拣洗干净备用;羊肉洗净,放入沸水锅中氽一下后捞出,用清水洗净,切成小块,盛入盆中,加入料酒、胡椒粉、酱油、姜丝,拌和均匀,腌制入味;粳米淘洗干净,放入锅中,加入清水适量,先用大火煮沸,加入腌好的羊肉块、淡菜,再改用小火继续熬煮。煮至米熟、肉烂时,加入精盐、味精调味即成。

【食法】作早餐温热服食,10 日为一个疗程。可常食。

【功效】补肾益肝、益血填精、壮阳强心。适用于肝肾不足、精血亏虚等症。

黄芪羊肉粥

【原料】鱼鳔 10 克,黄芪 15 克,精羊肉 50 克,粳米 100 克,精盐、生姜、葱白各适量。

【做法】将精羊肉洗净、细切;鱼鳔、黄芪、粳米分别洗净,与切好的羊肉一同放入锅中,按煮稀粥的要求,加入清水适量,如常法煮粥。煮至米熟、肉烂时,加入精盐、生姜、葱白,再煮一二沸,捞出黄芪即成。

【食法】1日2次,温热服食,吃肉喝粥。

【功效】补肾助阳、健脾益气。适用于小便频数、夜间多尿、遗尿、畏寒、乏力等症。

巴戟羊肉粥

【原料】巴戟、肉苁蓉各10~15克,精羊肉60克,粳米100克,葱白2根,生姜3片,精盐适量。

【做法】将巴戟、肉苁蓉、精羊肉分别洗净,细切备用;巴戟、肉苁蓉一同放入砂锅,如常法水煎,除去药渣,留汁锅中;粳米淘洗干净,与羊肉一同放入留有药汁的锅中,再按煮稀粥的要求,酌情加入清水适量,如常法煮粥。煮至米熟、肉烂时,加入精盐、生姜、葱白,再煮一二沸即成。

【食法】1日1~2次,温热服食,5~7日为一个疗程。

【功效】补肾壮阳、健脾养胃、润肠通便。适用于肾阳虚弱所致的女子不孕、男子阳痿、遗精早泄、腰膝冷痛、小便频数,夜间多尿、遗尿以及老年阳虚便秘等症。

【说明】凡大便溏薄、性功能亢进者慎用。

狗肉糯米粥

【原料】新鲜狗肉250克,肉桂、桂皮各适量,糯米100克,料酒、生姜、盐、味精各适量。

【做法】将狗肉切成小块,放入清水中漂洗1个小时,洗净备用;肉桂、桂皮分别拣净,一同放入纱布袋中,扎紧袋口;糯米淘洗干净,放入砂锅,加入清水适量,先用大火煮沸,加入狗肉块,再酌情加入清水适量,投入肉桂、桂皮药袋,继续用大火煮沸,加入料酒、生姜,改用小火煮1个小时。煮至米熟、肉烂时,取出肉桂、桂皮药袋,再加入精盐、味精,拌匀即成。

【食法】作早、晚餐温热服食。

【功效】补肾壮阳。适用于肾阳亏虚型阳痿患者。

【说明】冬季服用为宜。

三豆狗鞭粥

【原料】赤小豆、黑豆、玉米粒各 10 克,狗鞭 100 克,枸杞子 15 克,生姜 12 克,花椒、葱段、食用油、味精、食盐各适量。

【做法】将狗鞭对剖、洗净、切成小段;枸杞、赤小豆、黑豆、玉米粒分别洗净;锅中放入食用油烧热,加入狗鞭、食盐、生姜、花椒、葱段等煸炒,待炒透后,加入枸杞、赤小豆、黑豆、玉米粒及清水适量,以小火煨炖。炖至米熟、肉烂时,放入各种调味品,拌匀即成。

【食法】1 日 1 次,温热服食。

【功效】消暑解热、温肾壮阳、益精固髓。适用于阳痿、早泄等症。

锁阳大米粥

【原料】锁阳 15～30 克,大米 50 克,食盐适量。

【做法】将锁阳拣净,装入纱布袋内;大米淘洗干净,与锁阳袋一同放入锅中,加入清水适量,如常法煮粥。煮至粳米熟烂时,去掉纱布袋,加入食盐调味即成。

【食法】1 日 1 次,温热服食。

【功效】壮阳固精、养血强精。适用于遗精、大便秘结等症。

硫黄白米粥

【原料】硫磺末 1 克,白米 200 克,黄酒适量。

【做法】将白米淘洗干净,放入锅中,加入清水适量,如常法煮粥。煮至白米熟烂时,调入硫黄末及黄酒,拌匀即成。

【食法】空腹服食。

【功效】补火助阳。适用于命门火衰、腰膝酸冷、阳痿、腹冷久泻及肾气不纳所致的喘逆等症。

【说明】硫磺性味酸热有毒,非精制者不宜内服,即使内服也应病愈即止,不宜久服。阴虚内热的患者及孕妇忌用。

附子干姜粥

【原料】炮附子 3～10 克,干姜 3 克,粳米 100 克,葱白、红糖各适量。

【做法】将炮附子、干姜分别拣净,一同捣细,过箩细筛,共研为细末;粳米淘洗干净,与附子、干姜末一同放入锅中,加入清水适量,如常法煮粥。煮至粳米烂熟时,加入葱白、红糖调味即成。

【食法】1日1剂,早、晚各食1半,温热服食,一般3~5日为一个疗程。

【功效】补阳温中、散寒止痛。适用于肾阳不足、命门火衰所致的畏寒肢冷、阳痿尿频、脾阳不振、脘腹冷痛、大便溏泄、冷痢,或因大汗及大吐大泻所致的四肢厥逆、冷汗自出、口淡不渴、苔白脉细等症。

甲鱼糯米粥

【原料】甲鱼1只,糯米100克,肉汤1250毫升,精盐、料酒、猪油、胡椒粉、葱头、姜块各适量。

【做法】将糯米淘洗干净;甲鱼杀死、洗净,剁成小块,放入开水锅中焯一下后捞出,刮去黑皮备用;炒锅烧热,下入猪油、甲鱼,炒至无血水时,加入料酒、葱、姜、肉汤,先用大火烧开后,再改用小火慢炖,炖至甲鱼肉烂熟时,拣去骨头及葱、姜,加入糯米及精盐,如常法煮粥。煮至糯米熟烂时,调入胡椒粉即成。

【食法】1日1剂,分1~2次温热服食。

【功效】滋阴补虚。适用于体虚肾亏等症。

胡桃粳米粥

【原料】胡桃肉30克,粳米100克。

【做法】将胡桃肉研膏,加入清水适量,搅拌均匀,过滤取汁备用;粳米淘洗干净,放入锅中,加入清水适量,如常法煮粥。煮至粳米熟烂时,加入胡桃肉汁,续煮至胡桃去掉生油气味即成。

【食法】1日1剂,空腹服食。

【功效】温肾固精、润肠纳气。适用于阳虚咳嗽、腰痛脚弱、浑身无力、阳痿滑精、小便频数、大便燥结等症。

螵蛸糯米粥

【原料】桑螵蛸5个,山萸肉、菟丝子、覆盆子、益智仁各5克,糯米50克,白糖少许。

【做法】将上述各原料除白糖、糯米外分别洗净,一同放入锅中,如常法水煎,除去药渣,留汁锅中;糯米淘洗干净,放入留有药汁的锅中,再酌情加入清水适量,如常法煮粥。煮至米烂、汤稠时,调入白糖,拌匀即成。

【食法】作早、晚餐温热服食。

【功效】补肾助阳、固精缩尿。适用于小儿遗尿、尿频等症。对治疗成人遗精也有疗效。

石耳大米粥

【原料】石耳、大米各适量(按食用者1次食量备料)。

【做法】将石耳泡发、洗净;大米淘洗干净,与石耳一同放入锅中,加入清水适量,如常法熬煮成粥即可。

【食法】1日1次,空腹服食。

【功效】补益精血。适用于肝肾阴虚所致的不孕、不育症。

加味樱子粥

【原料】金樱子10~15克,枳壳、棉花根各30克,粳米或糯米50~100克。

【做法】将金樱子、枳壳、棉花根分别拣洗干净,一同放入锅中,如常法水煎,除去药渣,取浓汁备用;粳米或糯米淘洗干净,与药汁一同放入锅中,再酌情加入清水适量,如常法熬煮成粥即可。

【食法】1日2次,温热服食,10日为1个疗程。

【功效】固精理气,收涩止泻。适用于滑精、遗精、遗尿、小便频数、脾虚泄泻、女子带下、子宫脱垂等症。

【说明】感冒期间及发热病人不宜服食。

白果莲肉粥

【原料】白果6克,莲肉15克,江米50克,乌骨鸡1只。

【做法】将白果、莲肉分别洗净、研末;乌骨鸡除去毛及内脏,冲洗干净;白果、莲肉末一同放入鸡膛中。江米淘洗干净,放入锅中,加入清水适量,放入填入药材的乌鸡,以小火熬煮。煮至米熟、鸡烂即成。食用时可根据个人口味加入调味品调味。

【食法】1日2次,喝粥吃肉。

【功效】补益肝肾、止带浊。适用于下元虚惫、妇女赤白带下等症。

山药萸肉粥

【原料】山萸肉60克,山药30克,粳米100克,白糖适量。

【做法】将山萸肉、山药肉分别洗净,一同放入锅中,如常法水煎,除去药渣,留汁锅中;粳米淘洗干净,放入留有药汁的锅中,再酌情加入清水适量及白糖,如常法煮成稀粥即可。

【食法】1日2次，早、晚温热服食。

【功效】补肾敛精。适用于肾虚型崩漏患者。

狗骨粳米粥

【原料】白狗骨1000克、粳米100克，相应调味品各适量。

【做法】将白狗骨洗净，放入锅中，如常法煎汤，拣去狗骨，留骨汤于锅中；粳米淘洗干净，放入留有骨汤的锅中，以骨汤如常法煮粥。煮至粳米熟烂时，加入调味品调味即成。

【食法】1日1~2次，温热服食。

【功效】补虚止损。适用于妇女体虚不孕等症。

鹿胶河车粥

【原料】鹿角胶15~20克，鲜紫河车1/3具，粳米100克，生姜3片，葱白、生姜、精盐各适量。

【做法】将紫河车洗净、切块；粳米淘洗干净，放入锅中，按煮稀粥的要求，加入清水适量，如常法煮粥。煮至汤沸时，放入鹿角胶、紫河车块、生姜、葱白，以小火继续熬煮，煮至紫河车与粳米熟烂即成。食用时可加入精盐调味。

【食法】1日1~2次，温热服食。

【功效】补肾阳、益精血。适用于肾气不足所致的妇女子宫虚寒不孕、崩漏带下，男子阳痿早泄、遗精腰痛等症。

启宫粥

【原料】制半夏、茯苓、陈皮、苍术各10克，香附、神曲各12克，川芎6克，大米100克。

【做法】将以上除大米外的其余各原料分别拣洗干净，一同放入锅中，如常法水煎，除去药渣，留汁锅中；大米淘洗干净，放入留有药汁的锅中，再酌情加入清水适量，如常法熬煮成粥即可。

【食法】1日2次，空腹温热服食。

【功效】健脾燥湿、化痰祛脂。适用于痰湿不孕、肥胖症患者。

石英糯米粥

【原料】紫石英15克，糯米100克，红糖适量。

【做法】将紫石英打碎，淘洗干净，放入锅中，如常法水煎，除去药渣，留汁锅中;糯米淘洗干净,放入留有药汁的锅中,如常法煮粥。煮至糯米熟烂时,加入红糖,再煮一二沸即成。

【食法】1 日 2 次,早、晚空腹温热服食。

【功效】温暖子宫。适用于妇女宫冷不孕等症。

苁蓉羊肉粥

【原料】鲜肉苁蓉 25~50 克,羊肉 150 克,大米 100 克,各种调料各适量。

【做法】选肉苁蓉嫩者,刮去鳞,用酒洗净,放入锅中,加入清水适量,如常法水煮,煮熟后,切成薄片;羊肉洗净,切成肉丁;大米淘洗干净,与肉苁蓉、羊肉丁一同放入锅中,加入清水适量,如常法熬煮粥。煮至米熟、肉烂时,加入相应调料调味即成。

【食法】1 日 1~2 次,温热服食。

【功效】温补下元、温暖子宫。适用于妇女虚寒痛经、不孕等症。

【说明】热证,实证及阴虚火旺者忌食。

艾叶粳米粥

【原料】艾叶 15 克(鲜品 30 克),粳米 100 克,红糖适量。

【做法】将艾叶拣洗干净,放入锅中,如常法水煎,除去药渣,留汁锅中;粳米淘洗干净,放入留有药汁的锅中,再酌情加入清水适量,如常法煮粥。煮至粳米熟烂时,加入红糖,调匀即成。

【食法】1 日 2 次,早、晚温热服食。

【功效】温暖子宫。适用于宫冷不孕等症。

【说明】月经期间不宜服食。

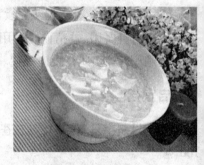

艾叶粳米粥

香附小米粥

【原料】当归、白术、白芍、茯苓、丹皮、花粉各 10 克,香附 6 克,小米 100 克,白糖适量。

【做法】将当归等上述七味中药分别拣洗干净,一同放入锅中,如常法水煎,除去药渣,留汁锅中;小米淘洗干净,放入留有药汁的锅中,再酌情加入清水适量,如常法煮粥。煮至小米熟烂时,调入白糖,再煮二三沸,糖溶即成。

【食法】1 日 1~2 次,温热服食。

【功效】舒肝解郁、养血理脾。适用于肝郁气滞所致的多年不孕、月经不调、经前乳房胀痛、烦躁易怒、精神抑郁等症。

五、散结止痒、除臭驱虫粥

苡仁桂花粥

【原料】苡仁50克,粳米100克,桂花少许,白糖适量。

【做法】将苡仁拣杂、洗净、晒干或烘干,研为细粉备用;粳米淘洗干净,放入砂锅,加入清水适量,先用大火煮沸,调入苡仁粉,拌和均匀,再改用小火慢慢熬煮。煮至米烂、汤稠时,加入桂花、白糖,拌匀即成。

【食法】1日1剂,早、晚各食1半,温热服食。

【功效】润燥止痒、散疠消肿。适用于肝经湿热型早泄等症。

桃仁高粱粥

【原料】高粱米50克,桃仁10克,红糖适量。

【做法】将桃仁除去皮、尖,与高粱米一起研碎,一同放入锅中,加入清水适量,如常法煮粥。煮至米烂、汤稠时,加入红糖调味即成。

【食法】作早餐服食。

【功效】活血润燥、祛风止痒。适用于皮肤瘙痒等症。

生姜桂枝粥

【原料】生姜10克,桂枝6克,红枣10枚,粳米50克,白糖10克。

【做法】将生姜、桂枝分别拣洗干净,一同放入锅中,如常法水煎,除去药渣,留汁锅中;粳米、红枣分别淘洗干净,一同放入留有药汁的锅中,再酌情加入清水适量,如常法煮粥。煮至粳米烂熟时,加入白糖,调匀即成。

【食法】1日1剂,温热服食。

【功效】祛风、散寒、养血。适用于皮肤瘙痒等症。

豆豉葱白粥

【原料】粳米50克,葱白3根,豆豉20克,精盐、味精各适量。

【做法】将葱白洗净、切段;粳米淘洗干净,放入锅中,加入清水适量,大火煮沸后,加入豆豉,改用小火继续熬煮。煮至粳米将熟时,加入葱白,继续熬煮,煮至粳米熟烂时,加入精盐、味精调味即成。

【食法】1 日 1 次,早、晚温热服食,常食无妨。

【功效】散寒解表、祛风止痒。适用于皮肤瘙痒等症。

齿苋赤豆粥

【原料】马齿苋 30 克(鲜品 60 克),赤小豆 30 克,粳米 100 克。

【做法】将粳米淘洗干净;马齿苋拣洗干净,放入沸水锅中稍微汆一下,捞出晒干,切成小段,放入碗中备用;赤小豆拣杂,淘洗干净,放入砂锅,加入清水适量,大火煮沸后,改用小火煮 30 分钟,加入粳米及温开水适量,继续用小火煮至赤小豆、粳米熟烂如酥时,加入马齿苋段,拌和均匀,再煮一二沸即成。

【食法】1 日 2 次,早、晚各服食 1 半,温热服食。

【功效】祛湿止痒。适用于湿热下注型皮肤瘙痒症。

蟾蜍水蛇粥

【原料】蟾蜍 2~4 只,水蛇 1~2 条,大米适量。

【做法】将蟾蜍剥去外皮,除去内脏及头爪,用清水冲洗干净,切成小块备用;水蛇剥去外皮、除去内脏、拆肉去骨;大米淘洗干净,与蟾蜍肉、水蛇肉一同放入锅中,加入清水适量,如常法熬粥,熬至米熟、肉烂即成。

【食法】1 日 1~2 次,空腹温热服食。

【功效】清热解毒、消疳杀虫、平经散癖、行湿除黄。适用于乳腺炎、疮疽发背、皮肤湿毒如湿疹、皮炎等症。

【说明】蟾蜍皮有毒,一定要剥净。

鲜皮茯苓粥

【原料】白鲜皮、土茯苓各 15 克,茵陈 12 克,生苡仁、苦参、银花各 6 克,黄芩、黄柏、栀子各 3 克,糯米 100 克,白糖少许。

【做法】将以上原料除糯米、白糖外分别拣洗干净,一同放入锅中,如常法水煎,除去药渣,留汁锅中;粳米淘洗干净,放入留有药汁的锅中,再酌情加入清水适量,如常法煮粥。煮至米烂、汤稠时,加入白糖,调匀即成。

【食法】1 日 2 次,温热服食。

【功效】祛风止痒。适用于牛皮癣患者。

茯苓生地粥

【原料】土茯苓、茵陈、生苡仁、生地各15克,黄芩、茯苓皮各3克,栀子、元参各5克,粳米100克,白糖适量。

【做法】将上述原料除粳米、白糖外分别拣洗干净,一同放入锅中,如常法水煎,过滤去渣,留汁锅中;粳米淘洗干净,放入留有药汁的锅中,再酌情加入清水适量,如常法煮粥。煮至米烂、汤稠时,加入白糖,调匀即成。

【食法】1日2次,早、晚各服食1半,温热服食。

【功效】消肿止痒。适用于牛皮癣等症。

杞叶粳米粥

【原料】枸杞叶30克,粳米50克。

【做法】将枸杞叶择洗干净;粳米淘洗干净,与枸杞叶一同放入锅中,加入清水适量,如常法熬煮成粥即可。

【食法】作早、晚餐服食。

【功效】清热利肝。适用于带状疱疹等症。

齿苋薏米粥

【原料】马齿苋、薏米各30克,粳米50克,红糖适量。

【做法】将马齿苋、薏米分别洗净;粳米淘洗干净,与马齿苋、薏米一同放入锅中,加入清水适量,如常法煮粥。煮至米烂、汤稠时,加入红糖,调匀即成。

【食法】1日1次,趁热服食。7日为一个疗程。

【功效】健脾祛湿。适用于带状疱疹等症。

柴胡青叶粥

【原料】柴胡、大青叶各15克,粳米30克,白糖适量。

【做法】将柴胡、大青叶分别拣洗干净,一同放入锅中,如常法水煎,除去药渣,留汁锅中;粳米淘洗干净,放入留有药汁的锅中,再酌情加入清水适量,如常法煮粥。煮至粳米熟烂时,加入白糖,调匀即成。

【食法】1日1次,温热服食。6日为一个疗程。

【功效】疏肝清热。适用于带状疱疹等症。

芋头粳米粥

【原料】芋头 90 克,粳米 60 克,砂糖适量。

【做法】将芋头刮去外皮、洗净,切成小块;粳米淘洗干净,与芋头块一同放入锅中,加入清水适量,先用大火煮沸,再改用小火慢慢熬煮。煮至粳米熟烂时,加入砂糖,再煮一二沸即成。

【食法】1 日 1~2 次,空腹服食。

【功效】消肿镇痛、破血散瘀。适用于颈部包块等症。

芋艿粳米粥

【原料】鲜芋艿 100 克,粳米 50 克,白糖少许。

【做法】将芋艿洗净、刮皮、切片;粳米淘洗干净,与芋艿一同放入锅中,加入清水适量,如常法煮粥。煮至粳米、芋艿熟烂时,加入白糖,调匀即成。

【食法】1 日 1 次,趁热服食。

【功效】散结消肿。适用于瘰疬、肿毒气虚、食少等症。

芦荟大米粥

【原料】芦荟 50 克,大米 50 克,白糖适量。

【做法】将芦荟洗净,放入锅中,如常法水煎,除去药渣,留汁锅中;大米淘洗干净,放入留有芦荟汁的锅中,再酌情加入清水适量,如常法煮粥。煮至大米烂熟时,加入白糖,调匀即成。

【食法】1 日 2 次,早、晚温热服食。

【功效】散肿消炎。适用于痤疮患者。

海藻薏米粥

【原料】海藻、甜杏仁各 10 克,薏米 30 克,白糖 10 克。

【做法】将海藻、甜杏仁分别拣净,一同放入锅中,加水 750 毫升,煎取汁液 500 毫升;薏米淘洗干净,放入锅中,加入药汁及清水适量,如常法煮粥。煮至薏米烂熟时,加入白糖,再煮至粥沸即成。

【食法】作早餐服食,连食 20~30 日。

【功效】消痰散结。适用于痰瘀积聚所致的面部痤疮、寻常疣等症。

薏苡绿豆粥

【原料】薏苡仁 30 克,绿豆 15 克。

【做法】将薏苡仁洗净;绿豆淘洗干净,以清水浸泡半天,放入锅中,加入清水适量,先用大火煮沸 3~5 分钟,然后加入薏苡仁,再改用小火继续熬煮。煮至苡仁、绿豆烂熟、汤呈粘稠状即成。

【食法】1 日 1 次,空腹温热服食。

【功效】清热散结。适用于寻常疣、扁平疣。

海带小米粥

【原料】海带 100 克,小米 50 克,白糖少许。

【做法】将海带浸洗、切段;小米淘洗干净,与海带一同放入锅中,加入清水适量,如常法煮粥。煮至小米烂熟时,加入白糖,调匀即可。

【食法】1 日 2 次,早、晚温热服食,常服有益。

【功效】散结消肿。适用于瘿瘤患者。

海带粳米粥

【原料】海带 20 克,粳米 50 克,精盐适量。

【做法】将海带用清水浸泡半日,洗净细切。粳米淘洗干净,放入锅中,加入清水适量,如常法煮粥。煮至海带烂熟、粳米开花、米汤粘稠时,加入精盐调味即成。

【食法】1 日 1~2 次,空腹温热服食。宜常服。

【功效】散结消炎。适用于防治瘿瘤及甲状腺肿大患者。

绿豆葫芦粥

【原料】绿豆、葫芦壳、冬瓜皮、西瓜皮各 50 克。

【做法】将葫芦壳、冬瓜皮、西瓜皮分别洗净;绿豆淘洗干净,放入清水中浸泡半天;锅中加入清水适量,放入泡好的绿豆,用中火熬煮。煮至绿豆熟烂时,加入葫芦壳、冬瓜皮、西瓜皮,并按煮稀粥的要求,加入清水适量,以文火熬成稀粥即可。

【食法】不拘时量,随意服食。

【功效】清热利水。适用于腹胀、小便不利或有肢肿等症。

葫芦粳米粥

【原料】陈葫芦 15 克,南粳米 50 克,冰糖适量。

【做法】将陈葫芦烧成灰,研为细末备用;南粳米淘洗干净,与冰糖一同放入锅中,加水 500 毫升,如常法煮粥。煮至汤沸时,调入陈葫芦粉,继续熬煮,煮至米烂、汤稠即成。

【食法】1 日 2 次,温热服食。

【功效】利水消肿。适用于面目浮肿等症。

东麻子粥

【原料】冬麻子 30 克,粳米 100 克,姜、葱、豆豉、胡椒各适量。

【做法】将东麻子拣净,放入锅中,如常法水煎,过滤去渣,留汁锅中;粳米淘洗干净,放入留有药汁的锅中,再酌情加入清水适量,如常法煮粥。煮至粳米熟烂时,加入姜、葱、豆豉、胡椒,再煮一二沸即成。

【食法】1 日 1~2 次,空腹温热服食。

【功效】祛风、利水、消肿。适用于以头面部为重的浮肿,并有恶风发热、咳嗽脉浮等症。也可治脚气、喘闷、水肿。

冬瓜鸭肉粥

【原料】冬瓜(连皮)500 克,净鸭半只,粳米 200 克,葱段、姜片、料酒、精盐、味精、花生油、麻油各少许,陈皮 1 块。

【做法】将冬瓜去瓤,连皮洗净,切成厚块;净鸭冲洗干净,沥干备用;陈皮浸软、洗净;粳米淘洗干净;炒锅放于火上,倒入花生油烧热,下入净鸭,煎爆起香,出锅备用;锅内加入清水适量,放入鸭肉、葱段、姜片、陈皮、料酒,大火烧开后,改用小火焖煮至鸭肉熟烂时,捞出鸭肉,拣去葱、姜,加入粳米、冬瓜,如常法煮粥。鸭肉拆下、撕碎备用。见锅中粳米煮至熟烂时,趁沸放入鸭肉,随即下入精盐、味精,淋上麻油即成。

【食法】作早、晚餐服食。

【功效】利水消肿。适用于腹水胀大、各型水肿、虚火体质、淋病等症。

人参鸭汁粥

【原料】青头雄鸭 1 只,红参 15 克,粳米 100 克、葱、姜、精盐或白糖各适量。

【做法】将雄鸭除去毛及内脏,用清水冲洗干净,与红参一同放入锅中,加入清水适量,反复熬煮至鸭肉极烂时,拣去红参、鸭肉,取鸭汤备用;粳米淘洗干净,放入锅中,加入鸭汤,如常法煮粥。煮至粳米熟烂时,根据个人口味加入精盐或白糖调味即成。

【食法】1 日 1~2 次,空腹温热服食,宜常食。

【功效】补虚滋阴、益脾消肿。适用于面浮肢肿、食欲不振、身体虚弱、倦怠乏力、潮热、盗汗,以及营养不良性浮肿、肾炎水肿、肝硬变腹水、心脏性水肿等症。

野鸭赤豆粥

【原料】野鸭 1 只,赤小豆 50 克,陈皮 10 克,花生米 50 克。

【做法】将赤小豆淘洗干净,用清水浸泡半天;野鸭除去毛及内脏,用清水冲洗干净,与泡好的赤小豆、陈皮、花生米一同放入锅中,加入清水适量,如常法煮粥,煮至赤小豆及鸭肉极熟烂时即成。

【食法】1 日 2 次,温热服食。

【功效】补中益精、健脾利水。适用于脾虚水肿,症见全身虚弱、不思饮食、尿少肢肿等。

蚕豆粳米粥

【原料】蚕豆 50 克,粳米 100 克。

【做法】将蚕豆拣净,磨成粉末备用;粳米淘洗干净,放入锅中,加入清水适量,如常法煮粥。煮至粳米五成熟时,将蚕豆粉缓缓调入粥中,边倒边搅拌均匀,继续熬煮,煮至米烂、汤稠即成。

【食法】可作正餐服食。

【功效】利水消肿。适用于小便不利、水肿等症。

豆皮粳米粥

【原料】蚕豆皮 100 克,粳米 200 克。

【做法】将蚕豆皮剥下、晒干,放入铁锅内炒焦,用开水沏上备用;粳米淘洗干净,放入锅中,加入清水适量,大火烧开后,改用小火继续熬煮。煮至汤稠、米开花时,兑入沏好的蚕豆皮水,搅拌均匀,再煮三五沸即成。

【食法】1 日 2~3 次,随餐温热服食。

【功效】健脾利湿、利水消炎。适用于小便不利、水肿、脚气等症。

黄豆粳米粥

【原料】黄豆 60 克,粳米 100 克。

【做法】将黄豆用清水浸泡一夜;粳米淘洗干净,与泡好的黄豆一同放入锅中,

· 食疗养生粥 ·

图文珍藏版

加入清水适量,先用大火烧沸,再改用小火继续熬煮。煮至黄豆熟烂、粳米开花、米汤粘稠时即成。

【食法】1日1~2次,温热服食。

【功效】宽中健脾、消水解毒。适用于疳积腹胀、疮痛、肿痛等症。

天葵苡仁粥

【原料】紫背天葵草15克,苡仁30克。

【做法】将紫背天葵草择洗干净;苡仁淘洗干净,与紫背天葵草一同放入锅中,加入清水适量,煎煮半个小时即成。

【食法】1日1剂,空腹服食。

【功效】利水解毒、止血消肿。适用于皮脂腺囊肿等症。

玉米豆枣粥

【原料】玉米50克,白扁豆25克,大枣50克。

【做法】将玉米、白扁豆、大枣分别洗净,一同放入锅中,加入清水适量,如常法煮粥,煮至米、豆烂熟即成。

【食法】1日1次,温热服食。

【功效】利水消肿。适用于营养不良性水肿。

高粱葱果粥

【原料】高粱米、葱白各50克,豆豉汁适量。

【做法】将高粱米、葱白分别洗净,与豆豉汁一同放入锅中,加入清水适量,如常法煮粥。煮至高粱米烂熟、米汤略呈粘稠状即成。

【食法】1日2次,空腹服食,可常食。

【功效】利水消肿。适用于小便涩痛、阴茎肿痛等症。

榆皮粳米粥

【原料】鲜榆白皮30克,粳米50克,冰糖适量。

【做法】将鲜榆白皮洗净,放入锅中,如常法水煎,除去药渣,留汁锅中;粳米淘洗干净,放入留有药汁的锅中,再酌情加入清水适量,如常法煮粥。煮至米烂、汤稠时,加入冰糖,拌匀即成。

【食法】1日1剂,空腹服食。

【功效】利水消肿。适用于面目浮肿等症。

赤豆粳米粥

【原料】赤小豆 50 克,粳米 100 克。

【做法】将赤小豆淘洗干净,以清水浸泡半天;粳米淘洗干净,与泡好的赤小豆一同放入锅中,加入清水适量,如常法煮粥。煮至米烂、豆熟即成。

【食法】1 日 2 次,温热服食。宜常食。

【功效】健脾益胃、利水消肿。适用于肾脏性水肿、心脏性水肿、肝硬化腹水、营养不良性水肿等症。

苍耳粳米粥

【原料】苍耳子 15 克,粳米 100 克。

【做法】将苍耳子拣洗干净,放入锅中,如常法水煎,除去药渣,留汁锅中;粳米淘洗干净,放入留有药汁的锅中,再酌情加入清水适量,如常法熬煮成粥即可。

【食法】1 日 1~2 次,空腹服食。

【功效】祛风消肿。适用于痔疮下血、老人目暗不明等症。

瓜皮荸荠粥

【原料】西瓜皮、荸荠各 20 克,粳米 100 克。

【做法】将西瓜皮洗净、切块,除去翠衣及瓤,取白色层切丝;荸荠洗净、切丝;粳米淘洗干净,与西瓜皮丝、荸荠丝一同放入锅中,加入清水适量,如常法熬煮成粥即可。

【食法】1 日 1 剂,分 2 次服食。

【功效】清热、利湿、消肿。适用于肾炎水肿等症。

赤豆鲤鱼粥

【原料】赤小豆 100 克,鲤鱼 1 条(约 500 克),粳米 150 克,陈皮 1 片,生姜 2 片,料酒、葱段、味精、精盐、熟猪油、麻油各少许。

【做法】将赤小豆淘洗干净,用清水浸泡一会儿;鲤鱼除去鳃及内脏,留鳞洗净;粳米淘洗干净;陈皮浸软、洗净;炒锅放于火上,倒入猪油炒热,下入葱段、姜片煸香,烹入料酒,加入泡好的赤小豆、鲤鱼、陈皮及清水适量,小火煨煮至鲤鱼熟烂时,捞出鲤鱼,倒入粳米,继续熬煮。煮至粳米熟烂时,将鲤鱼去鳞,剔除骨、刺,放回锅中,加入味精、精盐,淋上麻油即成。

【食法】作早、晚餐服食。

【功效】利水消肿。适用于妊娠水肿、肝硬化腹水、营养不良性水肿、黄疸、脚气等症。

鲤鱼粳米粥

【原料】鲤鱼 1 条（约 500 克），粳米 150 克，葱末、姜末、料酒、味精、麻油各少许。

【做法】将鲤鱼除去鳞、鳃、内脏，冲洗干净；粳米淘洗干净；锅中加入清水适量，放入鲤鱼、葱末、姜末、料酒，大火烧开后，改用小火继续熬煮。煮至鱼肉熟烂时，捞出鲤鱼，滤去残渣，留鱼汤于锅中，加入粳米，如常法煮粥。再将鲤鱼去净骨、刺，鱼肉细切，待粳米煮至熟烂时，趁沸放回锅中，加入味精、淋上麻油即成。

【食法】1 日 2 次，空腹温热服食。

【功效】利水消肿、补气健脾。适用于孕妇浮肿、脾胃虚弱等症。

人参鲫鱼粥

【原料】鲫鱼一条，红参 30 克，粳米 100 克，葱、姜、精盐各适量。

【做法】将红参洗净、晾干，研成粉末；鲤鱼除去肠杂，留鳞洗净，放入锅中，加入清水适量及各种调料，煎煮约 1 个小时，捞出鲫鱼，留汤备用；粳米淘洗干净，放入留有鱼汤的锅中，如常法煮粥。煮至粳米熟烂时，调入红参粉 3 克，拌和均匀即成。

【食法】1 日 1~2 次，空腹温热服食。

【功效】益气补虚、利水消肿。适用于脾气虚弱、面浮肢肿、倦怠乏力、形体消瘦、面色萎黄、食欲不振、病后体弱、产后缺乳等症。

五皮粳米粥

【原料】白茯苓皮、大腹皮、冬瓜皮各 15 克，橘皮、生姜皮各 1 克，粳米 100 克。

【做法】将白茯苓皮、大腹皮、冬瓜皮、橘皮、生姜皮分别拣洗干净，一同放入锅中，如常法水煎，除去药渣，取汁备用；粳米淘洗干净，放入锅中，加入药汁及清水适量，如常法熬煮成粥即可。

【食法】1 日 2 次，温热服食。

【功效】健脾补气、利水消肿。适用于妊娠水肿、老年性浮肿、肥胖症、小便不利、腹泻等症。

【说明】外感发热时不宜服食。

荔枝粳米粥

【原料】干荔枝 7 枚,粳米 10 克。

【做法】将荔枝去壳、洗净;粳米淘洗干净,与荔枝一同放入锅中,加入清水适量,如常法煮粥,煮至粳米烂熟即成。

【食法】做晚餐服食,1 日 1 剂,连服 3~5 日。

【功效】生津辟臭。适用于口臭患者。

藿香粳米粥

【原料】藿香 10 克,粳米 100 克。

【做法】将藿香择洗干净,放入锅中,加入清水适量,煎煮 5 分钟,除去药渣,取汁备用;粳米淘洗干净,放入锅中,加入清水适量,如常法煮粥。煮至粳米烂熟时,调入藿香煎汁,搅拌均匀,再煮一沸即成。

【食法】1 日 1 剂,温热服食。

【功效】生津辟臭。适用于口臭患者。

五香粳米粥

【原料】丁香、藿香、零陵香、青木香各 30 克,甘松香 20 克,粳米 100 克,冰糖适量。

【做法】将丁香、藿香、零陵香、青木香分别拣洗干净,一同放入锅中,加入清水适量,煎煮 2 次,每次 30 分钟,除去药渣,混合 2 次煎汁;粳米淘洗干净,与药汁一同放入锅中,再酌情加入清水适量,如常法煮粥。煮至米熟、汤稠时,加入冰糖,再煮至粥沸即成。

【食法】1 日 2 次,早、晚各服食 1 半,温热服食。

【功效】适用于体臭患者。

君子茶叶粥

【原料】使君子 50 克,花生米 25 克,茶叶 15 克,粳米 50 克。

【做法】将使君子、花生米、茶叶分别拣净,一同研为细末备用;粳米淘洗干净,放入锅中,加入清水适量,如常法煮粥。煮至粳米烂熟时,调入 10 克药末,再煮一二沸即成。

【食法】1 日 1 次,空腹温热服食。

【功效】杀虫驱蛔。适用于小儿蛔虫病患者。

六、生津止渴、利水消炎粥

麦冬双皮粥

【原料】地骨皮 30 克,桑白皮、麦冬各 15 克,大米 100 克。

【做法】将地骨皮、桑白皮、麦冬分别拣洗干净,一同放入锅中,如常法水煎,除去药渣,留汁锅中;大米淘洗干净,放入留有药汁的锅中,再酌情加入清水适量,如常法煮成稀粥即可。

【食法】口渴即食,不拘时量。

【功效】清肺、生津、止渴。适用于消渴多饮、身体消瘦等症。

地黄麦冬粥

【原料】鲜生地黄汁 50 毫升(或干地黄 60 克煎汁),麦冬 15~20 克,粳米 100 克,生姜汁少许,蜂蜜 30 克。

【做法】将麦冬洗净,放入锅中,如常法水煎,除去药渣,留汁锅中;粳米淘洗干净,放入留有药汁的锅中,再酌情加入清水适量,如常法煮粥。煮至汤沸时,兑入生地黄汁、生姜汁,继续熬煮,煮至粳米熟烂时,加入蜂蜜,调匀即成。

【食法】1 日 2 次,空腹温热服食。

【功效】滋阴润燥。适用于热结津伤,症见身热、腹满、口干唇裂、便秘、苔焦躁、脉沉弱等。

【说明】脾胃虚弱、大便溏薄者不宜多服。

地骨桑皮粥

【原料】地骨皮 30 克,桑皮 15 克,麦冬 15 克,面粉 100 克。

【做法】将地骨皮、桑皮、麦冬分别拣洗干净,一同放入锅中,如常法水煎,过滤去渣,留汁锅中;将面粉倒入留有药汁的锅中,再酌情加入清水适量,如常法煮成糊粥即可。

【食法】口渴即食,不拘时量。

【功效】润燥清肺、生津止渴。适用于糖尿病、多饮消瘦等症。

萝卜粳米粥

【原料】萝卜 250 克,粳米 150 克,猪油、精盐各适量。

【做法】将萝卜洗净、切片,放入锅中,加入清水适量,煮熟后绞取汁液备用;粳米淘洗干净,放入锅中,加入萝卜汁及清水适量,如常法煮粥,煮至粳米烂熟即成。食用时可加入猪油、精盐调味。

【食法】1 日 2 次,温热服食。

【功效】生津利尿。适用于口干舌焦、咳嗽痰多等症。

万寿果粥

【原料】万寿果 15~20 克,粳米 50 克。

【做法】将万寿果洗净,放入锅中,加水 200 毫升,煎至 100 毫升,除去药渣,留汁锅中;粳米淘洗干净,放入留有药汁的锅中,加水 400 毫升,如常法煮成稀粥即可。

【食法】1 日 2 次,温热服食。若解酒毒,空腹顿服。

【功效】适用于热病所致的烦渴及酒精中毒、醉渴等症。

银耳百合粥

【原料】北沙参 20 克,百合 15 克,银耳 10 克,冰糖适量。

【做法】将北沙参、百合、银耳分别洗净,一同放入锅中,加水 400 毫升,小火慢熬 1 个小时,然后加入冰糖,继续熬煮,糖溶即成。

【食法】1 日 1 剂,分 2 次服食。

【功效】补气安神、清热止渴。适用于气阴不足、心烦口渴、肺结核潮热等症。

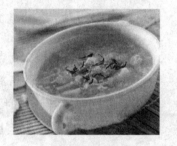

银耳百合粥

黄豆苹果粥

【原料】苹果 2 只,黄豆 60 克,粳米 100 克,白糖适量。

【做法】将黄豆洗净,用清水浸泡过夜;苹果洗净,去皮、核,切块备用;粳米淘洗干净,与泡好的黄豆一同放入锅中,加入清水适量,大火煮沸后,改用小火继续熬煮。煮至豆烂、米开花时,拌入苹果块,加入白糖,调匀即成。

【食法】随意服食,不拘时量。

【功效】清热生津、降火排毒。适用于暑热烦渴、咳嗽声嘶等症。

葛根粳米粥

【原料】葛根 30 克,粳米 100 克。

【做法】将粳米淘洗干净,放入锅中,加入清水适量,大火煮沸后,改用文火煮半个小时,然后调入葛根粉,拌和均匀,继续熬煮,煮至粳米烂熟即成。

【食法】1 日 2 次,早、晚服食,可连食 3~4 周。

【功效】清热生津、除烦止渴。适用于各型糖尿病患者。

葛粉粟米粥

【原料】葛粉 50 克,粟米 100 克,白糖少许。

【做法】将粟米淘洗干净,用清水浸泡过夜;葛粉用温水调匀;粟米放入锅中,加入清水适量,调入葛粉糊,大火煮沸后,改用小火慢慢熬煮,并不时搅动。煮至粟米烂熟时,加入白糖,调匀即成。

【食法】1 日早、晚服食。

【功效】生津止渴、清热除烦。适用于口干烦渴、内热体质者。

菜根鸡金粥

【原料】鲜菠菜根 250 克,鸡内金 10 克,大米适量。

【做法】将大米淘洗干净;菠菜根洗净、切碎,与鸡内金一同放入锅中,加入清水适量,以小火煮半个小时,再加入大米,继续熬煮,煮至大米熟烂即成。

【食法】1 日 1 剂,随餐服食。

【功效】生津止渴。适用于糖尿病口渴患者。

菠萝西米粥

【原料】菠萝罐头半瓶,西米 100 克,白糖适量。

【做法】将菠萝切成细丁;西米淘洗干净,放入开水锅中略氽后捞出,再用清水反复漂洗;另取一锅,加入清水适量,先用大火烧开后,加入菠萝、西米、白糖,再改用小火慢慢熬煮,煮至西米熟烂即成。

【食法】可作早餐服食。

【功效】生津止渴、利尿消肿、补益脾胃。适用于中暑烦渴、小便不利、消化不良等症。

绿豆杨梅粥

【原料】绿豆、杨梅各 15 克,大米 100 克。

【做法】将绿豆淘洗干净,放入清水中浸泡 4 个小时备用;杨梅洗净;大米淘洗干净,与泡好的绿豆一同放入锅中,加入清水适量,大火煮沸后,改用小火继续熬煮。煮至豆烂、米开花时,加入杨梅,搅拌均匀即成。

【食法】随意服食。

【功效】清热去火,生津止渴。适用于中暑烦热、口渴咽干等症。

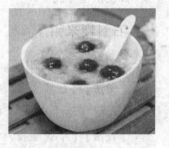

绿豆杨梅粥

竹叶栀子粥

【原料】竹叶 15 克,栀子 10 克,粳米 100 克,食盐适量。

【做法】将竹叶、栀子分别择洗干净,一同放入锅中,如常法水煎,除去药渣,留汁锅中;粳米淘洗干净,放入留有药汁的锅中,再酌情加入清水适量,如常法煮粥。煮至粳米熟烂时,加入食盐,拌匀即成。

【食法】随意服食。

【功效】清热生津。适用于夏季中暑口渴等症。

玉竹粳米粥

【原料】新鲜肥玉竹 30~60 克,粳米 100 克,冰糖适量。

【做法】将新鲜肥玉竹洗净,去掉根须、切碎,放入锅中,如常法水煎,除去药渣,留汁锅中(或用干玉竹煎汤去渣);粳米淘洗干净,放入锅中,按煮稀粥的要求,加入药汁及清水适量,如常法煮成稀粥。煮至粳米熟烂时,加入冰糖,再煮一二沸即成。

【食法】作早、晚餐服食,5~10 日为一个疗程。

【功效】滋阴理肺、生津止渴。适用于肺胃阴虚者及各型糖尿病患者。

荸荠粳米粥

【原料】荸荠 200 克,粳米 100 克,白糖适量。

【做法】将荸荠冲洗干净,削去外皮,切成小块备用;粳米淘洗干净,放入锅中,加入清水适量,如常法煮粥。煮至粳米半熟时,加入荸荠块、白糖,继续熬煮,煮至粳米熟烂即成。

【食法】1 日 1~2 次,空腹温热服食。

【功效】清热解渴、祛痰化湿、凉血解毒、利尿通便。适用于热病口渴、肺热咳嗽、咽喉肿痛等症。

石斛粳米粥

【原料】鲜石斛 20 克,粳米 30 克,冰糖适量。

【做法】将石斛洗净,放入锅中,如常法水煎,除去药渣,留汁锅中;粳米淘洗干净,放入留有药汁的锅中,再酌情加入清水适量及冰糖,如常法熬煮成粥即可。

【食法】作早餐服食。

【功效】益胃生津、养阴清热。适用于津亏不足等症。

天花粉粥

【原料】枯蒌根 15~20 克(鲜者 30~60 克),或用枯蒌根粉 10~15 克,粳米 50~100 克。

【做法】将枯蒌根放入锅中,如常法水煎,除去药渣,留汁锅中(或将鲜者洗净后切片,煎取浓汁);粳米淘洗干净,放入留有药汁的锅中,再酌情加入清水适量,如常法熬煮成粥。若用枯蒌根粉,则煮至粳米八分熟时,调入枯蒌根粉,继续熬煮,煮至粳米熟烂即成。

【食法】1 日 1 次,空腹服食。

【功效】清热、生津、止渴。适用于热病伤津、口渴多饮、肺热干咳、消渴等症。

西米樱桃粥

【原料】鲜樱桃 200 克,西米 100 克,桂花卤少许,白糖适量。

【做法】将樱桃洗净、剔核,用白糖腌制;西米淘洗干净,用凉水浸泡半个小时;锅中加入清水适量,先用大火烧开,加入西米,煮沸后,改用小火继续熬煮。煮至西米浮起时,加入白糖、桂花卤、樱桃,继续熬煮,煮至樱桃浮于粥面上即成。

【食法】1 日 1~2 次,空腹温热服食。

【功效】生津止渴、益肾悦颜。适用于津伤口渴、体质虚弱、肾虚遗精等症。

西米猕猴桃粥

【原料】鲜猕猴桃 200 克,西米 100 克,白糖适量。

【做法】将猕猴桃冲洗干净,去皮取瓤;西米用清水浸泡、发好;锅中加入清水适量,大火烧沸后,加入猕猴桃、西米,大火烧开后,改用小火再煮二三沸即成。食用时可加入白糖调味。

【食法】1 日 1~2 次,温热服食。

【功效】生津止渴、通淋解热。适用于消渴烦热、石淋、痔疮等症。

甘蔗高粱粥

【原料】甘蔗浆 500 克,高粱米 150 克。

【做法】将高粱米用温开水浸泡,胀透为度,再用清水淘洗干净;锅中加入清水适量,先用大火烧沸,加入泡好的高粱米,盖上锅盖,再改用小火继续熬煮。煮至高粱米熟烂时,加入甘蔗浆,拌和均匀,再煮一二沸即成。

【食法】1 日 2 次早、晚温热服食。

【功效】滋阴润燥、和胃止呕、下气止咳、清热解毒。适用于病后伤津等症。

西米橘子粥

【原料】橘子 3 个,西米 150 克,山楂糕少许,白糖适量。

【做法】将橘子皮剥掉,撕去筋络、逐瓣分开,用牙签捅出橘核,橘瓣切成小块;西米淘洗干净,用清水浸泡、发好;山楂糕切成细丁;锅中加入清水适量,大火烧开后,加入泡好的西米,大火煮沸后,加入白糖、橘块,继续熬煮,煮至再沸时倒入碗中,撒上山楂糕丁即成。

【食法】1 日 1~2 次,温热服食。

【功效】生津止渴、开胃健脾。适用于津伤口渴、胃口不开、食后腹胀等症。

西米甜瓜粥

【原料】甜瓜 500 克,西米 150 克,白糖少许。

【做法】将甜瓜冲洗干净,刮去外皮,除去内瓤,切成丁块;西米淘洗干净,放入沸水锅内稍余后捞出,以清水浸泡;另取一锅,加入清水适量,大火烧开后,加入泡好的西米、甜瓜,再次煮沸即成。食用时可加入白糖调味。

【食法】1 日 1~2 次,温热服食。

【功效】生津止渴、清热利尿。适用于暑热烦渴、小便短赤、暑痢等症。

蔗汁粳米粥

【原料】甘蔗汁 50~100 克,粳米 100 克。

【做法】将粳米淘洗干净,与甘蔗汁一同放入锅中,加入清水适量,如常法熬煮成粥即可。

【食法】1 日 1 次,空腹服食。

【功效】养阴清热、润肺生津。适用于肺燥咳嗽、热病伤津、大便燥结等症。

瓜籽粳米粥

【原料】西瓜籽 50 克,粳米 30 克。

【做法】将西瓜籽拣净、捣烂,放入锅中,如常法水煎,除去药渣,留汁锅中;粳米淘洗干净,放入留有药汁的锅中,再酌情加入清水适量,如常法熬煮成粥即可。

【食法】1 日 1 次,空腹温热服食。

【功效】生津止渴。适用于糖尿病患者。

瓜皮粳米粥

【原料】西瓜皮 250 克,粳米 100 克,精盐少许。

【做法】将西瓜皮削去硬皮及残留瓜瓤,冲洗干净,切成细丁,用精盐稍腌制一会儿;粳米淘洗干净,放入锅中,加入清水适量,放入西瓜皮丁,大火煮沸后,改用小火熬煮约 15 分钟,加入精盐,再煮一二沸即成。

【食法】1 日 1~2 次,空腹服食。

【功效】生津止渴、利尿消肿。适用于肾炎水肿、小便短赤、糖尿病等症。

莜麦山药粥

【原料】莜麦米、山药各 50 克,精盐、味精、麻油各适量。

【做法】将山药去皮、洗净,切成小丁;莜麦米淘洗干净,放入锅中,加水 800 毫升,大火烧开后,放入山药丁,改用小火慢慢熬煮。煮至莜麦米熟烂时,加入精盐、味精,淋上麻油即成。

【食法】1 日 1 剂,分 1~2 次趁热服食,食肉喝粥。

【功效】补气消渴。适用于各型糖尿病患者。

山药南瓜粥

【原料】南瓜、山药、粳米各 30 克。

【做法】将南瓜洗净、切丁;山药洗净、切片;粳米淘洗干净,与南瓜、山药一同放入锅中,如常法熬煮成粥即可。

【食法】1 日 2~3 次,温热服食。

【功效】补中止渴。适用于糖尿病患者。

地黄花粥

【原料】地黄花 3 克,粟米 100 克。

【做法】将地黄花阴干,捣碎为末;粟米淘洗干净,放入锅中,加入清水适量,如常法煮粥。煮至粟米熟烂时,加入地黄花末,搅拌均匀,再煮至粥沸即成。

【食法】1 日 1~2 次,温热服食。

【功效】滋肾清热、除烦解渴。适用于糖尿病及肾虚腰痛等症。

黄芪山药粥

【原料】黄芪 30 克,山药肉 60 克,清水适量。

【做法】将山药肉研粉备用;黄芪洗净,放入锅中,如常法水煎,取汁 300 毫升;将药汁放入锅中,兑入山药粉,搅拌均匀,以小火如常法熬煮成粥即可。

【食法】1 日 1~2 次,温热服食。

【功效】益气生津、健脾固肾。适用于糖尿病久而不愈、体质虚弱、腹泻便溏、畏寒肢冷等症。

生菜鲮鱼粥

【原料】生菜 500 克,活鲮鱼 500 克,粳米 300 克,香菜、葱花、胡椒粉、姜汁、料酒、精盐、酱油、熟猪油、花生油各少许。

【做法】将生菜择洗干净,切成细丝,用精盐少许腌制,沥干备用;鲮鱼杀死、洗净、取肉,切成薄片,剁成鱼茸,加入姜汁、花生油、胡椒粉、料酒,搅拌均匀,稍腌备用;粳米淘洗干净,加入花生油、精盐稍腌;锅内加入清水适量,大火烧开后,加入腌好的粳米,如常法煮粥。煮至粳米熟烂时,加入腌好的鲮鱼、生菜、猪油、精盐,再煮一二沸即成。食用时可根据个人口味加入香菜、葱花、胡椒粉调味。

【食法】作早、晚餐服食。

【功效】益气生津、通利小便、强身健体。适用于烦热口渴、小便短赤、内热体质者。

菊芋粳米粥

【原料】菊芋 100 克,粳米 100 克,精盐少许。

【做法】将菊芋冲洗干净,切成细丁;粳米淘洗干净,放入锅中,加入清水适量,先用大火煮沸,加入菊芋细丁,再改用小火继续熬煮,煮至粳米熟烂即成。食用时可加入精盐调味。

【食法】1 日 1 剂,随餐温热服食。

【功效】降糖利尿。适用于水肿、糖尿病等症。

蚕蛹大米粥

【原料】带茧蚕蛹 10 个,大米适量。

【做法】将带茧蚕蛹放入锅中,如常法水煎,捞出蚕茧,留汁锅中;大米淘洗干净,放入留有蚕茧煎汁的锅中,再酌情加入清水适量,如常法熬煮成粥即可。

【食法】作早、晚餐服食。

【功效】益肾补虚、生津止渴。适用于各型糖尿病患者。

荔枝大枣粥

【原料】荔枝、大枣各 5 个,粳米 50 克。

【做法】将荔枝去壳、洗净;大枣、粳米分别洗净,与荔枝一同放入砂锅,加入清水适量,如常法煮粥。煮至米烂、汤稠,表面有粥油时即成。

【食法】1 日 1 次,温热服食。

【功效】益气生津,补肺宁心、和脾开胃、行气止痛。适用于烦渴、虚咳、头晕、气短、心悸怔忡、胃脘寒痛、五更泄泻等症。

野鸡粳米粥

【原料】净野鸡脯肉 150 克,粳米 100 克,葱末、姜末、精盐、味精、料酒、白糖、酱油、胡椒粉、干淀粉、香油各少许。

【做法】将鸡脯肉洗净,劈成鸡片,放入清水中漂去血水,捞出沥干,放入碗中,加入干淀粉、精盐、白糖、料酒、酱油、胡椒粉,拌和均匀,根据个人口味,可再加入香油少许,调拌备用;粳米淘洗干净,放入锅中,加入清水适量,如常法煮粥。煮至粳米熟烂时,加入腌好的鸡片,再煮三五沸,至鸡肉熟烂时,加入精盐、味精、葱末、姜末,调匀即成。

【食法】1 日 1~2 次,空腹温热服食。

【功效】生津止咳、补益脾胃、养肝明目。适用于消渴多饮、脾虚食少、肝虚目暗、产后虚痢等症。

瓠瓜粳米粥

【原料】瓠瓜 250 克,粳米 100 克,精盐少许。

【做法】将瓠瓜冲洗干净、刮去外皮、切去两端、顺长剖开、除去瓜瓤、切成小块;粳米淘洗干净,放入锅中,加入清水适量,如常法煮粥。煮至粥半熟时,加入瓠瓜块,继续熬煮,煮至粳米熟烂时,加入精盐调味即成。

【食法】1日1剂,分1~2次服食。

【功效】利肠清火、润肠通石淋。适用于烦热口渴、口舌生疮、大便燥结、小便短赤、石淋等症。

乳酪粳米粥

【原料】新鲜牛奶200克,粳米100克。

【做法】将粳米洗干净,放入砂锅,加入清水适量,如常法煮粥。煮至粳米将熟时,调入牛奶,继续熬煮,煮至粳米熟烂即成。

【食法】作早、晚餐温热服食。

【功效】益气生津、滋阴润燥、补虚止损。适用于中老年人体质虚弱、气血亏损、病后虚羸、肠燥便秘等症。

葫芦二皮粥

【原料】成熟葫芦1个,冬瓜皮30克,西瓜皮30克,红枣15枚,粟米100克。

【做法】将成熟葫芦洗净,剖开、去籽,连皮切碎,与冬瓜皮、西瓜皮一同剁成碎末;红枣洗净,与葫芦、冬瓜皮、西瓜皮碎末一同放入砂锅,加水500毫升,以中火煎煮至200毫升,除去药渣,取汁备用;粟米淘洗干净,放入锅中,加入清水适量,以小火煮1个小时。煮至粟米酥烂时,调入葫芦、冬瓜皮、西瓜皮煎汁,拌和均匀,再煮至粥沸即成。

【食法】1日2次,早、晚温热服食。

【功效】利水消炎。适用于慢性肾小球肾炎患者。

山药苡仁粥

【原料】山药60克,苡仁100克,柿霜饼30克,粟米50克。

【做法】将山药去皮、洗净、晒干,研末备用;柿霜饼洗净、切碎,盛入碗中;苡仁、粳米分别淘洗干净,一同放入砂锅,加入清水适量,大火煮沸后,改用小火煮1个小时。煮至苡仁、粟米熟烂时,加入切碎的柿霜饼,调入山药末,拌和均匀,再煮10分钟即成。

【食法】1日1剂,早、晚温热服食。

【功效】补气消炎。适用于慢性肾小球肾炎患者。

山药桃仁粥

【原料】山药 120 克,白扁豆 50 克,核桃仁 50 克,粟米 50 克。

【做法】将山药洗净、去皮、切片,制成山药糊,盛入碗中备用;核桃仁洗净、晒干,研为粗末;白扁豆、粟米分别拣杂,淘洗干净,一同放入砂锅,加入清水适量,浸泡片刻,大火煮沸后,改用小火煮 1 个小时。煮至白扁豆、粟米熟烂时,调入核桃仁粗末及山药糊,拌和均匀,再用小火煨煮 10 分钟即成。

【食法】1 日 1 剂,早、晚温热服食。

【功效】益肾补气,利水消炎。适用于各型慢性肾小球肾炎。

蚕豆红糖粥

【原料】嫩蚕豆 150 克,粳米 100 克,红糖 100 克。

【做法】将粳米淘洗干净;蚕豆去皮,冲洗干净,放入锅中,加入清水适量,大火煮沸后,加入粳米,再改用小火慢慢熬。煮至粳米熟烂时,加入红糖,再煮一二沸即成。

【食法】1 日 1 剂,早、晚温热服食。

【功效】健脾益气、利水消炎。适用于脾胃虚弱、隔食不下、水肿、慢性肾炎患者。

参苓红枣粥

【原料】党参 30 克,白茯苓 15 克,红枣 15 枚,生姜 2 克,粳米 100 克。

【做法】将党参、白茯苓、生姜分别洗净、切片,一同放入砂锅,加入清水适量,浸泡片刻,浓煎 2 次,每次 30 分钟,过滤去渣,合并 2 次滤汁备用;红枣、粳米分别洗净,一同放入锅中,加入清水适量,如常法煮粥。煮至粳米熟烂时,调入药汁,拌和均匀,再煮至粥沸即成。

【食法】1 日 1 剂,早、晚温热服食。

【功效】补气养血、利水消炎。适用于慢性肾小球肾炎患者。

冬瓜粳米粥

【原料】新鲜冬瓜(连皮)80~100 克,粳米 100~150 克。

【做法】将新鲜冬瓜(连皮)洗净、切块;粳米淘洗干净,放入锅中,加入清水适量,如常法煮粥。煮至瓜烂、米熟、汤粘稠时即成。

【食法】1 日 2 次,上、下午各服食 1 次,可常食。

【功效】利水消炎、平肝清肺。适用于慢性肾炎、小便不利、水肿胀满、肝硬化腹水、肥胖症、肺热咳嗽、痰喘等症。

【说明】煮粥时不宜放盐。

冬瓜乌鱼粥

【原料】冬瓜 250 克,乌鱼 1 条(约 500 克),粟米 100 克。

【做法】将冬瓜洗净,去掉外皮及瓜籽,剁成冬瓜泥糊;乌鱼宰杀,除去肠杂,冲洗干净,放入沸水锅中焯透后捞出,剔除鱼骨,鱼肉剁成肉泥;粟米淘洗干净,放入砂锅,加入清水适量,大火煮沸后,改用小火煮 30 分钟,调入乌鱼肉泥,继续用小火熬煮。煮至粟米、乌鱼肉泥熟烂时,加入冬瓜泥糊,拌和均匀,再煮一二沸即成。

【食法】1 日 1 剂,早、晚温热服食。

【功效】消炎、利水。适用于慢性肾小球肾炎伴有水肿等症。

【说明】食用时不可加精盐,必须淡食。

冬瓜鱼头粥

【原料】鲤鱼头 1 个,新鲜连皮冬瓜 100 克,粳米、各种调料各适量。

【做法】将鲤鱼头洗净、去腮;冬瓜连皮洗净,切成小块,放入锅中,如常法水煎,除去药渣,留汁锅中;粳米淘洗干净,与鱼头、冬瓜一同放入留有药汁的锅中,按煮稀粥的要求,再酌情加入清水适量,如常法煮稀粥。煮至米熟、鱼烂时,加入各种调料调味即成。

【食法】1 日 1 次,5~7 日为一个疗程,经常服食效果较好。

【功效】利小便、消水肿、清热毒、止烦渴。适用于水肿胀满、小便不利、妊娠水肿、急慢性肾炎、肝硬化腹水、肥胖症、肺热咳嗽、痰喘等症。

赤豆茅根粥

【原料】赤小豆、粳米、茅根各 100 克,白糖适量。

【做法】将茅根放入锅中,加水 1200 毫升,煎煮 30 分钟,除去药渣,留汁锅中;赤小豆、粳米分别淘洗干净,放入留有药汁的锅中,再酌情加入清水适量,以小火如常法煮粥。煮至米熟、豆烂时,加入白糖,调匀即成。

【食法】1 日 3~4 次,温热服食,连服 4~5 日。

【功效】利水消炎、益肾养血。适用于急性肾炎、血尿、小便赤短、黄疸水肿等症。

茅根粳米粥

【原料】鲜白茅根 200 克,粳米 30 克,冰糖适量。

【做法】将鲜茅根除去节间小根,洗净、切碎,放入砂锅,如常法水煎,除去药渣,留汁锅中;粳米淘洗干净,与冰糖一同放入留有药汁的锅中,再酌情加入清水适量,如常法熬煮成粥即可。

【食法】1 日 1 剂,空腹服食。

【功效】清热利尿、凉血止血。适用于急性肾炎、小便不利、尿血等症。

白菜粳米粥

【原料】白菜 250 克,粳米 100 克,姜丝、味精、精盐、熟猪油各少许。

【做法】将大白菜择洗干净,切成粗丝;炒锅放于火上,倒入熟猪油烧热,下入白菜丝、姜丝,煸炒至熟,起锅盛入碗中备用;粳米淘洗干净,放入锅中,加入清水适量,如常法煮粥。煮至粳米熟烂时,加入炒好的白菜、精盐、味精,再煮一二沸即成。

【食法】作早、晚餐服食。

【功效】养胃利水、解热通便。适用于小便短赤、大便不通、口干口渴等症。

小白菜苡米粥

【原料】小白菜 500 克,苡米 60 克。

【做法】将小白菜洗净、切丝;苡米淘洗干净,放入锅中,按煮稀粥的要求加入清水适量,如常法煮稀粥。煮至苡米熟烂时,加入小白菜丝,再煮二三沸(不宜久煮)即成。食用时可依个人口味不加或加入少量食盐调味。

【食法】1 日 2 次,温热服食。

【功效】利水清热。适用于小便不利、尿色黄褐、烦热口渴,或急性肾炎所致的浮肿少尿等症。

莴苣粳米粥

【原料】莴苣 250 克,粳米 100 克,精盐、味精、麻油各少许。

【做法】将莴苣冲洗干净,削去外皮,切成小块;粳米淘洗干净,放入锅中,加入清水适量,如常法煮粥。煮至粳米熟烂时,加入莴苣、精盐、味精,再煮一二沸,调入麻油即成。

【食法】1 日 1 剂,早、晚空腹温热服食。

【功效】利尿通乳。适用于尿血、小便短赤、产后乳汁不通及内火重者。

鸭脯花生粥

【原料】鸭脯肉 400 克,火腿 50 克,花生米 100 克,海米 10 克,水发冬菇 3~5 朵,糯米 150 克,黄酒、精盐、味精各少许。

【做法】将鸭脯肉洗净,切成小方块,放入沸水中氽一下后捞出,盛入碗中,加入黄酒、焯鸭肉的清汤适量,蒸 1 个小时;粳米淘洗干净;冬菇、火腿分别洗净、切丁;锅中加入清水适量,大火烧沸后,加入粳米、火腿、冬菇、花生米、蒸好的鸭肉,再改用小火继续熬煮。煮至粳米熟烂时,加入精盐、味精,拌匀即成。

【食法】随餐温热服食。

【功效】滋阴补虚、利水消肿。适用于病后体虚,消渴多饮等症。

鸭肉糯米粥

【原料】鸭肉 200 克,糯米 100 克,姜片、精盐、味精、麻油各适量。

【做法】将鸭肉洗净、切块;糯米淘洗干净,与鸭肉块一同放入砂锅,加水 1000 毫升,大火烧开后,加入姜片、精盐,再改用小火慢慢熬煮。煮至米熟、肉烂时,下入味精、淋上麻油,调匀即成。

【食法】1 日 1 剂,分 2~3 次空腹温热服食。

【功效】养阴补虚,清热消肿。适用于病后体虚、慢性肾炎水肿、肺结核潮热咳嗽等症。

鲜腊鸭肾粥

【原料】鲜鸭肾 1 副、腊鸭肾 1 副,瘦猪肉 150 克,粳米 250 克,葱花、香菜、精盐、味精、麻油各少许。

【做法】将鲜鸭肾冲洗干净;腊鸭肾用温水浸泡一会儿,冲洗干净;瘦猪肉冲洗干净,切片备用;香菜择洗干净、切碎待用;粳米淘洗干净,放入锅中,加入清水适量,如常法煮粥。煮至粳米半熟时,加入猪肉片及鲜、陈鸭肾,继续熬煮,煮至米熟、肉烂时,捞出鸭肾,改刀切片,再放回粥中,加入精盐、味精,撒入葱花、香菜,淋上麻油,调匀即成。

【食法】依量空腹温热服食。

【功效】利水补肾。适用于肾虚水肿、腰痛、病后虚损等症。

薏苓葡萄粥

【原料】薏苡仁 20 克,茯苓 10 克,葡萄 30 克,大米 60 克。

【做法】将薏苡仁、茯苓、葡萄分别择洗干净,大米淘洗干净,一同放入锅中,加入清水适量,如常法熬煮成粥即可。

【食法】1 日 1 剂,分 2 次温热服食,连服 1~3 周为宜。

【功效】健脾利湿。适用于面部或肢体浮肿、小便不利等症,对慢性肾炎也有一定疗效。

蔷薇绿豆粥

【原料】蔷薇花 4 朵,粳米、绿豆各 50 克,白糖 10 克。

【做法】将绿豆淘洗干净,用清水浸泡 6 个小时;蔷薇花洗净;粳米淘洗干净,与泡好的绿豆一同放入锅中,加入清水适量,如常法煮粥。煮至米熟、豆烂时,加入白糖、蔷薇花,再煮一二沸即成。

【食法】1 日 1 剂,空腹服食。

【功效】醒脾利气、消炎止痛。适用于关节炎、月经不调等症。

葵菜葱白粥

【原料】葵菜 200 克,葱白 4 根,粳米 100 克。

【做法】将葱白洗净、切段;葵菜择洗干净,放入锅中,加入清水适量,煮熟取汁;粳米淘洗干净,与葵菜汁、葱白一同放入锅中,再酌情加入清水适量,如常法熬煮成粥即可。

【食法】1 日 1 剂,空腹服食。

【功效】清热利水。适用于热淋、小便短赤、淋沥涩痛等症。

椿芽粳米粥

【原料】香椿芽 100 克,粳米 100 克,精盐少许。

【做法】将香椿芽择洗干净,放入开水中稍微氽一下,捞出备用;粳米淘洗干净,放入锅中,加入清水适量,如常法煮粥。煮至粳米熟烂时,加入香椿芽、精盐,再煮一二沸即成。

【食法】1 日 1 剂,温热服食。

【功效】清热解毒、消炎止痢。适用于尿路感染、肠炎、痢疾等症。

干姜粳米粥

【原料】干姜 6 克,粳米 100 克。

【做法】将干姜拣净、研末;粳米淘洗干净,与干姜末一同放入砂锅,加水 1000

毫升,如常法熬煮成稀粥即可。

【食法】1 日 1 次,早餐前空腹趁热服食。

【功效】暖胃消炎。适用于慢性胃炎、慢性结肠炎等症。

山药茯苓粥

【原料】山药肉、茯苓各 30 克,粳米 100 克。

【做法】将山药肉、茯苓分别洗净,晒干或烘干,一同研为细末备用;糯米淘洗干净,放入砂锅,加入清水适量,先用大火煮沸,缓缓调入山药、茯苓粉,再改用小火继续熬煮,煮至米烂、汤稠即成。

【食法】1 日 1 剂,早、晚温热服食。

【功效】益气消炎。适用于脾肾气虚型慢性前列腺炎。

苦菜粳米粥

【原料】苦菜、粳米各 100 克,猪肉末 50 克,精盐、味精、猪油各适量。

【做法】将苦菜摘去老根,洗净、切碎备用;粳米淘洗干净,放入锅中,加入清水适量,大火烧开后,加入精盐、猪肉末,再改用小火继续熬煮。煮至粳米熟烂时,加入猪油、味精、苦菜,再煮至粥沸即成。

【食法】1 日 1 剂,分 2~3 次温热服食。

【功效】清热凉血、解毒消炎。适用于肠炎、痢疾、黄疸、阑尾炎、流感、慢性气管炎、咽喉炎、扁桃体炎、宫颈炎患者。

【说明】脾胃虚寒者不宜服食。

七、强筋壮骨、益气养血粥

山鸡大米粥

【原料】山鸡 1 只,大米适量,精盐少许。

【做法】将山鸡洗净,除去毛及内脏(鸡肝留作他用),切成小块,放入锅中,加入清水适量,煮熟后取出鸡肉,留汁锅中;大米淘洗干净,与鸡肝一同放入留有鸡汁的锅中,如常法煮粥。煮至大米熟烂时,调入精盐即成。

【食法】作早餐温热服食。

【功效】滋养气血、强筋壮骨。适用于气血双亏、年老体弱者。

羊骨葱白粥

【原料】新鲜羊骨1000克左右,白米或糯米100克,葱白2根,生姜3片,精盐少许。

【做法】将新鲜羊骨洗净、锤碎,放入锅中,如常法煎汤,除去羊骨,取羊汤备用;白米或糯米淘洗干净,与羊汤一同放入锅中,如常法煮粥。煮至白米或糯米熟烂时,加入生姜、葱白、精盐,再煮二三沸即成。

【食法】1日1~2次,空腹温热服食。

【功效】壮骨强筋、健脾益气。适用于筋骨挛痛、腰脊转动不利、膝腿无力、肾脏虚冷、虚劳赢瘦、脾胃虚弱、久痢久泻等症。

葡萄干粳米粥

【原料】葡萄干50克,粳米100克,白糖少许。

【做法】将葡萄干拣净,用清水略泡片刻,冲洗干净;粳米淘洗干净,与葡萄干一同放入锅中,加入清水适量,大火煮沸后,改用小火继续熬煮。煮至粳米熟烂时,加入白糖,调匀即成。

【食法】1日1~2次,温热服食。

【功效】补气养血、强健筋骨。适用于气血虚弱、精神倦怠、神经衰弱、风湿性筋骨疼痛等症。

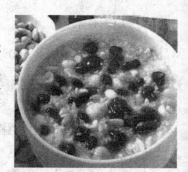

葡萄干粳米粥

麦仁牛肉粥

【原料】牛肉100克,麦仁(去皮后的小麦)50克,精盐适量。

【做法】将牛肉洗净、切丁;麦仁淘洗干净,与牛肉丁一同放入锅中,加入清水适量,如常法煮粥。煮至肉熟、米烂时,加入精盐调味即成。

【食法】1日1次,空腹温热服食。

【功效】补脾养胃、益气补血、强筋壮骨。适用于病后体虚、气血不足、食欲不振、瘦弱无力等症。

牛丸粳米粥

【原料】牛肉500克,干米粉100克,粳米300克,陈皮、香菜、葱末、精盐、味精、料酒、酱油、白糖、生粉、花生油、香油各少许。

【做法】将牛肉洗净,剁成肉泥,加入料酒、葱末、精盐、酱油、白糖、生粉,拌匀待用;粳米淘洗干净,加入精盐,腌制备用;干米粉用滚油炸香,捞出备用;香菜择洗干净,细切备用;陈皮放入清水中浸软;锅中加入清水适量,大火烧开后,加入粳米、陈皮,如常法煮粥。煮至粳米熟烂时,把拌好的牛肉泥捏成肉丸,放入粥中,用大火继续熬煮。煮至肉丸熟透时,加入味精、香菜、炸香的米粉,再淋上香油即成。

【食法】空腹服食。

【功效】补益气血、壮骨强筋、健脾养胃。适用于腰膝酸软、瘦弱无力、产后亏虚、脾虚食少等症。

牛丸豆芽粥

【原料】黄豆芽 500 克,牛肉 150 克,粳米 150 克,香菜、葱、姜、精盐、白糖、酱油、胡椒粉、生油、生粉各少许。

【做法】将豆芽择洗干净,锅内放入生油烧热,加入豆芽、姜煸炒至熟,起锅备用;牛肉冲洗干净,剁成肉泥,加入生粉、精盐、白糖、酱油,搅拌均匀,捏成肉丸;粳米淘洗干净,用精盐稍微腌制一会儿;锅中加入清水适量,大火烧开后,倒入腌好的粳米,如常法煮粥。煮至粳米熟烂时,加入豆芽、牛肉丸,继续熬煮,煮至肉丸熟透时,加入精盐、葱花、香菜、胡椒粉调味即成。

【食法】可作早餐服食。

【功效】补益气血、强壮筋骨、健脾和胃。适用于虚损羸瘦、腰肢酸软、脾胃虚弱、食欲不振等症。

牛肉二米粥

【原料】牛肉、大米各 100 克,小米 50 克,五香粉及精盐各适量。

【做法】将牛肉洗净、切片;大米、小米分别淘洗干净,一同放入锅中,加入清水适量,如常法煮粥。煮至肉烂、米熟时,加入五香粉及精盐,拌匀即成。

【食法】随意服食。

【功效】强筋壮骨、增强机体免疫力。适用于各型糖尿病患者。

牛肉糯米粥

【原料】牛肉 50 克,糯米 100 克,姜、葱、油、精盐等各适量。

【做法】将牛肉洗净,切成肉丁;糯米淘洗干净,与牛肉丁一同放入砂锅,加入清水适量,如常法煮粥。煮至肉烂、米熟时,加入姜、葱、油、精盐等调味即成。

【食法】随意服食。

【功效】补肾舒筋。适用于手足拘挛、肝肾亏虚、筋脉失养及痉症型脊椎病患者。

骨补苡米粥

【原料】枸杞子、续断各10克,骨碎补15克,苡米50克。

【做法】将骨碎补、续断一同放入锅中,如常法水煎,除去药渣,留汁锅中;苡米、枸杞子分别淘洗干净,一同放入留有药汁的锅中,再酌情加入清水适量,如常法熬煮成粥即可。

【食法】1日1次,7日为一个疗程。每服1个疗程后,间隔3~5日,服食3~4个疗程即可。

【功效】强筋骨、续折伤。适用于骨折患者。

栗粉粳米粥

【原料】栗子粉30克,粳米或糯米100克。

【做法】将粳米或糯米淘洗干净,与栗子粉一同放入锅中,加入清水适量,如常法熬煮成粥。

【食法】1日2次,作早、晚餐服食。甜咸随意,四季均可。

【功效】强筋壮骨、补肾壮腰、健脾养胃、补中益气。适用于老年肾虚、腰酸腿痛、腿脚无力、脾虚泄泻等症。

栗子粳米粥

【原料】栗子、粳米各100克,冰糖50克。

【做法】将栗子用刀切开,去壳取肉,切成碎米粒大小;粳米淘洗干净,与栗子肉一同放入锅中,加入清水适量,如常法煮粥。煮至粳米、栗子熟烂时,加入冰糖,调匀即成。

【食法】1日2次,作早、晚餐服食。

【功效】益气血、厚肠胃、补肾气、强筋骨。适用于腰膝酸软、小便频数、慢性胃炎、咳嗽气喘、跌打损伤、筋骨肿痛等症。

海棠栗子粥

【原料】栗子肉100克,粳米160克,冰糖30克(打碎),秋海棠花(去梗、柄)50克。

【做法】将栗子肉除去内皮,切成碎米粒大小;粳米淘洗干净,与栗子肉一同放入锅中,加入清水适量,大火煮沸后,改用小火慢慢熬煮。煮至粳米、栗子熟烂时,加入冰糖、秋海棠花,再煮一二沸即成。

【食法】1 日 2 次,作早、晚餐服食。

【功效】清火祛燥、壮骨生肌。适用于跌打损伤者。

【说明】秋海棠性寒,脾胃虚寒者慎用。

红枣羊骨粥

【原料】羊胫骨 1~2 根,红枣(去核)20~30 枚,糯米适量,精盐少许。

【做法】将羊胫骨(即羊四肢的长骨)敲碎;红枣、糯米分别洗净,与羊胫骨一同放入锅中,按煮稀粥的要求,加入清水适量,如常法煮成稀粥。食用时加入精盐调味即可。

【食法】1 日 1 剂,分 2~3 次服食。

【功效】益血理气、健脾养胃、补钙固齿。适用于腰膝酸软、乏力,贫血、血小板减少性紫癜、小儿牙齿生长缓慢等症。

木瓜羊肉粥

【原料】羊肉 300 克,豌豆、木瓜汁各 100 克,粳米 200 克,砂糖 12 克,草果半枚,精盐少许。

【做法】将羊肉洗净、切块;豌豆洗净,捣去皮;羊肉与草果一同放入锅中,加入清水适量,用中火煮至肉熟时,除去渣滓,留汁锅中;粳米淘洗干净,与豌豆、木瓜汁一同放入留有羊汤的锅中,如常法煮粥。煮至粳米熟烂时,加入精盐、砂糖,调匀即成。

【食法】作早、晚餐温热服食。

【功效】补钙强腰。适用于腰腿疼痛、脚气等症。

羊肉红豆粥

【原料】羊肉 45 克,大米 100 克,罐头红豆 15 克,枸杞 10 克,冰糖 50 克,甜酒汁 15 毫升,葱、姜各适量。

【做法】将枸杞洗净,放入瓦钵中,加入清水 500 毫升及甜酒汁、葱节、姜片,蒸 2 个小时,待其初步胀发后取出,去掉姜、葱,沥干备用;羊肉洗净、切片,放入锅中炒熟,盛入大汤碗中;蒸好的枸杞子盛入大碗中,加入冰糖及清水 180 毫升,蒸 1 个小时,待冰糖溶化时,弃去沉淀物,倒入羊肉和淘洗干净的大米,再酌情加入清水适量,以小火慢慢熬煮。煮至肉烂、米熟时,撒入罐头红豆即成。

【食法】1 日 2 次,早、晚空腹服食。

【功效】滋补肝肾、强筋壮骨。适用于肝肾不足、头晕眼花、视力减退、精力不足、肢软无力等症。健康人服食能使精力旺盛,防病强身。

火腿粳米粥

【原料】火腿 150 克,粳米 100 克,葱花、姜末、胡椒粉、精盐、味精、熟猪油各少许。

【做法】将火腿刮洗干净,切成细丁;粳米淘洗干净,放入锅中,加入清水适量,如常法煮粥。煮至粳米半熟时,加入火腿丁、姜末、熟猪油,继续熬煮,煮至肉烂、米熟时,加入精盐、味精,再撒下葱花、胡椒粉,调匀即成。

【食法】随意服食,久食有益。

【功效】充精填髓、滋补养血。适用于病后体虚、久泻食少、虚损羸瘦等症。

火腿香菇粥

【原料】火腿肉 50 克,冬笋、青豆各 20 克,水发香菇 30 克,香油 25 克,肉汤 1500 毫升,糯米 100 克,精盐、香油、葱、生姜各适量。

【做法】将火腿、冬笋分别洗净,切成青豆大小的细丁;糯米淘洗干净,放入锅中,加入肉汤,大火烧开后,放入火腿、冬笋、水发香菇、青豆、葱、姜、精盐,改用小火继续熬煮。煮至米熟、豆烂、火腿熟透时,淋上香油即成。

【食法】1 日 1 剂,分多次服食。可常食。

【功效】补益气血、充足精髓、益肾生津、健脾开胃、强筋壮骨。适用于颈椎病及肢体疼痛、麻木等症。

枸杞羊肾粥

【原料】枸杞子 30 克,羊肾 1 个,肉苁蓉 15 克,小米 100 克,生姜 5 克,精盐适量。

【做法】将羊肾剖开,去筋、洗净,切片备用;小米淘洗干净,与肉苁蓉、生姜一同放入锅中,加入清水适量,先用大火煮沸,然后改用小火慢慢熬煮,煮至小米七熟时,加入羊肾片、枸杞子,继续熬煮,煮至肉熟、米烂时,加入精盐,调匀即成。

【食法】每周 3 剂,早、晚服食。

【功效】温肾助阳、养血壮骨。适用于肾阳虚型骨质疏松症。

羊脊大米粥

【原料】羊脊骨 1 具,大米 200 克,葱、姜、盐、味精各适量。

【做法】将羊脊骨洗净、剁碎,放入锅中,加入清水适量,炖煮4个小时,取汤适量,留于锅中;大米淘洗干净,放入留有肉汤的锅中,如常法煮粥。煮至米烂、汤稠时,加入葱、姜、盐、味精调味即成。

【食法】随餐服食。

【功效】补虚弱、益精气、强腰脊。适用于婴幼儿、青少年生长旺盛期的补钙。

人参羊脊粥

【原料】羊脊骨1具,熟地、狗肾各30克,红参5~6片,粳米100克,葱、姜、精盐各适量。

【做法】将羊脊骨洗净、剁碎;羊骨、狗肾、熟地、红参一同放入锅中,加入清水适量,以文火煎煮3~5个小时,过滤去渣(药渣可以下次再用来煮汁),留汁锅中;粳米淘洗干净,放入留有药汁的锅中,如常法熬煮成粥。食用时可依食用者味加入葱、姜、精盐调味。

【食法】分顿随量服食。

【功效】补虚益气、滋肾强腰。适用于体虚羸瘦、身倦乏力、气短懒言,腰脊疼痛、强直、骨刺等症。

猪骨黄豆粥

【原料】黄豆50克,猪排骨150克,大米(小米更佳)、精盐、葱、姜、味精各适量。

【做法】将猪排骨洗净,斩断成块状;黄豆洗净,用冷水泡发后,放入砂锅,加入清水适量,大火煮沸后,改用文火继续煨煮1个小时,放入排骨,继续熬煮,煮至猪排熟烂时,加入大米或小米,如常法煮粥。煮至米烂、汤稠时,加入精盐、葱、姜、味精调味即成。

【食法】随意服食。

【功效】补骨、长骨。适用于婴儿、少儿及青少年生长旺盛期的补钙。

龙骨牡蛎粥

【原料】龙骨、牡蛎各30克,山茱萸10克,粳米100克。

【做法】将龙骨、牡蛎分别打碎,一同放入锅中,加入清水适量,先煮约1个小时,再加入山茱萸,水煎半个小时,用纱布过滤,滗出药汁,如上法再煎取药汁2次(每次煎煮约40分钟),混合3次药汁;粳米淘洗干净,放入锅中,加入药汁及清水适量,如常法熬煮成粥即可。

【食法】1日分2次,早、晚各服一半。温热服食,常服更佳。

【功效】补益脾胃、壮骨敛汗、镇惊安神。适用于佝偻病患者(其表现为面色无华、神疲消瘦、夜惊多梦、头方发稀、鸡胸龟背、筋骨酸软等)。

花生柴鱼粥

【原料】花生米100克,柴鱼150克(柴鱼即鳕鱼的干制品),大米300克,香葱、芫荽及各种调料适量。

【做法】将柴鱼洗净,斩成小段,与调料一同放入油锅内稍炒备用;花生米洗净,放入锅中,加入清水适量先煮;大米淘洗干净备用,待煮花生的水沸腾后,加入淘洗干净的大米,如常法煮粥。煮至粥将成时,加入炒香的柴鱼,继续熬煮,煮至米烂熟时撒入芫荽,加入葱粒及各种调料调味即成。

【功效】利尿止血、补骨固齿。适用于水肿、经常性牙龈出血、皮下起青块(即瘀斑)等症。也可供儿童食疗补钙。

龟肉糯米粥

【原料】活龟1只,糯米150克,肉汤1千克,精盐、葱、姜、料酒、味精、胡椒粉各适量。

【做法】将乌龟杀死、洗净,切成小块,放入开水中氽一下后捞出,放入冷水中候凉,刮去皮膜、漂洗干净、装入盆中,加入料酒、葱、姜、精盐,上笼用大火蒸烂,拣去葱、姜、龟骨,留下龟肉和汤汁;糯米淘洗干净,放入锅中,加入龟肉、肉汤,再酌情加入清水适量,大火烧开后,改用小火慢慢熬煮。煮至糯米熟烂时,调入味精、胡椒粉,再煮一二沸即成。

【食法】1日1~2次,温热服食。

【功效】滋阴补血、补肾健骨。适用于阴血亏虚等症。

鸡汁粳米粥

【原料】母鸡1只,粳米100克。

【做法】将母鸡宰杀,除去毛及内脏,冲洗干净,放入锅中,加入清水适量,熬煮30分钟,取浓汁备用;粳米淘洗干净,放入锅中,加入原汁鸡汤及清水适量,先用大火煮沸,再改用小火继续熬煮,煮至米烂、汤稠即成。

【食法】1日2次,作早、晚餐温热服食。

【功效】滋养五脏、补益气血。适用于年老体弱、病后羸瘦、虚弱劳损等气血不足所致诸症。

黄鸡粳米粥

【原料】纯黄色母鸡1只(约500克),肉苁蓉12克,山药20克,茯苓6克,粳米150克。

【做法】将黄母鸡除去毛杂、洗净备用;肉苁蓉、山药、茯苓分别拣净,用慢火焙干,共研为细末;粳米淘洗干净,与黄雌鸡、药末一同放入锅中,加入清水适量,如常法熬粥,熬至米熟、肉烂即成。

【食法】1日2次,早、晚温热服食。

【功效】补益气血、健脾固肾。适用于气血不足、体虚乏力等症。

龙肝苏子粥

【原料】苏子6克,伏龙肝10克,粳米50克。

【做法】将苏子、伏龙肝分别拣净,一同放入锅中,加水500毫升,水煎30分钟,除去药渣,留汁锅中;粳米淘洗干净,放入留有药汁的锅中,再酌情加入清水适量,如常法熬煮成粥即可。

【食法】随意服食。

【功效】补气养血。适用于肝阳上亢、气血亏虚或痰湿中阻、眩晕型脊椎病患者。

菱粉粳米粥

【原料】菱粉30~60克,粳米100克,红糖少许。

【做法】将粳米淘洗干净,放入锅中,加入清水适量,如常法煮粥。煮至粳米半熟时,加入菱粉、红糖,继续熬煮,煮至粳米烂熟即成。

【食法】作早餐或点心服食。

【功效】滋补五脏、健脾养胃、补益气血。适用于年老体虚、营养不良、慢性泄泻等症。

荷花糯米粥

【原料】荷花100克,糯米100克,冰糖适量。

【做法】将荷花洗净、切片;糯米淘洗干净,放入锅中,加水1000毫升,大火烧开后,改用小火慢慢熬煮。煮至糯米熟烂时.加入荷花及冰糖,继续熬煮,煮至花熟、糖溶即成。

【食法】1 日 2 次,温热空腹服食。

【功效】补益气血。适用于气血亏虚、未老先衰、神疲乏力等症。

鹌鹑粳米粥

【原料】鹌鹑 1 只,粳米 100 克,精盐、味精等调料各适量。

【做法】将鹌鹑杀死,除去毛及内脏,用清水冲洗干净,切成小块;粳米淘洗干净,与鹌鹑肉一同放入锅中,加入清水适量,如常法煮粥。煮至肉熟、米烂、汤汁粘稠时,加入精盐、味精等调味即成。

【食法】早、晚各温服 1 碗。

【功效】养血益神。适用于气血亏虚所致诸症。

鹌鹑山药粥

【原料】鹌鹑 2 只,山药 50 克,粳米 100 克,葱、姜、精盐各适量。

【做法】将鹌鹑杀死,除去毛及内脏,洗净去骨,剔出鹌鹑肉,切成碎块备用;山药去皮,快速冲洗干净,切成小块;粳米淘洗干净,与山药、鹌鹑肉一同放入锅中,先用大火烧开,再改用小火慢慢熬煮。煮至米熟、肉烂时,加入姜、葱、精盐调味即成。

【食法】隔日服食 1 次。

【功效】益气养血,健脾和胃。适用于体虚乏力者。

羊肉山药粥

【原料】瘦羊肉 100 克,生山药 50 克,粳米 100 克。

【做法】将羊肉、山药分别洗净,一同放入锅中,加入清水适量,煮至熟烂,捞出剁成烂泥状,放回汤中;粳米淘洗干净,放入羊肉汤中,如常法熬煮成粥即可。

【食法】空腹温热服食。

【功效】益气补虚、温中暖下。适用于虚劳羸瘦、产后虚冷、寒疝腹痛等症。

野鸭糯米粥

【原料】野鸭肉 150 克,猪五花肉 50 克,葱结 15 克,姜块 10 克,黄酒 10 克,大白菜 100 克,精盐 2 克,麻油 25 克,肉汤 1.5 千克,糯米 100 克。

【做法】将大白菜洗净、切丝;野鸭肉、猪五花肉分别洗净、切丁,放入碗中,加入葱结、姜块、黄酒、精盐,上笼蒸至熟烂,剔去鸭骨,拣出葱结、姜块;糯米淘洗干净,放入锅中,倒入肉汤,大火烧开后,加入大白菜丝、蒸熟的野鸭肉、猪五花肉,改用小火熬煮稀粥(如肉汤不足可加入适量清水)。煮至糯米熟烂时,加入麻油、味精,调味即成。

【食法】1 日 2 次,早、晚温热服食。

【功效】补中益气、和胃消食、利水解毒、清心润肺。适用于病后虚弱、食欲不振、水气浮肿、热毒疮疖经年不愈等症。

芡实核桃粥

【原料】芡实粉 30 克,核桃肉 15 克,红枣 7 枚,红糖适量。

【做法】将核桃肉打碎;红枣去核、洗净;芡实粉用凉开水打成糊状,放入滚开水中搅拌均匀,放入锅中,加入核桃肉、红枣,如常法煮粥。煮至核桃肉熟烂时,加入红糖,再煮一二沸即成。

【食法】1 日 1 次,可作点心服食,连食半个月为宜。

【功效】益气温肾、止带。适用于赤白带下等症。

香菇小米粥

【原料】香菇 50 克,小米 50 克。

【做法】将香菇洗净、切块;小米淘洗干净,与香菇一同放入锅中,加入清水适量,如常法熬煮成粥即可。

【食法】1 日 3 次,常服有效。

【功效】开胃助食。适用于气虚食少者。

枸杞大枣粥

【原料】枸杞 30 克,大枣 10 枚,粳米 100 克,冰糖适量。

【做法】将粳米、枸杞、大枣(去核)分别洗净,一同放入砂锅,加入清水适量,如常法煮粥。煮至粳米烂熟时,加入冰糖,再煮一二沸即成。

【食法】1 日 1 次,作早餐或晚餐服食,可常食。

【功效】补气血、健脾胃、抗衰老。适用于老年人胃虚食少、脾虚便溏、气血不足、营养不良、病后体虚、赢瘦衰弱等症。

【说明】痰湿较重的肥胖中老年人忌食。

参芪小米粥

【原料】党参、黄芪各 15 克,白术 12 克,升麻、当归各 6 克,柴胡、陈皮各 3 克,小米 50 克,红糖适量。

【做法】将除小米、红糖外的其余原料一同放入锅中,如常法水煎,除去药渣,留汁锅中;小米淘洗干净,放入留有药汁的锅中,再酌情加入清水适量,如常法煮粥。煮至小米熟烂时加入红糖,再煮一二沸即成。

【食法】1 日 1~2 次,温热服食。

【功效】补气温中。适用于神疲乏力、体质虚弱等症。

花生粳米粥

【原料】花生米 45 克(不去红衣),淮山药 30 克,粳米 100 克,冰糖适量。

【做法】将花生米及淮山药分别洗净,一起捣碎;粳米淘洗干净,与捣碎的花生米、淮山药一同放入锅中,加入清水适量,如常法煮粥。煮至粳米熟烂时,加入冰糖,再煮一二沸即成。

【食法】随意服食,常食有效。

【功效】益气养血、健脾润肺、通乳下奶。适用于气血亏虚所致诸症及产后乳汁不足者。

【说明】由于花生有润肠通便的作用,凡便溏腹泻者不宜多食。

长生果仁粥

【原料】长生果(花生仁)100 克,粳米 100 克,冰糖适量。

【做法】将长生果用清水浸泡 5~6 个小时;粳米淘洗干净,与泡好的长生果一同放入锅中,加入清水适量,大火煮沸后,改用小火慢慢熬煮。煮至长生果和粳米熟烂时,加入冰糖,再煮一二沸即成。

【食法】1 日 2 次,作早、晚餐服食。

【功效】益气养血、滋补润肺。适用于虚劳咳嗽、阴虚肺燥、干咳痰少、产后乳少等症。

红枣黑米粥

【原料】红枣 15 克,黑米 50 克,红衣花生 15 克,白糖适量。

【做法】将红枣、黑米、红衣花生分别洗净,一同放入锅中,按煮稀粥的要求,加入清水适量,大火煮沸后,改用小火慢慢熬煮成稀粥即可。食用时可加入白糖调味。

【食法】1 日 2 次,早、晚温热服食。

【功效】滋阴养肾、养血生血。适用于各种原因所致的贫血症。

黄精生地粥

【原料】生地、制黄精、粳米各 30 克。

【做法】将生地、制黄精一同放入锅中，如常法水煎，除去药渣，留汁锅中；粳米淘洗干净，放入留有药汁的锅中，再酌情加入清水适量，如常法熬煮成粥即可。

【食法】1 日 1 次，温热服食。

【功效】养血益气。适用于更年期综合征。

黄芪陈皮粥

【原料】生黄芪 30~60 克，陈皮末 1 克，粳米 60 克，红糖少许。

【做法】将黄芪放入锅中，如常法水煎，除去药渣，留汁锅中；粳米淘洗干净，放入留有药汁的锅中，再酌情加入清水适量及红糖，如常法煮粥。煮至粳米熟烂时，调入陈皮末，再煮至粥沸即成。

【食法】1 日 2 次，作早、晚餐，温热服食。

【功效】益元气、健脾胃、消水肿。适用于劳倦内伤、慢性腹泻、体虚自汗、老年性水肿、慢性肝炎、慢性肾炎、疮疡久溃不愈等气血不足所致诸症。

【说明】凡属阴虚体质者忌服。

黄芪红枣粥

【原料】生黄芪 30 克，大枣 30 克，大米 100 克，白糖适量。

【做法】将生黄芪拣净，研为细粉，放入锅中，如常法水煎，除去药渣，留汁锅中；红枣、大米分别洗净，一同放入留有药汁的锅中，再酌情加入清水适量，如常法熬煮成粥即可。食用时可根据个人口味加入白糖调味。

【食法】1 日 2 次，温热服食。

【功效】益气养血。适用于气血亏虚者。

黄芪牛肉粥

【原料】鲜牛肉 100 克，粳米 100 克，黄芪 10 克，精豆粉、姜、葱、胡椒粉、味精、精盐各适量。

【做法】将葱、姜分别洗净，姜切片、葱切花；鲜牛肉洗净，除去筋膜，与少量姜片一起放入搅拌机中绞烂后倒出，加入豆粉、胡椒粉、精盐、味精，调匀备用；黄芪拣净，用纱布包好，扎紧袋口；粳米淘洗干净，放入锅中，加入清水适量，大火烧开一段时间后，加入药包，改用小火继续熬煮，煮至粳米将熟时，捞出布包，加入牛肉馅、姜片,拌和均匀,改用中火熬煮,煮至牛肉熟软时,加入葱花、味精调味即成。

【食法】1 日 1 剂,分 2 次温热服食。

【功效】益气血、健脾胃。适用于气血亏虚、体弱怕冷者。

黄芪母鸡粥

【原料】黄芪、熟地黄各 30 克,母鸡肉 250 克,粳米 200 克,麻油、精盐各适量。

【做法】将黄芪、熟地黄一同放入锅中,如常法水煎,除去药渣,留汁锅中;粳米、母鸡肉分别洗净,一同放入锅中,按煮稀粥的要求,加入清水适量,大火煮沸后,改用小火继续熬煮。煮至肉烂、米熟时,加入麻油、精盐调味即成。

【食法】1 日 1 剂,分数次服食。

【功效】补中益气、补血益精、补肾滋阴。适用于遗尿、夜多小便、下腹冷痛等症。

黄芪人参粥

【原料】黄芪 30~60 克,人参 10 克(或党参 15~30 克),大米 100 克,白糖适量。

【做法】将黄芪、人参分别拣净,切成薄片,用冷水浸泡半个小时,一同放入砂锅,如常法水煎,除去药渣,提取浓汁,再加入冷水适量,如上法煎取药液,除去药渣,合并两次煎汁,分成两份备用;大米淘洗干净,放入锅中,加入一份药汁及清水适量,如常法煮粥。煮至米熟、汤稠时,加入白糖,调匀即成(此为 1 剂)。

【食法】1 日 2 次,作早、晚餐空腹服食,5 日为一个疗程。

【功效】补元气、健脾胃。适用于劳倦内伤、五脏虚衰、年老体弱、久病羸瘦、心慌气短、体虚自汗、慢性泄泻、脾虚久痢、食欲不振、气短乏力、胃下垂、脱肛、气虚浮肿等气衰血虚所致诸症。

人参鹌鹑粥

【原料】鹌鹑 2 只,人参 3 克,小米 50 克,黄酒、葱、精盐、料酒各适量。

【做法】将人参切碎,放入锅中,隔水炖煮,除去药渣,取浓汁备用;鹌鹑除去毛及内脏,洗净细切、下锅煸炒,加入黄酒适量,稍煮片刻;小米淘洗干净,放入鹌鹑肉汤中,再酌情加入清水适量,大火烧开后,改用小火继续熬煮。煮至小米熟烂时,兑入人参浓汁,搅拌均匀,加入葱、精盐及料酒调味即成。

【食法】作早餐服食。

【功效】益气壮阳、强筋壮骨。适用于神疲乏力等症。

人参升麻粥

【原料】人参(干品)6克,升麻3克,粳米30克。

【做法】将人参、升麻分别拣净,一同放入锅中,如常法水煎,除去药渣,留汁锅中;粳米淘洗干净,放入留有药汁的锅中,再酌情加入清水适量,如常法熬煮成粥即可。

【食法】作早餐温热服食。

【功效】补气摄血。适用于妇女血热崩漏等症。

人参冰糖粥

【原料】人参粉(或片)3克,粳米100克,冰糖适量。

【做法】将粳米淘洗干净,与人参粉(或片)一同放入砂锅,加入清水适量,大火烧开后,改用小火慢慢熬煮。冰糖放入另一锅中,加入清水适量,熬煮至完全溶化时,取糖汁备用;待粳米熟烂、米汤稍稠时,将冰糖汁徐徐兑入粥中,搅拌均匀即成。

【食法】作早餐温热服食。

【功效】益元气、补五脏。适用于久病体弱、年老体虚、五脏虚衰、劳伤亏损、食欲不振、失眠健忘、性机能减退等气血津液不足之症。

【说明】阴虚火旺体质或身体强壮者,以及炎热夏季中不宜服食。食人参粥期间,不可同食萝卜及茶。制作时忌用铁器。

人参粳米粥

【原料】人参(元参)30克,粳米30克。

【做法】将人参洗净,放入砂锅,加水约100毫升,煎煮约40分钟,除去药渣,留汁锅中;粳米淘洗干净,放入留有药汁的锅中,再酌情加入清水适量,继续熬煮,煮至米烂、汁粘即成。

【食法】作早餐温热服食。

【功效】摄血养血,健脾益气。适用于产后气虚失血,或产后气虚所致的自汗、昏厥等症。

党参粳米粥

【原料】党参20克,黄芪30克,粳米200克,白糖适量。

【做法】将党参、黄芪用分别用清水润湿、切片,放入锅中,水煎2次,每次加水100毫升,煎30分钟,混合两次煎汁,提取浓缩药汁50克备用;粳米淘洗干净,放入

·食疗养生粥·

图文珍藏版

锅中,加入清水适量,如常法煮粥。煮至粳米熟烂时,兑入党参、黄芪浓汁,再稍煮片刻,加入白糖调味即成。

【食法】1日2次,早、晚空腹服食。

【功效】补气血、益虚损。适用于老年人或久病体弱、脾虚久痢、食欲不振等患者。

参枣粳米粥

【原料】人参粉(或片)3克,粳米50克,大枣15克,白糖适量。

【做法】将人参粉碎成细粉;粳米、大枣分别洗净,一同放入锅中,加入清水适量,大火煮沸后,改用小火慢慢熬煮。煮至粳米熟烂时,调入人参粉及白糖即成。

【食法】1日2次,早、晚温热服食。

【功效】补益气血。适用于气血亏虚型颈椎病患者。

参枣糯米粥

【原料】人参(或党参30克)、麦冬、茯神各10克,红枣10枚,糯米100~150克,红糖适量。

【做法】将人参、麦冬、红枣、茯神一同放入锅中,如常法水煎,除去药渣,留汁锅中;糯米淘洗干净,放入留有药汁的锅中,如常法煮粥。煮至糯米熟烂时,加入红糖,再煮一二沸即成。

【食法】1日1~2次,温热服食。

【功效】益气养血、益智安神。适用于心悸、健忘、失眠多梦、面色无华等症。

【说明】凡一切实症、热症者忌服。

参芪龙眼粥

【原料】党参、黄芪、桂圆肉、枸杞子各20克,粳米50克,白糖适量。

【做法】将桂圆肉、枸杞子、粳米分别洗净;党参、黄芪分别拣净、切碎,一同放入锅中,如常法水煎,除去药渣,取汁备用;锅中加入清水适量,大火煮沸后,加入桂圆肉、枸杞子及粳米,再改用小火继续熬煮。煮至粳米熟烂时,加入白糖,调匀即成。

【食法】1日2次,早、晚温热服食。

【功效】补气养血。适用于气血亏虚型颈椎病患者。

参芪白莲粥

【原料】人参 6 克,黄芪 30 克,大枣 15 枚,白莲子(去心)、粳米各 60 克。

【做法】将人参、黄芪一同放入锅中,加水 300 毫升,以文火煎取 200 毫升,除去药渣,留汁锅中;大枣(去核)、莲子、粳米分别洗净,一同放入留有药汁的锅中,再酌情加入清水适量,如常法熬煮成粥即可。

【食法】1 日 1 次,连服 7 日为宜。

【功效】益气摄血。适用于月经超前、量多、色淡、质地清稀、神疲倦怠、食欲不振、气短心悸、脉沉无力等症。

豆浆糯米粥

【原料】新鲜黄豆浆 1500 毫升,糯米 100 克,冰糖适量。

【做法】将糯米淘洗干净,放入锅中,加入黄豆浆,如常法煮粥。煮至糯米熟烂时,加入冰糖,再煮至粥沸即成。

【食法】可作早、晚餐或点心服食。

【功效】益气养阴。适用于体虚气弱、乏力倦怠、食欲不振等症。

黄鳝小米粥

【原料】黄鳝 1 条,小米 50~100 克,精盐少许。

【做法】将黄鳝除去内脏,洗净、切细,小米淘洗干净,与黄鳝一同放入锅中,加入清水适量,如常法煮粥。煮至鱼熟、米烂时,根据个人口味加入精盐调味即成。

【食法】1 日 2 次,空腹服食。

【功效】益气补虚。适用于气虚所致的子宫脱垂等症。

龙眼莲子粥

【原料】龙眼肉 5~10 克,莲子肉 10~15 克,粳米 100 克,红糖少许。

【做法】将龙眼肉、莲子肉分别洗净,莲子去心;粳米淘洗干净,与莲子肉、龙眼肉一同放入锅中,加入清水适量,大火煮沸后,改用小火继续熬煮。煮至龙眼肉、莲子肉及粳米烂熟时,加入红糖,再煮至粥沸即成。

【食法】作早餐服食。

【功效】补气养血。适用于体虚气弱、乏力倦怠、食欲不振等症。

莲子粳米粥

【原料】莲子(去心)、粳米各 30 克。

【做法】将莲子去心,细研如泥状;粳米淘洗干净,放入锅中,加入莲子泥及清水适量,如常法熬煮成粥即可。

【食法】1 日 1 次,空腹服食。

【功效】健脾益气、宁神益志、补益精气。适用于心脾气虚、心神不宁、心悸怔忡、乏力失眠、遗精、淋漓、久泻等症。

牛髓粳米粥

【原料】牛的棒子骨 4 根或 8 根,粳米 100 克,地黄汁 15 克,白蜂蜜 30 克,味精、绍酒、姜块各适量。

【做法】将牛的棒子骨洗净、锤破,放入锅中,加入清水适量,熬取牛骨髓,加入姜块、绍酒,熬去水分,倒入瓦罐内保存;粳米淘洗干净,放入锅中,加入清水适量及牛骨髓,如常法煮粥。煮至粳米熟烂时,加入地黄汁、味精、白蜂蜜,再煮二三沸即成。

【食法】1 日 1~2 次,温热服食。

【功效】安五脏、益气力。适用于脾胃虚弱、消化不良、肌肉消瘦、口渴等症。

【说明】冬天宜稠,夏天宜稀。

兔肉香菇粥

【原料】嫩净兔肉 100 克,粳米 100 克,水发香菇、葱丝、姜丝、料酒、精盐、味精、胡椒粉、麻油各少许。

【做法】将兔肉洗净,切成薄片,盛入碗中,加入精盐、味精、料酒拌匀,再加入麻油少许,拌和均匀;水发香菇洗净、切块,与淘洗干净的粳米一同放入锅中,加入清水适量,大火煮沸后,改用小火继续熬煮。煮至粳米八成熟时,加入腌好的兔肉、精盐、姜丝、味精、胡椒粉,搅拌均匀,再用大火烧数沸,撒入葱丝,淋上麻油即成。

【食法】1 日 1~2 次,温热服食。

【功效】补益气血、消食美容。适用于气血不足、身体瘦弱、年老体衰者。

海参鸭肉粥

【原料】发好的海参 100 克,鸭脯肉 100 克,粳米 100 克,精盐、葱末、熟油各少许。

【做法】将粳米淘洗干净;发好的海参冲洗干净,切成细丁;鸭脯肉洗净,放入沸水锅中稍汆一下后捞出,切丁备用;锅内加入清水适量,大火煮沸后,加入粳米、海参、鸭肉丁,如常法煮粥。煮至粳米烂熟时,加入精盐、葱花、熟油,调匀即成。

【食法】1 日 2 次,早、晚温热服食。

【功效】益气养血、补阳滋阴。适用于阴虚阳衰、气血不足、久病亏虚、虚劳咳血、机体衰弱等症。

鸭汁粳米粥

【原料】母鸭 1 只,粳米 100 克,各种调味品适量。

【做法】将母鸭去毛、剖洗干净,放入锅中,加入清水适量,浓煎后取鸭汁备用;粳米淘洗干净,放入锅中,倒入鸭汤,先用大火煮沸,再改用小火继续熬煮。煮至米烂、汤稠时,加入调味品调味即成。

【食法】1 日 2 次,作早、晚餐,温热服食。

【功效】补益气血、滋养五脏。适用于老年体弱、产后羸弱、病后衰弱、虚弱劳损等气血不足之症。

黄芪鸭肉粥

【原料】黄芪 30 克,青头雄鸭 1 只,粳米适量,葱白 3 根。

【做法】将粳米淘洗干净;葱白洗净、切丝;黄芪洗净、切片;鸭肉洗净、切细,与黄芪一同放入砂锅,加入清水适量,煮至肉极烂时,拣去黄芪药渣,再加入粳米、葱白,如常法熬煮成粥即可。

【食法】1 日 2 次,空腹温热服食,5 日为一个疗程。

【功效】补脾益气、利水消肿、滋阴养血。适用于妊娠水肿、肾炎水肿、肝硬化腹水等症。

双菇鸡肉粥

【原料】净嫩鸡腿 2 只,粳米 100 克,干香菇 1 个,草菇 5 个,五花肉 50 克,葱 1根,精盐少许,上汤适量。

【做法】将鸡腿肉拆下、洗净,切成丁块;香菇用温水浸泡,去蒂洗净,对切成两半;五花肉洗净、细切;葱洗净,切成葱花;草菇洗净;粳米淘洗干净,放入锅中,加入上汤与清水适量,大火煮沸后,加入鸡肉、五花肉、香菇、草菇继续熬煮。煮至汤沸后,改用小火慢慢熬煮,煮至粳米熟烂时,加入精盐,撒上葱花即成。

【食法】1日2次，作早、晚餐温热服食。

【功效】补益气血、滋养五脏。适用于气血亏损、年老体衰、产后亏虚、营养不良、病后羸瘦等气血衰弱之症。

菠菜粳米粥

【原料】菠菜250克，粳米25克，食盐、味精各适量。

【做法】将菠菜洗净，放入沸水中烫一下，捞出切段；粳米淘洗干净，放入铝锅中，加入清水适量，如常法煮粥。煮至米熟时，加入菠菜段，继续熬煮，煮至粳米熟烂时，放入食盐、味精，再焖3~5分钟即成。

【食法】1日2次，作早、晚餐温热服食。

【功效】养血润燥。适用于贫血、大便秘结及高血压等症。

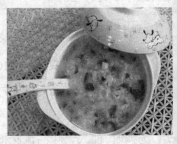

菠菜粳米粥

菠菜花生粥

【原料】菠菜250克，花生米75克，粳米100克，盐、味精各少许。

【做法】将菠菜洗净，细切备用；花生米用温水浸泡约一个小时；粳米淘洗干净，与菠菜、泡好的花生米一同放入锅中，加入清水适量，大火煮沸后，改用小火继续熬煮。煮至粳米开花、花生熟透时，加入精盐、味精调味即成。

【食法】1日2次，作早、晚餐温热服食。

【功效】滋阴养血、润燥通便。适用于食欲不振、大便干燥等症。

桑葚糯米粥

【原料】桑葚100克，糯米150克。

【做法】将桑葚洗净，捣取汁液备用；糯米淘洗干净，与桑葚汁一同放入锅中，加入清水适量，先用大火煮沸，再改用小火慢慢熬煮成粥即可。

【食法】1日1~2次，空腹温热服食。

【功效】滋补肝肾、养血润燥。适用于烦热、羸弱等症。

桑仁糯米粥

【原料】桑仁100克，糯米150克。

【做法】将桑仁拣洗干净，放入锅中，如常法水煎，除去药渣，留汁锅中；糯米淘

国学经典文库

中华食疗大全

· 食疗养生粥 ·

图文珍藏版

洗干净,放入留有药汁的锅中,再酌情加入清水适量,如常法熬煮成粥即可。

【食法】1日1~2次,空腹温热服食。

【功效】滋补肝肾、除烦养血。适用于痔疮下血、烦渴消瘦等症。

鸡蛋糯米粥

【原料】鸡蛋2只,糯米100克,白糖20克。

【做法】将鸡蛋打入碗中,拌匀备用;糯米淘洗干净,放入锅中,加入清水适量,如常法煮粥。煮至糯米熟烂时,下入白糖,淋上鸡蛋,再煮一二沸即成。

【食法】1日1~2次,空腹温热服食。

【功效】滋阴润燥、补血健体。适用于体弱血虚者。

凌霄阿胶粥

【原料】凌霄花、阿胶各10克,糯米50克,红糖适量。

【做法】将凌霄花放入锅中,如常法水煎,除去药渣,留汁锅中;糯米淘洗干净,与阿胶一同放入留有药汁的锅中,再酌情加入清水适量,如常法熬煮成粥即可。食用时可加入红糖调味。

【食法】1日1~2次,空腹温热服食。

【功效】滋阴润燥。适用于血虚经闭、面色萎黄等症。

阿胶粳米粥

【原料】阿胶30克,粳米50克。

【做法】将阿胶捣烂、研末;粳米淘洗干净,放入锅中,加入清水适量,如常法煮粥。煮至粳米熟烂时,下入阿胶末,搅拌均匀,再煮一二沸即成。

【食法】1日1次,空腹温热服食。

【功效】滋肾益精、养血润燥。适用于血虚体弱者。

肉丸粳米粥

【原料】猪五花肉150克,粳米150克,鸡蛋2只,葱、姜末、精盐、味精、料酒各少许、生粉芡适量。

【做法】将鸡蛋打破,取蛋清备用;猪五花肉洗净,剁成肉泥,放入碗中,加入葱末、姜末、精盐、味精、料酒、粉芡、蛋清,拌匀备用;粳米淘洗干净,放入锅中,加入清水适量,如常法煮粥。煮至粳米将熟烂时,用手将肉泥挤成小枣大小的丸子,下入粥内,再煮二三沸,肉丸熟透即成。

【食法】1 日 2 次,温热服食。

【功效】滋补养血、润补五脏。适用于虚羸瘦弱、血虚、贫血等症。

猪血鱼片粥

【原料】猪血 200 克,净鲩鱼肉 100 克,干贝 10 克,腐竹 20 克,粳米 100 克,姜丝、料酒、葱花、酱油、精盐、胡椒粉、麻油各少许。

【做法】将猪血洗净,除去上层浮沫及下层沉淀的杂物,切丁备用;鲩鱼肉冲洗干净,劈成薄片,放入碗中,加入料酒、酱油、姜丝,拌匀待用;干贝、腐竹分别用温水浸软、撕碎;粳米淘洗干净,放入锅中,加入干贝、腐竹及清水适量,如常法煮粥。煮至粥将成时,加入猪血丁,继续熬煮,煮至猪血熟透时,加入鲩鱼片、精盐,再煮至粥沸,撒入葱花、胡椒粉,淋上麻油即成。

【食法】1 日 2 次,空腹温热服食。

【功效】补益气血、平肝祛风。适用于体质虚弱、产后亏虚、头风眩晕、小儿营养不良等症。

猪血粳米粥

【原料】猪血、粳米各 100 克,精盐、味精、葱、姜、菠菜各适量。

【做法】将猪血放入沸水锅中,稍煮后捞出,切成小块备用;菠菜洗净,放入沸水中略烫几分钟,捞出、切段;粳米淘洗干净,与菠菜段、猪血块一同放入锅中,加入清水适量,如常法煮粥。煮至粳米熟烂时,放入精盐、味精、葱、姜,拌匀即成。

【食法】1 日 2 次,早、晚温热服食。

【功效】养血、润燥。适用于贫血、痔疮便血、老年性便秘等症。

肉丝粳米粥

【原料】嫩里脊肉 100 克,粳米 100 克,植物油、姜末、精盐、味精、料酒各少许。

【做法】将粳米淘洗干净;里脊肉洗净,切成薄片,再改刀切成细丝;炒锅置于火上,放入植物油烧热,下入肉丝炒散,加入姜末、料酒,继续煸炒,起锅装碗备用;另起一锅,加入清水适量,大火烧开后,加入粳米,改用小火慢慢熬煮。煮至粳米熟烂时,放入炒好的肉丝,加入精盐、味精,再煮一二沸即成。

【食法】1 日 1~2 次,温热服食。

【功效】润燥养血、滋补五脏。适用于脏腑枯涩、血虚贫血、虚羸瘦弱、大便燥结等症。

山药粟米粥

【原料】山药 200 克,麦冬 25 克,粟米 100 克。

【做法】将山药去皮、洗净、切成小粒状,盛入碗中;麦冬拣杂、洗净、切片;粟米淘洗干净,放入砂锅,加入清水适量,大火煮沸后,改用小火熬煮 30 分钟,加入山药粒、麦冬片,继续用小火熬煮。煮至粟米熟烂、米汤呈粘稠状即成。

【食法】1 日 1 剂,早、晚各服食 1 半,温热服食。

【功效】补气降糖。适用于各型糖尿病患者。

山药薏米粥

【原料】山药 20 克,薏米 30 克,荸荠 5 克,大枣 5 枚,糯米 120 克,白糖适量。

【做法】将山药、荸荠、大枣分别拣洗干净;荸荠、山药分别打成粉末;糯米淘洗干净备用;薏米淘洗干净,放入锅中,加入清水适量,如常法煮粥。煮至薏米开裂时,倒入糯米、大枣,继续熬煮,煮至糯米将熟时,将山药粉一边搅拌,一边洒入粥内,慢火熬煮 20 分钟,然后缓缓调入荸荠粉,搅拌均匀即成。食用时可根据个人口味加入白糖调味。

【食法】1 日 2 次,空腹温热服食。

【功效】补益气血、健脾养胃、生津止渴、利湿止泻。适用于病后体弱、贫血、营养不良、慢性肠炎等症。

山药羊肉粥

【原料】生山药 50 克,瘦羊肉、粳米各 100 克,食盐适量。

【做法】将山药去皮、洗净,放入锅中,加入清水适量,煮至熟烂后取出,剁成泥状;羊肉洗净,放入锅中,加入清水适量,煮至熟烂,捞出剁烂,羊肉汤留于锅中;粳米淘洗干净,与羊肉泥、山药泥一同放入留有羊肉汤的锅中,如常法煮粥。煮至粳米熟烂时,加入食盐调味即成。

【食法】1 日 2 次,空腹温热服食。

【功效】益气补虚、温中暖下。适用于虚劳羸弱、产后虚冷、寒疝腹痛等症。

山药大枣粥

【原料】山药 30 克,大枣 10 枚,粳米 100 克,冰糖适量。

【做法】将粳米、山药、大枣(去核)分别洗净,一同放入砂锅,加入清水适量,如常法煮粥。煮至粳米熟烂时,加入冰糖,再煮一二沸即成。

【食法】1日1次,作早点或晚餐服食。

【功效】补益气血、健脾养胃、抵抗衰老。适用于老年人胃虚食少、脾虚便溏、气血不足、营养不良、病后体虚、羸瘦衰弱等症。

【说明】痰湿较重的肥胖中老年人忌食。

山药鸡蛋粥

【原料】山药50克,大米80克,鸡蛋3个,冰糖适量。

【做法】将山药去皮、洗净,入锅蒸熟,切碎备用;大米淘洗干净,与加工好的山药一同放入锅中,加入清水适量,大火煮沸后,改用小火继续熬煮。煮至大米熟加工好的时,将鸡蛋打入碗中,去掉鸡蛋清,蛋黄打散,倒入锅中,再加入冰糖,迅速搅匀即成。

【食法】1日2次,早、晚温热服食。

【功效】滋阴补血、养血安神。适用于阴血不足、失眠多梦、视物模糊等症。

银耳红枣粥

【原料】银耳10克,红枣10个,粳米100克,冰糖适量。

【做法】将银耳用开水泡发、洗净;粳米、红枣分别洗净,一同放入锅中,加入清水适量,如常法煮粥。煮至粳米将熟时,加入银耳、红枣及冰糖,再煮二三沸即成。

【食法】做晚餐或点心服食。

【功效】润肺生津、滋阴养胃、益气止血、补脑强心。适用于年老体虚、久病体弱、病后虚羸等症。

【说明】风寒感冒者忌食。

八卦粥

【原料】龟肉100克,粳米200克,核桃仁50克,猪油、麻油、葱白、花椒、姜、精盐、味精各适量。

【做法】将龟肉洗净、切块;粳米淘洗干净;炒锅置于火上,加入猪油烧热,投入葱、姜炸香,放入龟肉及核桃仁,淋上麻油,煸炒几分钟,再加入精盐,炒至起香时倒入砂锅中,加水1500毫升,大火煮至水沸后,再改用小火熬煮2个小时左右,加入粳米,继续熬煮。煮至粳米熟烂时,加入味精、葱花调味即成。

【食法】1日1剂,分1~2次温热服食。

【功效】滋阴降火。适用于阴虚有热者。

腊鸭菜干粥

【原料】腊鸭颈、头150克,白菜干60克,粳米120克,香菜、葱花各适量。

【做法】将腊鸭颈、头用温水洗净,斩成小块;白菜干浸开、洗净,切成短段;粳米淘洗干净,与白菜干,腊鸭颈、头一同放入开水锅中,大火煮沸后,改用小火继续熬煮。煮至米熟、肉烂时,放入香菜、葱花调味即成。

【食法】1日1剂,分1~2次温热服食。

【功效】滋阴降火。适用于阴虚有热者。

羊肉小米粥

【原料】瘦羊肉、小米各100克,生姜6克,葱白3根,花椒、食盐各少许。

【做法】将瘦羊肉洗净、细切;小米淘洗干净,与瘦羊肉一同放入锅中,加入清水适量,如常法煮粥。煮至米熟、肉烂时,加入生姜、葱白、花椒、食盐,再煮一二沸即成。

【食法】1日1~2次,空腹温热服食。

【功效】益气、养血、温中。适用于产后气血虚弱、精神萎靡、面黄肌瘦、食少纳呆等症。

齿苋红米粥

【原料】马齿苋50克,红米100克,精盐、酱油各适量。

【做法】将马齿苋洗净、切碎,放入锅中,如常法水煎,除去药渣,留汁锅中;红米淘洗干净,放入留有药汁的锅中,再酌情加入清水适量,如常法煮粥。煮至红米熟烂时,调入精盐、酱油即成。

【食法】作早、晚餐温热服食。

【功效】养血理气、化结止痢。适用于产后气血不调所致的积结及赤白痢疾等症。

芍药粳米粥

【原料】芍药花(色白阴干者)6克,粳米50克,白糖少许。

【做法】将粳米淘洗干净,放入锅中,加入清水适量,如常法煮粥。煮至一二沸后,加入芍药花,继续熬煮,煮至粳米熟烂时,调入白糖即成。

【食法】1日1次,空腹服食。

【功效】养血调经。适用于肝气不调、血气虚弱所致的肋痛烦躁、经期腹痛等症。

鱼胶糯米粥

【原料】鱼胶 30 克,糯米 50 克,麻油、精盐、味精各适量。

【做法】将糯米淘洗干净,与鱼胶一同放入锅中,加水 500 毫升,大火煮沸后,改用小火继续熬煮。煮至糯米熟烂时,调入麻油、精盐、味精即成。

【食法】1 日 1 次,温热服食。

【功效】益气养血、补肾益精。适用于妇女脾肾虚弱、腰酸、白带过多等症。

葡萄小枣粥

【原料】葡萄干 50 克,小红枣 50 克,糯米 100 克,冰糖适量。

【做法】将葡萄干拣洗干净;小枣去核、洗净;糯米淘洗干净,放入锅中,加水 1000 毫升,大火烧开后,加入葡萄干、小枣及冰糖,再改用小火慢慢熬煮成粥即可。

【食法】1 日 1 剂,分 2 次空腹服食。

【功效】适用于气血两亏、脾胃虚弱、食欲不振等症。

木耳红枣粥

【原料】黑木耳 30 克,红枣 20 枚,粳米 100 克,冰糖 50 克。

【做法】将黑木耳水发、去根、洗净、撕成小块;红枣用沸水浸泡一会儿后,去核、切丁,加糖腌渍 20 分钟;粳米淘洗干净,与腌好的红枣一同放入锅中,加入清水适量,如常法煮粥。煮至粥粳米将熟时,加入枣丁、冰糖,再煮 20 分钟即成。

【食法】1 日 1 次,温热服食,可长期服食。

【功效】补益气血、滋阴养胃。适用于更年期体虚无力、贫血、白带增多及高血压眼底出血等症。

米粉红枣粥

【原料】红枣 20 克,大米粉 100 克,白糖 15 克。

【做法】将红枣洗净,放入锅中,加入清水适量,大火煮沸后,捞出红枣,弃去汤汁,再加入清水适量,放入红枣,煮至红枣烂熟后,连汁留于锅中;大米粉加入清水适量,调成糊状,兑入枣汤中,随加随搅,拌和均匀,以小火焖煮约 40 分钟,加入白糖,调匀即成。

【食法】作早、晚餐服食。

【功效】滋阴补血。

当归红枣粥

【原料】当归 15 克,红枣 5 枚,粳米 50 克,红糖适量。

【做法】将当归用温水浸泡片刻,放入锅中,加水 200 毫升,煎取浓汁 100 毫升;粳米、红枣分别洗净,一同放入锅中,加入药汁及清水 300 毫升,如常法煮粥。煮至粳米熟烂时,加入红糖,再煮至粥沸即成。

【食法】1 日 2 次,早、晚空腹温热服食,10 日为一个疗程。

【功效】益气、养血、调经。适用于月经不调者。

当归粳米粥

【原料】当归 10 克,粳米 50 克,红糖适量。

【做法】将当归放入锅中,如常法水煎,除去药渣,留汁锅中;粳米淘洗干净,放入留有药汁的锅中,再酌情加入清水适量及红糖,如常法熬煮成粥即可。

【食法】经前 3~5 日开始服用,每日 1~2 次,温热服食。月经来潮则止。

【功效】行气止痛、养血调经。适用于气血虚弱型痛经及经血量少、色淡质稀等症。

黄芪生姜粥

【原料】黄芪 15 克,白芍、桂枝各 10 克,生姜 15 克,大枣 4 枚,粳米 100 克。

【做法】将黄芪、白芍、桂枝、生姜分别择洗干净,一同放入锅中,如常法水煎,除去药渣,留汁锅中;粳米、大枣分别洗净,一同放入留有药汁的锅中,再酌情加入清水适量,如常法煮粥。煮至粳米熟烂时,兑入药汁,调匀即成。

【食法】1 日 1 次,温热服食。

【功效】益气通阳、养血调经、益阳健脾。适用于中风后遗症、手足无力、肢体麻木不仁等症。常服有效。

黄芪阿胶粥

【原料】黄芪 15 克,阿胶 10 克,粳米 30 克。

【做法】将黄芪放入锅中,如常法水煎,除去药渣,留汁锅中;粳米淘洗干净,放入留有黄芪汁的锅中,再酌情加入清水适量,如常法煮粥。煮至粳米烂熟时,烊化阿胶,兑入粥中即成。

【食法】1 日 1 次,温热服食。

【功效】补气养血。适用于气血两虚、神疲乏力、贫血等症。

鸽肉粳米粥

【原料】鸽子1只,猪肉末50克,粳米100克,葱花、姜末各10克,黄酒10克,精盐、味精各7克,麻油10克,胡椒粉2克。

【做法】将鸽子宰杀,除去毛及内脏,用清水冲洗干净,放入碗中,加入猪肉末、葱花、姜末、黄酒、精盐,上笼蒸至能拆骨为度,去骨备用;粳米淘洗干净,放入锅中,加入清水适量,先用大火烧开后,加入鸽肉,再改用小火继续熬煮。煮至粳米熟烂时,加入麻油、味精、胡椒粉调味即成。

【食法】1日1剂,早、晚各温热服食1半。

【功效】补益气血、祛风解毒。适用于妇女血虚经闭、糖尿病、恶疮疥癣等症。

青皮山楂粥

【原料】青皮10克,生山楂30克,粳米100克。

【做法】将青皮、生山楂分别洗净、切碎,一同放入砂锅,如常法水煎,用洁净的纱布过滤,取汁待用;粳米淘洗干净,放入砂锅,按煮稀粥的要求,加入清水适量,以小火慢慢熬煮。煮至粳米熟烂时,兑入青皮、山楂浓汁,拌和均匀,再煮一二沸即成。

【食法】1日2次,早、晚温热服食。

【功效】养血调经。适用于气血瘀滞所致的经期延后、月经过少等症。

红参阿胶粥

【原料】红参5~6片,阿胶15克,糯米100克,红糖少许。

【做法】将红参放入锅中,如常法水煎,滤取浓汁备用;糯米淘洗干净,放入锅中,兑入红参煎汁,再酌情加入清水适量,如常法煮粥。煮至糯米熟烂时,调入阿胶,再煮三五沸,至阿胶溶化后,加入红糖,再煮至粥沸即成。

【食法】1日1次,温热服食。

【功效】补虚益气、养血止血。适用于气血虚弱、气短懒言、头目眩晕、健忘失眠、心悸、月经过多、崩漏等症。

阿胶糯米粥

【原料】阿胶末30克,糯米100克。

【做法】将糯米淘洗干净,放入砂锅,加入清水适量,如常法煮粥。煮至糯米熟烂时,调入阿胶末,拌和均匀,再用小火煮10分钟即成。

【食法】1 日 2 次,早、晚温热服食。

【功效】补血散寒。适用于血虚、血寒所致的月经延后、月经过少等症。

首乌大枣粥

【原料】何首乌 30~60 克,粳米 100 克,大枣 5~10 枚,冰糖适量。

【做法】将何首乌拣洗干净,放入砂锅,如常法水煎,除去药渣,留汁锅中;粳米、大枣分别洗净,一同放入留有药汁的锅中,再酌情加入清水适量及冰糖,如常法熬煮成粥即可。

【食法】作早、晚餐温热服食。

【功效】养肝补血。适用于老年肝肾不足、阴血虚亏、头晕耳鸣、须发早白、贫血、神经衰弱、老年性高脂血、血管硬化、大便干燥等症。

首乌小米粥

【原料】何首乌 30 克,鸡蛋 2 只,小米 50 克,白糖适量。

【做法】将何首乌拣洗干净,用纱袋装好,扎紧袋口;小米淘洗干净,放入锅中,加入清水适量及药袋,如常法煮粥。煮至小米熟烂时,捞出药袋,打入鸡蛋,加入白糖,调拌均匀,继续熬煮,煮至蛋熟即成。

【食法】1 日 2 次,空腹温热服食。

【功效】益气养血。适用于产后体虚者。

小米鸡蛋粥

【原料】鸡蛋 2 个,小米 100 克,红糖适量。

【做法】将小米淘洗干净,放入锅中,加入清水适量,先用大火煮沸,再改用小火继续熬煮。煮至米烂、汤稠时,打入鸡蛋,加入红糖,继续熬煮,煮至蛋熟即成。

【食法】作早、晚餐温热服食。

【功效】益气养血、健脾养胃。适用于妇女产后体虚者。

蟹肉莲藕粥

【原料】白米、莲藕各 100 克,螃蟹 2 只,鸡蛋 2 个,植物油 30 克,生菜、葱、姜片、精盐各适量。

【做法】将白米淘洗干净,用清水浸泡 2 个小时,捞出沥干;莲藕去皮,切成 3 厘米长的丝,以清水浸泡;鸡蛋打入碗中,蛋白、蛋黄分开后,分别放入 2 个碗中,放置备用;螃蟹洗净,去壳、腮、脚,取出蟹黄,与蛋黄搅拌,蟹身切成放射状的 8 等份,蟹壳和蟹足用力敲断;锅中放入植物油 30 克烧热,倒入蟹壳、蟹脚、葱、姜翻炒,待炒出香味后,加入清水适量,加上锅盖,以中火煮 40 分钟左右,煮好的蟹汤倒入另一锅中,放入沥干的白米、莲藕及其浸汁,盖上锅盖,先用大火煮沸,再改用小火熬煮约 90 分钟,然后放入蟹块,加入少量精盐,并将其 2/3 与蛋白混合,盛入碗中,剩余的与拌好的蟹黄混合后,盛入加有蛋白的粥碗中,最后将蟹块置于粥面上,根据个人口味加入葱、姜、生菜等调料调味即可。

【食法】作早餐温热服食。

【功效】益阴补髓、清热养血。适用于年老体虚者。

小枣秫米粥

【原料】小枣 25 克,黏秫米 150 克。

【做法】将小枣洗净;黏秫米淘洗干净,放入锅中,加入清水适量,先用大火煮沸,再改用小火继续熬煮。煮至秫米七八分熟时,加入小枣,继续以小火煮约 30 分钟即成。

【食法】1 日 1~2 次,温热服食。

【功效】滋阴养血、补血。适用于气血双亏所致诸症。

红枣粳米粥

【原料】红枣 50 克,粳米 100 克。

【做法】将粳米、红枣分别淘洗干净,一同放入锅中,加入清水适量,如常法熬煮成粥即可。

【食法】1 日 2 次,早、晚温热服食。

【功效】滋阴养血。适用于久病体虚及脾胃功能虚弱者。

鱼茸粳米粥

【原料】鲜黄鱼 1 条,粳米 300 克,姜丝、葱花、香菜、精盐、味精、酱油、熟猪油各少许。

【做法】将黄鱼除去鳞及内脏,冲洗干净,抹上少许精盐,腌制一会儿备用;粳米淘洗干净,用盐稍腌;炒锅置于火上,放入猪油烧热,下入黄鱼,煎至两面均呈金黄色时,加入清水 1 碗,煮至熟烂,捞出黄鱼,拆取鱼肉,弄碎成鱼茸,放入碗中,以熟猪油、酱油拌匀,鱼骨再放回锅中熬煮一会儿后,取出鱼骨,加入腌好的粳米,如常法煮粥。煮至粳米熟烂时,加入鱼茸、精盐、味精,拌和均匀,再煮至粥沸即成。

食用时可加入姜丝、香菜、葱花调味。

【食法】1 日 2 次,早、晚温热服食。

【功效】养血填精、悦脾开胃。适用于血虚经闭、产后血亏、久病脾虚、饮食减少、神经衰弱等症。

赤豆苡仁粥

【原料】赤小豆、薏苡仁、粳米各 30 克,红枣 10 枚。

【做法】将赤小豆、薏苡仁、粳米、红枣分别洗净,一同放入锅中,加入清水适量,如常法熬煮成粥即可。

【食法】1 日 3 次,温热服食。

【功效】养血益肾、消肿止痛。适用于更年期肢体水肿、皮肤松弛、关节酸痛等症。

鸡膏粳米粥

【原料】乌鸡膏(油)30 克,粳米 100 克,姜、葱、精盐各适量。

【做法】将粳米淘洗干净,放入锅中,加入清水适量,如常法煮粥。煮至粳米熟烂熟时,加入乌鸡膏(油)、葱、姜、精盐,再煮至粥沸即成。

【食法】1 日 1 次,空腹温热服食。

【功效】清热滋阴。适用于阴虚瘦弱、骨蒸潮热、赤白带下等症。

八、祛风散寒、利湿除痹粥

防风苡米粥

【原料】防风 10 克,苡米 30 克。

【做法】将防风、苡米分别洗净,一同放入锅中,加入清水适量,如常法熬煮成粥即可。

【食法】1 日 1 次,温热服食。连服 1 周为宜。

【功效】清热除痹。适用于各类风湿性关节炎患者。

防风葱白粥

【原料】防风 10~15 克,葱白 2 根,粳米 60 克。

【做法】将防风、葱白分别洗净,一同放入锅中,如常法水煎,除去药渣,取汁备用;粳米淘洗干净,放入锅中,加入清水适量,如常法煮粥。煮至粳米将熟时,兑入药汁,继续熬煮,煮至粳米熟烂即成。

【食法】1日1剂,作早餐服食。

【功效】祛风除湿。适用于膝关节炎,证属风湿痹阻者。

葱白粳米粥

【原料】葱白(带须)50克,粳米90克。

【做法】将葱白洗净、切段;粳米淘洗干净,放入锅中,加入清水适量,如常法煮粥。煮至粳米熟烂时,加入葱白段,继续熬煮,煮至葱白熟烂即成。

【食法】1日1次,温热服食,令出汗为度,病解停用。

【功效】散寒通阳、健胃祛毒。适用于感冒风寒、恶寒发热、头痛身热、鼻塞流涕而无汗、咽喉肿痛、便结尿少、腹胀腹痛、赤白痢疾等症。

【说明】若用于受寒重者加淡豆豉15克共煮。

葱白鸡肉粥

【原料】鸡肉500克,葱白50克,香菜15克,红枣10枚,生姜25克,白米150克,各种调料适量。

【做法】将葱白、香菜分别洗净、切碎;红枣洗净、去核;白米淘洗干净;生姜去皮、拍扁、切碎;鸡肉洗净、切块;将鸡块、白米、生姜、红枣一同放入锅中,加入清水适量,大火煮沸后,改用

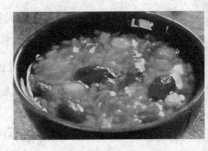

葱白鸡肉粥

小火继续熬煮1个小时。煮至米熟、肉烂时,加入葱白、香菜及各种调料调味即成。

【食法】可作早餐服食。

【功效】散寒解表、预防感冒。适用于鼻塞流涕、恶寒发热、舌苔薄白、病毒性呼吸道炎等症。

葱白米醋粥

【原料】葱白(连须)30~60克,粳米50克,香米醋少许。

【做法】将葱白连根洗净,切成小段;粳米淘洗干净,放入锅中,按煮稀粥的要求,加入清水适量,先用大火煮沸,加入葱段,再改用小火继续熬煮。煮至粳米熟烂时,加入香米醋,搅匀即成。

【食法】此为1次量,1日1~2次,温热服食,连服2日为宜。

【功效】散寒发汗。适用于小儿风寒感冒、痢疾等症。

葱豉粳米粥

【原料】葱白5根,淡豆豉10克,粳米50克。

【做法】将淡豆豉放入锅中,如常法水煎,除去药渣,留汁锅中;粳米淘洗干净,放入留有药汁的锅中,再酌情加入清水适量,如常法煮粥。煮至粳米熟烂时,加入葱白,再煮二三沸即成。

【食法】此为1次量,1日1~2次,空腹温热服食。

【功效】适用于风寒外感、恶寒、鼻塞、无汗等症。

豆豉薤白粥

【原料】淡豆豉50克,薤白50克,粳米100克,精盐少许。

【做法】将淡豆豉洗净;薤白去皮,冲洗干净、细切备用;粳米淘洗干净,与淡豆豉一同放入锅中,加入清水适量,如常法煮粥。煮至粳米半熟时,加入薤白及精盐,继续熬煮,煮至粳米熟烂即成。

【食法】1日1~2次,温热服食。

【功效】散寒解表、通阳止痢。适用于伤寒下痢、赤白冷痢、脘腹疼痛等症。

白粱荆芥粥

【原料】白粱米150克,荆芥30克,薄荷叶30克,豆豉30克。

【做法】将荆芥、薄荷叶、豆豉分别择洗干净,一同放入锅中,加入清水适量,大火煮沸后,改用小火继续煮约10分钟,过滤去渣,留汁锅中;白粱米淘洗干净,放入留有药汁的锅中,再酌情加入清水适量,如常法熬煮成粥即可。

【食法】1日2次,空腹温热服食。

【功效】祛风除热。适用于中风、心脾热盛、精神昏愦等症。

香菜白米粥

【原料】香菜、白米各30克,饴糖15克。

【做法】将香菜洗净,切成小段;白米淘洗干净,放入锅中,加入清水约150毫升,先用大火烧开,然后改用小火熬煮10分钟左右,加入香菜、饴糖,继续熬煮,煮至饴糖溶化即成。

【食法】作早、晚餐温热服食。

【功效】祛风散寒、益胃和中。适用于外感风寒所致的产后发烧等症。

生姜粳米粥

【原料】粳米50克,生姜5片,连须葱数根,米醋适量。

【做法】将连须葱洗净、切段;生姜片捣烂;粳米淘洗干净,放入砂锅,加入清水适量及捣烂的生姜,如常法煮粥。煮至粳米将熟时,加入葱段、米醋,继续熬煮,煮至粳米熟烂即成。

【食法】1日1~2次,趁热服食。

【功效】解表散寒。适用于各类风湿寒痹性关节炎患者。

【说明】食后覆被发汗。

生姜红糖粥

【原料】生姜30~50克,粳米50克,红糖适量。

【做法】将生姜洗净,切成薄片;粳米淘洗干净,与生姜片一同放入锅中,加入清水适量,如常法煮粥。煮至粳米熟烂时,加入红糖,再煮一二沸即成。

【食法】趁热服食,感冒愈后停服。

【功效】解表发汗、疏散风寒、止呕化痰。适用于外感风寒、鼻塞流涕、咳嗽痰稀、食欲不振等症,也可用于胃寒呕逆者。

【说明】风热感冒及胃热呕逆者忌食。

生姜糯米粥

【原料】糯米30克,生姜片10克,葱白6克,米醋20毫升。

【做法】将糯米淘洗干净,与生姜片一同放入砂锅,加入清水适量,如常法煮粥。煮至糯米将熟烂时,加入葱白,继续熬煮,煮至糯米烂熟时,加入米醋,和匀即成。

【食法】1日1~2次,趁热喝粥,若能出汗效果更好。

【功效】散寒解表、益气补虚。适用于风寒感冒等症。

鹿胶生姜粥

【原料】鹿角胶20克,生姜3片,粳米100克。

【做法】将生姜洗净、切片;鹿角胶烊化;粳米淘洗干净,放入锅中,加入清水适量,先用大火煮沸后,再改用小火煮30分钟,然后加入生姜片及完全烊化的鹿角胶,拌和均匀,继续用小火熬煮,煮至粳米熟烂即成。

【食法】1日2次,早、晚温热服食。

【功效】补肾壮阳、活血散寒。适用于肾虚型退行性关节炎患者。

炒米生姜粥

【原料】生姜30克,粳米50克,精盐适量。

【做法】将生姜洗净,切成薄片;粳米淘洗干净,放入锅中,炒至微黄时,加入清水700毫升,大火烧开后,放入生姜片,再改用小火慢慢熬煮。煮至粳米熟烂时,加入精盐,调匀即成。

【食法】1日1剂,分1~2次,空腹趁热服食。

【功效】适用于外感风寒、鼻塞流涕、咳嗽痰稀、胃寒呕吐、腹胀、食欲不振等症。

姜糖薏米粥

【原料】薏米50克,白糖30克,干姜10克。

【做法】将薏米淘洗干净,与干姜一同放入锅中,加入清水适量,如常法熬煮成粥。食用时加入白糖调味即可。

【食法】1日1次,温热服食。连服1个月为宜。

【功效】散寒除湿、通络止痛。适用于类风湿性关节炎,证属风寒热痹、肢体关节疼痛较剧,得热痛减、关节屈伸不利、肌肤麻木不仁、四肢小关节变形等症。

葛根粳米粥

【原料】葛根15克,粳米50克,生姜6克,蜂蜜少许。

【做法】将葛根、生姜一同放入锅中,如常法水煎,除去药渣,留汁锅中;粳米淘洗干净,放入留有药汁的锅中,再酌情加入清水适量,如常法煮粥。煮至粳米烂熟时,加入蜂蜜,调匀即成。

【食法】随意服食。

【功效】祛风定惊。适用于小儿风热感冒、发热、头痛、呕吐、惊啼不安等症。

葛根五加粥

【原料】葛根、薏苡仁、刺五加各15克,粳米50克,冰糖适量。

【做法】将所有原料除冰糖外分别洗净;葛根切碎;刺五加放入锅中,如常法水煎,除去药渣,留汁锅中;葛根放入留有药汁的锅中,加入薏苡仁、粳米及清水适量,大火煮沸后,改用小火继续熬煮。煮至粳米熟烂时,加入冰糖,再煮至粥沸即成。

【食法】作早、晚餐服食。

【功效】祛风除湿、止痛。适用于风寒痹阻型颈椎病、颈椎强痛等症。

豆豉石膏粥

【原料】豆豉、荆芥、麻黄、栀子、生姜各 10 克,葛根 15 克,生石膏 30 克,葱白 7 根,粳米 100 克。

【做法】将豆豉、荆黄、麻黄、栀子、生姜、葛根、生石膏、葱白分别拣洗干净,一同放入锅中,如常法水煎,除去药渣,留汁锅中;粳米淘洗干净,放入留有药汁的锅中,再酌情加入清水适量,如常法煮成稀粥即可。

【食法】1 日 1 次,空腹服食。服后盖被卧床,得微汗出为止。

【功效】祛风清热。适用于外感寒邪,内有蕴热所致的恶寒、发热、头痛、身痛、无汗、口渴、舌红、苔黄、脉浮数等症。

【说明】凡病人出汗,恶风寒者忌食。

附子粳米粥

【原料】炮附子 3~10 克,干姜 3 克,粳米 100 克,葱白、红糖各适量。

【做法】将炮附子、干姜分别拣净,一同捣碎,过箩细筛,研为细末;粳米淘洗干净,与炮附子、干姜末一同放入锅中,加入清水适量,如常法煮粥。煮至粳米熟烂时,加入葱白、红糖,再煮至粥沸即成。

【食法】1 日 1 剂,分 2 次温热服食,3~5 日为一个疗程。

【功效】散寒止痛、补阳温中。适用于肾阳不足所致的畏寒肢冷、脘腹冷痛、冷痢、四肢厥逆、冷汗自出等症。

桂心白酒粥

【原料】桂心(研末)15 克,白酒 50 毫升,粳米 100 克。

【做法】将粳米淘洗干净,放入锅中,加入清水适量,如常法煮粥。煮至粳米熟烂时,加入白酒及桂心末,拌和均匀,再煮至粥沸即成。

【食法】1 日 1 次,空腹服食。

【功效】温阳散寒。适用于肾虚寒痛、腰膝疼痛不止,遇冷加重、得暖稍减等症。

肉桂粳米粥

【原料】肉桂 10 克,粳米 50 克,红糖适量。

【做法】将肉桂研成细末备用;粳米淘洗干净,放入锅中,加入清水适量,如常法煮粥。煮至粳米熟烂时,加入肉桂末、红糖,再煮一二沸即成。

国学经典文库

中华食疗大全

· 食疗养生粥 ·

图文珍藏版

【食法】1 日 1 剂,趁热空腹服食,3~5 日为一个疗程。见效再服 1~2 个疗程。

【功效】温经散寒、暖胃止痛。适用于寒湿阻络所致的强直性脊柱炎患者。

【说明】热证及阴虚火旺者禁用。

薄荷薏米粥

【原料】薏米 150 克,薄荷、荆芥、葱白各 15 克,豆豉 50 克,精盐适量。

【做法】将薄荷、荆芥、葱白、豆豉分别拣洗干净,一同放入锅中,加入清水约 1500 毫升,大火烧开后,改用文火煮约 10 分钟,除去药渣,药汁放入碗中备用;薏米淘洗干净,放入干净的锅中,注入药汁,再酌情加入清水适量,如常法煮粥。煮至薏米开裂、熟烂时,加入精盐调味即成。

【食法】1 日 1~2 次,空腹服食。

【功效】健脾、利湿、除痹。适用于风湿阻络所致的周身疼痛、筋脉挛急、屈伸不利或兼手热、心烦等症。

海带薏米粥

【原料】海带 60 克,薏米、瘦肉各 50 克,大米 120 克,葱末、姜丝、精盐、味精各适量。

【做法】将海带漂洗干净,切成小块;瘦肉洗净,切成小块;大米淘洗干净,放入锅中。加入清水适量,放入海带块、瘦肉块、葱、姜、精盐,如常法煮粥。煮至米熟、肉烂时,加入味精调味即成。

【食法】1 日 1~2 次,连服 2 个月。

【功效】除湿化瘀。适用于慢性腰背疼痛、脊椎骨质增生等症。

薏米桂花粥

【原料】薏米 30 克,淀粉少许,砂糖、桂花各适量。

【做法】将薏米淘洗干净,放入锅中,加入清水适量,如常法煮粥。煮至薏米烂熟时,依次加入淀粉、砂糖、桂花,搅拌均匀,再煮至粥沸即成。

【食法】作早餐服食。

【功效】清热利湿、健脾除痹。适用于风寒湿痹型风湿性关节炎患者。

桂花栗子粥

【原料】桂花 25 克,糯米 100 克,栗子 50 克,白糖 100 克。

【做法】将栗子煮熟、去壳,切成碎末;糯米淘洗干净,与栗子末一同放入锅中,加入清水适量,如常法煮粥。煮至糯米熟烂时,加入白糖、桂花,拌和均匀,再煮至粥沸即成。

【食法】作早餐服食。

【功效】生津化瘀、除湿散寒、暖胃止痛。适用于胃寒疼痛、嗳气饱闷及风湿性筋骨疼等症。

薏苡粳米粥

【原料】薏苡仁、粳米各 50 克,白糖适量。

【做法】将薏苡仁、粳米分别淘洗干净,一同放入锅中,加水 800 毫升,大火烧开后,改用小火慢慢熬煮。煮至米烂、汤稠时,加入白糖,调匀即成。

【食法】1 日 1~2 次,空腹服食。

【功效】祛风除湿。适用于风湿痹痛、手足屈伸不利等症。

双桂小米粥

【原料】肉桂 2~3 克,桂枝 10 克,小米 100 克,红糖适量。

【做法】将肉桂、桂枝分别拣洗干净,一同放入锅中,如常法水煎,除去药渣,取汁备用;小米淘洗干净,放入锅中,加入清水适量,如常法煮粥。煮至小米熟烂时,兑入桂汁,加入红糖,再煮至粥沸即成。

【食法】1 日 2 次,早、晚温热服食,3~5 日为一个疗程。

【功效】温经散寒、通络止痛。适用于寒湿腰痛、风寒湿痹等症。

【说明】热痹禁用。

赤豆葛根粥

【原料】葛根 15 克,赤小豆 20 克,粳米 30 克。

【做法】将葛根洗净,放入锅中,如常法水煎,除去药渣,留汁锅中;赤小豆、粳米分别淘洗干净,一同放入留有药汁的锅中,再酌情加入清水适量,如常法煮粥,煮至赤小豆烂熟即成。

【食法】随意服食。

【功效】祛湿散寒。适用于上肢窜痛、麻木、筋骨虚寒、风寒湿邪痹痛型脊椎病患者。

赤豆白米粥

【原料】赤小豆 30 克,白米 50 克,白糖适量。

【做法】将赤小豆淘洗干净,放入锅中,加入清水适量,熬煮至熟,再加入淘洗干净的白米,如常法煮粥。煮至米、豆熟烂时,加入白糖,调匀即成。

【食法】1 日 1 次,空腹温热服食。

【功效】除湿祛热。适用于风湿性关节炎患者。

乌豆白米粥

【原料】黑大豆 50 克,白米 150 克,白糖适量,生姜末少许。

【做法】将黑大豆洗净,浸泡 1 天;白米淘洗干净,与泡好的黑大豆一同放入锅中,加入清水适量,如常法煮粥。煮至米、豆熟烂时,加入白糖、生姜末,调匀即成。

【食法】酌量服食。

【功效】散寒除湿、润肤生肌。适用于类风湿性关节炎肌肉萎缩、皮肤发黑者。

黑豆红枣粥

【原料】黑豆 30 克,红枣 20 克,糯米 100 克,红糖 30 克。

【做法】将红枣洗净、去核;糯米、黑豆分别淘洗干净,浸泡过夜;锅中加入清水适量,大火烧开后,加入泡好的糯米、黑豆,改用小火熬煮 10 分钟,加入红枣,继续熬煮。煮至米烂、豆熟、汤将稠时,加入红糖,再煮至粥沸即成。

【食法】1 日 1 剂,分 2 次温热服食。

【功效】祛风解毒、活血利水。适用于风寒湿癣、自汗盗汗、腰痛浮肿等症。

韭菜羊骨粥

【原料】羊骨 600 克,韭菜 50 克,生姜 15 克,粳米 100 克,各种调料各适量。

【做法】将粳米淘洗干净;韭菜择洗干净,切成碎末备用;羊骨洗净,以刀背打碎,放入锅中,加入清水适量及各种调料,用中火煮 1 个小时。煮至羊骨汤呈浓稠状时,加入粳米,再酌情加入清水适量,先用大火煮沸,再改用小火继续熬煮,煮至粥七、八成熟时,加入韭菜末、生姜,慢慢熬煮,煮至米烂、汤稠成即成。

【食法】1 日 2 次,早、晚温热服食。

【功效】祛寒除湿。适用于风寒湿痹型风湿性关节炎患者。

乌头白米粥

【原料】香白米 50 克,生川乌头末 10 克。

【做法】将香白米淘洗干净,与生川乌头末一同放入锅中,加水 500 毫升,大火煮沸后,改用小火继续熬煮,煮至白米开花即成。

【食法】1日1剂,空腹趁热服食。

【功效】温经散寒、除痹止痛。适用于风寒湿痹型关节炎患者。

川乌粳米粥

【原料】川乌2克,粳米50克,生姜2片,蜂蜜适量。

【做法】将川乌拣净、研末;粳米淘洗干净,与川乌一同放入砂锅,加水500毫升,以文火如常法慢慢熬煮。煮至粳米熟烂时,加入生姜片、蜂蜜,再煮至粥沸即成。

【食法】1日1剂,空腹温热服食。

【功效】祛风除湿。适用于四肢拘挛、麻木不仁等症。

苡仁木瓜粥

【原料】薏苡仁60克,木瓜15克,干姜9克,白糖一匙。

【做法】将薏苡仁、木瓜、干姜分别洗净,一同放入锅中,加入冷水一大碗,浸泡片刻,以小火慢慢熬煮,煮至薏苡仁熟烂时,加入白糖一匙,再煮至粥沸即成。

【食法】每日服食,不拘量。

【功效】祛风利湿、舒筋止痛。适用于风寒湿痹型风湿性关节炎患者。

【说明】糖尿病患者服食时不要加糖。

木瓜陈皮粥

【原料】木瓜、陈皮、丝瓜络、川贝母各10克,粳米50克,冰糖适量。

【做法】将木瓜、陈皮、丝瓜络、川贝母分别洗净;川贝母切碎;木瓜、陈皮、丝瓜络一同放入锅中,如常法水煎,除去药渣,留汁锅中;粳米淘洗干净,与川贝母一同放入留有药汁的锅中,再酌情加入清水适量,如常法煮粥。煮至粳米熟烂时,加入冰糖,再煮至粥沸即成。

【食法】作早、晚餐温热服食。

【功效】化痰、除湿、通络。适用于颈椎病患者。

木瓜粳米粥

【原料】木瓜15克,粳米100克,姜汁、蜂蜜各少许。

【做法】将木瓜洗净晾干,研碎为粉末;粳米淘洗干净,与木瓜末一同放入锅中,加入清水适量,如常法煮粥。煮至粳米熟烂时,兑入姜汁、蜂蜜,再煮至粥沸即成。

【食法】随意服食。

【功效】清热祛风、舒筋活络。适用于湿痹型关节肿痛、足膝无力、湿疹、湿痹脚气等症。

苡仁丝瓜粥

【原料】薏苡仁150克，薄荷15克，豆豉50克，丝瓜100克，白糖或精盐适量。

【做法】将丝瓜去皮、洗净，切成小块；薄荷、豆豉分别拣洗干净，一同放入锅中，加水1500毫升，大火煮沸后，改用小火继续煎煮约10分钟，除去药渣，留汁锅中；薏苡仁淘洗干净，与丝瓜块一同放入留有药汁的锅中，继续熬煮，煮至苡仁熟烂即成。食用时根据个人口味加入白糖或精盐调味即可。

【食法】作早、晚餐服食或作点心食用。

【功效】清热利湿、解表祛风。适用于风湿性关节炎患者。

干姜艾苡粥

【原料】干姜、艾叶各10克，薏苡仁30克。

【做法】将干姜、艾叶一同放入锅中，如常法水煎，除去药渣，取汁备用；薏苡仁淘洗干净，放入锅中，加入清水适量，如常法煮粥。煮至薏苡仁八成熟时，兑入药汁，拌和均匀，继续熬煮，煮至薏苡仁烂熟即成。

【食法】作早餐服食。

【功效】温经散寒、除湿化瘀。适用于寒湿凝滞型痛经患者。

冬瓜绿豆粥

【原料】冬瓜250克，苡仁30克，绿豆30~60克，鲜荷叶适量，藿香少许。

【做法】将藿香、择洗干净；荷叶洗净，与藿香一同放入锅中，如常法水煎，除去药渣，取汁备用；冬瓜洗净，切成小块；苡仁、绿豆分别淘洗干净，与冬瓜块一同放入锅中，按煮稀粥的要求，加入清水适量，如常法煮稀粥。煮至米、豆烂熟时，兑入荷叶、藿香煎汁，再煮一二沸即成。

【食法】可佐餐或随意服食。

【功效】除湿行气。适用于夏季感受暑湿秽浊之风所致的猝然闷乱、烦躁、头痛而胀、胸脘痞闷、呕恶等症。

丝瓜竹叶粥

【原料】丝瓜100克，淡竹叶20克，薏苡仁60克。

【做法】将丝瓜洗净，连皮切片；淡竹叶择洗干净，与丝瓜块一同放入锅中，如常法水煎,除去药渣,取汁备用;薏苡仁淘洗干净,放入锅中,加入清水适量,如常法煮粥。煮至薏苡仁熟烂时,兑入药汁,再煮一二沸即成。

【食法】1日1剂,随意服食。

【功效】健脾祛湿、清热通络。适用于膝关节炎,证属风湿痹阻而热邪偏胜者。

薏米萆薢继

【原料】薏米30克,萆薢6~10克,粳米100克,冰糖适量。

【做法】将萆薢洗净,放入锅中,加入清水适量,煎煮20分钟,去渣取汁,留汁锅中;薏米、粳米分别淘洗干净,一同放入留有药汁的锅中,再酌情加入清水适量,如常法煮粥。煮至米熟、汤稠时,调入冰糖,再煮至粥沸即成。

【食法】1日1~2次,空腹温服。

【功效】消热利湿。适用于湿热内蕴、口苦心烦、失眠少寐、小便赤热、遗精、舌红、苔黄腻等症。

核桃猪肾粥

【原料】猪肾一对,人参6克,核桃肉10克,粳米200克。

【做法】将猪肾洗净、切片;人参择洗干净;粳米淘洗干净,与人参、核桃肉、猪肾片一同放入锅中,加入清水适量,如常法煮粥,煮至米熟、肉烂即成。

【食法】1日1剂,随意服食。

【功效】祛风除湿、补益肾气。适用于膝关节炎,证属肾气不足者。

白芷粳米粥

【原料】白芷100克,粳米100克,白糖适量。

【做法】将白芷拣洗干净,放入锅中,如常法水煎,除去药渣,留汁锅中;粳米淘洗干净,放入留有药汁的锅中,再酌情加入清水适量,如常法煮粥。煮至粳米熟烂时,加入白糖,调匀即成。

【食法】1日1次,空腹温热服食。

【功效】散寒除湿、抗炎镇痛。适用于白癜风患者。

九、透疹通窍、补虚抗癌粥

鸽蛋粳米粥

【原料】鸽蛋2枚,粳米50克。

【做法】将粳米淘洗干净,放入锅中,按煮稀粥的要求,加入清水适量,如常法煮稀粥。煮至粳米熟烂时,打入鸽蛋,调拌均匀,煮至鸽蛋熟透即成。

【食法】1 日 2 剂,早、晚空腹服食,连服 5 日。

【功效】透疹解表。适用于预防麻疹。

甜菜糯米粥

【原料】新鲜甜菜 200 克,糯米 100 克。

【做法】将甜菜择洗干净,切碎或捣汁;粳米淘洗干净,与甜菜或甜菜汁一同放入砂锅,再酌情加入清水适量,如常法熬煮成粥即可。

【食法】1 日 1 剂,分 2 次温热服食。

【功效】适用于小儿疹发不透、热毒下痢等症。

【说明】脾虚腹泻及糖尿病患者忌服。

山药猪肉粥

【原料】淮山药 15~30 克,猪瘦肉 30 克,大米 60 克,各种调料各适量。

【做法】将猪瘦肉洗净、切碎;淮山药洗净、切片;大米淘洗干净,与山药块、猪瘦肉一同放入锅中,加入清水适量,如常法熬煮粥。煮至米熟、肉烂时,加入各种调料调味即成。

【食法】1 日 1 剂,早、晚空腹服食。

【功效】宣散透疹。适用于小儿麻疹。

银花葛根粥

【原料】银花 30 克,杭菊花 15 克,葛根 25 克,粳米 50 克,冰糖适量。

【做法】将银花、杭菊花、葛根一同放入锅中,如常法水煎,除去药渣,留汁锅中;粳米淘洗干净,放入留有药汁的锅中,再酌情加入清水适量,如常法煮粥。煮至粳米熟烂时,调入冰糖,再煮一二沸即成。

【食法】1 日 1 剂,分 1~2 次温热服食。

【功效】清热、解毒、透疹。适用于麻疹出疹期,证见出疹、壮热烦渴、咳嗽、疹色暗红或鲜红、稍觉隆起、舌质红赤、舌苔黄腻等症。

胡荽浮萍粥

【原料】鲜胡荽、红浮萍各 15 克,绿豆、粳米各 30 克。

【做法】将鲜胡荽、红浮萍洗净,一同放入锅中,如常法水煎,除去药渣,取汁备

· 食疗养生粥 ·

图文珍藏版

用;粳米、绿豆分别淘洗干净,一同放入锅中,加入清水适量,如常法煮粥。煮至米熟、豆烂时,兑入药汁,再煮一二沸即成。

【食法】1日1剂,分2~3次温热服食。

【功效】辛凉解表。适用于麻疹出疹前期的患者。

山药百合粥

【原料】淮山药、薏苡仁各20克,百合30克,粳米100克。

【做法】将粳米、淮山药、薏苡仁、百合分别洗净,一同放入锅中,加入清水适量,如常法熬煮成粥即可。

【食法】1日1剂,分3次温热服食,连服7~10日为宜。

【功效】清热排脓。适用于麻疹恢复期的患者。

冬笋粳米粥

【原料】冬笋、粳米各50克。

【做法】将冬笋洗净、切片;粳米淘洗干净,与冬笋一同放入锅中,加入清水适量,如常法煮成稀粥即可。

【食法】1日2次,空腹温热服食。

【功效】宣散透疹。适用于小儿麻疹、疹出不畅等症。

芦笋粳米粥

【原料】芦笋(芦苇的嫩苗)30克,粳米50克。

【做法】将芦笋放入锅中,如常法水煎,除去药渣,留汁锅中;粳米淘洗干净,放入留有药汁的锅中,再按煮稀粥的要求,酌情加入清水适量,如常法煮成稀粥即可。

【食法】1日2次,空腹温热服食。

【功效】辛凉解表。适用于小儿麻疹、疹出不畅,证见发热、烦躁、咳喘、呕吐者。

牛蒡粳米粥

【原料】牛蒡根30克(或牛蒡子20克打碎),粳米60克,白糖适量。

【做法】将牛蒡根(或牛蒡子)放入锅中,如常法水煎,过滤去渣,取汁100毫升备用;粳米淘洗干净,放入锅中,加入清水适量,如常法煮粥。煮至粳米熟烂时,兑入牛蒡煎汁,拌和均匀,加入白糖,再煮一二沸即成。

【食法】1日2次,温热服食。

【功效】疏风散热、宣肺透疹、解毒消肿。适用于腮腺炎、咽喉炎、扁桃体炎以及麻疹透发不畅等症。

荸荠萝卜粥

【原料】鲜荸荠 10 个,鲜萝卜汁 500 克,粳米 30 克,白糖适量。

【做法】将粳米淘洗干净;鲜荸荠洗净、削皮,与鲜萝卜汁一同放入锅中,再酌情加入清水适量,大火煮沸后,加入粳米,改用小火继续熬煮。煮至粳米烂熟时,加入白糖,调匀即成。

【食法】1 日 1 剂,空腹温热服食。

【功效】清热养阴、解毒消炎。适用于疹后伤阴、咳嗽等症。

葱白米醋粥

【原料】生姜 6 克,连须葱白 6 根,糯米 60 克,米醋 10 毫升。

【做法】将葱白洗净、切断;生姜洗净、切片;糯米淘洗干净,与生姜片一同放入锅中,加入清水适量,如常法煮粥。煮至糯米熟烂时,加入葱白,调入米醋,再煮一二沸即成。

【食法】1 日 1 剂,温热服食。

【功效】通窍止咳。适用于风寒型鼻塞、喷嚏、鼻流清涕、咳嗽、咽痛、鼻炎等症。

大葱糯米粥

【原料】大葱 1 根,糯米适量。

【做法】将大葱洗净、切段;糯米淘洗干净,放入锅中,加入清水适量,如常法煮粥。煮至糯米熟烂时,加入大葱段,再煮一二沸即成。

【食法】随意服食。

【功效】散寒通窍。适用于风寒鼻塞、产后血晕等症。

菟丝细辛粥

【原料】菟丝子 15 克,细辛 5 克,粳米 100 克,白糖适量。

【做法】将菟丝子洗净、捣碎,与细辛一同放入锅中,如常法水煎,除去药渣,留汁锅中;粳米淘洗干净,放入留有药汁的锅中,再酌情加入清水适量,如常法煮粥。煮至粳米烂熟时,加入白糖,调匀即成。

【食法】1 日 1~2 次,温热服食。

【功效】温补肾阳。适用于肾虚型鼻流清涕、咳嗽频频、鼻痒不适、腰膝酸软、形寒肢冷、鼻炎等症。

红枣鸡肉粥

【原料】红枣 10 枚,葱白 5 根,鸡肉(连骨)100 克,芫荽、生姜各 10 克,粳米 100 克,芫荽适量。

【做法】将红枣洗净、去核;生姜洗净、切片;葱白洗净、切丝;鸡肉洗净、切块,放入沸水中稍氽一下后捞出,沥干备用;芫荽洗净、细切;粳米淘洗干净,与红枣、生姜、鸡块一同放入锅中,加入清水适量,如常法煮粥。煮至米熟、肉烂时,加入葱白、芫荽调味即成。

【食法】1 日 1~2 次,温热服食。

【功效】祛寒通窍。适用于风寒型鼻塞、鼻流清涕、咳嗽、咽痛、鼻炎等症。

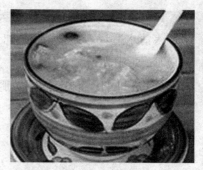

红枣鸡肉粥

桑菊杏仁粥

【原料】桑叶、甜杏仁各 15 克,菊花 10 克,粳米 60 克。

【做法】将桑叶、菊花分别拣净,一同放入锅中,如常法水煎,除去药渣,留汁锅中;甜杏仁、粳米分别洗净,一同放入留有药汁的锅中,再酌情加入清水适量,如常法熬煮成粥即可。

【食法】1 日 2 次,早、晚温热服食。

【功效】疏散风热、宣肺通窍。适用于慢性鼻窦炎等症。

黄芪粳米粥

【原料】黄芪 50 克,人参、茯苓、桑白皮各 15 克,生姜 10 克,大枣 5 枚,粳米 120 克。

【做法】将黄芪、生姜分别洗净、切片;人参、大枣分别洗净;茯苓、桑白皮分别拣洗干净,与人参、大枣、黄芪、生姜一同放入锅中,如常法水煎,除去药渣,留汁锅中;粳米淘洗干净,放入留有药汁的锅中,再酌情加入清水适量,如常法熬煮成粥即可。

【食法】1 日 1 剂,早、晚温热服食。

【功效】补虚止损。适用于虚损消瘦等症。

金樱羊肉粥

【原料】肉苁蓉、金樱子各 15 克,精羊肉、粳米各 100 克,葱白、生姜、精盐各适量。

【做法】将肉苁蓉、金樱子一同放入锅中,如常法水煎,除去药渣,留汁锅中;羊肉洗净、切片;粳米淘洗干净,与羊肉一同放入留有药汁的锅中,再酌情加入清水适量,如常法煮粥。煮至米熟、肉烂时,加入精盐、生姜、葱白,再煮一二沸即成。

【食法】随餐服食。

【功效】温阳补肾。适用于肾虚型鼻流清涕、咳嗽频频、鼻痒不适、腰膝酸软、形寒肢冷、鼻炎等症。

胡萝卜羊肉粥

【原料】净羊肉 250 克,胡萝卜 100 克,粳米 150 克,陈皮 1 片,葱粒、姜末、精盐、胡椒粉各少许。

【做法】将羊肉漂洗干净,切成丁块;胡萝卜洗刷干净,切成细丁;粳米淘洗干净;陈皮擦洗干净;锅中加入清水适量,放入粳米,大火煮沸后,加入羊肉、陈皮、胡萝卜,改用小火继续熬煮。煮至米熟、肉烂时,加入葱粒、姜末、精盐,再煮一二沸,加入胡椒粉调味即成。

【食法】1 日 1 剂,早、晚空腹温热服食。

【功效】补虚止损、益脾暖肾、补益气血。适用于气血亏损、阳气不足、羸瘦怕冷、产后虚寒腹痛等症。

羊脊小米粥

【原料】大羊脊骨 1 具,小米 100 克,食盐适量。

【做法】将羊脊骨洗净、敲碎,放入锅中,加入清水适量(成汤后足够煮粥之用),大火煮沸后,捞出羊骨,留汤锅中;小米淘洗干净,放入留有羊骨汤的锅中,以骨汤如常法煮粥。煮至粳米熟烂时,加入食盐,再煮一二沸即成。

【食法】作早、晚餐服食,亦可佐餐服食。

【功效】益阴补髓、润肺泽肤。适用于阴虚不足、虚劳羸弱、肺痨咳嗽、面容憔悴等症。

小米红糖粥

【原料】小米 100 克,红糖适量。

【做法】将小米淘洗干净,放入锅中,加入清水适量,如常法煮粥。煮至小米烂熟时,加入红糖,再煮至粥沸即成。

【食法】随意服食。

【功效】调中补虚。适用于产后气血虚弱、胃口不开、口干作渴等症。

河车小米粥

【原料】紫河车(即新鲜胎盘)1具,小米100克。

【做法】将紫河车洗净、切碎,每次取100克,与淘洗干净的小米一同放入锅中,加入清水适量,如常法熬煮成粥。若无新鲜胎盘,可用干紫河车10克研粉,待小米粥煮熟后调入,再煮二三沸,拌匀即成。

【食法】1日1剂,温热服食。

【功效】益气养血,补虚止损。适用于元气不足、精血亏虚所致的虚损羸弱、倦怠无力、咳喘咳血、遗精早泄、性机能减弱、女子不孕、产后乳少等症。

狗骨粳米粥

【原料】白狗骨500克,粳米100克,各种调料各适量。

【做法】将白狗骨洗净,放入锅中,加入清水适量(成汤后足以煮粥之用)熬汤,汤成后捞出狗骨,留汤锅中;粳米淘洗干净,放入留有骨汤的锅中,以骨汤如常法煮粥。煮至粳米烂熟时,加入各种调料调味即成。

【食法】1日1~2次,温热服食。

【功效】补虚止损。适用于妇女体虚不孕等症。

羊乳粳米粥

【原料】羊乳500克,粳米100克。

【做法】将粳米淘洗干净,放入锅中,加入清水适量,如常法煮粥。煮至粳米熟烂时,调入羊乳,再煮一二沸即成。

【食法】1日1剂,分1~2次空腹温热服食。

【功效】温润补虚。适用于气阴不足、虚劳羸瘦、消渴、反胃、呕吐等症。

生滚鱼粥

【原料】鲜白饭鱼500克,干贝50克,腐竹50克,粳米250克,姜丝、香菜、葱花、精盐、胡椒粉、花生油各少许。

【做法】将白饭鱼洗净、沥干,加入姜丝、花生油、胡椒粉、精盐,拌和均匀,腌制待用;粳米淘洗干净,加入精盐、花生油各少许,拌匀稍腌;干贝用温水浸开、撕碎;腐竹用温水浸软;锅中加入清水适量,先用大火煮开后,加入粳米、干贝、腐竹,再改用小火继续熬煮。煮至粳米熟烂时,加入腌好的白饭鱼,再煮一二沸,撒上香菜、葱花即成。

【食法】作早、晚餐温热服食。

【功效】滋养补虚、益肺健胃。适用于年老体衰、产后亏虚、面黄肌瘦、痨病体虚、小儿疳积、食欲不振等症。

鳝鱼粳米粥

【原料】活鳝鱼 500 克,粳米 150 克,葱末、姜末、料酒、胡椒粉、酱油、白糖、熟猪油各少许。

【做法】将活鳝鱼放入沸水锅内,加入精盐少许,盖上锅盖,待鳝鱼烫死,嘴大张时捞出,用凉水冲至鳝鱼温热,放在台板上,以拇指和食指钳牢鱼头,用小竹刀由鱼背刺入,从头向尾划开,除去内脏,取下鱼肉,冲洗干净,切成鳝鱼丝;炒锅放于火上,放入熟猪油烧热,下入鳝鱼丝煸炒,至鱼肉熟透时,加入料酒、酱油、味精、白糖、姜末,翻炒入味,起锅盛入碗中;粳米淘洗干净,放入锅中,加入清水适量,如常法煮粥。煮至粳米熟烂时,加入炒好的鳝鱼丝,再煮一二沸,加入精盐、葱末,拌和均匀,撒上胡椒粉即成。

【食法】作早、晚餐温热服食。

【功效】补虚止损、补益气血、壮骨强筋。适用于虚损羸瘦、产后亏虚、气血不足、慢性久痢、风湿性关节炎等症。

鲍鱼滑鸡粥

【原料】罐头鲍鱼 1 只,鸡半只,粳米 250 克,香菜、葱花、精盐、白糖、生粉、酱油、生油各少许。

【做法】将鲍鱼洗净,劈成小片;粳米淘洗干净;鸡肉冲洗干净,斩成小块,放入盆中,加入生粉、精盐、白糖、酱油、生油,拌和均匀,腌制备用;锅中加入清水适量,大火烧沸后,加入粳米,改用小火继续熬煮。煮至粳米熟烂时,加入腌好的鸡块,再以小火继续熬煮,煮至鸡肉熟烂时,加入精盐、味精、香菜、葱花,最后加入鲍鱼片,拌匀即成。

【食法】1 日 1 次,酌量服食。

【功效】补虚益精、开胃滋补、养血益精。适用于病后体虚、虚弱羸瘦、年老体衰、产后亏虚等症。

鸡肉粳米粥

【原料】净母鸡1只,粳米200克,姜3片,葱段、料酒、精盐、味精各少许。

【做法】将净母鸡除净绒毛,冲洗干净,放入开水锅中略氽一下后捞出;粳米淘洗干净;另取一砂锅,加入清水适量,放入净母鸡及葱段、姜片、料酒、精盐、味精,大火烧开后,撇去浮沫,改用小火再煮约1个小时,煮至母鸡烂熟后捞出,拣出葱、姜,加入粳米,如常法熬煮成粥,煮至粳米烂熟即成。熟鸡斩成小块,加入调料,随餐服食。

【食法】可作早、晚餐服食。

【功效】滋养补虚、益气养血、保健强壮。适用于病后羸瘦、年老体衰、产后亏虚、营养不良等症。

干贝鸡肉粥

【原料】净鸡肉、荸荠、水发香菇各50克,黄酒15克,干贝25克,粳米100克,猪油25克,葱花、姜末、精盐各5克,胡椒粉2克。

【做法】将净鸡肉除去绒毛,冲洗干净,斩成小块;干贝放入碗中,加入黄酒、鸡块,上笼蒸至熟烂后取下;水发香菇洗净,切成小丁;荸荠去皮,切成小丁;粳米淘洗干净,放入锅中,加入香菇丁、荸荠丁、蒸好的干贝、鸡肉及清水1500毫升,大火煮沸后,改用小火继续熬煮。煮至粳米熟烂时,加入精盐、猪油、葱花、姜末、胡椒粉,拌和均匀,再煮一二沸即成。

【食法】1日1剂,分2~3次温热次服食。

【功效】健脾补虚、益气养血、滋补强壮。适用于久病虚弱、年老体衰、虚劳羸瘦、产后虚羸等症。

鸡肉二米粥

【原料】嫩鸡腿2只,粳米100克,糯米30克,青菜200克,花生油、精盐各少许。

【做法】将嫩鸡腿洗净,去骨取肉,切成细丝;粳米、糯米分别淘洗干净、沥干待用;青菜择洗干净,细切备用;粳米、糯米一同放入锅中,加入清水适量,大火煮沸后,改用小火慢熬约1个小时;炒锅倒入花生油烧热,下入青菜,煸炒至熟,加入鸡丝,倒入米粥,继续熬煮。煮至鸡肉熟透时,加入精盐调味即成。

【食法】作早、晚餐空腹温热服食。

【功效】滋养补虚、益气养血、保健强壮。适用于病后羸瘦、年老体衰、产后亏虚、营养不良等症。

松仁粳米粥

【原料】松子仁、粳米各 50 克，蜂蜜适量。

【做法】将松子仁拣净、研碎；粳米淘洗干净，与松子仁末一同放入锅中，加入清水适量，如常法煮粥。煮至粳米烂熟时，加入蜂蜜，调匀即成。

【食法】早晨空腹或晚上睡前服食为宜。

【功效】补虚养液、润肺滑肠。适用于年老体弱、头晕目眩、肺燥咳嗽、慢性便秘、早衰等症。

田鸡粳米粥

【原料】田鸡 300 克，粳米 100 克，葱花、姜末、精盐、味精、料酒、生粉、麻油各少许。

【做法】将田鸡去头、剥皮，除去内脏，冲洗干净，斩成小块，放入碗中，加入精盐、姜末、料酒、生粉，拌和均匀，腌制备用；粳米淘洗干净，用精盐少许稍腌；锅中加入清水适量，大火烧开后，加入腌好的粳米，改用小火继续熬煮。煮至粳米熟烂时，放入腌好的田鸡块，再煮二三沸，加入精盐、味精调味，撒上葱花、淋上麻油即成。

【食法】作早、晚餐，温热服食。

【功效】补虚养身、清热利水。适用于虚劳不足、神经衰弱、病后虚弱等症。

红枣稷米粥

【原料】红枣 10 枚，稷米 100 克。

【做法】将红枣洗净、去核；稷米淘洗干净，与红枣一同放入锅中，加入清水适量，先用大火煮沸，再改用小火慢慢熬煮成粥即可。

【食法】早、晚温热服食。

【功效】补虚益气。适用于热性体质者常服。

人参枣仁粥

【原料】白参 3 克，枣仁 10 克，粳米 100 克，冰糖 20 克。

【做法】将白参研为细末；枣仁除去薄壳，研成细粉；粳米淘洗干净，放入砂锅，加入清水适量，大火煮沸后，调入白参粉、枣仁粉，再改用小火继续熬煮。煮至粳米熟烂时,加入冰糖,待冰糖溶化后,拌匀即成。

【食法】1 日 1 剂,早、晚各服食 1 半。

【功效】补虚通络。适用于年老体虚者。

人参黄芪粥

【原料】人参 5 克,炙黄芪 60 克,粳米 100 克,白糖适量。

【做法】将炙黄芪、人参分别拣净,切成薄片,用冷水浸泡 30 分钟后,放入砂锅,大火煮沸后,改用小火再煮 30 分钟,除去药渣,提取药汁,再加入清水适量,如上法煎取 1 次,除去药渣,合并两次煎汁,留汁锅中;粳米淘洗干净,放入留有药汁的锅中,再酌情加入清水适量,如常法熬煮成粥即可。食用时可加入白糖调味。

【食法】1 日 1 次,连续服食 3~5 日为宜。

【功效】补正气、疗虚损、健脾胃、抗衰老。适用于劳倦内伤、五脏虚衰、年老体弱、久病羸弱、心慌气短、脱肛等症。

人参淡菜粥

【原料】淡菜 10 个,白参 5~6 片,粳米 100 克,精盐适量。

【做法】将淡菜洗净泥沙;粳米淘洗干净,以清水浸泡 2 个小时;锅中加入淡菜、白参片、泡好的粳米及清水适量,以文火熬煮。煮至粳米熟烂时,加入精盐,调匀即成。

【食法】1 日 1~2 次,温热服食。

【功效】补益五脏、养精生血。适用于眩晕健忘、自汗盗汗、潮热烦躁、神经衰弱、妇女白带过多等症。

人参茯苓粥

【原料】人参、白茯苓各 10 克,粳米 100 克,生姜 10 克,食盐少许。

【做法】将生姜洗净、切片;白茯苓除去黑皮,与人参、生姜一同放入锅中,如常法水煎,除去药渣,留汁锅中;粳米淘洗干净,放入留有药汁的锅中,再酌情加入清水适量,如常法煮粥。煮至粳米熟烂时,加入食盐,调匀即成。

【食法】空腹服食。

【功效】健脾、补虚、益气。适用于虚羸少气、胃气不和、不思饮食、日渐消瘦等症。

人参核桃粥

【原料】白参5克,核桃仁50克,粳米100克,白糖适量。

【做法】将核桃仁拣净、捣碎;粳米淘洗干净,与白参一同放入锅中,加入清水适量,大火煮沸后,加入核桃仁碎末,再改用小火继续熬煮。煮至粳米熟烂时,加入白糖,调匀即成。

【食法】1日1次,空腹服食。

【功效】温肺润肠、补气养血、固肾涩精。适用于体虚瘦弱、腰膝酸软、阳痿滑精、夜尿频多、大便秘结、慢性支气管炎、哮喘等症。

双参粳米粥

【原料】海参30克,红参6~7片,粳米100克。

【做法】将海参浸泡、透发,切成薄片;粳米淘洗干净,与红参片、海参片一同放入锅中,加入清水适量(如能加入少量鸡汤效果更佳),如常法熬粥。熬至粳米熟烂时,根据个人口味加入少量精盐或白糖调味即成。

【食法】1日1次,温热服食。

【功效】益气滋阴、补虚益肾、延年抗老。适用于产后及病后虚弱、精血亏损,以及气血精津不足所致褚症。

参药豆粉粥

【原料】白参30克,生山药500克,黄豆300克,面粉500克,粳米30克。

【做法】将白参、山药、黄豆分别拣净,加工成粉末,与面粉一起混合,搅匀备用;每次取粳米30克,淘洗干净,放入锅中,再取混合有药材的面粉100克,与粳米混匀,加入清水适量,以文火煮成糊粥即可。也可依个人喜好加入青菜适量,做成咸粥。

【食法】1日1~2次,温热服食。

【功效】扶正补虚、益气健脾。适用于气阴两亏、诸虚百损、眩晕、健忘、耳鸣、消瘦、遗精、小便频数,高脂血、动脉硬化等症。

参鸡山药粥

【原料】人参5克,山药10克,鸡1只,大米250克,精盐适量。

【做法】将鸡宰杀,除去毛及内脏,用清水冲洗干净,放入锅中,加入清水适量煮熟,滗出鸡汤备用,鸡肉撕成细丝;人参切成薄片;山药去皮、洗净、切块;大米淘洗干净,与人参片、鸡汤一同放入锅中,如常法煮粥。煮至大米六、七成熟时,放入山药,继续熬煮,煮至米烂、汤稠时加入鸡丝、精盐,拌匀即成。

【食法】早、晚酌量温热服食。

【功效】健脾益气、滋养补虚。适用于年老体弱、脾虚气弱等症。

浮麦粳米粥

【原料】浮小麦50克,粳米100克。

【做法】将浮小麦、粳米分别淘洗干净,一同放入锅中,加入清水适量,大火煮沸后,改用小火再煮15～20分钟即成。

【食法】不拘时候,温热服食。

【功效】补虚敛汗。适用于心虚盗汗、虚汗不止等症。

白芍羊肉粥

【原料】羊肉300克,当归、黄芪、白芍、熟地各10克,生姜、精盐、味精、麻油各适量。

【做法】将生姜洗净、切丝;羊肉洗净、切片;当归、黄芪、白芍、熟地分别洗净,与50克羊肉一同放入锅中,加入清水2000毫升,煎至1000毫升,除去药渣,留汁锅中;粳米淘洗干净,与剩余的羊肉及姜丝一同放入留有药汁的锅中,再酌情加入清水适量,如常法煮粥。煮至米熟、肉烂时,加入精盐、味精,淋上麻油,调匀即成。

【食法】1日1剂,分2次空腹温热服食。

【功效】活血益气、补虚悦颜。适用于虚损羸弱、形容枯槁、气血不足等症。

鲜陈鸭肉粥

【原料】鲜鸭1只,烧鸭半只,陈皮1块,大米650克,油条、香菜、葱、豉油、熟油、麻油、胡椒粉各适量。

【做法】将大米淘洗干净;陈皮洗净,放入锅中,加入清水适量,大火煮沸后,加入大米,再改用小火如常法煮粥;烧鸭去骨、取肉,鸭肉撕成丝,鸭骨放入粥内熬煮;鲜鸭洗净,放入油锅中爆香,加入少量清水煮熟,去骨取肉,鸭汤、鸭骨放入粥中同煮,鸭肉撕成丝,加入豉油、熟油、麻油、胡椒粉等调料,拌和均匀,腌制待用;油条切小;待粥锅中大米将熟时,捞出鸭骨,放入拌好的鸭肉丝,再煮一二沸,然后撒入香菜、葱花、油条即成。

【食法】分次顿服。

【功效】补虚生津、养胃滋阴。适用于阴虚内热所致的食欲不振、低烧、便秘等症。

牛奶黄油粥

【原料】牛奶 300 克,粳米 100 克,白糖 100 克,黄油少许。

【做法】将粳米淘洗干净,放入锅中,加入清水适量,如常法煮粥。煮至粳米熟烂时,加入牛奶、白糖、黄油,再煮一二沸即成。

【食法】作早餐服食,宜常食。

【功效】利水补虚。适用于年老体衰、体质虚弱、小便不利等症。

牛乳粳米粥

【原料】鲜牛奶 250 克,粳米 60 克,白糖适量。

【做法】将粳米淘洗干净,放入锅中,加入清水适量,如常法煮粥。煮至粳米烂熟时,加入白糖、牛奶,再煮至粥沸即成。

【食法】1 日 1 次,宜常食。

【功效】补虚润脏。适于病后体虚者及中老年人常服。

牡蛎发菜粥

【原料】牡蛎肉 50 克,发菜(龙须菜)25 克,瘦猪肉 50 克,大米 100 克,各种调料各适量。

【做法】将牡蛎肉洗净;发菜水发、洗净;猪肉洗净,剁成肉泥,制成肉丸;大米淘洗干净;砂锅中加入清水适量,先用大火烧沸后,加入大米、牡蛎肉、发菜,再改用小火慢慢熬煮。煮至大米开花时,加入肉丸,继续熬煮,煮至肉丸熟透时,加入各种调料调味即成。

【食法】1 日 2 次,早、晚温热服食。

【功效】清热软坚、强身美容、延年益寿。适用于瘿瘤癌肿、慢性咳喘、赢瘦体弱、心血管疾病、动脉硬化、老年习惯性便秘等症,也可用于对癌症的预防。

番薯粳米粥

【原料】番薯 250 克,粳米 150 克,白糖适量。

【做法】将番薯洗净,切成小块;粳米淘洗干净,与番薯块一同放入锅中,加入清水适量,大火煮沸后,改用小火慢慢熬煮,煮至番薯、粳米熟透时,加入白糖,搅拌均匀,糖溶即成。

【食法】酌量温热服食。

【功效】健脾养胃、益气通便。适用于肠癌、乳腺癌患者。健康人常食也可以起到预防肠癌的效果。

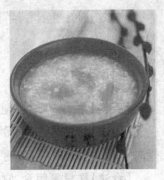

番薯粳米粥

甘薯粟米粥

【原料】甘薯100克,粟米100克。

【做法】将甘薯洗净,去掉外皮,切成细丁备用;粟米淘洗干净,与甘薯丁一同放入锅中,加入清水适量,先用大火煮沸,再改用小火继续熬煮,煮至粟米烂熟即成。

【食法】酌量温热服食,不拘时候。

【功效】健胃和中、补脾养血。适用于子宫颈癌、卵巢癌患者。

十、养血安胎、通乳助产粥

三七红枣粥

【原料】三七粉3克,红枣5枚,粳米100克,白糖适量。

【做法】将粳米淘洗干净;红枣去核、洗净,与粳米一同放入砂锅,加入清水适量,如常法煮粥。煮至粳米烂熟时,调入三七粉、白糖,再煮一二沸即成。

【食法】1日1剂,分2次温热服食。

【功效】补血止血、化瘀清热。适用于崩漏下血及其他出血症。

鲜藕粳米粥

【原料】鲜藕100克,粳米50克,白糖适量。

【做法】将鲜藕洗净、切片;粳米淘洗干净,与藕片一同放入锅中,加入清水适量,如常法煮粥。煮至粳米熟烂时,加入白糖,再煮一二沸即成。

【食法】酌量温热服食,不拘时候。

【功效】清热摄血。适用于热病后口干舌燥、鼻干衄血、痰中带血等症。

生地益母粥

【原料】新鲜益母草汁10克,鲜生地黄汁、鲜藕汁各40克,粳米100克。

【做法】将粳米淘洗干净,放入锅中,按煮稀粥的要求,加入清水适量,如常法煮粥。煮至粳米烂熟时,兑入各种药汁,拌和均匀,继续熬煮成稀粥即可。

【食法】1日2次,早、晚温热服食。病愈即止,不宜久服。

【功效】滋阴消瘀、解渴除烦。适用于糖尿病及妇女月经不调、功能性子宫出血、产后血晕、恶露不净、瘀血腹痛以及吐血、咳血、便血等症。

【说明】煮制时不宜使用铁锅.大便溏薄、脾虚腹泻者忌食。食粥期间忌食葱白、薤白及韭白。

参芪艾叶粥

【原料】黄芪、党参各15克,鹿角胶、艾叶各6~10克,升麻3克,当归、砂糖各10克,粳米100克。

【做法】将党参、黄芪、艾叶、升麻、当归分别拣洗干净,一同放入砂锅,如常法水煎,除去药渣,留汁锅中;粳米淘洗干净,与鹿角胶、砂糖一同放入留有药汁的锅中,再酌情加入清水适量,如常法熬煮成粥即可。

【食法】1日2次,上、下午温热服食。

【功效】补气摄血。适用于产后恶露过期不止、淋漓不断、量多色淡、小腹空坠、神疲懒言等症。

【说明】阴虚火旺所致的恶露不绝者忌食。

桂圆莲枣粥

【原料】桂圆肉20克,莲子肉15克,红枣6个,糯米30克,冰糖适量。

【做法】将红枣洗净、去核;糯米、桂圆肉、莲子肉分别洗净,与红枣一同放入锅中,加入清水适量,大火煮沸后,改用小火继续熬煮。煮至糯米熟烂时,加入冰糖,再煮一二沸即成。

【食法】作早、晚餐服食。

【功效】健脾益气、养血止血。适用于肾虚型崩漏患者。

坤草粳米粥

【原料】鲜坤草30~60克(或干品15~30克),粳米100克,红糖适量。

【做法】将鲜坤草(或干品)放入锅中,如常法水煎,除去药渣,留汁锅中;粳米淘洗干净,与红糖一同放入留有药汁的锅中,再酌情加入清水适量,如常法熬煮成粥即可。

【食法】1日1剂,分2次温热服食,病愈即止。

【功效】祛痰止血。适用于妇女产后恶露淋漓、涩滞不爽、量少、色紫有块,小腹疼痛拒按等症。

【说明】气血虚少所致的恶露不绝者忌用。

荷蒂糯米粥

【原料】荷蒂5~10克,糯米50~100克。

【做法】将荷蒂、糯米分别洗净,一同放入锅中,加入清水适量,如常法熬煮成粥即可。

【食法】1日1剂,空腹温热服食。

【功效】健脾养胃、止血安胎。适用于久泄脱肛、妇女妊娠胎动不安、崩漏带下等症。

雌鸡糯米粥

【原料】雌乌鸡1只,糯米100克,葱白3根,花椒、精盐各少许。

【做法】将乌鸡宰杀,除去毛及内脏,剔骨取肉、切细,放入锅中,加入清水适量,如常法煮烂,取肉备用(汤汁可做他用);糯米淘洗干净,与鸡肉一同放入锅中,加入适量清水及葱白、花椒、精盐,如常法煮粥。煮至米熟、肉烂、汤汁粘稠时即成。

【食法】1日2次,空腹温热服食。

【功效】益气养血、止崩安胎。适用于脾虚血亏所致的暴崩下血、淋漓不净、血淡质薄、面色苍白、虚浮、身体倦怠、四肢不温、气短懒言以及妊娠期间气虚血亏所致的胎动不安等症。

雄鸡糯米粥

【原料】乌雄鸡1只,糯米100克,葱白3根,花椒、食盐各适量。

【做法】将乌雄鸡宰杀,除去毛及内脏,洗净切块,放入锅中,加入清水适量,如常法煮至烂熟,捞出鸡肉另用,留汤锅中;葱白洗净、切丝;糯米淘洗干净,放入留有鸡汤的锅中,加入葱丝、花椒、食盐,以鸡汤如常法熬煮成粥即可。

【食法】1日2次,空腹温热服食。

【功效】益气养血、止崩安胎。适用于脾虚血亏所致的暴崩下血或淋漓不净、血色淡质薄、浮肿、身体倦怠、四肢不温、气短懒言等症。

鸡腿葱白粥

【原料】乌鸡腿1只,糯米50克,葱白1根,精盐适量。

【做法】将糯米淘洗干净;葱白洗净,削去头须,切成细丝;糯米淘洗干净;乌鸡腿用清水冲洗干净,切成小块,放入沸水中焯一下,捞出沥干;锅中加入清水适量,放入鸡腿块,先用大火烧开,再改用小火煮20分钟,加入糯米,大火煮沸后,改用小火继续熬煮。煮至糯米熟烂时,拌入葱丝,加入精盐调味即成。

【食法】1日1次,温热服食。

【功效】补气养血、安胎止痛。适用于气血虚气弱所致的胎动不安等症。

阿胶黑米粥

【原料】阿胶30克,黑糯米100克,红糖适量。

【做法】将阿胶捣碎备用;黑糯米淘洗干净,放入锅中,加入清水适量,如常法煮粥。煮至糯米将熟时,加入捣碎的阿胶,边煮边搅拌均匀,再煮二三沸,加入红糖,继续熬煮至糖溶即成。

【食法】1日1剂,分2次温热服食。3日为一个疗程,间断服食。

【功效】滋阴补肾、养血止血、安胎、益肺。适用于血虚所致的月经不调、咳血、大便出血、崩漏、孕妇胎动不安等症。

【说明】连续服食或有胸满气闷之感,故宜间断服食。脾胃虚弱者不宜多食。

阿胶龙骨粥

【原料】阿胶18克,龙骨6克,艾叶3克,糯米60克。

【做法】将阿胶炙黄、研末;龙骨、艾叶一同捣碎为末,放入锅中,如常法水煎,除去药渣,留汁锅中;糯米淘洗干净,放入留有药汁的锅中,再酌情加入清水适量,如常法煮粥。煮至粥将成时,调入阿胶末,再煮一二沸即成。

【食法】1日1剂,空腹温热服食。

【功效】补血滋血、止血安胎、温精止痛。适用于寒性腹痛、月经过多、崩中漏下,虚寒、血虚失养所致的胎动不安等症。

鲤鱼麻根粥

【原料】活鲤鱼1条(约500克),苎麻根20~30克,糯米50克,葱、姜、香油、精盐各适量。

【做法】将鲤鱼杀死,除去鱼鳞及肠杂,冲洗干净,拆去鱼骨,鱼肉切片,放入锅中,加入清水适量,用文火慢慢熬煮,拣去渣滓,留鱼汤于锅中;苎麻根放入锅中,加水200毫升,煎至100毫升,除去药渣,药汁兑入鲤鱼汤中;糯米淘洗干净,放入兑有药汁的鱼汤中,加入葱、姜、香油、精盐,以鱼汤如常法熬煮成稀粥即可。

【食法】1日1剂,早、晚趁热服食,3~5日为一个疗程。

【功效】安胎、止血、消肿。适用于胎动不安、胎漏下血、妊娠水肿等症。

黄芪南瓜粥

【原料】黄芪粉6克,南瓜、粳米各30克,饴糖2匙。

【做法】将南瓜洗净、切丁;粳米淘洗干净,与南瓜丁一同放入锅中,加入清水适量,如常法煮粥。煮至粳米熟烂时,拌入黄芪粉,加入饴糖,再煮一二沸即成。

【食法】1日1~2次,温热服食。

【功效】补气安胎。适用于先兆性流产患者。

黑豆菟丝粥

【原料】黑豆50克,菟丝子30克,糯米100克。

【做法】将菟丝子拣净,装入纱布袋中,扎紧袋口;黑豆、糯米分别淘洗干净,与药袋一同放入锅中,加入清水适量,如常法煮粥。煮至糯米烂熟时,除去纱布包即成。

【食法】1日1剂,分2~3次温热服食。

【功效】补肾安胎。适用于滑胎患者。

莲子芋肉粥

【原料】莲子肉、芋肉各60克,糯米100克,白糖适量。

【做法】将莲子肉、山芋肉分别拣洗干净,一同用清水浸泡半天;粳米淘洗干净,与莲子肉、山药肉一同放入锅中,加入清水适量,如常法煮粥。煮至糯米烂熟时,调入白糖,再煮一二沸即成。

【食法】1日1剂,早、晚温热服食,5~7日为一个疗程。

【功效】补肾安胎。适用于先兆性流产患者。

母鸡黄米粥

【原料】老母鸡(4~5年以上者)1只,红壳小黄米250克。

【做法】将母鸡宰杀,除去毛及内脏,放入锅中,如常法慢慢熬煮。煮至鸡肉熟烂后,捞出鸡肉,留汤锅中;红壳小黄米淘洗干净,放入留有鸡汤的锅中,以鸡汤如常法熬煮成粥即可。

【食法】随餐酌量服食,连续服食为宜。

【功效】助孕安胎。适用于习惯性流产患者。

麦冬生地粥

【原料】鲜麦冬汁、鲜生地汁各 50 克,生姜 10 克,粳米 50~100 克。

【做法】将生姜洗净、切片;粳米淘洗干净,与生姜一同放入锅中,加入清水适量,如常法煮粥。煮至粳米熟烂时,调入麦冬、生地汁,拌匀即成。

【食法】1 日 2 次,空腹温热服食。

【功效】安胎、降逆、止呕。适用于妊娠恶阻、呕吐不食等症。

【说明】脾胃虚寒所致的呕吐、便溏者忌用。

桂圆芝麻粥

【原料】黑芝麻 25 克,桂圆肉 15 克,粳米适量。

【做法】将黑芝麻拣净、捣碎;粳米淘洗干净,与桂圆肉、黑芝麻一同放入锅中,加入清水适量,如常法熬煮成粥即可。

【食法】1 日 2~3 次,温热服食,常食有益。

【功效】补肝肾、润五脏。适用于阴血不足所致的眩晕、消瘦、大便燥结、须发早白以及产后乳汁不足等症。

莴苣甘草粥

【原料】莴苣子 10~15 克,生甘草 3~5 克,糯米或粳米 100 克。

【做法】将莴苣子捣碎,与甘草一同放入锅中,如常法水煎,除去药渣,留汁锅中;糯米或粳米淘洗干净,放入留有药汁的锅中,按煮稀粥的要求,再酌情加入清水适量,如常法煮成稀粥即可。

【食法】1 日 3 次,3~5 日为一个疗程。

【功效】健脾养胃、补虚通乳。适用于产后体虚、乳汁不下及乳腺炎初起者。

木通猪蹄粥

【原料】母猪蹄 1 只,木通、漏芦(去芦头)各 5 克,粳米 50 克,葱、姜、食盐各适量。

【做法】将木通、漏芦分别拣净,一同粗捣为末;猪蹄洗净,放入锅中,加入清水适量,以中文煮至烂熟,捞出猪蹄,留汁锅中,调入药末,再煮 20 分钟,除去药渣,留汁锅中;粳米淘洗干净,放入留有药汁的锅中,加入葱、姜、食盐,如常法熬煮成粥即可。

【食法】不拘时候,酌量温热服食。

【功效】养血下乳、清热润肌。适用于妇女产后贫血、乳汁不足、高血压等症。

猪蹄豆米粥

【原料】猪前蹄1个,花生米、小米、黄豆各50克。

【做法】将猪蹄洗净,放入锅中,加入清水适量,以中火煮至烂熟,捞出猪蹄,留汁锅中;花生米、小米、黄豆分别淘洗干净,一同放入留有猪蹄汁的锅中,再酌情加入水适量,如常法熬煮成粥即可。

【食法】早、晚空腹温热服食。

【功效】温中下乳。适用于产后缺乳者。

猪蹄香菇粥

【原料】猪前蹄1只,花生米、小米各50克,香菇15克。

【做法】将猪蹄洗净,放入锅中,加入清水适量,以中火煮至极烂,捞出猪蹄,留汁锅中;香菇洗净、切块;花生米、小米分别淘洗干净,与香菇一同放入留有猪蹄汁的锅中,再酌情加入清水适量,如常法熬煮成粥即可。

【食法】早、晚空腹温热服食。

【功效】养血下乳、解药毒。适用于产后缺乳者。

猪蹄芝麻粥

【原料】黑芝麻150克,大米100克,猪蹄汤1500克,冰糖200克。

【做法】将大米淘洗干净,用清水浸泡1个小时,沥干待用;黑芝麻炒香,与大米混合,加水磨碎,用布袋滤出细浆备用;猪蹄汤加入冰糖,以中火煮至冰糖溶化时,缓缓倒入细浆,并不时搅拌,继续熬煮至粥成糊状即可。

【食法】不拘时量,温热服食。

【功效】健脾补虚、通经催乳。适用于妇女产后乳汁不足者。

黄花瘦肉粥

【原料】黄花菜50克,瘦肉、粳米各100克,盐、葱、姜适量。

【做法】将黄花菜择洗干净;瘦肉洗净、切片;粳米淘洗干净,与黄花菜、瘦肉片一同放入锅中,加入清水适量,如常法煮粥。煮至米熟、肉烂时,加入盐、葱、姜调味即成。

【食法】1日1次,温热服食。

【功效】生津止渴、利尿通乳。适用于产后乳汁不足者。

豌豆小米粥

【原料】豌豆 50 克,小米 100 克。

【做法】将豌豆、小米分别淘洗干净,一同放入锅中,加入清水适量,如常法煮粥,煮至米熟、豆烂即成。

【食法】1 日 2 次,空腹温热服食。

【功效】下乳。适用于产后乳汁不足者。

花生泥大米粥

【原料】花生米 40 克,通草 5 克,王不留行 10 克,红糖 20 克,大米 100 克。

【做法】将通草、王不留行分别拣净,一同放入锅中,如常法水煎,除去药渣,留汁锅中;大米淘洗干净;花生米捣烂,与大米一同放入留有药汁的锅中,再酌情加入清水适量,如常法煮粥。煮至大米熟烂时,加入红糖,拌和均匀,再煮一二沸即成。

【食法】1 日 1~2 次,空腹温热服食。

【功效】通乳。适用于产后乳汁不足者。

鲢鱼小米粥

【原料】活鲢鱼 1 条,丝瓜仁 10 克,小米 100 克。

【做法】将鲢鱼杀死,刮鳞、去鳃,除去内脏、洗净备用;丝瓜仁拣洗干净;小米淘洗干净,放入锅中,加入清水适量,大火煮沸后,放入鲢鱼及丝瓜仁,再改用小火继续熬煮,煮至小米烂熟即成。

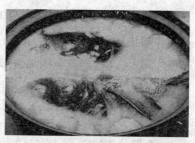

【食法】1 日 1~2 次,空腹喝粥吃鱼。

【功效】通经下乳。适用于妇女产后乳汁不足者。

鲢鱼小米粥

红苕粳米粥

【原料】红苕 200 克,粳米 100 克。

【做法】将红苕洗净、去皮、切块;粳米淘洗干净,与红苕一同放入锅中,按煮稀粥的要求,加入清水适量,如常法煮成稀粥即可。

【食法】1 日 1~2 次,温热服食。

【功效】健脾养胃、益气通乳、润肠通便。适用于脾胃虚弱、产后乳汁不通、便秘、大便带血、湿热黄疸及夜盲症患者。

【说明】糖尿病、胃溃疡及胃酸多者不宜多食。

空心菜米粥

【原料】空心菜200克,粳米100克,精盐少许。

【做法】将空心菜择洗干净,细切备用;粳米淘洗干净,放入锅中,加入清水适量,如常法煮粥。煮至大米熟烂时,加入空心菜、精盐,再煮二三沸即成。

【食法】1日1~2次,温热服食。

【功效】凉血利尿、滑胎易产。适用于大便燥结、妇女带下、痔疮便血等症。

燕麦小米粥

【原料】燕麦全草90克,小米、红糖各适量。

【做法】将燕麦全草放入锅中,如常法水煎,除去药渣,取汁备用;小米淘洗干净,放入锅中,加入清水适量,如常法煮粥。煮至小米熟烂时,兑入燕麦草煎汁,稍煮片刻,加入红糖,再煮至粥沸,调匀即成。

【食法】1日2~3饮,温热服食。

【功效】调经、催产。适用于胎产不下者。

海马小米粥

【原料】海马粉5克,小米100克,红糖适量。

【做法】将小米淘洗干净,放入锅中,加入清水适量,如常法煮粥。煮至小米熟烂时,调入红糖,再煮至粥沸,拌匀即成。

【食法】1日1次,将海马粉用小米粥送服。

【功效】调经、催产。适用于胎产不下、妇女血崩等症。

益母小米粥

【原料】当归、川芎、大腹皮、枳壳、白芷、益母草各10克,小米50克,红糖适量。

【做法】将当归、川芎、大腹皮、枳壳、白芷、益母草分别拣洗干净,一同放入锅中,如常法水煎,除去药渣,留汁锅中;小米淘洗干净,放入留有药汁的锅中,再酌情加入清水适量及红糖,如常法煮粥,煮至小米烂熟即成。

【食法】1日2~3次,温热服食。

【功效】理气活血、化瘀催产。适用于气滞血滞所致的难产。

十一、清热消暑、凉血解毒粥

鸭梨西米粥

【原料】鸭梨 500 克，西米、冰糖各 60 克。

【做法】将鸭梨去皮、核，切成小块；西米淘洗干净，与鸭梨块一同放入锅中，加入清水适量，如常法煮粥。煮至西米熟烂时，加入冰糖，续煮至糖溶即成。

【食法】1 日 2 次，每次 1 碗。

【功效】清热降火、润肺止咳、醒酒护肝。适用于内热所致的烦渴、咳喘、痰黄、小便短赤等症。

生姜地黄粥

【原料】生地黄汁 50 克（或干地黄 60 克），粳米 100 克，姜少许。

【做法】将粳米淘洗干净，放入锅中，按煮稀粥的要求，加入清水适量，大火煮沸后，加入生地黄汁（或干地黄煎汁）及姜少许，再改用小火，慢慢熬成稀粥即可。

【食法】空腹服食。

【功效】清热凉血、养阴生津。适用于热风伤阴、阴虚内热、舌绛烦渴、热病伤津、劳热骨蒸、高热烦渴、吐血衄血等症。

【说明】不宜长期服食。

荷叶糯米粥

【原料】荷叶 5~10 克，糯米 50~100 克。

【做法】将荷叶洗净、细切；糯米淘洗干净，与荷叶一同放入锅中，加入清水适量，如常法熬煮成粥即可。

【食法】空腹服食。

【功效】清暑利湿、降脂通便。适用于暑湿眩晕、肥胖症等。

蔷薇绿豆粥

【原料】干蔷薇花 5 朵，绿豆 50 克，粳米 100 克，白糖适量。

【做法】将绿豆浸泡过夜，洗净备用；蔷薇花放入锅中，加入清水适量，大火煮沸约 15 分钟后，取汁备用；粳米淘洗干净，与泡好的绿豆一同放入锅中，加入清水适量，大火烧沸后，改用小火继续熬煮。煮至米、豆将熟时，调入蔷薇花煎汁，加入白糖,拌和均匀,继续熬煮,煮至米熟豆烂即成。

【食法】空腹温热服食。

【功效】清热解暑、顺气和胃。适用于暑热胸闷、口疮、口渴、口噤、呕吐、不思饮食、腹泻等症。

栀仁粳米粥

【原料】栀子仁 3~5 克,粳米 50~100 克。

【做法】将栀子仁碾为细末备用;粳米淘洗干净,放入锅中,按煮稀粥的要求,加入清水适量,如常法熬煮。煮至粳米将熟时,调入栀子末,拌和均匀,改用小火,慢慢熬成稀粥即可。

【食法】1 日 2 次,温热服食。2~3 日为一个疗程。

【功效】清热泻火、凉血解毒、消肿止痛。适用于热病烦热、目赤肿痛、急性结膜炎、湿热黄疸、血热吐衄等症。

【说明】不宜久服、多服,平素大便泄泻者忌服。

麸皮粳米粥

【原料】麸皮 50 克,粳米 100 克,精盐少许。

【做法】将粳米淘洗干净,放入锅中,加入清水适量,先用大火煮沸后,再改用小火继续熬煮至粳米八分熟时,加入麸皮、精盐,继续熬煮,煮至粳米熟烂即成。

【食法】温热服食。

【功效】清热止汗、调和肠胃、和缓神经。适用于虚汗、盗汗、口腔炎、热疮、脚气、糖尿病等症。

无花果粳米粥

【原料】无花果 10 枚,粳米 100 克,冰糖适量。

【做法】将无花果洗净;粳米淘洗干净,与无花果一同放入锅中,加入清水适量,先用大火煮沸,再改用小火继续熬煮。煮至粳米熟烂时,加入冰糖,继续熬煮,煮至糖溶即成。

【食法】空腹服食。

【功效】清热解毒、利咽消肿、健胃消食、润肠通便。适用于咽喉肿痛、干咳无痰、不思饮食、痢疾、慢性泄泻、痔疮便秘等症。

茯苓赤豆粥

【原料】白茯苓粉 20 克,赤小豆 50 克,薏米 100 克,白糖适量。

【做法】将赤小豆用清水浸泡半天,洗净备用;薏米淘洗干净,放入锅中,加入泡好的赤小豆及清水适量,如常法煮粥。煮至赤小豆熟烂时,缓缓调入白茯苓粉,拌和均匀,继续熬煮,煮至粥成时,趁热加入白糖,调匀即可。

【食法】作早餐服食。

【功效】健脾祛湿、清热解毒、补中止泻。适用于脾虚湿盛、小便不利、肥胖等症。

茯苓车前粥

【原料】茯苓粉、车前子各 30 克,粳米 60 克,白糖适量。

【做法】将车前子用纱布包好,扎紧袋口,放入锅中,如常法水煎,除去药渣,取汁备用;粳米淘洗干净,放入锅中,加入车前子煎汁及清水适量,如常法煮粥。煮至粳米熟烂时,调入茯苓粉及白糖,再煮一二沸即成。

【食法】1 日 2 次,空腹服食。

【功效】清热解毒、利水渗湿。适用于赤白带下、湿热带下及湿热下注型痛经患者。

油菜粳米粥

【原料】嫩油菜 200 克,粳米 100 克,精盐、味精、猪油各少许。

【做法】将油菜择洗干净、细切备用;粳米淘洗干净,放入锅中,加入清水适量,先用大火煮沸后,加入油菜及上述各种调料,再改用小火继续熬煮。煮至粳米烂熟即成。

【食法】空腹温热服食。

【功效】清热解毒、化瘀消肿、宽肠通便。适用于游风丹毒、手足疖肿、吐血、血痢及习惯性便秘等症。

银翘芦根粥

【原料】金银花、连翘、淡豆豉、竹叶、荆芥各 10 克,芦根 15 克,牛蒡子、甘草各 6 克,粳米 100 克。

【做法】将上述八味中药分别洗净,一同放入锅中,如常法水煎,除去药渣,取汁备用;粳米淘洗干净,放入锅中,加入清水适量,如常法煮粥。煮至粳米熟烂时,调入药汁,再用小火煮一二沸即成。

【食法】1 日 2 次,早、晚温热服食。

【功效】辛凉解表、清热解毒。适用于温病初起、发热微恶、风寒头痛、无汗口渴、咳嗽咽痛、舌尖发红、舌苔薄黄等症。

【说明】外感风寒、恶寒重、发热轻者不宜服食。

银翘粳米粥

【原料】鲜金银花 30~50 克(或干品 15~30 克),连翘 10 克,粳米 200 克,冰糖适量。

【做法】将金银花、连翘分别拣洗干净,一同放入锅中,加入清水适量,煎煮约 30 分钟,除去药渣,取汁备用;粳米淘洗干净,放入锅中,加入清水适量,如常法煮粥。煮至粳米熟烂时,兑入药汁,继续熬煮,煮至粳米开花时,加入冰糖,调匀即成。

【食法】分 2~3 次服食。

【功效】清热解毒、消肿止痛、软坚散结。适用于小儿腮腺炎患者。

香椿粳米粥

【原料】香椿末 100 克,粳米 100 克,盐、香油、味精等调料各适量。

【做法】将粳米淘洗干净,放入锅中,加入清水适量,如常法煮粥。煮至粳米熟烂时,加入盐、香油、味精等调料调味,再兑入香椿末,拌匀即成。

【食法】1 日 2 次,早、晚温热服食。

【功效】清热利湿、利尿解毒、抗炎止痛、健脾开胃。适用于痢疾、肠炎、泌尿系统感染、疮疖等症。

香稻叶粥

【原料】香稻叶 30 克,粳米 100 克。

【做法】将香稻叶放入锅中,加入清水适量,以文火煎煮约 30 分钟,除去药渣,留汁锅中;粳米淘洗干净,放入留有药汁的锅中,再酌情加入清水适量,如常法熬煮成粥即可。

【食法】空腹服食。

【功效】芳香开胃、清热利湿。适用于妇女带下、湿热滞脾、不思饮食等症。

公英蓝根粥

【原料】蒲公英、金银花、板蓝根各 30 克,甘草 5 克,粳米 50 克,冰糖适量。

【做法】将蒲公英、金银花、板蓝根、甘草分别拣净,一同放入锅中,如常法水煎,除去药渣,留汁锅中;粳米淘洗干净,放入留有药汁的锅中,再酌情加入清水适量,如常法煮粥。煮至粳米熟烂时,加入冰糖,糖溶即成。

【食法】1日2~3次,连服3~5日。

【功效】清热凉血、解毒消炎。适用于病毒感染所致的发热等症。

公英木棉粥

【原料】蒲公英60克,木棉花、金银花各30克,粳米50~100克。

【做法】将蒲公英、木棉花、金银花分别拣净,一同放入锅中,如常法水煎,除去药渣,留汁锅中;粳米淘洗干净,放入留有药汁的锅中,再酌情加入清水适量,如常法熬煮成粥即可。

【食法】1日2次,温热服食。

【功效】清热祛湿、消炎解毒。适用于湿热带下、赤白痢疾、急性扁桃体炎、结膜炎、乳腺炎、胆囊炎等症。

公英粳米粥

【原料】鲜蒲公英100克,粳米100克,冰糖适量。

【做法】将蒲公英洗净、切碎,放入砂锅,加入清水适量,中火煎煮30分钟后,用干净的纱布过滤去渣,取汁备用;粳米淘洗干净,放入锅中,加入清水适量,大火煮沸后,改用小火再煮15分钟后,倒入温热的鲜蒲公英煎汁,拌和均匀,继续熬煮。煮至米烂、汤稠时,加入冰糖,糖溶即成。

【食法】1日2次,早、晚服食。

【功效】清热解毒、杀菌消炎。适用于口腔炎、膀胱炎、尿道炎等多种炎症。

公英银花粥

【原料】蒲公英60克,金银花30克,粳米50~100克。

【做法】将蒲公英、金银花分别拣净,一同放入锅中,如常法水煎,除去药渣,留汁锅中;粳米淘洗干净,放入留有药汁的锅中,再酌情加入清水适量,如常法熬煮成粥即可。

【食法】1日2次,早、晚服食。

【功效】清热解毒、抑菌消炎、降脂排毒。适用热毒血痢、暑热烦渴、温病初起等症及各种炎症。

苦苣粳米粥

【原料】苦苣菜 50 克,粳米 100 克,白糖适量。

【做法】将苦苣菜择洗干净,放入开水锅中略烫后捞出、细切备用;粳米淘洗干净,放入锅中,加入清水适量,大火烧沸后,加入苦苣菜,再改用小火继续熬煮,煮至米烂即成。食用时加入白糖,糖溶即可。

【食法】温热服食。

【功效】清热解毒、凉血止血、祛湿降压。适用于急性肠炎、痢疾、急性咽炎等症。

萝卜白果粥

【原料】白果 6 粒,白萝卜 100 克,糯米 100 克,白糖 50 克。

【做法】将白萝卜洗净、切丝,放入热水锅内焯熟备用;白果、糯米分别洗净,一同放入锅中,加入清水适量,如常法煮粥。煮至糯米开花时,加入白糖,再用文火煮10 分钟,拌入萝卜丝即成。

【食法】空腹温热服食。

【功效】固肾补肺、止咳平喘。适用于肺痿肺热、哮喘咳嗽、小便频数、小便不利、慢性支气管炎等症。

银花莲子粥

【原料】金银花 15 克,莲子 10 克,粳米 50~100 克。

【做法】将金银花拣净,放入锅中,如常法水煎,除去药渣,取汁备用;粳米、莲子分别淘洗干净,一同放入锅中,加入药汁及清水适量,如常法熬煮成粥即可。

【食法】1 日 2 次,早、晚温热服食。

【功效】清热祛湿、健脾止泻。适用于急性肠炎所见的腹痛泄泻、泄下急迫、心烦口渴等症。

银花绿豆粥

【原料】金银花 20 克,绿豆 50 克,粳米 100 克,白糖适量。

【做法】将金银花拣净,放入锅中,如常法水煎,过滤去渣,取汁备用;绿豆放入清水中浸泡半天,洗净备用;粳米淘洗干净,与泡好的绿豆、金银花煎汁一同放入锅中,再酌情加入清水适量,如常法煮粥。煮至粳米熟烂时,加入白糖,调匀即成。

【食法】1 日 1 次,温热服食。

【功效】清热解毒、除湿止带。适用于温热型带下患者。

银花知母粥

【原料】银花9克,生石膏30克,知母15克,粳米60克。

【做法】将银花、生石膏、知母一同放入锅中,如常法水煎,除去药渣,留汁锅中;粳米淘洗干净,放入留有药汁的锅中,再酌情加入清水适量,如常法熬煮成粥即可。

【食法】1日1次,每晚睡前服食,7日为一个疗程。

【功效】清热解毒。适用于酒渣鼻患者。

慈藕苡米粥

【原料】慈姑30克,生藕30克,丝瓜30克,菊花10克,赤小豆30克,生苡米50克,白糖适量。

【做法】将慈姑、生藕、丝瓜分别洗净,均切成小块备用;菊花、赤小豆、生苡米分别洗净,一同放入锅中,再加入慈姑、生藕、丝瓜及清水适量,如常法煮粥。煮至米熟、豆烂时,加入白糖,拌匀即成。

【食法】空腹温热服食。

【功效】清热解毒、利水消肿。适用于中期酒渣鼻患者。

双花栗米粥

【原料】银花、菊花各10克,栗米100克。

【做法】将金银花、菊花分别拣净、焙干,研末备用;栗米淘洗干净,放入砂锅中,加入800毫升清水,以小火慢慢熬煮,煮至栗米熟烂时,调入药末,拌和均匀,再煮一二沸即成。

【食法】分1~2次服食。

【功效】清热解毒、疏散风热。适用于热毒肿疡、风热感冒、目赤红肿等症。

忍冬粳米粥

【原料】忍冬(干品)、金银花各20克,粳米50克,红糖适量。

【做法】将忍冬、金银花分别拣洗干净,一同放入锅中,每次加水500毫升,煎30分钟,水煎2次,混合两次药汁,除去药渣,取汁备用;粳米淘洗干净,放入锅中,加入药汁,再酌情加入清水适量,如常法煮粥。煮至粳米熟烂时,加入红糖,继续熬煮,煮至糖溶即成。

【食法】1 日 1~2 次，早、晚空腹服食。

【功效】清热解毒、消炎止痛。适用于暑热烦渴、咽喉肿痛、热毒血痢、痈疽疔疮、风热感冒等症。

双花粳米粥

【原料】金银花、菊花各 10 克，粳米 100 克，白糖适量。

【做法】将金银花、菊花分别洗净、焙干、研末备用；粳米淘洗干净，放入锅中，加入清水适量，如常法熬煮成粥。煮至粳米熟烂时，加入金银花、菊花末及白糖，调匀即成。

【食法】1 日 2 次，早、晚服食。

【功效】清热解毒。适用于风热感冒、头痛目赤、咽喉疼痛、冠心病、高血压等症。

齿苋粳米粥

【原料】鲜马齿苋 50 克，粳米 50 克，精盐适量。

【做法】将马齿苋洗净、切碎；粳米淘洗干净，放入砂锅，加入马齿苋及清水 800~1000 毫升，如常法熬煮成菜粥。食用时加入精盐调味即可。

【食法】可作早、晚餐服食。

【功效】清热解毒、健脾养胃、利湿止泻。适用于急性胃肠炎、痢疾、泌尿系统感染、痔疮肿痛等症。

齿苋大蒜粥

【原料】大蒜 30 克，新鲜马齿苋 60 克（干品 30 克），粳米 100 克。

【做法】将大蒜去皮、洗净；新鲜马齿苋洗净、切碎，与大蒜一同放入锅中，如常法水煎，除去药渣，留汁锅中；粳米淘洗干净，放入留有药汁的锅中，再酌情加入清水适量，如常法熬煮成粥即可。

【食法】作早、晚餐，空腹温热服食。

【功效】清热止痢。适用于急、慢性细菌性痢疾和肠炎患者。

【说明】脾虚、慢性泄泻者忌服

苋菜糯米粥

【原料】紫苋菜 100 克，糯米 100 克。

【做法】将紫苋菜洗净，放入锅中，如常法水煎，除去药渣，留汁锅中；糯米淘洗干净,放入留有药汁的锅中,再酌情加入清水适量,如常法熬煮成粥即可。

【食法】空腹服食,连食 7 日。

【功效】清热止痢。适用于产前、产后赤白痢患者。

竹叶粳米粥

【原料】淡竹叶 30 克,粳米 100 克,白糖适量。

【做法】将淡竹叶洗净,放入锅中,加入清水适量煮沸后,再煮约 10 分钟,滤去杂质备用;粳米淘洗干净,与淡竹叶煎汁一同放入锅中,再酌情加入清水适量,先用大火煮沸,再改用小火继续熬煮,煮至粳米开花时,加入白糖,调匀即成。

【食法】空腹温热服食。

【功效】清热除烦、泻火利尿。适用于烦热口渴、心火上炎、口舌生疮、小便短赤、牙龈肿痛等症。

莼菜粳米粥

【原料】瓶装莼菜适量,粳米 100 克,冰糖适量。

【做法】将莼菜洗净,放入开水中稍烫后捞出;粳米淘洗干净,放入锅中,加入清水适量,如常法煮粥。煮至粳米熟烂时,加入莼菜、冰糖,再煮一二沸即成。

【食法】温热服食。

【功效】利水清热。适用于热病、小便短赤、热痢、黄疸等症。

车前糯米粥

【原料】鲜车前叶 10~15 克,糯米 50 克。

【做法】将车前叶洗净、切碎,放入锅中,水煎 30 分钟,除去药渣,留汁锅中;糯米淘洗干净,放入锅中,加入药汁及清水适量,如常法熬煮成粥即可。

【食法】1 日 2~3 次,6~7 日为一个疗程。

【功效】清热利尿。适用于小儿急性腹泻及小便不通等症。

车前葱白粥

【原料】鲜车前叶 60 克,葱白 3 根,粳米 100 克。

【做法】将车前叶、葱白分别洗净、切碎,一同放入砂锅,加水 200 毫升,中火煎至 100 毫升,除去药渣,取汁备用;粳米淘洗干净,放入锅中,加入药汁及清水 600毫升,大火烧开后,改用小火煮成稀粥即可。

【食法】1 日分 2~3 次服食,连用 5~7 日为宜。

【功效】清热利尿、明目、祛痰。适用于目赤肿痛、急性肾炎、尿血、水肿、肠炎、痢疾、尿路感染、急慢性气管炎、高血压等症。

【说明】凡遗精、遗尿者不宜服食。

车前木棉粥

【原料】车前子15~30克,木棉花30克,粳米100克。

【做法】将车前子用布包好,与木棉花一同放入锅中,加入清水适量,如常法水煎30分钟,除去药渣,留汁锅中;粳米淘洗干净,放入留有药汁的锅中,再酌情加入清水适量,如常法熬煮成粥即可。

【食法】1日2次,早、晚温热服食。

【功效】清热止泻、利水消肿。适用于急性肠炎、尿道炎、膀胱炎等症。

蒲菜粟米粥

【原料】蒲菜150克,粟米100克,精盐少许。

【做法】将蒲菜去掉老皮,冲洗干净,放入开水中氽透后捞出、过凉,细切备用;粟米淘洗干净,放入锅中,加入清水适量,大火烧开后,加入蒲菜,再改用小火继续熬煮,煮至粟米熟烂时,加入精盐,调匀即成。

【食法】空腹温热服食。

【功效】清热解毒、凉血利尿。适用于热痢、热淋、瘰疬、口臭等症。

石膏葛根粥

【原料】生石膏60克,葛根25克,淡豆豉、麻黄各1.5克,荆芥5克,生姜3片,葱白3根,粳米100克。

【做法】将除葱白外的其他原料分别洗净,再将除葱白、粳米外的其余各料一同放入锅中,加入清水适量,煎煮约30分钟,除去药渣,澄清沉淀,取汁备用;粳米淘洗干净,放入锅中,加入清水适量,大火煮沸后,兑入药汁,再加入葱白,改用小火继续熬煮,煮至粳米熟烂即成。

【食法】趁热服食,汗出热退则止。

【功效】解表发汗、宣肺清热。适用于感冒引起的高热不退、肺热喘急、头痛、烦躁、失眠、无汗、口渴、咽干等症。

【说明】凡病人出汗,恶风寒者忌食。

石膏绿豆粥

【原料】石膏 30~45 克,鲜竹叶 30 片,鲜芦根 100 克,绿豆 30 克,粳米 100 克,砂糖适量。

【做法】将鲜竹叶、鲜芦根分别洗净,与石膏一同放入锅中,水煎 30 分钟,除去药渣,留汁锅中;绿豆用清水浸泡半天,洗净备用;粳米淘洗干净,与泡好的绿豆一同放入留有药汁的锅中,再按煮稀粥的要求,酌情加入清水适量,用中火熬煮。煮至豆烂、米熟时,加入砂糖,再煮一二沸即成。

【食法】1 日 2 次,早、晚服食。

【功效】清暑泄热、益气生津。适用于暑温(暑入阳明)、高热心烦、头痛昏晕、面红气粗、口渴汗多等症。

【说明】糖尿病患者食用时不能加糖,可选用不含糖的调味品调味。

石膏玄参粥

【原料】生石膏 30~60 克,玄参 10 克,水牛角 6~10 克,鲜荷叶半张,绿豆 30 克,粳米 100 克。

【做法】将玄参、荷叶分别洗净,与石膏一同放入锅中,如常法水煎,除去药渣,留汁锅中;绿豆用清水浸泡半天,洗净备用;粳米淘洗干净,与泡好的绿豆一同放入留有药汁的锅中,如常法煮粥。煮至米熟豆烂时,调入水牛角末,再煮一二沸即成。

【食法】1 日分 2~3 次,空腹温热服食。

【功效】清热、凉血、解毒。适用于高热口渴、烦躁不宁、肌肤发斑或吐血、衄血等症。

石膏薏米粥

【原料】生石膏 30~60 克,薏米 30~45 克,砂仁 5 克,粳米 100 克。

【做法】将石膏放入锅中,加入清水适量,如常法水煎,除去药渣,留汁锅中;薏米、粳米分别淘洗干净,一同放入留有药汁的锅中,如常法煮粥。煮至米熟时,下入砂仁,再煮一二沸,趁热放入砂糖,糖溶即成。

【食法】1 日 2 次,早、晚服食。

【功效】清热化湿。适用于暑湿困阻中焦、高热烦渴、汗多尿短、胃脘痞满等症。

二冬阿胶粥

【原料】天冬、麦冬各 30 克,阿胶 15 克,糯米 40 克。

【做法】将天冬、麦冬一同放入锅中,如常法水煎,除去药渣,取汁备用;糯米淘洗干净,放入锅中,加入清水适量,如常法煮粥。煮至粥八成熟时,兑入药汁,继续熬煮。煮至米熟汤稠时,调入阿胶,再煮一二沸即成。

【食法】1 日 1 剂,连服 5 日。

【功效】养阴清热。适用于眼球红赤、眼沧浮肿、涕泪交流等症。

麦冬竹叶粥

【原料】麦门冬 30 克,炙甘草 10 克,淡竹叶 15 克,大枣 6 枚,粳米 100 克。

【做法】将麦门冬、炙甘草、淡竹叶、大枣分别拣洗干净,一同放入锅中,如常法水煎,除去药渣,留汁锅中;粳米淘洗干净,放入留有药汁的锅中,如药汁不足,再酌情加入清水适量,如常法煮粥,煮至粳米熟烂即成。

【食法】随意服食。

【功效】甘淡清热、益气和胃。适用于暑热口渴、气短乏力、不思纳食等症。

竹叶赤豆粥

【原料】竹叶菜 100 克,赤小豆、糯米各 50 克。

【做法】将竹叶菜洗净、切段;赤小豆、糯米分别洗净,用清水胀发后,一同放入锅中,加入清水适量,如常法煮粥。煮至米熟、豆烂时,加入竹叶菜,拌匀即成。

【食法】1 日 2 次,早、晚空腹服食。

【功效】清热消肿、解毒凉血。适用于伤风感冒、热病烦渴、水肿、结石、便淋等症。

红绿二豆粥

【原料】赤小豆 50 克,绿豆 100 克,粳米 100 克。

【做法】将赤小豆、绿豆拣去杂质、淘洗干净,用温水浸泡 1 个小时左右,一同放入砂锅,加入清水适量,大火煮沸后,改用小火煨煮 1 个小时。煮至赤小豆、绿豆将酥时,加入淘洗干净的粳米,搅拌均匀,继续用小火煨煮至豆、米酥烂即成。

【食法】早、晚 2 次分服,可加入适量白糖或红糖调味。

【功效】清热消炎。适用于湿热下注型急性前列腺炎。

生地牛角粥

【原料】生地 15~30 克,竹叶卷心 6 克,银花 10 克,或水牛角 6~10 克,粳米 100 克,蜂蜜适量。

【做法】将生地、竹叶卷心、银花、水牛角分别洗净,一同放入砂锅,如常法水煎,除去药渣,留汁锅中;粳米淘洗干净,放入留有药汁的锅中,再按煮稀粥的要求,酌情加入清水适量,如常法煮成稀粥。食用时加入适量蜂蜜,拌匀即可。

【食法】1 日 2~3 次,空腹温热服食。

【功效】清热除烦,兼以透表。适用于身热心烦,夜间尤甚;舌燥咽干但不欲饮等症。

【说明】一定与清宫粥严格区分开来,更不可同食。

花草红茶粥

【原料】玫瑰花 4 克,银花 10 克,红茶、甘草各 6 克,粳米 100 克,白糖适量。

【做法】将玫瑰花、银花、红茶、甘草分别拣净,一同放入锅中,加入清水适量,如常法水煎,除去药渣,留汁锅中;粳米淘洗干净,放入留有药汁的锅中,再按煮稀粥的要求,酌情加入清水适量,如常法煮成稀粥。食用时可加入适量白糖调味。

【食法】可作早、晚餐温热服食。

【功效】清热解毒、行气止痛、固肠止泻。适用于急、慢性肠炎,下痢、泄泻等症。

豆仁八味粥

【原料】赤小豆 30 克,白扁豆、薏苡仁、木棉花、芡实各 20 克,灯芯花、川草薢各 10 克,赤茯苓 15 克。

【做法】将川草薢、赤茯苓、木棉花、灯芯花分别洗净,一同放入锅中,如常法水煎至 2 碗量时,除去药渣,留汁锅中;赤小豆、白扁豆、薏苡仁、芡实分别洗净,一同放入留有药汁的锅中,如药汁不足,可加入适量清水,如常法煮粥,煮至米熟、豆烂即成。

【食法】温热服食。

【功效】清热祛湿。适用于暑热所致的小便不利、胃滞不适、腹胀脘闷等症。

【说明】大便干结者不宜服食。

紫金公英粥

【原料】蒲公英 60 克,紫花地丁、金银花各 30 克,粳米 50~100 克,白糖适量。

【做法】将蒲公英、金银花、紫花地丁分别拣净,一同放入锅中,如常法水煎,除去药渣,留汁锅中;粳米淘洗干净,放入留有药汁的锅中,再酌情加入清水适量,如常法煮粥。煮至粳米熟烂时,加入白糖,调匀即成。

【食法】1日2~3次,10日为一个疗程。

【功效】清热解毒。适用于急性乳腺炎、扁桃体炎、胆囊炎、眼结膜炎等症。

生地红米粥

【原料】生地黄50克,红米100克,冰糖适量。

【做法】将生地黄洗净,放入锅中,如常法水煎,除去药渣,留汁锅中;红米淘洗干净,放入留有药汁的锅中,如药汁不足,再按煮稀粥的要求,加入适量清水,如常法煮粥。煮至红米熟烂时,加入冰糖,再煮二三沸即成。

【食法】1日2次,早、晚空腹温热服食。

【功效】清热生津,凉血止血。适用于血热崩漏,鼻衄及消化道出血,还可用于热病后期阴液耗伤、低热不迟、劳热骨蒸,或高热心烦、口干作渴等症。

【说明】此粥不宜长期服食。服用期间,忌吃葱白、韭白、薤白及萝卜。

黄翁粳米粥

【原料】川黄连10克,白头翁50克,粳米30克。

【做法】将黄连、白头翁分别洗净,一同放入砂锅,如常法水煎,除去药渣,取汁备用;粳米淘洗干净,放入另一锅中,加入清水400毫升,如常法煮粥。煮至粳米开花时,缓缓调入药汁,继续熬煮,煮至粳米烂熟即成。

【食法】1日3次,温热服食。

【功效】清热解毒、凉血。适用于中毒性痢疾患者。

黄瓜粳米粥

【原料】黄瓜100克,粳米100克,精盐少许。

【做法】将黄瓜刷洗干净,切成小块备用;粳米淘洗干净,放入锅中,加入清水适量,如常法煮粥。煮至粳米半熟时,加入黄瓜块、精盐,拌和均匀,继续熬煮,煮至粳米烂熟即成。

【食法】1日2次,早、晚服食。

【功效】清热利尿。适用于心烦口渴、小便短赤、小儿热痢及热性体质者。

黄花粳米粥

【原料】鲜黄花菜50克(干品20克),粳米50克,食盐适量。

【做法】将黄花菜洗净备用;粳米淘洗干净,与黄花菜一同放入锅中,加入清水适量。如常法煮粥。煮至粳米八分熟时,加入食盐调味,继续熬煮,煮至粳米烂熟即成。

【食法】吃菜喝粥,1 日 1 次。

【功效】清热消肿、养血平肝。适用于流行性腮腺炎患者。

黄花木耳粥

【原料】鲜黄花菜 5 朵,瘦猪肉末、水发木耳各 50 克,精盐 5 克,味精 2 克,麻油 25 克,糯米 100 克。

【做法】将新鲜黄花菜洗净,用沸水煮透,捞起备用;水发木耳洗净、切丝;糯米 淘洗干净,放入锅中,加入清水 1000 毫升,先用大火煮沸,再改用小火继续熬煮,煮 至米粒开花时,加入瘦猪肉末、黄花菜、水发木耳丝、精盐、味精、麻油,再煮一二沸 即成。

【食法】1 日 2 次,温热服食。

【功效】清热利尿、消肿止痛、安神明目。适用于小便赤涩、身体烦热、食欲不 振、神疲乏力、视力减退等症。

丝瓜粳米粥

【原料】鲜丝瓜 1 根,粳米 100 克,白糖适量。

【做法】将鲜丝瓜去皮、瓤,切成滚刀状;粳米淘洗干净,与丝瓜一同放入锅中, 加入清水适量,大火煮沸后,改用小火继续熬煮,煮至粳米熟烂时,加入白糖,调匀 即成。

【食法】1 日 2 次,温热服食。

【功效】清热解毒、凉血通络。适用于痰热咳嗽、痔疮、便血等症。

苦瓜粳米粥

【原料】苦瓜 1 个,粳米 100 克,白糖适量。

【做法】将苦瓜洗净,除去瓜瓤,用清水浸泡一会儿后捞出,切成小丁备用;粳 米淘洗干净,放入锅中,加入清水适量,先用大火煮沸,加入苦瓜,再改用小火继续 熬煮,煮至粳米熟烂时加入白糖,调匀即成。

【食法】1 日 2 次,温热服食。

【功效】清热解暑、泻火益气。适用于暑热烦渴、暑痢等症。

蓝根夏草粥

【原料】板蓝根 30 克,夏枯草 20 克,小米 30 克,白糖适量。

【做法】将板蓝根、夏枯草分别拣净，一同放入锅中，如常法水煎，除去药渣，留汁备用；小米淘洗干净，放入锅中，再按煮稀粥的要求，加入清水适量，如常法煮粥。煮至小米熟烂时，兑入药汁，加入白糖，拌和均匀，再煮一二沸即成。

【食法】1 日 2 次，温热服食。

【功效】清热解毒。适用于小儿腮腺炎患者。

青蒿绿豆粥

【原料】青蒿 5 克，西瓜翠衣 60 克，鲜荷叶 10 克，绿豆 30 克，赤茯苓 12 克。

【做法】将青蒿（或用鲜品绞汁）、西瓜翠衣、赤茯苓一同放入锅中，如常法水煎，除去药渣，取汁备用；绿豆用温水浸泡约 1 个小时，淘洗干净，与荷叶一同放入锅中，加入清水适量，如常法煮粥。煮至绿豆开花时，兑入药汁，再煮一二沸即成。

【食法】随意服食。

【功效】清泄少阳。适用于寒热似疟、口渴心烦、脘痞、身热午后较重，苔黄腻、脉弦数等症。

【说明】里有虚寒，大便溏泄者不宜多食。

海带绿豆粥

【原料】绿豆、海带各 100 克，大米适量。

【做法】将海带洗净、切碎备用；绿豆用清水浸泡半天，洗净备用；大米淘洗干净；锅中加入清水适量，大火烧开后，加入海带、大米、绿豆，如常法熬煮成粥即可。

【食法】根据患者食量定量，可长期做晚餐服食。

【功效】清热解毒、养血降压。适用于原发性高血压患者。

绿豆鸭梨粥

【原料】绿豆 50 克，鸭梨 100 克，粳米 100 克，冰糖 50 克。

【做法】将绿豆放入清水中浸泡 4 个小时左右，洗净备用；用清水将鸭梨冲洗干净，切成小丁；粳米淘洗干净，与绿豆一同放入锅中，加入清水适量，大火煮沸后，改用小火继续熬煮至豆、米八成熟时，加入梨丁、冰糖，继续熬煮，煮至汤稠、豆烂、米开花时即成。

【食法】空腹服食。

【功效】清热泻火。适用于暑热烦渴等症。

绿豆菜心粥

【原料】绿豆 60 克,白菜心 2~3 个。

【做法】将绿豆用清水浸泡半天,淘洗干净,放入锅中,加入清水适量,如常法煮粥。煮至绿豆将熟时,加入白菜心,继续熬煮,煮至绿豆开花即成。

【食法】1 日分 2 次服食。

【功效】清热解毒。适用于小儿腮腺炎患者。

绿豆茶叶粥

【原料】绿豆 30 克,茶叶(以绿茶、菊花茶为佳)9 克,冰糖适量。

【做法】将茶叶用纱布包好,扎紧袋口;绿豆用清水浸泡半天,淘洗干净,与茶叶包一同放入锅中,加入清水适量,如常法煮粥。煮至绿豆烂熟时,除去茶叶包,加入冰糖,糖溶即成。

【食法】温热服食,可一次或分次服食。

【功效】清热利尿。适用于流行感冒、咽痛发热、小便不利或兼有尿痛者。

绿豆甘草粥

【原料】绿豆 100 克,生甘草 10 克。

【做法】将绿豆淘洗干净,用清水浸泡半天,甘草拣洗干净,与泡好的绿豆一同放入锅中,加入清水适量,如常法熬煮成粥即可。

【食法】随意服食。

【功效】清暑、利湿、解毒。适用于暑热及各种药物中毒。

绿豆豌豆粥

【原料】鲜豌豆 50 克,绿豆 50 克,粳米 100 克,白糖适量。

【做法】将鲜豌豆、粳米分别洗净;绿豆用清水浸泡半天,淘洗干净,放入锅中,加入清水适量,大火煮沸后,加入豌豆、粳米,再改用小火继续熬煮。煮至米熟豆烂时加入白糖,调匀即成。

【食法】温热服食。

【功效】清热除烦、利尿止渴。适用于暑热烦渴、小便短赤、暑湿水肿等症。

绿豆陈皮粥

【原料】绿豆、银耳各 50 克,陈皮 25 克,大米 100 克。

【做法】将绿豆洗净,在清水中浸泡半天;陈皮冲洗干净,用开水浸泡 2 个小时左右,捞出陈皮,留汁备用;大米淘洗干净,与泡好的绿豆一同放入锅中,加入清水适量,大火煮沸后,改用小火继续熬煮。煮至豆烂、米开花时,兑入陈皮汁,加入白糖,调匀即成。

【食法】空腹服食。

【功效】泻火清热。适用于暑热烦渴、小便短赤等症。

绿豆冰糖粥

【原料】绿豆 50 克,粳米 100 克,冰糖 50 克。

【做法】将绿豆淘洗干净,用清水浸泡半天;粳米淘洗干净,与泡好的绿豆一同放入锅中,加入清水适量,如常法煮粥。煮至豆烂、米熟时,加入冰糖,拌匀即成。

【食法】可作早、晚餐服食。

【功效】清热解暑、去燥除烦。适用于防治中暑。

绿豆百合粥

【原料】绿豆 50 克,百合、湘莲子各 25 克,白米 100 克。

【做法】将百合用清水泡开,洗净备用;湘莲子用清水浸开后,除去外衣;绿豆淘洗干净,用清水浸泡半天;白米淘洗干净;锅内加入清水适量,大火烧开后,下入莲子、绿豆、白米,如常法煮粥。煮至豆烂、米熟时,放入百合,再煮一二沸即成。

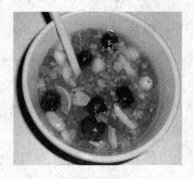

绿豆百合粥

【食法】温热服食。适用于防治中暑及轻度食物中毒者。

【功效】泻火解毒、清热去燥。

绿豆薄荷粥

【原料】绿豆 150 克,鲜薄荷叶 10 克,白糖适量。

【做法】将薄荷叶洗净备用;绿豆淘洗干净,用清水浸泡半天,与薄荷叶一同放入锅中,加入清水适量,如常法煮粥。煮至绿豆开裂、酥烂时,加入白糖,拌和均匀,加盖稍焖片刻即成。

【食法】温热服食。

【功效】清热解毒、除痱止痒。适用于痱子患者。

绿豆花生粥

【原料】绿豆、花生米各 50 克。

【做法】将绿豆淘洗干净,用清水浸泡半天,与花生米一同放入锅中,加入清水适量,如常法熬煮成粥即可。

【食法】任意服食。

【功效】清热明目。适用于暑热眩晕、头昏眼花、胸闷烦热等症。

藿香佩兰粥

【原料】鲜藿香 15 克,佩兰 10 克,大米 100 克,白砂糖少许。

【做法】将藿香、佩兰分别拣洗干净,一同放入锅中,如常法水煎,除去药渣,取汁备用;大米淘洗干净,放入锅中,加入清水适量,如常法煮粥。煮至大米熟烂时,调入药汁,加入砂糖,再煮一二沸即成。

【食法】1 日 1~2 次,温热服食。

【功效】祛暑化湿、开胃止呕。适用于暑热眩晕、食欲不振、厌食呕吐等症。

藿香薏仁粥

【原料】藿香 6 克,苡仁 30 克,绿豆 50 克,大米 100 克。

【做法】将藿香择洗干净,放入锅中,加入清水适量,如常法水煎,除去药渣,取汁备用;绿豆淘洗干净,用清水浸泡半天;薏仁、大米分别淘洗干净,与泡好的绿豆一同放入锅中,加入清水适量,如常法煮粥。煮至豆烂、米熟时,调入药汁,再煮一二沸即可。

【食法】1 日 1~2 次,温热服食。

【功效】解表化湿,清暑益气。适用于暑热头晕、胸闷烦热等症。

白菜苡仁粥

【原料】小白菜 500 克,薏苡仁 60 克,精盐适量。

【做法】将小白菜洗净,细切备用;薏苡仁洗净,放入锅中,按煮稀粥的要求,加入清水适量,如常法煮稀粥。煮至米熟、菜烂时,加入小白菜,再煮二三沸即成。食用时依个人口味加入精盐调味,或不加精盐亦可。

【食法】1 日 2 次,温热服食。

【功效】健脾祛湿、清热利尿。适用于急性肾炎所至的水肿及少尿症。

【说明】小白菜不可久煮。

茭白麦糊粥

【原料】茭白 250 克,小麦面粉 100 克,精盐少许。

【做法】将茭白切去老根、外层,削去外皮,冲洗干净,切成细丁,用精盐稍微腌制一会儿备用;小麦面粉放入碗内,用温水调成糊状待用;锅中加入清水适量,大火烧开后,倒入面粉糊、茭白丁,拌和均匀,再改用小火继续熬煮。煮至面糊熟透时,加入精盐调味即成。

【食法】不拘时量,温热服食。

【功效】清热利湿。适用于湿热泄泻、湿热黄疸、小便不利等症。

冬瓜莲叶粥

【原料】冬瓜(连皮)10 克,莲叶 1 张,粳米 60 克。

【做法】将冬瓜(连皮)洗净,切成小块备用;莲叶洗净、细切;粳米淘洗干净,与莲叶、冬瓜块一同放入锅中,按煮稀粥的要求,加入清水适量,如常法熬煮成稀粥即可。

【食法】1 日 2 次,早、晚服食,连服 4~5 日。

【功效】清热去烦、清脑明目。适用于防治中暑。

蚕茧枣豆粥

【原料】蚕茧 10 个,红枣 15 个,扁豆 10 克,粳米 30 克。

【做法】将蚕茧拣净,放入锅中,加入清水适量,如常法煎煮至 500 毫升左右,除去药渣,取汁备用;再将红枣洗净、去核;扁豆、粳米分别淘洗干净,与红枣一同放入锅中,加入药汁及清水适量,如常法煮成稀粥即可。

【食法】1 日 2 次,早、晚服食。

【功效】益气清暑、健脾和中。适用于暑热、神倦乏力、纳呆便溏等症。

芹菜粳米粥

【原料】新鲜芹菜 100 克,粳米 50~100 克。

【做法】将芹菜洗净、切碎;粳米淘洗干净,与芹菜一同放入砂锅,加水 600 毫升左右,如常法煮为菜粥即可。

【食法】作早、晚餐,温热服食。

【功效】清热平肝、固肾利尿。适用于高血压、糖尿病患者。

【说明】此粥作用较慢,需要频服、久食方可有效,现煮现吃,不宜久放。

两地槐花粥

【原料】生地、地骨皮、槐花各 30 克,粳米 30~60 克。

【做法】将生地、地骨皮、槐花分别洗净,一同放入锅中,如常法水煎,除去药渣,留汁锅中;粳米淘洗干净,放入留有药汁的锅中,再酌情加入清水适量,如常法熬煮成粥即可。

【食法】1 日 1 次,可连服 3~5 日。

【功效】清热固经。适用于月经过多,经色深红或紫红,质地粘稠有块,腰腹胀痛、心烦口渴、尿黄等症。

槐花大米粥

【原料】新鲜槐花 50 克(或干品 30 克),大米 50 克。

【做法】将槐花拣净;大米淘洗干净,放入锅中,加入清水适量,如常法煮粥。煮至粥将熟时,放入槐花,再煮一二沸即成。

【食法】1 日 1~2 次,温热服食。

【功效】清热解毒、摄血除湿。适用于下焦出血如便血、尿血等症。高血压患者食用可以起到预防中风的作用。

六味红枣粥

【原料】银柴胡、赤芍、延胡索各 10 克,大枣 10 枚,马齿苋 25 克,山楂条、白砂糖各 10 克,大米 60 克。

【做法】将银柴胡、马齿苋、赤芍、延胡索分别拣净,一同放入锅中,加水 1000 毫升,大火烧开后,改用小火煮 30 分钟,除去药渣,留汁锅中;大米、大枣分别洗净,一同放入留有药汁的锅中,如常法煮粥。煮至大米熟烂时,加入山楂条、白砂糖,调匀即成。

【食法】1 日 1~2 次,温热顿服。

【功效】清热除湿、化瘀止痛。适用于湿热下注、气血阻滞所致的痛经、经前小腹疼痛、血色黯红、质稠有块、带下黄稠等症。

苎麻陈皮粥

【原料】生苎麻根 30 克,炒陈皮 10 克,糯米、大麦仁各 50 克,精盐少许。

【做法】将苎麻根,陈皮分别拣洗干净,一同放入锅中,如常法水煎,除去药渣,留汁锅中;粳米、大麦仁分别淘洗干净,一同放入留有药汁的锅中,再酌情加入清水适量,如常法煮粥。煮至糯米熟烂时,加入精盐,再煮一二沸即可。

【食法】1 日 2 次,早、晚各一次,空腹趁热服食。

【功效】清热止崩、凉血安胎。适用于血热崩漏、妊娠胎动下血及尿血、便血等症。

地黄诃子粥

【原料】生地黄汁 50 毫升,诃子 10 克,小米、粳米各 50 克,精盐少许。

【做法】将诃子拣净,研为细末备用;小米、粳米分别淘洗干净,一同放入锅中,加入清水适量,如常法煮粥。煮至粥将熟时,加入诃子末及生地黄汁,搅拌均匀,继续熬煮,煮至米烂、汤稠时,加入精盐,调匀即成。

【食法】1 日 2 次,早、晚各一次,空腹趁热服食。

【功效】凉血止崩。适用于妇女血热崩漏、血色深红、口干喜饮、头晕面赤、烦躁不寐、舌红苔黄等症。

桑耳大米粥

【原料】桑耳 250 克,大米 100 克,精盐、豆豉、葱白等调料各适量。

【做法】将桑耳拣净,放入砂锅,加水 1500 毫升,文火煎煮至 1000 毫升,除去药渣,留汁锅中;大米淘洗干净,与豆豉、葱白一同放入留有药汁的锅中,如常法熬煮成粥。食用时加入精盐等调料调味即可。

【食法】1 日 2 次。早、晚温热服食。

【功效】滋补肝肾、祛除风湿、凉血止血。适用于痔疮出血等症。

十二、健脾消食、和胃止泻粥

莲子饭焦粥

【原料】莲子肉 50 克,饭焦(锅巴)、白糖各适量。

【做法】将莲子肉、饭焦一同放入锅中,加入清水适量,以文火如常法煮粥。煮至莲子肉烂熟时,加入白糖,糖溶即成。

【食法】可作早、晚餐,温热服食。

【功效】健脾涩肠、益气消食。适用于脾胃虚弱、食欲不振、消化不良、大便溏泄等症。

赤豆桂花粥

【原料】赤豆 50 克,桂花 5 朵,白糯米 150 克,红糖 20 克。

【做法】将赤豆淘洗干净,放入锅中,加入清水适量,焖酥备用;糯米淘洗干净,放入砂锅,大火煮沸后,加入焖酥的赤豆,边煮边用勺搅动,防止粘锅。煮至米粒开花时,加入桂花与红糖,拌匀即成。

【食法】作早、晚餐服食。

【功效】补虚养血、健脾益气。适用于脾胃气虚、贫血等症。

三味薏米粥

【原料】薏米、山药、莲子各 30 克。

【做法】将山药洗净、去皮;薏米、莲子分别洗净,与山药一同放入锅中,加入清水适量,以文火如常法熬煮成粥即可。

【食法】1 日 2 次,早、晚服食,连食 7 日。

【功效】健脾益气、化湿止带。适用于赤白带下等症。

炒麦面粥

【原料】小麦面粉 100 克,粳米 50 克。

【做法】将小麦面粉放入炒锅中,炒成焦面后取出,用温开水调成糊状备用;粳米淘洗干净,放入锅中,加入清水适量,如常法煮粥。煮至粳米熟烂时,调入炒面粉糊,拌匀即成。

【食法】作早、晚餐服食。

【功效】补脾止泻。适用于脾虚气弱、肠滑不固、慢性腹泻等症。

百合糯米粥

【原料】百合 60 克,糯米适量,红糖少许。

【做法】将百合、糯米分别淘洗干净,一同放入锅中,加入清水适量,如常法煮粥。煮至糯米熟烂时,加入红糖,调匀即成。

【食法】1 日 1 次,作早餐温热服食,连食 7~10 日。

【功效】补中益气、健脾养胃、养心安神。适用于胃脘疼痛及心烦不眠等症。

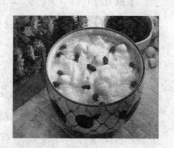

百合糯米粥

榛子粳米粥

【原料】榛子、粳米各 50 克,蜂蜜 20 克。

【做法】将榛子用清水浸泡片刻,去皮、榨取浆汁备用;粳米淘洗干净,与榛子浆汁一同放入锅中,再按煮稀粥的要求,加入清水适量,先用大火烧开,再改用小火慢慢熬煮。煮至粳米熟烂时,调入蜂蜜,拌匀即成。

【食法】1 日 1 剂,分 2~3 次服食。

【功效】补脾胃、益气力、养肝血。适用于老年人脾胃气虚所致的饮食减少、便溏泄泻、体倦乏力、消瘦等症。

栗子粳米粥

【原料】栗子仁 50 克,粳米 100 克。

【做法】将栗子仁放入锅中,加入清水适量,煮熟备用;粳米淘洗干净,放入锅中,加入煮熟的栗子仁及清水适量,如常法熬粥,熬至栗子仁熟透、粳米开花即成。

【食法】1 日 2~3 次,空腹服食。

【功效】健脾养胃、补肾强筋。适用于脾虚气弱、肢体软弱、头晕手颤、食欲不振、泄泻下痢或反胃、呕吐等症。

参芪茯苓粥

【原料】人参粉 1 克,黄芪 12 克,茯苓 4 克,山茱萸 5 克,粳米 50 克,生姜适量。

【做法】将黄芪、茯苓分别洗净、切片;山茱萸、生姜分别洗净,与黄芪片、茯苓片一同放入纱布袋内,扎紧袋口备用;粳米淘洗干净,放入锅中,加入药袋及清水适量,先用大火烧开,取出药袋,再改用小火慢慢熬煮。煮至粳米熟烂时,调入人参粉,拌匀即成。

【食法】1 日 1 剂,分 2 次服食,可作早、晚餐服食。

【功效】健脾益气、强身祛湿。适用于脾虚气弱等症。

党参茯苓粥

【原料】党参 30 克,茯苓 15 克,鸡蛋 1 个,粳米 50 克,精盐适量。

【做法】将党参、茯苓分别洗净,一同放入锅中,如常法水煎,除去药渣,留汁锅中;粳米淘洗干净,放入留有药汁的锅中,再酌情加入清水适量,如常法煮粥。煮至粳米熟烂时,加入鸡蛋清,搅拌均匀即成。食用时可加入精盐调味。

【食法】1 日 1 剂,分 2 次服食,早、晚温热服食。

【功效】益气、健脾、和胃。适用于病后体虚、食欲不振、日渐消瘦等症。

红参干姜粥

【原料】红参 15 克,干姜 30 克(烘干),粳米 50 克,红糖适量。

【做法】将红参、干姜一同研为细末,装瓶备用;粳米淘洗干净,放入锅中,加入清水适量,如常法煮成稀粥。食粥时调入红参、干姜混合粉末 3 克及红糖适量,拌匀即成。

【食法】1 日 1 次,空腹服食。

【功效】温中散寒、健脾益胃。适用于脾胃虚寒、倦怠乏力、脘腹冷痛、食欲不振、肠鸣腹泻、四肢不温等症。

腐竹白果粥

【原料】白果 12 克,腐竹 50 克,粳米 100 克。

【做法】将白果去壳、皮;腐竹洗净;粳米淘洗干净,与白果、腐竹一同放入锅中,加入清水适量,如常法煮粥,煮至米烂、汤稠即成。

【食法】1 日 1 次,空腹服食。

【功效】健脾胃、清肺热、固肾气。适用于脾虚带下等症。

姜茶粳米粥

【原料】茶叶 15 克,粳米 100 克,生姜 2 片。

【做法】将茶叶用温水浸泡一会儿,滗水后放入锅中,如常法水煎,除去药汁,取浓汁备用;粳米淘洗干净,与生姜片一同放入锅中,加入清水适量,如常法煮粥。煮至粳米熟烂时,兑入浓茶叶煎汁,再煮至粥沸即成。

【食法】随意服食。

【功效】消食止痢、清热化痰。适用于过食油腻、食积痰滞、赤白痢疾等症。

扁豆粳米粥

【原料】鲜白扁豆 120 克,粳米 100 克,红糖适量。

【做法】将白扁豆洗净(若为干品则需用温水浸泡过夜);粳米淘洗干净,与白扁豆一同放入锅中,再按煮稀粥的要求,加入清水适量,如常法煮稀粥。煮至米熟、豆烂时,加入红糖,再煮一二沸即成。

【食法】夏、秋季服食,1 日 2 次,早、晚温热服食。

【功效】健脾止泻、清暑化湿。适用于脾胃虚弱、慢性腹泻、妇女赤白带下、吐泻等症。

【说明】外感寒邪者及疟疾患者忌服。

人参扁豆粥

【原料】白扁豆 15 克,人参 5~10 克,粳米 50 克。

【做法】将人参放入锅中,如常法水煎,除去药渣,取汁备用;白扁豆洗净,放入锅中,加入清水适量,大火煮至豆将熟时,加入淘洗干净的粳米,再改用小火继续熬煮。煮至米熟、豆烂时,兑入人参煎汁,调匀即成。

【食法】1 日 2 次,空腹服食。

【功效】益精补肺、健脾止泻。适用于久泻不止、脾胃虚弱或小儿吐泻等症。

扁豆大米粥

【原料】扁豆 50 克,大米 100 克。

【做法】将扁豆、大米分别洗净,一同放入锅中,加入清水适量,如常法熬粥,熬至米熟、豆烂时即成。

【食法】可作早、晚餐服食。

【功效】补脾利湿。适用于脾胃不和、呕逆腹泻等症。

扁豆山药粥

【原料】扁豆、山药各 60 克,大米 50 克。

【做法】将扁豆、山药、大米分别洗净,一同放入锅中,加入清水适量,如常法熬粥,熬至米、豆烂熟时,即成。

【食法】可经常服食,小儿量减半。

【功效】健脾益胃、清暑止泻。适用于脾虚胃弱、呕逆泄泻、食欲不振、食积痞块、小儿疳积、消渴等症。

山药扁豆粥

【原料】山药、莲肉、米仁、扁豆各 30 克,粳米 100 克。

【做法】将山药、莲肉、米仁、扁豆分别洗净、切碎;莲肉除去皮、芯,放入锅中,加入清水适量,煮烂备用;粳米淘洗干净,与山药、煮好的莲肉、米仁、扁豆一同放入锅中,加入清水适量,如常法熬粥,熬至米熟、豆烂时即成。

【食法】可作早、晚餐服食。

【功效】健脾益气、消食止泻。适用于脾虚泄泻、食欲不振等症。

山药玉米粥

【原料】山药 100 克，玉米 100 克，白糖适量。

【做法】将山药除去外皮，冲洗干净，切块备用；玉米淘洗干净；锅中加入清水适量，大火烧开后，加入玉米、山药，再改用小火慢慢熬煮。煮至玉米熟烂时，加入白糖，调匀即成。

【食法】1 日 1~2 次，空腹温热服食。

【功效】健脾补益。适用于脾阴不足、便溏泄泻等症。

山药小米粥

【原料】淮山药 40 克（鲜品约 100 克），小米 50 克，白糖适量。

【做法】将山药洗净，捣碎或切片；小米淘洗干净，与山药一同放入锅中，加入清水适量，如常法煮粥。煮至米烂汤稠时，加入白糖，调匀即成。

【食法】1 日 1 次，空腹服食。

【功效】健脾止泻、消食导滞。适用于脾胃虚弱、消化不良等症。

山药麦冬粥

【原料】淮山药 50 克，麦冬 20 克，粳米 100 克。

【做法】将山药洗净，晒干或烘干，研为粗粉备用；麦冬洗净，放入砂锅，如常法水煎，用干净的细纱布过滤，除去药渣，取汁备用；粳米淘洗干净，放入砂锅，加入清水适量，先用大火煮沸，缓缓倒入麦冬煎汁，再调入淮山药粗粉，搅拌均匀，改用小火继续熬煮，煮至米烂、汤稠即成。

【食法】1 日 2 次，早、晚温热服食。

【功效】健脾益胃。适用于脾胃阴虚型慢性胃炎患者。

山药莱菔粥

【原料】莱菔子 9 克，鸡内金 6 克，淮山药粉 50 克，白糖适量。

【做法】将莱菔子与鸡内金一同放入锅中，如常法水煎，除去药渣，留汁锅中；淮山药粉放入留有药汁的锅中，如药汁不足，再酌情加入清水适量，如常法熬煮。熬成糊状时加入白糖或蜂蜜，调匀即成。

【食法】1 日 1 次，趁热服食。

【功效】顺气消食、健脾止泻。适用于消化不良、腹泻不止等症。

山药蛋黄粥

【原料】生山药 30 克,熟鸡蛋黄 3 枚。

【做法】将鸡蛋黄研碎备用;山药洗净、切块,研为细粉,用凉开水调成山药浆,再将山药浆倒入锅中,以文火熬煮,并不时用筷子搅拌,防止粘锅糊底,熬煮二三沸时,倒入熟鸡蛋黄,再煮一二沸即成。

【食法】1 日 2 次,空腹温热服食。

【功效】健脾和中、固肠止泻。适用于脾气不足、久泻不止、乏力少气等症。

山药糯米粥

【原料】淮山药 15 克,糯米 30 克,胡椒粉、白糖各适量。

【做法】将糯米淘洗干净,放入锅中略炒,取出备用;山药洗净、切块,放入锅中,加入炒好的糯米及清水适量,如常法熬粥。熬至米熟、汤稠时,加入胡椒粉与白糖,调匀即成。

【食法】1 日 2 次,空腹温热服食。

【功效】健脾暖胃、温中止泻。适用于小儿脾胃虚寒所致的泄泻等症。

山药莲枣粥

【原料】莲子 20 克,山药 25 克,红枣 10 枚,白糖适量,糯米 50 克。

【做法】将莲子、山药、红枣、糯米分别洗净,一同放入锅中,加入清水适量,如常法煮粥。煮至糯米烂熟时,加入白糖,调匀即成。

【食法】1 日 2 次,温热服食。

【功效】健脾止泻、益气养心、固肾益精。适用于脾气虚弱、体倦无力、食少便溏、血虚萎黄、夜寐多梦、心神不宁、遗精淋浊、崩漏带下等症。

生鱼片粥

【原料】鲜草鱼肉 250 克,粳米 150 克,姜末、葱花、精盐、味精、熟花生油各少许。

【做法】将草鱼肉洗净,劈成薄片,分别装入几个小碗内,每个小碗中再分别加入姜末、葱花、熟花生油各适量,拌匀备用;粳米淘洗干净,放入锅中,加入清水适量,大火煮沸后,改用小火继续熬煮。煮至粳米熟烂时,趁热分别冲入盛有鱼片的几个小碗内,然后加入精盐、味精调味,拌匀即成。

【食法】温热随量服食。

【功效】健脾开胃。适用于食欲不振、虚寒胃痛等症。

大枣粳米粥

【原料】大枣 10~15 枚,粳米 50~100 克,砂糖适量。

【做法】将大枣浸泡片刻,洗净备用;粳米淘洗干净,与大枣一同放入砂锅,加入砂糖及清水适量,如常法熬煮成粥即可。

【食法】可作早、晚餐,温热服食。

【功效】清凉消暑、健脾开胃。适用于食欲不振、消化不良、睡眠不实、心绪不宁等体质虚弱诸症及脾虚反胃、贫血等症。

大枣薯蓣粥

【原料】大枣 10 枚,薯蓣 200 克,大米 50 克,白糖少许。

【做法】将大枣、薯蓣、大米分别洗净,薯蓣切成小块;大米淘洗干净,与大枣一同放入锅中,加入清水适量,煮至八成熟时,放入薯蓣块,继续熬煮。煮至薯蓣烂熟时,加入白糖,调匀即成。

【食法】1 日 2 次,早、晚随量温食。

【功效】补益脾胃。适用于年老体弱、食少者。

茴香粳米粥

【原料】小茴香 10~15 克,粳米 50~100 克。

【做法】将小茴香放入锅中,如常法水煎,除去药渣,留汁锅中;粳米淘洗干净,放入留有药汁的锅中,再按煮稀粥的要求,酌情加入清水,如常法煮成稀粥即可。或用干品小茴香 3~5 克研为细末,调入煮沸的粳米粥中亦可。

【食法】1 日 2 次,趁热服食,3~5 日为一个疗程。

【功效】行气止痛、健脾开胃、通乳催奶。适用于小肠疝气、脘腹胀气、疝气疼痛、睾丸肿胀偏坠、胃寒呕吐、食欲减退及乳汁缺乏等症。

茴香粳米粥

【原料】茴香菜 100 克,粳米 100 克,精盐少许。

【做法】将茴香菜择洗干净,细切备用;粳米淘洗干净,放入锅中,加入清水适量,如常法煮粥。煮至粥将熟时,加入茴香菜、精盐,继续熬煮,煮至米烂汤稠即成。

【食法】1 日 1~2 次,空腹温热服食。

【功效】健脾和胃、顺气止痛。适用于食欲不振、消化不良、疝气疼痛等症。

沙仁大米粥

【原料】沙仁 2~3 克,大米 50~100 克。

【做法】将沙仁捣为细末;大米淘洗干净,放入砂锅,加入清水适量,如常法煮粥。煮至大米熟烂时,调入沙仁末,再煮一二沸即成。

【食法】可作早、晚餐,温热服食。

【功效】健脾养胃、止泻消食。适用于气滞或脾胃湿冷所致的脘腹胀满、疼痛、呕吐、泄泻、消化不良等症。

萝卜粳米粥

【原料】白萝卜 750 克,粳米 100 克。

【做法】将白萝卜洗净、切碎,放入锅中,加入清水适量,煮熟捞出,取汁备用;粳米淘洗干净,放入锅中,加入萝卜汁及清水适量,如常法熬煮成粥即可。

【食法】随量温热服食。

【功效】宽中下气、健胃消食。适用于脘腹胀满、消化不良等症。

萝卜苦瓜粥

【原料】苦瓜、萝卜各 100 克,大米 150 克。

【做法】将苦瓜洗净、去瓤,切成小丁备用;萝卜洗净、切丁,放入沸水中烫一下,捞出待用;大米淘洗干净,放入锅中,加入清水适量,大火煮沸后,改用小火煮至大米八成熟时,加入萝卜丁、苦瓜丁,继续熬煮,煮至大米开花即成。

【食法】可作早、晚餐服食。

【功效】消食顺气、清热去火。适用于胃虚火盛、气滞腹胀等症。

猪胰薏米粥

【原料】猪胰 1 个,薏米 60 克。

【做法】将猪胰洗净,放入锅中,加入清水适量,熬煮至猪胰熟透时捞出,留汤锅中;薏米淘洗干净,放入留有猪胰汤的锅中,如常法熬煮成粥即可。

【食法】1 日 1 次,猪胰可加适量精盐佐餐服食。

【功效】健脾、降糖、补气。适用于糖尿病患者。

猪脾猪肚粥

【原料】猪脾、猪肚各一个,粳米 100 克。

【做法】将猪脾、猪肚分别洗净,切丝备用;粳米淘洗干净,与猪脾、猪肚丝一同放入锅中,加入清水适量,如常法熬煮成粥即可。

【食法】分顿随量,空腹服食。

【功效】健脾和胃。适用于脾胃气虚、米谷不化等症。

猪肚大米粥

【原料】猪肚 500 克,大米 500 克,姜粒、葱粒、精盐、味精、胡椒粉各适量。

【做法】将猪肚除去筋膜,冲洗干净,放入锅中,加入清水适量,煮至七成熟后捞出,切丝备用,猪肚汤留于锅中;大米淘洗干净,放入留有猪肚汤的锅中,倒入猪肚丝,以猪肚汤如常法煮粥。煮至肚烂、米熟即成。食用时加入姜粒、葱粒、精盐、味精、胡椒粉调味即可。

【食法】分顿随量服食。

【功效】健脾消食。适用于食欲不振、消化不良等症。

人参猪肚粥

【原料】猪肚 1 个,红参 5~6 片,粳米 100 克,葱、姜、精盐各适量。

【做法】将猪肚除去筋膜,冲洗干净,放入锅中,加入清水适量,煮至八成熟时捞出、切丝备用,猪肚汤留于锅中;粳米淘洗干净,与猪肚丝、红参片一同放入留有猪肚汤的锅中,再酌情加入少量清水,如常法煮稀粥。煮至粳米熟烂时,加入葱、姜、精盐,再煮一二沸即成。

【食法】分顿随量服食。

【功效】健脾和胃、益气补虚。适用于脾气虚弱、倦怠乏力、食欲不振、消化不良、消渴多饮、小便频数、脱肛、胃下垂、子宫脱垂等症。

白术猪肚粥

【原料】白术 30 克,槟榔、生姜各 10 克,猪肚 1 个,粳米 100 克,葱白 3 根,精盐适量。

【做法】将白术、槟榔、生姜分别拣净、捣碎;葱白洗净、细切;猪肚除去筋膜,冲洗干净,把捣碎的白术、槟榔、生姜一同放入猪肚中,缝好口后,放入锅中,加入清水适量煮熟,捞出猪肚,留汁锅中;粳米淘洗干净,与葱白一同放入留有猪肚汁的锅中,如常法煮粥。煮至米熟、肚烂时,加入精盐调味即成。

【食法】随量空腹服食。

国学经典文库

中华食疗大全

·食疗养生粥·

图文珍藏版

【功效】健脾舒肝、理气消滞。适用于脾虚气滞、脘腹胀满等症。

白术山药粥

【原料】炒白术、炒山药各30克,人参6克,白芍15克,车前子、苍术各10克,甘草5克,陈皮、荆芥、柴胡各2克,粳米100克,白糖适量。

【做法】将上述各味中药分别拣净,一同放入砂锅,如常法水煎,除去药渣,留汁锅中;粳米淘洗干净,放入留有药汁的锅中,再酌情加入清水适量,如常法煮粥。煮至粳米熟烂时,加入白糖,调匀即成。

【食法】1日1剂,分2次温热服食。

【功效】健脾祛湿、疏肝理气。适用于脾虚带下所致的腰酸神疲、不思饮食等症。

白术炮姜粥

【原料】炮姜6克,白术15克,粳米30克,八角茴香、花椒各少许。

【做法】将炮姜、白术、花椒、八角茴香分别拣净,一同装入纱布袋中,扎紧袋口,放入锅中,如常法水煎,取出布袋,留汁锅中;粳米淘洗干净,放入留有药汁的锅中,再酌情加入清水适量,如常法熬煮成粥即可。

【食法】1日1剂,分3次温热服食,连服1~2周。

【功效】温中健脾、散寒利湿。适于脾胃虚寒、小便不适等症。

白术鲫鱼粥

【原料】白术10克,鲫鱼30~60克,粳米30克,精盐或白糖适量。

【做法】将鲫鱼除去鳞、鳃及内脏,冲洗干净;白术择洗干净,放入锅中,如常法水煎,除去药渣,取汁100毫升备用;粳米淘洗干净,与鲫鱼一同放入锅中,加入清水适量,如常法煮粥。煮至粥成时,拌入药汁,调匀即成。食用时可根据个人口味,加入精盐或白糖调味。

【食法】1日1次,连服3~5日。

【功效】健脾和胃。适用于脾胃虚弱型恶阻、脘腹胀闷、呕恶不食、浑身无力、倦怠思睡、苔白、脉缓等症。

鲫鱼粳米粥

【原料】鲫鱼1条,粳米100克,姜末、葱粒、精盐、味精、料酒、熟猪油各少许。

【做法】将鲫鱼刮鳞、去鳃,除去内脏,冲洗干净,剁去鱼鳍,在鱼身两侧分别用直刀划几下;粳米淘洗干净备用;猪油放入炒锅中烧热,下入鲫鱼,煎至两面都呈金黄色后,加入料酒、精盐、姜末、葱末及开水适量,先用大火烧开,再改用小火煨煮约30分钟,然后捞出鲫鱼,除去渣滓,再把鲫鱼放回汤锅中,加入粳米,继续熬煮。煮至粳米熟烂时,将鲫鱼捞出,趁热除去骨、刺,鱼肉细切,放入粥中,再加入味精调味即成。

【食法】空腹温热服食。

【功效】温补脾胃、健脾利湿。适用于脾胃虚弱、食欲不振、体倦乏力、虚劳羸瘦、慢性腹泻、神经衰弱等症。

麦冬粳米粥

【原料】麦门冬 30 克,粳米 100 克。

【做法】将麦门冬择洗干净,放入锅中,如常法水煎,除去药渣,取汁备用;粳米淘洗干净,放入锅中,加入清水适量,如常法煮粥。煮至粥将成时,兑入麦门冬煎汁,加入冰糖,拌和均匀,再煮一二沸即成。

【食法】可作早、晚餐,也可作点心服食。

【功效】补中和胃、养阴除烦。适用于中老年长期脾胃不和者。

乌梅粳米粥

【原料】乌梅 15～20 克,粳米 100 克,冰糖适量。

【做法】将乌梅放入锅中,如常法水煎,煎至汁浓时,除去药渣,留汁锅中;粳米淘洗干净,放入留有药汁的锅中,再酌情加入清水适量,如常法煮粥。煮至米烂、汤稠时,加入冰糖,再煮一二沸即成。

【食法】1 日 2 次,趁热服食。

【功效】养肝补脾、涩肠止泻。适用于消化不良、急性胃肠炎等症。

姜茶乌梅粥

【原料】生姜 10 克,乌梅肉 30 克,绿茶 5 克,粳米 50 克,红糖适量。

【做法】将生姜、乌梅、绿茶分别拣净,一同放入锅中,如常法水煎,除去药渣,留汁锅中;粳米淘洗干净,放入留有药汁的锅中,再酌情加入清水适量,如常法煮粥。煮至粳米熟烂时,加入红糖,糖溶即成。

【食法】1 日 2 次,温热服食。

【功效】温中散寒、杀菌止痢。适用于细菌性痢疾及阿米巴痢疾。

【说明】湿热型菌痢患者忌用。

人参苡仁粥

【原料】白参 50 克,苡仁 30 克,粳米 50 克,红糖适量。

【做法】将白参研为细末备用;苡仁、粳米分别淘洗干净,一同放入锅中,加入清水适量,如常法煮粥。煮至米将熟时,调入白参粉 2 克,加入红糖,继续熬煮,煮至米烂、汤稠即成。

【食法】1 日 1 次,空腹服食。

【功效】健脾利湿、抗癌美容。适用于脾虚气弱、身倦乏力、肢节肿胀、食欲不振、水肿、脚气、大便泄泻及胃癌、膀胱癌的防治。

人参茯苓粥

【原料】人参 10 克,白茯苓 10 克,粳米 100 克,生姜 10 克,食盐少许。

【做法】将白茯苓除去黑皮;人参、生姜分别择洗干净,与白茯苓一同放入锅中,如常法水煎,除去药渣,留汁锅中;粳米淘洗干净,放入留有药汁的锅中,再酌情加入清水适量,如常法煮粥。煮至粳米熟烂时,加入食盐,拌匀即成。

【食法】空腹温热服食。

【功效】健脾益气、补虚扶正。适用于脘闷腹泻、劳伤虚损、消瘦羸弱等症。

茯苓粳米粥

【原料】白茯苓 15 克,粳米 100 克。

【做法】将白茯苓拣净,磨成细粉备用;粳米淘洗干净,放入锅中,加入清水适量,如常法煮粥。煮至粳米将熟时,调入茯苓粉,拌和均匀,继续熬煮,煮至米烂、汤稠即成。

【食法】1 日 1~2 次,可作早、晚餐服食。

【功效】健脾益胃、利水消肿。适用于脾胃不和、小便不利等症。

茯苓大枣粥

【原料】茯苓粉 30 克,粳米 100 克,大枣 10 克,白糖适量。

【做法】将大枣洗净、去核,放入适量清水中浸泡一会儿;粳米淘洗干净,与大枣及浸泡大枣的清水一同放入锅中,如常法煮粥。煮至粳米熟烂时,调入茯苓粉。拌和均匀,再煮一二沸即成。食用时可加入白糖调味。

【食法】1 日 2~3 次,温热服食。

【功效】利水渗湿、健脾补中。适于暑天燥热时服食。

茯苓红枣粥

【原料】茯苓细粉 30 克,粳米 30 克,红枣 7 枚,白糖适量。

【做法】将粳米、红枣分别洗净,一同放入锅中,加入清水适量,如常法煮粥。煮至粳米熟烂时,一边调入茯苓粉,一边用筷子搅匀,再煮至粥沸即成。食用时可加入白糖调味。

【食法】1 日 1~2 次,可作早、晚餐服食。

【功效】健脾渗湿、调中止泻。适用于急性肠炎所见的腹痛泄泻等症。

【说明】腹胀及小便多者不宜服食。

米粉白糖粥

【原料】糯米粉 200 克,白糖适量。

【做法】将糯米粉放入碗中,用温水调成糊状备用;锅中加入清水适量,大火烧开后,倒入糯米粉糊,搅拌均匀,改用小火慢慢熬煮。煮至糯米粉糊熟透时,加入白糖,调匀即成。

【食法】随意服食。

【功效】补脾止泻、理肺止汗。适用于脾虚久泻、体虚多汗等症。

菱角粳米粥

【原料】菱角 500 克,粳米 100 克,红糖少许。

【做法】将菱角洗净,放入锅中,加入清水适量,煮熟去壳,切成米粒大小的碎块备用;粳米淘洗干净,放入锅中,加入清水适量,如常法煮粥。煮至粳米熟烂时,加入菱角碎粒及红糖,再煮一二沸即成。

【食法】1 日 1 次,温热服食。

【功效】补益脾胃、益气养血。适用于脾胃虚弱、慢性腹泻、体质虚弱等症。

紫米糯米粥

【原料】紫米 100 克,糯米 100 克,红枣 5 枚,白糖少许。

【做法】将紫米、糯米分别淘洗干净;红枣洗净,剔去枣核备用;紫米、糯米一同放入锅中,加入清水适量,大火煮沸后,改用小火慢慢熬煮。煮至米烂、汤稠时,加入红枣,再煮一二沸即成。食用时可加入白糖调味。

【食法】1 日 2 次,早、晚空腹服食。

【功效】健脾暖肝、滋阴补肾。适用于体质虚弱、营养不良等症。

枸杞香米粥

【原料】枸杞30克,香稻米100克,粳米50克,冰糖适量。

【做法】将枸杞、香稻米、粳米分别淘洗干净;先将粳米放入锅中,加入清水适量,大火煮沸后,再加入香稻米和枸杞,改用小火继续熬煮。煮至米烂、汤稠时,加入冰糖,糖溶即成。

【食法】1日2次,早、晚温热服食。

【功效】补益脾胃、滋补肝肾。适用于胃口不开、食欲不振等症。

山楂籼米粥

【原料】山楂50克,籼米150克。

【做法】将山楂洗净、去核;籼米淘洗干净,与山楂一同放入锅中,加入清水适量,先用大火煮沸后,再改用小火继续熬煮,煮至籼米熟烂即成。

【食法】可作早、晚餐服食。

【功效】补脾胃、益气力。适用于脾胃虚弱、体倦乏力、病后体虚者。

黑红二豆粥

【原料】黑豆、赤小豆各30克,粳米50克,白糖适量。

【做法】将黑豆、赤小豆、粳米分别淘洗干净,一同放入砂锅,加入清水适量,如常法煮粥。煮至米、豆烂熟时,加入白糖,调拌均匀,再煮一二沸即成。

【食法】随意服食。

【功效】健脾胃、利小便。适用于慢性肾炎浮肿、小便不利等症。

黑豆红枣粥

【原料】黑豆50克,红枣、红糖各30克,大米200克。

【做法】将黑豆、大米分别浸泡过夜,淘洗干净;红枣洗净、去核;锅中加入清水适量,大火烧开后,加入泡好的黑豆、大米,再改用小火熬煮10~15分钟,放入红枣,继续熬煮。煮至米烂、豆熟、米汤稍稠时,加入红糖,再煮一二沸即成。

【食法】可作早、晚餐服食。

【功效】补脾益肾、活血壮骨、祛风止痛。适用于脾虚血亏、肾虚消渴、腰痛浮肿、头晕目眩、风寒盗汗及脊椎病患者。

花生红枣粥

【原料】糯米 200 克,花生仁 100 克,红枣 50 克,红糖适量。

【做法】将红枣洗净、去核;花生仁洗净,放入锅中,加入清水适量煮烂后,倒入淘洗干净的粳米,先用大火烧开,加入红枣,再改用小火继续熬煮。煮至米烂、汤稠时,加入红糖,调匀即成。

【食法】1 剂分 2 次,温热服食。

【功效】补中气、健脾胃、润肺燥。适用于老年人脾虚血少、头昏、乏力等症。

苋菜糯米粥

【原料】紫苋菜 500 克,淮山药 50 克,陈皮 1 块,糯米适量,精盐少许。

【做法】将紫苋菜、淮山药、陈皮、糯米分别淘洗干净;锅中加入清水适量,大火烧沸后,放入所有洗净的原料,改用中火继续熬煮,煮至米烂、汤稠即成。食用时可加入精盐调味。

【食法】1 日 1 次,早饭前空腹温热服食。

【功效】强健脾胃、清热止痢。适用于脾虚久泻、急性肠炎等症。

皮蛋鸡肉粥

【原料】净嫩鸡半只,金华火腿 50 克,北京皮蛋 2 只,粳米 250 克,精盐、熟猪油、葱、姜末各少许。

【做法】将嫩鸡洗净,斩成小块;火腿切成小片;皮蛋去壳,冲洗干净,切片备用;粳米淘洗干净;锅中加入清水适量,先用大火烧开后,放入粳米,再改用小火继续熬煮。煮至粥将成时,下入鸡肉、火腿、皮蛋、猪油,继续熬煮。煮至鸡肉熟烂时,加入精盐,食用时撒上葱花、姜末调味即可。

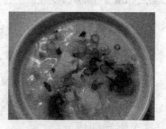

皮蛋鸡肉粥

【食法】可作早、晚餐服食。

【功效】健脾开胃、补益保健。适用于胃口不开、虚痢久泻、虚劳赢瘦、血虚心悸、病后虚弱等症。

三鲜粳米粥

【原料】净鸡肉 100 克,瘦猪肉 100 克,净鳜鱼肉 100 克,粳米 250 克,花生油、香菜、葱花、酱油、精盐、胡椒粉各少许,生粉适量。

【做法】将鸡肉冲洗干净,切片备用;猪肉洗净、切片,与鸡肉片一同放入碗中,加入生粉、精盐、花生油、酱油各少许,拌和均匀,腌制备用;鳜鱼肉洗净,劈成薄片,另取一碗盛装,加入生粉、酱油各少许,拌匀待用;粳米淘洗干净;香菜洗净、切碎;锅中加入清水适量,大火烧开后倒入粳米,如常法煮粥。煮至粥半熟时,加入腌好的鸡肉片、猪肉片,并用手勺贴锅底兜转,防止粘锅,大火煮沸后,再改用小火略煮片刻,加入精盐调味。将腌好的鱼片取出,分装在几个大碗中,每个大碗中均撒入香菜、葱花各适量,趁粥热时倒入,再撒上胡椒粉调味即成。

【食法】分次酌量温服。

【功效】补益脾胃、滋润脏腑、益气养血。适用于脾虚食少、脏腑枯燥、气血亏虚、虚弱羸瘦等症。

佛手粳米粥

【原料】佛手柑 15 克,粳米 500 克,冰糖适量。

【做法】将佛手柑放入锅中,如常法水煎,除去药渣,留汁锅中;粳米淘洗干净,放入留有药汁的锅中,再酌情加入清水适量及冰糖,如常法熬煮成粥即可。

【食法】可作早、晚餐或点心,温热服食。

【功效】健脾养胃、理气止痛。适用于年老胃弱、胸闷气滞、消化不良、食欲不振、嗳气呕吐等症。

佛手橘饼粥

【原料】佛手 15 克,玫瑰花 5 克,金橘饼 30 克,粳米 100 克。

【做法】将金橘饼洗净,切成小块备用;佛手、玫瑰花一同放入砂锅,如常法水煎,除去药渣,取汁备用;粳米淘洗干净,放入锅中,加入清水适量,大火煮沸后,加入金橘饼小块,再改用小火继续熬煮。煮至米烂汤稠时,兑入佛手、玫瑰花煎汁,再煮至粥沸即成。

【食法】1 日 2 次,早、晚分服。

【功效】解郁平肝。适用于肝郁气滞型消化性溃疡。

白参鲜蘑粥

【原料】白参 7~8 片,鲜蘑菇片 30 克,火腿 5~6 片,粳米 100 克,葱、姜末、精盐各少许。

【做法】将白参片放入锅中,如常法水煎,除去药渣,留汁锅中;粳米淘洗干净,与蘑菇片、火腿片一同放入留有药汁的锅中,再酌情加入清水适量,如常法煮粥。煮至粳米烂熟时,加入葱、姜末、精盐调味即成。

【食法】分次酌量服食。

【功效】健脾开胃、益气生津。适用于脾虚食少、久泄久痢、虚劳心悸、白细胞减少等症。

鲜蘑粳米粥

【原料】鲜蘑菇片25克,粳米100克,精盐、味精、香油各适量。

【做法】将粳米淘洗干净,放入锅中,加入清水适量,如常法煮粥。煮至粳米熟烂时,加入蘑菇片、精盐、味精、香油,再煮一二沸即成。

【食法】1日1次,宜常食。

【功效】健脾养胃、化痰除湿、补虚健中。适用于胸胁满闷、食欲不振、神疲乏力等症。

桂圆三米粥

【原料】薏米30克,粳米、糯米各80克,红枣9枚,桂圆肉、红糖各25克。

【做法】将薏米、粳米、糯米分别淘洗干净;红枣洗净、去核,切成4瓣;三种米一同放入锅中,加入清水适量,如常法煮粥。煮至米烂熟时,加入红枣、桂圆肉、红糖,继续熬煮,煮至米烂、汤稠即成。

【食法】1日2次,早、晚服食。

【功效】健脾开胃、补益气血。适用于脾胃虚寒、营养不良、体质虚弱、消渴多尿、自汗便溏等症。

【说明】体质虚弱、营养不良者可长期服食。大便秘结及菌痢患者忌服。

花生麦粒粥

【原料】麦粒80克,花生仁80克,糯米150克,冰糖适量。

【做法】将糯米淘洗干净;麦粒、花生仁分别洗净,一同放入锅中,加入清水适量。煮至麦粒开花时,加入糯米,继续熬煮,煮至米烂、汤稠时,加入冰糖,糖溶即成。

【食法】可作早、晚餐服食。

【功效】健脾开胃、补虚通乳。适用于脾胃虚弱、神疲乏力、妇女产后缺乳等症。

红薯粳米粥

【原料】新鲜红薯250克(以红皮、黄心者为最好),粳米100克,白糖适量。

【做法】将红薯洗净,连皮切成小块备用;粳米淘洗干净,与红薯块一同放入锅中,再按煮稀粥的要求,加入清水适量,如常法煮稀粥。煮至粳米、薯块熟烂时,加入白糖,再煮二三沸即成。

【食法】作正餐服食。

【功效】健脾养胃、益气通便、涩精。适用于夜盲症、大便带血、便秘、遗精淋浊等患者。

【说明】此粥由于糖分较多,糖尿病患者不宜服食。

甘松粳米粥

【原料】甘松6克,粳米50~100克。

【做法】将甘松放入锅中,如常法水煎,除去药渣,取汁备用;粳米淘洗干净,放入锅中,加入清水适量,如常法煮粥。煮至粳米熟烂时,兑入甘松药汁,再煮一二沸即成。

【食法】随意服食。

【功效】行气止痛、健脾养胃。适用于气闷胸痛、脘腹胀痛、食欲不振、胃寒呕吐等症。

山楂粳米粥

【原料】山楂50克,粳米100克,白糖20克。

【做法】将山楂洗净、去核,切成薄片;粳米淘洗干净,放入锅中,加入清水适量,大火煮沸后,改用小火继续熬煮。煮至粳米熟烂时,加入山楂片、白糖,继续熬煮,煮至汤稠即成。

【食法】可作早、晚餐服食。

【功效】开胃消食、化滞消积、活血化瘀、收敛止泻。适用于食积腹胀、腹泻、消化不良、经闭腹痛、高血压、冠心病等症。

山楂黄精粥

【原料】山楂、黄精各15克,粳米100克,白糖适量。

【做法】将山楂、黄精分别洗净,一同放入锅中,如常法水煎,除去药渣,留浓汁于锅中;粳米淘洗干净,放入留有药汁的锅中,再酌情加入清水适量,如常法煮粥。

煮至粳米熟烂时,加入白糖,调匀即成。

【食法】可作早、晚餐或点心服食。

【功效】健脾祛淤、降血脂。适用于脾胃虚弱、消化不良及血脂偏高者。

神曲麦芽粥

【原料】神曲、麦芽、山楂各 10~15 克,粳米 50 克,砂糖适量。

【做法】将麦芽、山楂分别拣洗干净,与神曲一同放入砂锅,如常法水煎,除去药渣,取浓汁备用;粳米淘洗干净,与砂糖、药汁一同放入锅中,再加入清水适量,如常法熬煮成粥即可。

【食法】两餐间作点心服食。

【功效】健脾胃、消食积、散瘀血。适用于食积停滞、腹痛、腹泻、小儿乳食不消等症。

【说明】不宜空腹服食。

饴糖粳米粥

【原料】饴糖 40 克,粳米 100 克。

【做法】将粳米淘洗干净,放入锅中,加入清水适量,如常法煮粥。煮至粥成时,加入饴糖,再煮一二沸即成。

【食法】空腹温热服食。

【功效】温补脾胃、润肺止咳。适用于脾胃虚弱、里急腹痛等症。

海参粳米粥

【原料】水发海参、粳米各 100 克,精盐、味精各适量。

【做法】将海参洗净,切成小块;粳米淘洗干净,与海参一同放入锅中,加入清水适量,如常法煮粥。煮至粳米熟烂时,加入精盐、味精,再煮一二沸即成。

【食法】1 日 1 次,温热服食。

【功效】滋阴补肾,健脾和中。适用于肺肾阴虚的中老年人。

双花豌豆粥

【原料】豌豆 250 克,白糖、红糖各 75 克,糖桂花、糖玫瑰各 5 克。

【做法】将豌豆淘洗干净,放入锅中,加水 1000 毫升,大火煮沸后,撇去浮沫,改用小火继续熬煮,煮至豌豆熟烂即可;糖桂花、糖玫瑰分别用凉开水调成汁备用;食用时先在碗内放入白糖、红糖,盛入豌豆粥,再调入少许桂花汁、玫瑰汁,拌匀即成。

【食法】随意服食。

【功效】健脾和胃。适用于脾胃气虚、食纳欠佳等症。

江米大枣粥

【原料】江米 50 克,大枣 15 克。

【做法】将红枣洗净备用;江米淘洗干净,放入铝锅中,加入清水适量,大火烧开后,加入红枣,煮至粥沸后,改用小火继续熬煮,煮至米烂、汤稠即成。

【食法】随意服食。

【功效】补血养血、健脾和胃。适用于脾胃气虚、食纳欠佳等症。

柿饼粳米粥

【原料】柿饼 3 个,粳米 100 克。

【做法】将柿饼洗净、切碎;粳米淘洗干净,与切碎的柿霜饼一同放入锅中,加入清水适量,大火煮沸后,改用小火继续熬煮,煮至粳米开花即成。

【食法】1 日 1 剂,分数次服食。

【功效】补脾益胃、益气养血。适用于老年人脾胃气虚所致的饮食减少、便溏泄泻、体倦乏力、消瘦等症。

柑橘糯米粥

【原料】橘饼、白糖、糯米各 100 克。

【做法】将橘饼洗净,切成碎米粒大小备用;糯米淘洗干净,放入砂锅,加入清水 1000 毫升及橘饼粒,大火烧开后,改用小火慢慢熬煮成稀粥即可。食用时可加入白糖调味。

【食法】1 剂 2 次,早晚分服。

【功效】健胃消食、下气宽中、镇咳化痰、止痢。适用于伤食泄泻、食欲不振、胸腹胀满、咳嗽痰多、皮肤角质化、维生素缺乏症、夜盲症患者。

丁香橘皮粥

【原料】橘皮 15 克(鲜品 30 克),生姜 5 片,丁香 2 克,粳米 100 克。

【做法】将橘皮、生姜、丁香分别择洗干净,一同放入锅中,如常法水煎,除去药渣,取汁备用;粳米淘洗干净,放入锅中,加入清水适量,如常法煮粥。煮至粥沸时,兑入药汁,继续熬煮,煮至粳米熟烂即成。

【食法】1 日 2 次,早、晚温热服食。

【功效】温中散寒,降逆止呃。适用于胃中寒冷之呃逆所致的呃声沉缓、胃脘不适,得热则舒,得寒愈甚、口干苔白、脉迟、脉缓等症。

【说明】因热致呃者忌用。

火蒜米沙粥

【原料】金山火蒜 2 个,黏米适量,精盐少许。

【做法】将金山火蒜去衣、取肉,用清水冲洗干净,以刀背拍烂备用;黏米淘洗干净,再用清水浸泡 2 个小时左右,至米身膨胀时即可捞出,沥干水分,放入搅拌机内搅拌成米沙状;将金山火蒜与米沙一同放入锅中,加入清水适量,大火煮沸后,改用中火继续熬煮,煮成黏米开花的稀粥。食用时加入精盐调味即可。

【食法】温热服食。

【功效】健脾、止泻、杀菌。适用于食欲不振、泄泻等症。

赤石干姜粥

【原料】赤石脂 30 克,干姜 10 克,粳米 60 克。

【做法】将赤石脂打碎,与干姜一同放入锅中,加水 300 毫升,煎至 100 毫升,除去药渣,取汁备用;粳米淘洗干净,放入锅中,再按煮稀粥的要求,加入清水适量,如常法煮稀粥。煮至粳米熟烂时,调入赤石脂、干姜煎汁,再煮一二沸即成。

【食法】1 日早、晚空腹温热服食。

【功效】温中健脾、涩肠止痢。适用于慢温性虚寒痢疾,对久治不愈的寒痢亦有显著疗效。

双姜花椒粥

【原料】干姜 5 片,高良姜 4 克,花椒 3 克,粳米 100 克,红糖 15 克。

【做法】将干姜、高良姜、花椒分别洗净;干姜、高良姜分别切片,与花椒一同放入干净的纱布袋中,扎紧袋口备用;粳米淘洗干净,放入锅中,加入清水适量,放入纱布袋,先用大火煮沸,再改用小火熬煮 30 分钟,取出药袋,继续熬煮,煮至粳米熟烂即成。

【食法】1 日 2 次,早、晚各服 1 次,可长期服食。

【功效】暖胃散寒、温中止痛。适用于脾胃虚寒、心腹冷痛、呕吐、呃逆、口吐清水、肠鸣腹泻等症。

· 食疗养生粥 ·

图文珍藏版

大蒜糖姜粥

【原料】高良姜 15 克,大蒜 5 瓣,红糖 30 克,粳米 50 克。

【做法】将高良姜洗净,放入锅中,如常法水煎,除去药渣,留汁锅中;粳米淘洗干净,放入留有药汁的锅中,再酌情加入清水适量,如常法煮粥。煮至粳米熟烂时,加入大蒜、红糖,再煮二三沸即成。

【食法】空腹服食。

【功效】温中散寒。适用于胃寒作痛、伤寒霍乱、吐泻交作、腹中疼痛等症。

二姜粳米粥

【原料】干姜 1~3 克、高良姜 3~5 克,粳米 1130 克。

【做法】将干姜、高良姜分别洗净、切片,一同放入锅中,如常法水煎,除去药渣,留汁锅中;粳米淘洗干净,放入留有药汁的锅中,再酌情加入清水适量,如常法熬煮成粥即可。

【食法】1 日 2 次,早、晚服食。先从小剂量开始,再逐渐增加,3~5 日为一个疗程,以秋冬季为宜。

【功效】温暖脾胃、散寒止痛。适用于脾胃虚寒、呕吐、呕逆、泛吐清水、肠鸣腹泻等症。

【说明】凡发热时及阴虚内热的病人不宜服食.

生姜红枣粥

【原料】生姜 15 克,红枣 5 枚,粳米 100 克。

【做法】将生姜洗净、切丝;红枣洗净、去核;粳米淘洗干净,放入锅中,加水1000 毫升,大火煮沸后,加入生姜、红枣,再改用小火继续熬煮,煮至粳米熟烂即成。

【食法】1 日 2 次,空腹趁热服食。

【功效】温中散寒、和胃止泻。适用于虚寒型慢性胃炎、呕吐清水、腹痛泄泻等症。

山楂白米粥

【原料】山楂 50 克,新白米 250 克,白糖适量。

【做法】将山楂洗净、去核;新白米淘洗干净,与山楂一同放入锅中,加入清水适量,大火煮沸后,改用小火慢慢熬煮,煮至白米烂熟、汤稍见稠状时即成。食用时加入白糖调味即可。

【食法】可作早、晚餐服食。

【功效】补益脾胃、生津止咳。适用于脾胃虚弱、口干烦渴、消化不良等症。

包菜粳米粥

【原料】包心菜 500 克,粳米 50 克。

【做法】将包心菜洗净,放入锅中,加入清水适量,煮半个小时后,捞出包心菜,将煮菜的汁留于锅中;粳米淘洗干净,放入留有菜汁的锅中,如常法熬煮成粥即可。

【食法】1 日 2 次,温热服食。

【功效】缓急止痛。适用于胃脘拘急疼痛等症,对十二指肠溃疡也有止痛和促进溃疡愈合的作用。

参芪升麻粥

【原料】吉林参 3 克,黄芪 30 克,升麻 15 克,粳米 60 克。

【做法】将吉林参拣净,晒干或烘干,研为细末备用;黄芪、升麻分别洗净、切片,一同放入砂锅,加入清水适量,浓煎 2 次,每次 30 分钟,合并 2 次煎汁待用;粳米淘洗干净,与药汁一同放入砂锅,再酌情加入清水适量,先用大火煮沸后,再改用小火继续熬煮。煮至粳米熟烂时,调入吉林参细末,拌匀即成。

【食法】1 日 1 剂,分 2 次服食,早、晚各服食 1 半。

【功效】健胃益气。适用于各型胃下垂患者。

白鸭大米粥

【原料】白鸭一只,大米 50~100 克,葱、姜、精盐等各种调味料各适量。

【做法】将白鸭宰杀,除去毛及内脏,放入锅中,加入清水适量,大火煮熟后,加入葱、姜、精盐等各种调料,改用小火熬煮一会儿,捞出鸭肉,留汤锅中;大米淘洗干净,放入留有鸭汤的锅中,再酌情加入清水适量,如常法熬煮成粥(鸭肉另作他用)即可。

【食法】1 日 2 次,温热服食。

【功效】滋阴养胃、利水消肿。适用于胃虚口渴、咳嗽、尿少水肿等症。

萝卜麦米粥

【原料】红萝卜 250 克,麦米 25 克,粳米 100 克。

【做法】将红萝卜洗净、切丁;粳米、麦米分别淘洗干净,与红萝卜丁一同放入砂锅中,加入清水适量,大火煮沸后,改用小火继续熬煮,煮至麦米开花即成。

【食法】空腹服食。

【功效】健脾消食、解毒清热。适用于食欲不振、消化不良、麻疹热毒等症。

胡萝卜粥

【原料】玉米渣100克,胡萝卜3~5根。

【做法】将玉米渣放入锅中,加入清水适量,煮1个小时;胡萝卜洗净、切片,放入煮玉米碴的锅中,继续熬煮,煮至胡萝卜熟透即成。

【食法】1日2次,空腹服食。

【功效】消食化滞、健脾止痢。适用于小儿消化不良、食积腹痛、久泻久痢等症。

南瓜花粥

【原料】当日开放的雄性南瓜花(连柄一起采摘,去掉花萼,花柄去皮)60克,大米50克。

【做法】将大米淘洗干净,放入锅中,加入清水适量,如常法煮粥。煮至大米将熟时,放入南瓜花,继续熬煮,煮至米烂、汤稠即成。

【食法】1日1次,空腹温热服食。

【功效】健脾益气。适用于久病气虚、脾胃虚弱等症。

番茄小米粥

【原料】小米100克,西红柿250克,红枣100克,冰糖适量。

【做法】将西红柿、红枣分别洗净,西红柿切丁;小米淘洗干净,与红枣一同放入锅中,加入清水适量,如常法煮粥。煮至小米将熟时,加入西红柿丁、冰糖,继续熬煮,煮至小米熟烂即成。

【食法】1日2次,温热服食。

【功效】健脾益气、养阴润肺。适用于脾虚气弱、食少乏力、肺虚咳嗽等症。

麦米豆角粥

【原料】豆角100克,麦米250克,砂糖适量。

【做法】将麦米淘洗干净;豆角择洗干净;麦米、豆角一同放入锅中,加入清水适量,大火煮沸后,撇去浮沫,改用小火继续熬煮约1个小时,并不时搅动,以防粘锅糊底。煮至麦米开花、豆角熟烂、米汤粘稠时,加入砂糖,调匀即成。

【食法】可作早、晚餐服食。

【功效】健脾益胃、补肾益气。适用于食欲不振、消化不良、体质虚弱等症。

香菇小米粥

【原料】小米,香菇各50克。

【做法】将香菇洗净,切成小块备用;小米淘洗干净,放入锅中,加入清水适量,如常法煮粥。煮至小米将熟时,加入香菇块,继续熬煮,煮至米烂、汤稠即成。

【食法】1日2~3次,可长期服食。

【功效】大益胃气、开胃助食。适用于慢性肝炎、气虚食少等症。

牛肉香菇粥

【原料】熟牛肉100克,香菇50克,粳米100克,葱、姜、盐、味精各适量。

【做法】将香菇用温水浸泡一会儿,洗净备用;熟牛肉切成薄片;粳米淘洗干净,与香菇、牛肉片一同放入锅中,加入清水适量,如常法煮粥。煮至粳米熟烂时,加入葱、姜、盐及味精各适量,再煮一二沸即成。

【食法】随餐酌量服食。

【功效】和胃调中、理气止痛。适用于慢性胃炎、反胃、呕吐等症。

香菜牛肉粥

【原料】香菜15克,熟牛肉50克,粳米100克,生姜5克,鲜净橘皮15克,精盐、味精各适量。

【做法】将香菜洗净、切碎;熟牛肉、生姜、橘皮分别切成碎米粒状;粳米淘洗干净,放入锅中,加入清水适量,先用大火煮沸,再改用小火慢慢熬煮。煮至粳米八分熟时,加入生姜、橘皮、牛肉、精盐,继续熬煮。煮至米熟、肉烂时,调入香菜末、味精,拌匀即成。

【食法】可作早、晚餐服食。

【功效】健胃消食、散寒止痛、祛风解毒。适用于消化不良、胃口不开、胃脘冷痛及维生素C缺乏等症。

藿香正气粥

【原料】藿香10克,苏叶、白芷、茯苓、大腹皮各3克,白术、半夏曲、陈皮、姜厚朴、桔梗、炙甘草各6克,粳米100克,红糖适量。

【做法】将上述各药分别拣净,一起研为细末,收起备用;每次取药末10克,用纱布包好,扎紧袋口,放入锅中,如常法水煎,取出布袋,留汁备用;粳米淘洗干净,放入锅中,加入清水适量,如常法煮粥。煮至粳米熟烂时,兑入药汁,再煮一二沸即成。

【食法】1日2~3次,温热服食。

【功效】解暑祛湿、理气开胃、和胃止呕。适用于急性胃肠炎、腹痛呕吐、肠鸣泄泻、头脑昏痛、胸脘痞闷、食欲减退等症。

【说明】孕妇慎用。

芜菁粳米粥

【原料】芜菁200克,粳米100克,精盐少许。

【做法】将芜菁冲洗干净、削去外皮、细切备用;粳米淘洗干净,放入锅中,加入清水适量,先用大火煮沸后,加入芜菁丝,再改用小火继续熬煮。煮至粳米熟烂时,加入精盐,调匀即成。

【食法】温热顿服。

【功效】开胃消食、温中益气。适用于食欲不振、消化不良、心腹冷痛等症。

玉竹柿蒂粥

【原料】柿蒂20克,玉竹15克,粳米20克。

【做法】将玉竹、柿蒂分别拣净,一同放入砂锅,加水300毫升,如常法煎至150毫升,除去药渣,取汁备用;粳米淘洗干净,放入锅中,加水400毫升,如常法煮粥。煮至粳米将熟时,兑入药汁,再改用小火继续熬煮,煮至粳米熟烂即成。

【食法】1日1次,早、晚服食。

【功效】养阴清热、和胃止呕。适用于胃阴虚、口干呃逆等症。

茱萸粳米粥

【原料】吴茱萸2克,粳米50克,生姜2片,葱白2根。

【做法】将吴茱萸研为细末备用;粳米淘洗干净,放入锅中,加入清水适量,如常法煮粥。煮至粳米将熟烂时,调入吴茱萸末,加入生姜、葱白,继续熬煮,煮至粳米熟烂即成。

【食法】1日2次,早晚温热服食。

【功效】补脾暖胃、温中散寒、缓痛止呕。适用于虚寒型痛经、脘腹冷痛、呕逆吐酸等症。

【说明】用量不宜过大,宜从小剂量开始。一切热证、实证及阴虚火旺的病人忌服。

辣菜粳米粥

【原料】辣米菜 100 克,粳米 100 克,白糖适量。

【做法】将辣米菜择洗干净,放入开水锅中略烫后捞出,过凉切细;粳米淘洗干净,放入锅中,加入清水适量,如常法煮粥。煮至粳米将熟时,加入辣米菜,继续熬煮,煮至粳米熟烂时,加入白糖,调匀即成。

【食法】可作早、晚餐服食。

【功效】暖胃散寒、消食利膈。适用于脾胃虚寒、心腹冷气等症。

辣椒粳米粥

【原料】尖辣椒 1 个,粳米 100 克,猪肉末、植物油、精盐各少许。

【做法】将辣椒除去蒂、籽,冲洗干净、细切备用;植物油放入锅中烧热,加入辣椒及猪肉末,煸炒备用;粳米淘洗干净,放入另一锅中,加入清水适量,如常法煮粥。煮至粳米熟烂时,加入炒好的辣椒、肉末,再煮一二沸即成。

【食法】1 日 2 次,温热服食。

【功效】健胃消食、祛寒止痛。适用于食欲不振、消化不良、脘腹疼痛、泄泻下痢等症。

甘蔗萝卜粥

【原料】甘蔗、萝卜各 250 克,陈皮 6 克,粳米 100 克。

【做法】将甘蔗、萝卜分别洗净、切碎、捣烂,搅取汁液备用;陈皮切成细颗粒状;粳米淘洗干净,与甘蔗、萝卜汁及陈皮一同放入锅中,加入清水适量,如常法熬煮成粥即可。

【食法】1 日 2 次,早、晚服食。

【功效】清热生津、理气和胃、止呕。适用于酒精中毒症。

白芨大枣粥

【原料】白芨粉 15 克,糯米 100 克,大枣 5 枚,蜂蜜 25 克。

【做法】将糯米、大枣分别洗净,与蜂蜜一同放入锅中,加入清水适量,如常法煮粥。煮至糯米将熟时,调入白芨粉,继续熬煮,煮至米烂、汤稠即成。

【食法】1 日 2 次,温热服食,10 日为一个疗程。

【功效】补肺止血、养胃生肌。适用于肺胃出血及十二指肠溃疡出血等症。

百叶小麦粥

【原料】牛百叶 100 克,糯米 50 克,小麦 30 克。

【做法】将牛百叶洗净、切块;糯米、小麦分别淘洗干净,与牛百叶块一同放入锅中,加入清水适量,如常法熬煮成粥即可。

【食法】1 日 2 次,温热服食。

【功效】理中顺气、消食止泻。适用于胃脘隐痛、脘腹胀闷、口淡、溏便、面色萎黄、神疲乏力等症。

荜拔粳米粥

【原料】荜拔 2~4 克,胡椒 1~3 克,粳米 100 克。

【做法】将荜拔、胡椒分别拣净,一同研为极细末备用;粳米淘洗干净,放入锅中,加入清水适量,如常法煮粥。煮至粥沸腾时,缓缓调入荜拔、胡椒细末,搅拌均匀,继续熬煮,煮至米烂、汤稠即成。

【食法】1 日 1 剂,早、晚空腹温热服食,3~5 日为一个疗程。

【功效】温中散寒、缓急止痛。适用于虚寒型胃脘疼痛、食欲不振、肠鸣泄泻等症。

【说明】凡一切实热证及阴虚有火者忌服。

杏酪大麦粥

【原料】浓杏酪 50 毫升,黄牛乳 500 毫升,大麦 100 克,砂糖适量。

【做法】将大麦淘洗干净,与杏酪、黄牛乳一同放入锅中,如常法熬煮成粥即可。食用时可加入砂糖调味。

【食法】随意服食。

【功效】益胃润燥。适用于心热气逆、饮食不下等症及糖尿病患者。

土豆蜂蜜粥

【原料】新鲜土豆 250 克(不去皮),蜂蜜适量。

【做法】将土豆去皮、洗净、切碎,放入锅中,加入清水适量,如常法煮粥,煮至土豆呈粥状时,调入蜂蜜,再煮一二沸即成。

【食法】1 日 1 次,清晨空腹服食,连服 15 日。

【功效】缓急止痛。适用于胃脘隐痛不适等症。

蜂蜜大枣粥

【原料】蜂蜜 50 克,大枣 7 枚,粳米 100 克。

【做法】将大枣洗净,去核备用;粳米淘洗干净,与大枣一同放入锅中,加入清水适量,如常法煮粥。煮至粳米熟烂时,加入蜂蜜,搅拌均匀,再煮至粥沸即成。

【食法】1 日 1 次,空腹服食。

【功效】补益脾胃、益气补中。适用于脾胃虚弱、胃脘疼痛、十二指肠溃疡等症。

牛肚白米粥

【原料】牛草肚 1 个,白米 250 克,姜数片、精盐适量。

【做法】锅中加水约 3500 毫升,以大火煮沸;白米淘洗干净,放入沸水锅中,如常法煮粥;牛草肚先用盐刷洗后,再用清水冲洗干净,整个牛肚及姜片一同放入粥中煮烂;再煮约 25 分钟后,取出牛草肚切件,将切好的牛草肚放回粥中,加入精盐,再煮一二沸即成。

【食法】酌量温热服食。

【功效】健脾益胃、补中益气。适用于脾胃衰弱等症。

瓦楞甘草粥

【原料】煅瓦楞子 20 克,甘草 10 克,粳米 100 克。

【做法】将煅瓦楞子、甘草分别拣净,一同研为细粉备用;粳米淘洗干净,放入锅中,加入清水适量,如常法熬煮成粥即可。每次取药粉 10 克,以温粥送服。

【食法】1 日 1 剂,分 3 次温热服食。

【功效】活血散淤、制酸止痛。适用于淤血胃病、胃痛日久;血淤胃络症见胃脘刺痛,部位固定,按之则痛,甚至吐血、便血等症。

豆花粳米粥

【原料】干扁豆花 15 克,北粳米 100 克。

【做法】取未完全开放的扁豆花晒干备用;粳米淘洗干净,放入锅中,加入清水适量,大火煮沸后,加入扁豆花,再改用小火继续熬煮,煮至粳米熟烂即成。亦可将扁豆花研粉调入,或用鲜扁豆花 25 克煮粥。

【食法】1 日 2 次,早、晚温热服食。

【功效】健脾、利湿、止泻。适用于脾虚湿盛所致的腹泻患者。

黄芪莲子粥

【原料】黄芪、山药、莲子各100克。

【做法】将黄芪、山药、莲子分别洗净,莲子去心;所有原料一同放入锅中,加入清水适量,如常法熬煮成粥即可。

【食法】可作早、晚餐服食。

【功效】健脾、益胃、止泻。适用于消化不良、急性胃肠炎等症。

红参焦米粥

【原料】红参2克,粳米100克。

【做法】将红参研末备用;粳米放入炒锅中,炒至焦黄,再加入清水适量,如常法熬煮成粥。煮至粳米熟烂时,调入红参粉,拌和均匀即成。

【食法】1日1次,温热服食。

【功效】健脾、益胃、止泻。适用于消化不良、脾虚泄泻、慢性胃炎、胃溃疡及十二指肠溃疡等症。

焦米蛋黄粥

【原料】粳米150克,煮熟的鸡蛋黄1个。

【做法】将粳米淘洗干净,放入炒锅中,炒至米焦黄后,取出备用;锅中加入清水适量,大火烧开后,加入炒好的焦米,改用小火继续熬煮。煮至粳米熟烂时,加入熟鸡蛋黄,再煮至粥沸即成。

【食法】1日1~2次,温热服食。

【功效】健脾、暖胃、止泻。适用于脾胃虚寒、受凉水泻等症。

石脂大米粥

【原料】赤石脂3~5克,大米50克。

【做法】将赤石脂研为细粉,过筛备用;大米淘洗干净,放入砂锅,再按煮稀粥的要求,加入清水适量,如常法煮成稀粥。煮至大米熟烂时,调入赤石脂粉,再煮2~3分钟即成。

【食法】作早、晚餐服食,连用5~7日。

【功效】健脾、涩肠、止泻。适用于单纯性小儿水泻、脾虚泄泻等症。

【说明】对小儿肠道感染所致的肠炎、菌痢不宜选用。

石脂粳米粥

【原料】白石脂 10 克,粳米 50 克。

【做法】将白石脂研末备用;粳米淘洗干净,放入锅中,加入清水适量,如常法煮粥。煮至粳米熟烂时,调入白石脂末,搅拌均匀,再煮 2~3 分钟即成。

【食法】1 日 1 剂,空腹温热服食。

【功效】涩肠止痢。适用于小儿水痢不止、体弱羸瘦等症。

【说明】温热积滞者忌服。

葱薤粳米粥

【原料】葱白 15 克,薤白 15 克,粳米 60 克。

【做法】将葱白、薤白分别洗净、切碎;粳米淘洗干净,与葱白、薤白一同放入锅中,加入清水适量,如常法熬煮成粥即可。

【食法】1 日 1 剂,空腹服食。

【功效】涩肠止泻。适用于腹泻、痢疾等症。

十三、润肠通便、美肤驻颜粥

五仁粳米粥

【原料】芝麻仁、松子仁、胡桃仁、桃仁(去皮、尖)、甜杏仁各 15 克,粳米 200 克,白糖适量。

【做法】将上述五仁分别拣净,混合后碾碎为末;粳米淘洗干净,与五仁碎末一同放入锅中,按煮稀粥的要求,加入清水适量,如常法煮成稀粥即可。食用时可加入白糖调味。

【食法】1 日 2 次,早、晚温热服食。

【功效】健胃破淤、润肠通便。适用于气血虚亏所致的习惯性便秘患者。

【说明】如用于妇女产后血虚型便秘可去掉桃仁。

三仁粳米粥

【原料】柏子仁 20 克,松子仁 15 克,郁李仁 20 克,粳米 100 克。

【做法】将粳米淘洗干净;郁李仁拣净、打碎,放入锅中,如常法水煎,除去药渣,取汁备用;柏子仁、松子仁混合、敲碎,除去外衣,与粳米一同放入砂锅,加入清水适量,大火煮沸后,缓缓调入郁李仁煎汁,再改用小火继续熬煮,煮至米烂、汤稠即成。

【食法】1 日 2 次,早、晚温热服食。

【功效】润肠通便。适用于各型习惯性便秘患者。

三仁粳米粥

当归桃仁粥

【原料】当归 30 克,桃仁 lO 克,粳米 100 克,冰糖 20 克。

【做法】将当归、桃仁分别洗净,一同放入砂锅,加入清水适量,以微火煎煮 30 分钟,除去药渣,取汁备用;粳米淘洗干净,放入砂锅,按煮稀粥的要求,加入清水适量,先用大火煮沸,缓缓调入当归、桃仁煎汁,再改用小火继续熬煮,煮至粳米熟烂时,加入冰糖,再煮一二沸即成。

【食法】1 日 1 剂,早、晚温热服食。

【功效】润肠通便。适用于血虚型习惯性便秘患者。

松仁粳米粥

【原料】松子仁 15 克,粳米 30 克。

【做法】将松子仁拣净、研末,和水作膏;粳米淘洗干净,放入锅中,加入清水适量,如常法煮粥。煮至粳米熟烂时,调入松仁膏,再煮二三沸即成。

【食法】1 日 3 次,温热空腹服食。

【功效】润肠通便。适用于老年气血不足或热病伤津所致的便秘患者。

麻仁粳米粥

【原料】大麻仁 10 克,粳米 50 克。

【做法】将麻仁拣净、捣烂、和水,过滤取汁;粳米淘洗干净,与麻仁汁一同放入锅中,再酌情加入清水适量,如常法熬煮成粥即可。

【食法】随意服食。

【功效】润肠通便、活血通脉。适用于产后血虚便秘、小便不通、关节凝涩、风痹经闭等症。

火麻粳米粥

【原料】火麻仁 50 克,粳米 50 克,精盐、麻油各适量。

【做法】将火麻仁拣净,研为细末;粳米淘洗干净,放入锅中,加水 800 毫升,大火煮沸后,改用小火慢慢熬煮。煮至粥将成时,调入火麻仁细末,继续熬煮,煮至粳米熟烂时,下入精盐、淋上麻油即成。

【食法】1 日 1 剂,分 1~2 次空腹服食。

【功效】润肠通便。适用于大便秘结者。

苏麻粳米粥

【原料】苏子 15 克,麻子 30 克,粳米 50 克。

【做法】将苏子、麻子分别拣净,一同捣烂、和水,过滤取汁;粳米淘洗干净,与苏子、麻子汁一同放入锅中,再酌情加入清水适量,如常法熬煮成粥即可。

【食法】空腹服食,常食无妨。

【功效】顺气润肠。适用于年老体衰、妇女产后、久病体弱所致的大便秘结、艰涩等症。

桃花粳米粥

【原料】鲜桃花瓣 4 克,粳米 100 克。

【做法】将桃花瓣、粳米分别洗净,一同放入砂锅,加入清水适量,如常法煮成稀粥即可。

【食法】早、晚服食,隔日 1 次。

【功效】清热润燥、滑肠通便。适用于胃燥脾温所致的便秘患者。

桃脯粳米粥

【原料】桃脯 150 克,粳米 100 克。

【做法】将桃脯切成细丁;粳米淘洗干净,放入锅中,加入清水适量,如常法煮粥。煮至粳米熟烂时,加入桃脯丁,再煮一二沸即成。

【食法】1 日 1~2 次,温热服食。

【功效】润肠通便、开胃生津。适用于津伤口渴、大便燥结等症。

木香槟榔粥

【原料】木香、槟榔各 5 克,粳米 100 克,冰糖适量。

【做法】将木香、槟榔一同放入锅中,如常法水煎,除去药渣,留汁锅中;粳米淘洗干净,放入留有药汁的锅中,再酌情加入清水适量,如常法煮粥。煮至粳米熟烂时,加入冰糖,继续熬煮,糖溶即成。

【食法】可作早、晚餐服食。

【功效】顺气行滞、润肠通便。适用于气滞型便秘患者。

黄芪芝麻粥

【原料】黄芪 10 克,苏子、火麻仁各 50 克,粳米 250 克。

【做法】将黄芪、苏子、火麻仁分别拣净、混合制碎,一同放入锅中,加入清水适量,煎煮 5~10 分钟,滤去渣滓,留汁锅中;粳米淘洗干净,放入留有药汁的锅中,再酌情加入清水适量,如常法熬煮成粥即可。

【食法】1 日 1 剂,分数次服食。

【功效】益气润肠。适用于气虚型便秘患者。

桑葚糯米粥

【原料】桑葚 30 克,糯米 60 克,冰糖适量。

【做法】将桑葚、糯米分别淘洗干净,一同放入锅中,加入清水适量,如常法煮粥。煮至糯米熟烂时,加入冰糖,继续熬煮,煮至糖溶即成。

【食法】1 日 1~2 次空腹温热服食。

【功效】养肝益脑、滋阴明目、润肠通便。适用于肝阴亏虚型便秘患者。

牵牛粳米粥

【原料】牵牛籽 1 克,粳米 50~100 克,生姜 2 片。

【做法】将牵牛籽拣净,加工成末备用;粳米淘洗干净,放入锅中,按煮稀粥的要求,加入清水适量,用文火熬煮。煮至汤沸时,加入牵牛籽末及生姜片,继续熬煮,煮至米烂即成。

【食法】空腹服食,由小剂量开始,逐渐增加剂量。

【功效】通便下气、泄水消肿。适用于大便秘结、小便不利、水肿臌胀、脚气浮肿等症。

【说明】牵牛籽有小毒,用量过大则会出现神经症状、血尿、大便有粘液血、剧烈腹痛、呕吐等症,因此本粥只能短暂使用,切不可长久服用;孕妇忌服。

香蕉大米粥

【原料】香蕉 250 克,大米 250 克。

【做法】将香蕉剥皮,切片备用;大米淘洗干净,与香蕉片一同放入锅中,加入清水适量,如常法熬煮成粥即可。

【食法】1 日 2 次,早、晚服食。如用于便秘患者,可在粥中加少量香油。

【功效】清热、解毒、润肠。适用于痔疮出血、便秘发烧等症。

郁李柏子粥

【原料】郁李仁、柏子仁各 10~15 克,粳米 50~100 克,蜂蜜适量。

【做法】将郁李仁、柏子仁分别去尽皮、壳、杂质,一起捣烂备用;粳米淘洗干净,与捣烂的郁李仁、柏子仁一同放入锅中,加入清水适量,如常法煮粥。煮至粳米熟烂时,兑入蜂蜜,拌和均匀即成。

【食法】1 日 2 次,早、晚温热服食。2~3 日为一个疗程。

【功效】润肠通便、养心安神。适用于心悸、失眠、健忘、长期便秘或老年性便秘等症。

李仁粳米粥

【原料】郁李仁 15 克,粳米 100 克,蜂蜜适量,生姜汁少许。

【做法】将郁李仁去皮、捣烂;粳米淘洗干净,放入锅中,加入清水适量,如常法煮粥。煮至粳米熟烂时,加入捣烂的郁李仁、蜂蜜及姜汁,再煮一二沸即成。

【食法】1 日 2 次,早、晚温热服食。

【功效】润肠通便、利水消肿。适用于大便干燥、小便不利、四肢浮肿、脚气等症。

青菜粳米粥

【原料】矮脚青菜 250 克,粳米 100 克,猪油、姜丝、精盐、味精各少许。

【做法】将矮脚青菜择洗干净,切成粗丝备用;粳米淘洗干净,放入锅中,加入清水适量,如常法煮粥。煮至粳米熟烂时,加入矮脚青菜丝、姜丝、精盐、味精、猪油,再煮二三沸即成。

【食法】可作早、晚餐服食。

【功效】通利肠胃、清热润燥。适用于口苦、口干、大便燥结及热性体质者。

柏子大米粥

【原料】柏子仁 15 克,大米 30 克,蜂蜜适量。

【做法】将柏子仁去壳、捣碎,放入锅中,如常法水煎,过滤去渣,留汁锅中;大米淘洗干净,放入留有药汁的锅中,再酌情加入清水适量,如常法煮粥。煮至大米熟烂时,调入蜂蜜,再煮一二沸即成。

【食法】1日1次,早、晚温热服食。

【功效】养心安神、滋阴润肤。适用于心悸、失眠及皮肤干燥者。

银耳樱桃粥

【原料】水发银耳、粳米各50克,罐头樱桃30克,糖桂花、冰糖各适量。

【做法】将粳米淘洗干净,放入锅中,加入清水适量,如常法煮粥。煮至粳米熟烂时,加入冰糖,继续熬煮,煮至冰糖溶化时,加入银耳,改用小火煮10分钟,然后加入樱桃、糖桂花,再煮一二沸即成。

【食法】随意服食。

【功效】补气养血、嫩肤美颜。适用于气血亏虚所致的颜面苍老、皮肤干燥者。常食可使人肌肉丰满、皮肤光泽、容颜焕发。

茯苓红枣粥

【原料】大红枣20枚,茯苓30克,粳米100克。

【做法】将红枣洗净、剖开、去核;茯苓拣净、捣碎;粳米淘洗干净,与红枣、茯苓一同放入锅中,加入清水适量,如常法熬煮成粥即可。

【食法】作早餐服食。

【功效】滋润肌肤、养颜美容。适用于皮肤干燥、粗糙者长期服食。

黄豆芝麻粥

【原料】黄豆100克,芝麻20克,粳米50克,熟猪油、精盐、味精各适量。

【做法】将芝麻洗净、炒焦,研为细末;黄豆拣净,研为粗粉;粳米淘洗干净,与黄豆粉、芝麻末、精盐、熟猪油一同放入锅中,加入清水适量,如常法煮粥。煮至米熟、豆烂时,加入味精,调匀即成。

【食法】1日2次,早、晚温热服食。

【功效】滋润养颜、嫩洁皮肤。适用于皮肤干燥、粗糙者长期服食。

白蒺大米粥

【原料】白蒺藜100克,大米100克,白糖适量。

【做法】将白蒺藜放入锅中,如常法水煎,除去药渣,取汁备用;大米淘洗干净,放入锅中,加入药汁及清水适量,如常法煮粥。煮至大米熟烂时,加入白糖,调匀即成。

【食法】1日2次,早、晚温热服食。

【功效】润肤祛痕、美容抗衰。适用于白癜风患者,常人服食无妨。

山药芡实粥

【原料】山药 30 克,芡实 30 克,韭菜 30 克,粳米 100 克。

【做法】将韭菜择洗干净,切成细末;芡实煮熟、去壳、捣碎;山药洗净、捣碎;粳米淘洗干净,与韭菜末、芡实末、山药末一同放入锅中,加入清水适量,如常法熬煮成粥即可。

【食法】作早餐服食。

【功效】养肤润燥。适用于皮肤粗糙者。

酥油蜂蜜粥

【原料】酥油 30 克,蜂蜜 15 克,粳米 60 克。

【做法】将粳米淘洗干净,放入锅中,加入清水适量,大火煮沸后,加入酥油、蜂蜜,改用小火继续熬煮,煮至粳米烂熟即成。

【食法】可作早餐服食。

【功效】补五脏、益气血、润肌肤。适用于体弱羸瘦,皮肤干燥、粗糙,毛发枯黄、脱落者长期服食。

百合粳米粥

【原料】百合 40 克,粳米 100 克,冰糖适量。

【做法】将百合择洗干净;粳米淘洗干净,与百合一同放入锅中,加入清水适量,如常法煮粥。煮至粳米熟烂时,加入冰糖适量,再煮一二沸即成。

【食法】作早餐服食。

【功效】养血安神、润肤悦颜。适用于各种发热病症治愈后所遗的面容憔悴、长期神经衰弱、失眠多梦等症,对处于更年期中的妇女也有较好的恢复容颜色泽的作用。

黄菊糯米粥

【原料】黄菊花 5 朵,糯米 100 克,白糖适量。

【做法】将黄菊花洗净;糯米淘洗干净,与黄菊花一同放入锅中,加入清水适量,如常法煮粥。煮至糯米熟烂时,加入白糖,继续熬煮,糖溶即成。

【食法】随意服食。

【功效】除胸热、安肠胃、养肝血、益颜色。适用于胸热胃燥、肝火旺盛、面色不

国学经典文库

中华食疗大全

·食疗养生粥·

图文珍藏版

华等症。

薏米绿豆粥

【原料】薏米 30 克,绿豆 15 克,百合 15 克,山药 30 克,粳米 50 克。

【做法】将薏米、绿豆、百合、山药(去皮)、粳米分别洗净;锅中加入清水适量,先用大火烧开,加入薏米、粳米、绿豆,煮至米、豆半熟时,下入百合、山药,再改用小火继续熬煮,煮至米熟、豆烂即成。

【食法】作早餐服食。

【功效】祛斑增白。适用于黄褐斑、面部皮肤灰暗等症。

彩豆石膏粥

【原料】石膏 50 克,赤小豆 20 克,绿豆 20 克,粳米 100 克,蜂蜜适量。

【做法】将赤小豆、绿豆、粳米分别淘洗干净备用;石膏打碎,放入锅中,加入清水适量,煮 1 个小时,除去药渣,留汁锅中,赤小豆、绿豆、粳米一同放入留有石膏汁的锅中,再酌情加入清水适量,先用大火烧开,再改用小火煮约 3 个小时,加入蜂蜜,调匀即成。

【食法】空腹温热服食。

【功效】祛斑增白。适用于面部色斑沉着的青年女性。

丹参桑葚粥

【原料】桑葚 20 克,丹参、赤芍、芦荟、当归各 10 克,糯米 100 克,蜂蜜适量。

【做法】将桑葚、丹皮、赤芍、芦荟、当归一同放入锅中,加入清水适量,以小火煎煮 30 分钟,提取药汁,留药渣于锅中,再加入清水适量,如上法煎煮,再次取汁,混合两次煎汁备用;糯米淘洗干净,与药汁一同放入锅中,再酌情加入清水适量,如常法煮粥。煮至糯米烂熟时,加入蜂蜜,调匀即成。

【食法】1 日 2 次,作早、晚餐服食。

【功效】养血凉血、清热祛淤、增白美容。适用于各种黄褐斑、粉刺、蝴蝶斑。

百合薏米粥

【原料】薏米 50 克,百合 15 克,蜂蜜适量。

【做法】将薏米、百合分别择洗干净,一同放入锅中,加入清水适量,如常法煮粥。煮至薏米熟烂时,加入蜂蜜,调匀即成。

【食法】1 日 1 次,温热服食。

【功效】健脾益胃、润肤祛斑。适用于妇女面部雀斑、痤疮、湿疹等症。

琵琶薏米粥

【原料】鲜枇杷果(去皮)60克,薏米50克,鲜枇杷叶10克。

【做法】将枇杷果洗净、去核,切成小块备用;枇杷叶洗净,切成碎片;薏米淘洗干净,与枇杷叶碎片一同放入锅中,加入清水适量,如常法煮粥。煮至薏米将熟时,加入枇杷果块,拌和均匀,继续熬煮,煮至薏米烂熟即成。

【食法】1日1~2次,空腹服食。

【功效】清肺散热。适用于肺热所致的粉刺患者。

菜花粳米粥

【原料】鲜菜花50克(干品10克),粳米100克。

【做法】将菜花洗净、细切;粳米淘洗干净,放入锅中,加入清水适量,大火煮沸后,改用小火继续熬煮。煮至粳米将熟时,加入菜花,继续熬煮,煮至米烂、汤稠即成。

【食法】1日2次,早、晚服食。

【功效】清热解毒、祛皱美容。适用于粉刺、痤疮患者。

十四、舒肝利胆、明目聪耳粥

芹菜粳米粥

【原料】连根芹菜120克,粳米250克。

【做法】将芹菜洗净、切碎;粳米淘洗干净,与芹菜一同放入锅中,加入清水适量,如常法熬煮成粥即可。

【食法】1日1剂,早、晚温热服食,连用数剂。

【功效】清肝泻火。适用于肝气不调等症。

梅花粳米粥

【原料】白梅花3~5克,粳米50~100克。

【做法】将粳米淘洗干净,放入锅中,加入清水适量,如常法煮粥。煮至粥将熟时,加入白梅花,再煮二三沸即成。

【食法】1日2次,早、晚空腹温热服食。

【功效】疏肝理气、健脾开胃、清热解毒。适用于肝胃气痛、神经官能症、乳腺炎、疮毒等症。

葱实粳米粥

【原料】葱实(葱的种子)10克,粳米100克。

【做法】将葱实洗净、晒干、碾成细末,放入砂锅,加入清水适量,先用大火烧开后,再改用小火熬煮20分钟,过滤去渣,留汁锅中;粳米淘洗干净,放入留有药汁的锅中,大火烧开后,改用小火熬煮20~30分钟,熬至米烂、汤稠即成。

【食法】1日2次,作早、晚餐服食。

【功效】温补肝肾、益精明目。适用于肝肾亏虚所致的视物模糊、性欲减退等症。

桑菊豆豉粥

【原料】桑叶10克,甘菊花、豆豉各15克,粳米100克。

【做法】将甘菊花研为细末备用;豆豉、桑叶分别择洗干净,一同放入锅中,如常法水煎,除去药渣,留汁锅中;粳米淘洗干净,放入留有药汁的锅中,再酌情加入清水适量,如常法煮粥。煮至粳米熟烂时,调入菊花末,再稍煮一二沸即成。

【食法】1日2次,可作早、晚餐服食。

【功效】疏风散热、清肝明目。适用于风热所致的偏头痛、头痛而胀、口渴便秘等症。

桑椹糯米粥

【原料】桑椹子20~30克,糯米60克,冰糖少许。

【做法】将桑椹子浸泡片刻、洗净备用;糯米淘洗干净,与泡好的桑椹子一同放入砂锅,加入清水适量,如常法煮粥。煮至糯米烂熟时,加入冰糖,再煮一二沸即成。

【食法】1日2次,作早、晚餐服食。

【功效】补肝滋肾、养血明目。适用于肝肾血虚所致的头晕目眩、视力减退等症。

胡萝卜芹菜粥

【原料】胡萝卜、芹菜各50克,番茄30克,猪油15克,精盐2克,味精1克,麻油10克,粳米100克。

【做法】将番茄洗净,用开水烫后,剥皮去籽,切成小块备用;胡萝卜洗净、切丝;芹菜洗净、沥水,切成碎末;粳米淘洗干净,放入锅中,加水 1000 毫升,先用大火烧开后,再改用小火继续熬煮。煮至粳米熟烂时,加入胡萝卜丝、芹菜末、番茄块、猪油,再稍煮片刻,然后加入精盐、味精、麻油,调匀即成。

【食法】1 日 1 次,做晚餐服食。

【功效】滋阴养肝、清肝明目。适用于夜盲症、皮肤干燥、体质虚弱、大便秘结等症。

白芷香附粥

【原料】香附 9 克,玫瑰花 3 克,白芷 6 克,粳米或糯米 100 克,冰糖适量。

【做法】将香附、白芷分别拣净,一同放入锅中,如常法水煎,除去药渣,取汁备用;粳米或糯米淘洗干净,放入锅中,加入药汁及清水适量,如常法煮粥。煮至汤沸时,加入漂洗干净的玫瑰花瓣,改用文火慢熬 10 分钟,加入冰糖,继续熬煮,煮至糖溶即成。

【食法】1 日 2 次,作早、晚餐服食。

【功效】疏肝解郁、理气止痛。适用于偏头痛。经常服食能明显减少偏头痛的发作次数。

菊花粳米粥

【原料】菊花末 15 克,粳米 100 克。

【做法】将粳米淘洗干净,放入锅中,加入清水适量,如常法煮粥。煮至粳米熟烂时,调入菊花末,再煮一二沸即成。

【食法】1 日 2 次,作早、晚餐服食。

【功效】清肝火、散风热。适用于肝火旺盛所致的偏头痛、心烦易怒、面红发热等症。

车前粳米粥

【原料】车前子 20 克,粳米 50 克。

【做法】将粳米淘洗干净;车前子放入纱布袋中,扎紧袋口,放入砂锅,加水 200 毫升,中火煎至 100 毫升,取出药袋,留汁锅中,加入粳米及清水 400 毫升,改用小火继续熬煮,煮至粳米熟烂即成。

【食法】1 日 2 次,早、晚温热服食。

【功效】养肝明目、利水消肿、祛痰止咳。适用于目赤肿痛、高血压、高血脂、老年慢性支气管炎等症。

【说明】凡肾虚滑精者不宜服食。

枯草菊花粥

【原料】夏枯草、菊花各 15 克,粳米 100 克,冰糖适量。

【做法】将粳米淘洗干净;夏枯草、菊花分别洗净,一同装入纱布袋中,扎紧袋口,放入锅中,加入清水适量,大火烧开后,加入粳米,继续熬煮,煮一二沸后,除去药袋,改用小火慢慢熬煮。煮至粳米熟烂时,加入冰糖,调匀即成。

【食法】1 日 1 次,连服 6 日为一个疗程。

【功效】清肝明目、疏热散风、降压止晕。适用于肝阳上亢所致的眩晕等症。

【说明】气虚胃寒、食少泄泻者不宜服食。

菊苗粳米粥

【原料】新鲜甘菊幼苗或嫩芽 15~30 克,粳米 50~100 克,冰糖适量。

【做法】将甘菊幼苗或嫩芽洗净、细切;粳米淘洗干净,与甘菊幼苗或嫩芽一同放入锅中,加入冰糖及清水适量,如常法熬煮成粥即可。

【食法】1 日 2 次,作早、晚餐服食。

【功效】清肝明目。适用于肝气不调等症。

佛手大麦粥

【原料】佛手 20 克,大麦 100 克,陈皮 20 克,红糖 20 克。

【做法】将陈皮、佛手分别洗净,晒干或烘干,研为粗末备用;大麦拣杂,淘洗干净,晒干或烘干,磨碎如粟米大小,放入砂锅,加入清水适量,先用大火煮沸,调入陈皮、佛手粗末,再改用小火煮 1 个小时。煮至麦粒熟烂时,加入红糖,再煮至粥沸,搅拌均匀即成。

【食法】1 日 1 剂,早、晚随餐服食。

【功效】健胃平肝。适用于各型肝硬化患者。

芪枣砂仁粥

【原料】黄芪 20 克,砂仁 6 克,红枣 10 枚,粳米 100 克。

【做法】将黄芪洗净、晾干,切片备用;砂仁晒干,研为极细末;粳米淘洗干净,与洗净的红枣一同放入砂锅,加入清水适量,先用大火煮沸,再改用小火煨煮 40 分钟,调入砂仁末,加入黄芪片及温开水适量,继续用小火煮 30 分钟,煮至枣烂汤稠即成。

【食法】1 日 1 剂,早、晚各服食 1 半,食粥时嚼食黄芪、红枣。

【功效】养肝益气。适用于各型肝硬化患者。

巴戟珍珠粥

【原料】巴戟 50 克,珍珠肉(干品)150 克,生姜 2 片,精盐少许。

【做法】将珍珠肉用清水浸透、发开,洗净备用;巴戟洗净;生姜刮去外皮,用清水洗净、切片;瓦锅内加入清水适量,先用大火煮沸,倒入所有材料,改用文火再煮 3 个小时左右即成。食用时可加入精盐调味。

【食法】1 日 1 剂,分 1~2 次温热服食。

【功效】滋养肝阴、益肾明目。适用于各型眼疲劳者。

腐竹猪血粥

【原料】猪血 150 克,腐竹 50 克,生菜 50 克,粳米 100 克,精盐、味精、麻油各适量。

【做法】将猪血洗净,切成小块备用;腐竹洗净、润软、切碎;生菜洗净、切碎;粳米淘洗干净,放入锅中,加水 1000 毫升,大火烧开后,加入腐竹和猪血块,再改用小火慢慢熬煮。煮至粥将成时,加入生菜、精盐,继续熬煮,煮至米烂、菜熟时,下入味精、淋上麻油,调匀即成。

【食法】1 日 2 次,温热空腹服食。

【功效】疏肝理气。适用于肝硬化、腹部胀痛、食欲不振等症。

苍术羊肝粥

【原料】羊肝、粳米各 150 克,苍术 30 克,精盐、酱油、淀粉、胡椒粉、麻油各适量。

【做法】将苍术放入锅中,如常法水煎,除去药渣,取汁备用;精盐、酱油、胡椒粉、麻油和淀粉一同放入碗中,拌和均匀,做成腌料;羊肝洗净血污,切成薄片,用干布吸干羊肝表面的水分,加入腌料,腌制 10 分钟左右;粳米淘洗干净,与苍术煎汁一同放入锅中,再酌情加入清水适量,大火烧开后,改用中火继续熬煮。煮至粳米熟烂时,加入腌好的羊肝,继续熬煮。煮至羊肝熟透时,加入精盐,再煮一二沸即成。

国学经典文库

中华食疗大全

· 食疗养生粥 ·

图文珍藏版

【食法】1日2次,温热服食。

【功效】健脾润燥、养肝明目。适用于肝血亏虚所致的两目干涩、视物模糊、多汗体弱等症。

猪肝粳米粥

【原料】猪肝100~150克,粳米100克,葱、姜、植物油、精盐各适量。

【做法】将猪肝洗净,切成小块;粳米淘洗干净,与猪肝、葱、姜、植物油、精盐一同放入锅中,加水约700毫升,如常法煮粥。煮至米烂、肝熟、汤稠即成。

【食法】1日2次,早、晚空腹趁热服食。

【功效】补肝明目、清火养血。适用于气血虚弱所致的贫血、夜盲症及头昏眼花等症。

猪肝菊花粥

【原料】猪肝60克,大米30克,蟹爪菊花2朵,枸杞15克。

【做法】将大米、枸杞分别洗净;猪肝洗净,切片备用;蟹爪菊花摘瓣、洗净;所有原料一同放入锅中,加入清水适量,如常法煮粥。煮至大米烂熟、猪肝熟透即成。

【食法】1日2次,作早、晚餐服食。

【功效】清肝明目、降压止晕。适用于老年人头晕目暗、视物昏花等症。

猪肝赤豆粥

【原料】赤小豆50克,猪肝、大米各100克。

【做法】将猪肝洗净、切片;大米淘洗干净;赤小豆淘洗干净,放入砂锅,加入清水适量,煮至豆半熟时,加入大米,如常法煮粥。煮至豆烂、米熟时,加入猪肝片,继续熬煮,煮至猪肝熟透即成。

【食法】1日2次,作早、晚餐服食。

【功效】补肝明目、养血健身。适用于血虚所致的视物不清等症。

猪肝绿豆粥

【原料】新鲜猪肝100克,绿豆50克,大米100克,食盐、味精各适量。

【做法】将新鲜猪肝洗净,切条备用;绿豆、大米分别淘洗干净,一同放入锅中,加入清水适量,如常法煮粥。煮至米熟、豆烂时,加入猪肝条,继续熬煮,煮至猪肝熟透,加入食盐、味精调味即成。

【食法】1日1~2次,每次1碗,连服3~5日。

【功效】补肝养血、清热明目。适用于肝虚血少所致的视力减退、视物模糊等症。

猪肝鸡蛋粥

【原料】猪肝、粳米各 50 克,鸡蛋 1 个,精盐、姜末、味精各适量。

【做法】将猪肝洗净、切碎;粳米淘洗干净,与切碎的猪肝一同放入锅中,加入清水适量,大火烧开后,改用小火如常法煮粥。煮至粥熟时,打入鸡蛋,加入精盐、姜末、味精,搅拌均匀,再煮一二沸即成。

【食法】1 日 1~2 次,空腹服食:

【功效】补血、养肝、明目。适用于夜盲症患者。

鸡肝粳米粥

【原料】乌鸡肝 1 个,粳米 50 克,精盐适量。

【做法】将乌鸡肝洗净、切碎;粳米淘洗干净,与乌鸡肝一同放入锅中,加水 500 毫升,大火烧开后,改用小火熬煮成稀粥即可。食用时可加入精盐调味。

【食法】1 日 1 次,连用 7 日。

【功效】补肝明目。适用于小儿夜盲症、目暗、疳积、身体瘦弱、面色无华、贫血等症。

羊肝粳米粥

【原料】羊肝、粳米各 50 克,精盐适量。

【做法】将羊肝洗净、切片,放入锅中.加入清水适量,煮熟备用;粳米淘洗干净,与煮好的羊肝一同放入锅中,加入清水适量,大火烧开后,改用小火继续熬煮,煮至肝熟、米烂即成。食用时可加入精盐调味。

【食法】1 日 1 次,连服 7 日,也可长期服食。

【功效】养肝明目。适用于目昏生翳等症。

羊肝黑米粥

【原料】黑豆、黑米各 50 克,羊肝 50 克,姜丝、精盐、味精、麻油各适量。

【做法】将羊肝洗净,切成薄片备用;黑豆、黑米分别洗净,一同放入锅中,加入清水适量,大火煮沸后,改用小火慢慢熬煮。煮至米、豆熟烂时,加入羊肝、姜丝,继续熬煮,煮至羊肝熟透时,趁热下入精盐、味精,淋上麻油,调匀即成。

【食法】1 日 2 次,早、晚空腹服食。

【功效】乌发明目。适用于青少年近视眼、须发早白等症。

兔肝粳米粥

【原料】鲜兔肝1个,粳米250克,姜末3克,精盐适量。

【做法】将兔肝洗净,切成碎末备用;粳米淘洗干净,放入锅中,加水2000毫升,大火烧开后,改用小火继续熬煮。煮至粥稠时,加入兔肝末、姜末,再稍煮一二沸,趁热加入精盐调味即成。

【食法】早、晚随量服食,可常食。

【功效】补肝、明目。适用于肝肾气虚、风热上攻、目昏生翳、目痛等症。

香附粳米粥

【原料】香附10克,粳米100克。

【做法】将香附放入锅中,如常法水煎,除去药渣,留汁锅中;粳米淘洗干净,放入留有药汁的锅中,再酌情加入清水适量,如常法熬煮成粥即可。

【食法】1日2次,作早、晚餐服食。

【功效】舒肝解郁。适用于肝气不调等症。

龙胆甘草粥

【原料】龙胆草、泽泻、车前子、木通、栀子、黄芩各15克,甘草10克,粳米100克。

【做法】将龙胆草、泽泻、车前子、木通、栀子、黄芩、甘草分别拣洗干净,一同放入锅中,水煎2次,每次用水700毫升,煎半个小时。混合2次药汁,除去药渣,取汁备用;粳米淘洗干净,与药汁一同放入锅中,再酌情加入清水适量,如常法熬煮成粥即可。

【食法】1日1剂,分2次空腹服食。

【功效】补益肝肾。适用于湿热黄疸、小便短赤等症。

枸杞大米粥

【原料】枸杞子30克,大米60克。

【做法】将枸杞子洗净备用;大米淘洗干净,放入锅中,加入清水适量,如常法煮粥。煮至米熟时,加入枸杞子,再煮5分钟即成。

【食法】1日1~2次,每次1碗,常服无妨。

【功效】补益肝肾、养血明目。适用于肝肾阴虚所致的头晕目涩、腰膝酸软等症。

榛子枸杞粥

【原料】榛子仁 30 克,枸杞子 15 克,粳米 50 克。

【做法】将榛子仁捣碎、去皮;枸杞子洗净,与榛子仁一同放入锅中,如常法水煎,除去药渣,取汁备用;粳米淘洗干净,放入锅中,加入药汁及清水适量,大火烧开后,改用小火熬煮成粥即可。

【食法】1 日 2 次,早、晚空腹服食。

【功效】养肝益肾、明目丰肌。适用于肝血亏虚所致的头昏眼花、视力减退、夜盲症、面色无华等症。

杞叶糯米粥

【原料】鲜枸杞叶 100 克,糯米 50 克,白糖适量。

【做法】将鲜枸杞叶洗净,放入砂锅,加水 300 毫升,煎至 200 毫升,除去药渣,留汁锅中;粳米淘洗干净,与白糖一同放入留有药汁的砂锅中,加水 300 毫升,大火烧开后,改用小火熬煮成稀粥即可。

【食法】1 日 1 剂,早、晚各服食 1 半。

【功效】补益肝肾、清热明目。适用于头晕目赤、夜盲症、虚劳发热、肝亏肾虚、烦渴、女性宫寒不孕、男牲阳痿等症。

【说明】性功能亢进者不宜服食。

双花决明粥

【原料】密蒙花、菊花各 30 克,谷精草、石决明各 50 克,小米 100 克,蜂蜜适量。

【做法】将密蒙花、菊花、谷精草、石决明分别洗净,一同放入纱布袋中,扎紧袋口备用;小米淘洗干净,放入锅中,加入药袋及清水适量,大火煮沸后,除去药袋,改用小火继续熬煮。煮至小米熟软时,加入蜂蜜,拌匀即成。

【食法】1 日 1 次,10 日为一个疗程。

【功效】健脾开胃、清肝明目、疏散风热。适用于目赤肿痛、夜盲症、视力减弱等症。

决明粳米粥

【原料】决明子 20 克,粳米 100 克。

【做法】将决明子淘洗干净,放入炒锅,炒至微有香气时取出,放入砂锅中,加

中华食疗大全

· 食疗养生粥 ·

图文珍藏版

水 200 毫升,煎至 100 毫升,除去药渣,留汁锅中;粳米淘洗干净,放入留有药汁的锅中,加水 400 毫升,大火烧开后,改用小火慢慢熬煮成稀粥即可。

【食法】1 日 1 剂,随时随量服食。

【功效】清肝明目、利水通便。适用于夜盲症、风热眼痛、肝炎、肝硬化腹水、高血压、高脂血、习惯性便秘等症。

【说明】大便溏泄者或血虚眩晕者不宜多服。

石草决明粥

【原料】石决明 25 克,草决明、白菊花各 10 克,冰糖 6 克,粳米 100 克。

【做法】将石决明放入炒锅中,炒至出香味时起锅,与草决明、白菊花一同放入砂锅,如常法水煎,除去药渣,取汁备用;粳米淘洗干净,放入砂锅,加入药汁及清水适量,大火烧开后,改用小火继续熬煮。煮至粳米熟烂时,加入冰糖,继续熬煮,煮至糖溶即成。

【食法】1 日 1 剂,分 2 次服食,连用 3~5 日。

【功效】清肝明目、养肝潜阳。适用于目赤肿痛、羞光多泪、高脂血、高血压及肝炎患者。

【说明】凡大便溏泄者不宜服食。

决明菊花粥

【原料】决明子 10~15 克,白菊花 10 克,粳米 100 克,冰糖少许。

【做法】将决明子放入炒锅中,炒至微有香气时取出,待冷后与白菊花一同放入锅中,如常法水煎,除去药渣,留汁锅中;粳米淘洗干净,放入留有药汁的锅中,再酌情加入清水适量,如常法煮粥。煮至粥成时,加入冰糖,再煮至粥沸即成。

【食法】1 日 1 剂,5~7 日为一个疗程。

【功效】清肝明目、消脂通便。适用于高脂血、动脉硬化等症。

煅石决明粥

【原料】煅石决明 30 克,粳米 100 克。

【做法】将煅石决明打碎,放入砂锅,加水 200 毫升,以大火先煎 1 个小时,除去药渣,留汁锅中;粳米淘洗干净,放入留有药汁的锅中,再加水 600 毫升,如常法煮成稀粥即可。

【食法】1 日 2 次,早、晚温热服食,5~7 日为一个疗程。

【功效】平肝潜阳、清热明目。适用于高血压及目赤翳障、青盲雀目、视物模糊等症。

【说明】脾胃虚寒者不宜服食。

泽泻糯米粥

【原料】泽泻 20 克,糯米 50 克。

【做法】将泽泻晒干,研成粉末备用;糯米淘洗干净,放入砂锅,加水 800 毫升,大火烧开后,改用小火慢慢熬煮。煮至糯米熟烂时,调入泽泻粉,拌匀即成。

【食法】1 日 1 剂,早、晚空腹趁热服食。

【功效】清肝利水。适用于脂肪肝患者。

冬瓜山药粥

【原料】冬瓜 100 克,山药 100 克,羊肉 50 克,粳米 100 克,姜丝、精盐各适量。

【做法】将羊肉洗净,剁成肉蓉;山药去皮,切成小丁;冬瓜洗净、切块;粳米淘洗干净,放入锅中,加入清水 1000 毫升,大火烧开后加入羊肉、冬瓜、山药、姜丝、精盐,再改用小火慢慢熬煮,煮至冬瓜、山药熟烂即成。

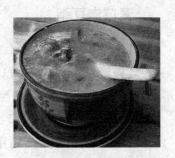
冬瓜山药粥

【食法】1 日 1 剂,分 2~3 次空腹服食。

【功效】利水除脂,补气养肝。适用于脂肪肝患者。

山药夜明粥

【原料】夜明砂、菟丝子各 9 克,山药 30 克,粳米 60 克,红糖适量。

【做法】将夜明砂、菟丝子、山药用纱布包好,扎紧袋口,放入锅中,加水 1000 毫升,中火煎至 600 毫升,除去药渣,留汁锅中;粳米淘洗干净,放入留有药汁的锅中,再酌情加入适量清水及红糖,大火烧开后,改用小火继续熬煮,煮至米烂、汤稠即成。

【食法】1 日 1 次,连续服食 15~20 日为宜。

【功效】滋补肝脾。适用于白内障患者。

田螺糯米粥

【原料】大田螺 20 个,糯米 100 克,黄酒、姜丝、精盐、味精、麻油各适量。

【做法】将大田螺用清水静养 2~3 日后,取出螺肉备用;糯米淘洗干净,放入锅中,加水 1000 毫升,大火烧开后,加入黄酒、螺肉及姜丝、精盐,再改用小火慢慢熬煮。煮至米熟、肉烂时,下入味精,淋上麻油,调匀即成。

【食法】1 日 1 剂,分 2 次空腹服食。

【功效】舒肝利胆。适用于黄疸型肝炎患者。

紫茄大米粥

【原料】紫茄子 200~500 克,大米适量。

【做法】将紫茄子洗净、切丁;大米淘洗干净,与紫茄丁一同放入锅中,加入清水适量,如常法熬煮成粥即可。

【食法】随意服食。

【功效】舒肝利胆。适用于黄疸型肝炎患者。

薏苡赤豆粥

【原料】赤小豆、薏苡仁各 30 克,白糖适量。

【做法】将赤小豆、薏苡仁分别洗净,一同放入锅中,加水 800 毫升,大火烧开后,改用小火继续熬煮,煮至米熟、豆烂时,加入白糖,搅拌均匀,再煮至粥沸即成。

【食法】1 日 1 剂,分 2 次空腹服食。

【功效】舒肝利胆。适用于黄疸症湿重于热、目赤色黄、脘肋胀痛、头昏身重、食欲不振等症。

茵陈蒿粳米粥

【原料】茵陈蒿 50 克,粳米 100 克,白糖适量。

【做法】将茵陈蒿放入锅中,水煎 2 次,每次用水 600 毫升,煎半个小时,混合 2 次药汁,除去药渣,留汁锅中;粳米淘洗干净,放入留有药汁的锅中,再酌情加入清水适量,以小火慢慢熬煮。煮至粳米熟烂时,加入白糖,调匀即成。

【食法】1 日 1 剂,分 2 次空腹服食。

【功效】舒肝利胆。适用于急性传染性黄疸型肝炎、小便不利等症。

茵陈薏米粥

【原料】茵陈 30 克,薏米 60 克。

【做法】将茵陈放入锅中,如常法水煎,除去药渣,留汁锅中;薏米淘洗干净,放入留有药汁的锅中,再酌情加入清水适量,如常法熬煮成粥即可。

【食法】1 日 1 剂,温热服食。

【功效】利胆消炎。适用于急性胆囊炎患者。

鳅鱼粳米粥

【原料】大鳅鱼250克,粳米100克,火腿末15克,葱末、姜末、料酒、精盐、味精、胡椒粉各适量。

【做法】将鳅鱼用开水烫死,除去内脏,冲洗干净,放入蒸锅中,加入葱末、姜末、料酒、精盐、火腿末,蒸至熟烂,拣去鱼骨、鱼刺、鱼头,收取鱼肉备用;粳米淘洗干净,放入锅中,加入清水适量,如常法煮粥。煮至粳米熟烂时,加入鱼肉、味精、胡椒粉,调匀即成。

【食法】1日1剂,分2次空腹服食。

【功效】清热利湿。适用于湿热型胆囊炎患者。

内金橘皮粥

【原料】鸡内金10克,干橘皮6克,糯米50克。

【做法】将鸡内金、干橘皮共研为细末,放入锅中,如常法水煎,除去药渣,留汁锅中;糯米淘洗干净,放入留有药汁的锅中,再酌情加入清水适量,如常法煮成稠粥即可。

【食法】1日1剂,分2次空腹服食。

【功效】利胆消食。适用于胆结石患者。

鳖甲薏苡粥

【原料】鳖甲15克,金银花12克,柴胡9克,薏苡仁18克,粳米100克,红糖适量。

【做法】将鳖甲、金银花、柴胡分别洗净,一同放入锅中,如常法水煎,除去药渣,取汁备用;粳米、薏苡仁分别淘洗干净,一同放入锅中,加入药汁及清水适量,如常法煮粥。煮至粳米熟烂时,加入红糖,再煮二三沸即成。

【食法】1日1剂,早、晚各服食1半。

【功效】清肝利胆。适用于肝胆郁热所致的中耳炎。

莲实粳米粥

【原料】嫩莲实50克,粳米30克,白糖适量。

【做法】将嫩莲实用清水洗净、发胀、去衣,抽出莲心,冲洗干净,放入锅中,加入清水适量,煮烂备用;粳米淘洗干净,放入锅中,加入清水适量,如常法熬煮稀粥。

煮至粳米熟烂时,倒入煮烂的莲实,混合、拌匀,再煮至粥沸即成。食用时可根据个人口味加入白糖调味。

【食法】1 日 2 次,作早、晚餐服食。

【功效】补脾益肾、明目聪耳、固肠止泻。适用于脾肾两虚所致的耳鸣、耳聋、视物模糊等症。

枸杞花生粥

【原料】枸杞子、花生米各 30 克,麦冬 10 克,粳米 50 克,白糖适量。

【做法】将枸杞子、麦冬分别拣洗干净,一同放入锅中,如常法水煎,除去药渣,留汁锅中;花生米、粳米分别淘洗干净,一同放入留有药汁的锅中,再酌情加入清水适量,如常法煮粥。煮至米熟、汤稠时,调入白糖,再煮至粥沸即成。

【食法】1 日 2 次,作早、晚餐服食,7~10 日为一个疗程,隔 3~5 日再食。

【功效】滋补肝肾、明目聪耳。适用于肝肾不足所致的头晕眼花、视物不清、耳鸣耳聋等症。健康人食用能增强体质、益寿延年。

豆仁八宝粥

【原料】赤豆、扁豆、花生仁、薏苡仁、核桃肉、龙眼、莲子、红枣各 30 克,粳米 500 克,白糖适量。

【做法】将所有原料分别淘洗干净,一同放入锅中,加入清水适量,如常法煮粥。煮至豆烂、米熟时,加入白糖,糖溶即成。

【食法】作早餐服食。

【功效】健脾补气、益气明目。适用于近视、不耐久视、寐差纳少、消化不良等症。

荠菜粳米粥

【原料】荠菜 250 克,粳米 100 克。

【做法】将荠菜、粳米分别洗净,一同放入砂锅,加水 1000 毫升,大火烧开后,改用小火继续熬煮成稀粥即可。

【食法】1 日 1 剂,分 2~3 次服食。

【功效】益气健脾、明目止血。适用于眼底出血、便血、呕血、尿血、咳血、年老体弱、水肿、乳糜

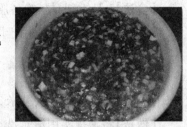

荠菜粳米粥

尿、慢性肾炎等症。

黄花鱼茸粥

【原料】鲜黄花鱼 1 条(约 1250 克),糯米 30 克,姜丝、芫荽、葱、食盐、熟油、酱油各适量。

【做法】将糯米淘洗干净,锅中加入清水适量,大火烧沸后,倒入淘洗干净的糯米,如常法煮粥;鲜黄花鱼去鳞、洗净,用食盐腌制 15 分钟左右,放入盛有熟油的热锅内,煎至两面焦黄时,注入清水 1 碗,继续煎煮。煮至鱼肉熟透后取出,拆下鱼肉,鱼骨放回鱼汤内再煮 15 分钟。将拆下的鱼肉用熟油、酱油拌匀备用;将熬好的鱼汤倒入粥中同煮。煮至糯米熟烂时,加入腌好的鱼肉,再煮至粥沸,然后加入姜丝、芫荽、葱末调味即成。

【食法】温热服食。

【功效】明目、填精、益气开胃。适用于两目昏花、肾精亏少、体虚食少、形体羸瘦等症。

黄鱼糯米粥

【原料】黄鱼肉 150 克,胡椒粉 2 克,葱花、姜末、精盐各 5 克,味精 2 克,火腿末 10 克,猪油 15 克,莼菜 50 克,糯米 100 克。

【做法】将黄鱼肉洗净,切成小丁备用;莼菜用开水烫透、捞出,放入碗中待用;糯米淘洗干净,放入锅中,加入清水 1000 毫升,大火烧开后,改用小火慢慢熬煮。煮至米粒开花时,加入黄鱼肉丁、味精、葱花、姜末、火腿末、猪油,继续熬煮,煮至糯米熟烂时,调入味精、胡椒粉,拌和均匀,盛入装有莼菜的碗中即成。

【食法】1 日 1 剂,分 2~3 次服食。

【功效】开胃益气、明目安神。适用于干眼病、夜盲症、肠胃病、年老体弱、腰膝酸软等症。

蚌肉粳米粥

【原料】活蚌 500 克,粳米 150 克,葱、姜末、料酒、精盐、胡椒粉各少许。

【做法】将活蚌用刀撬开,取出蚌肉、除去肠杂、冲洗干净,大者切开,小者以刀面略拍,放入开水锅中稍氽一下,捞出备用;粳米淘洗干净,放入锅中,加入清水适量,大火煮沸后,加入蚌肉、葱末、姜末、料酒,再改用小火继续熬煮。煮至粳米熟烂时,加入精盐,撒上胡椒粉即成。

【食法】空腹温热服食。

【功效】养肝明目、清热滋阴。适用于肝火目赤、女子月经过多等症。

生地青葙粥

【原料】生地 15 克,青葙子 9 克,陈皮 6 克,粳米 60 克。

【做法】将生地、青葙子、陈皮分别洗净,一同放入锅中,如常法水煎,除去药渣,留汁锅中;粳米淘洗干净,放入留有药汁的锅中,再酌情加入清水适量,先用大火烧开,再改用小火慢慢熬煮成粥即可。

【食法】1 日 1 次,连用 7 日为宜。

【功效】滋阴、清热、明目。适用于青光眼等症。

鱼脑粳米粥

【原料】鲤鱼脑 60 克,粳米 25 克,姜末、精盐、味精、葱花各适量。

【做法】将鲤鱼脑髓取出,洗净备用;粳米淘洗干净,放入锅中,加入清水适量,如常法煮粥。煮至糯米熟烂时,加入鱼脑、姜末、葱花、精盐、味精,再煮至粥沸即成。

【食法】随意服食。

【功效】补肾健脑、聪耳。适用于老年人头晕眼花、耳聋耳鸣、记忆力减退等症。

黄精糯米粥

【原料】黄精、茯苓各 15 克,葛根 10 克,糯米 150 克。

【做法】将黄精、茯苓、葛根分别拣洗干净,一同放入锅中,加入清水适量,煎煮30 分钟,除去药渣,留汁锅中,糯米淘洗干净,放入留有药汁的锅中,加入清水适量,以文火如常法熬煮成粥即可。

【食法】1 日 2 次,早、晚温热服食。

【功效】健脾益气、升阳聪耳。适用于耳鸣耳聋等症。

山萸糯米粥

【原料】山萸肉 15 克,糯米 50 克,红糖适量。

【做法】将山萸肉、糯米分别洗净,与红糖一同放入砂锅,加水 450 毫升,以文火煮至米烂、粥稠,表面有粥油时即成。

【食法】1 日 2 次,早、晚温热服食。

【功效】养肝益肾。适用于肝肾亏虚、耳鸣耳聋、头晕目眩、小便频数、腰膝酸痛、虚汗不止、月经过多、漏下不止等症。

【说明】痰湿气盛、小便不利者忌食。

淡菜粳米粥

【原料】淡菜 50 克,粳米 100 克,料酒适量。

【做法】将粳米淘洗干净;淡菜拣杂、洗净(干品须用温开水浸泡 6 个小时,鲜品无需浸泡),放入沸水锅中,煮沸捞出,候凉、掰开,除去中间的黑心,再用清水冲洗 1 次,放入砂锅,加入粳米及清水适量,先用大火煮沸,加入料酒,拌和均匀,再改用小火炖至菜烂、粥稠时即成。

【食法】1 日 2 次,早、晚温热服食。

【功效】补肾聪耳。适用于肝肾亏虚型老年耳聋患者。

芹根粳米粥

【原料】芹菜连根 60 克,粳米 100 克。

【做法】将粳米淘洗干净;芹菜连根洗净、切碎,与粳米一同放入锅中,按煮稀粥的要求,加入清水适量(约 1000 毫升左右),大火烧开后,改用小火继续熬煮成稀粥即可。

【食法】1 日 1 剂,连续服食 5~7 日为宜。可长期食用。

【功效】健脾消痰。适用于脾胃痰火上升所致的耳鸣等症。

苁蓉羊肾粥

【原料】肉苁蓉 15 克,羊肾 1 具,灵磁石、薏苡仁各 20 克。

【做法】将肉苁蓉洗去泥土,与灵磁石一同放入锅中,如常法水煎,除去药渣,留汁锅中;羊肾除去脂膜,细切,与淘洗干净的薏苡仁一同放入留有药汁的锅中(若药汁不足可加入清水适量),如常法熬煮成粥即可。

【食法】作早餐服食。

【功效】滋肾平肝、强壮补虚。适用于肝肾不足、身体虚弱、面色黄黑、鬓发干焦、头晕耳鸣等症。

菖蒲猪肾粥

【原料】菖蒲、五味子各 15 克,猪肾 2 个,粳米 100 克,葱白、姜丝、精盐、味精、麻油各适量。

【做法】将猪肾分别剖开,除去臊腺,洗净、切片;葱白洗净、切段;菖蒲、五味子分别拣净,一同放入锅中,水煎 2 次,每次用水 600 毫升,煎半个小时,去渣取汁,混合 2 次药汁备用;粳米淘洗干净,与猪肾片、葱白、姜丝、精盐一同放入锅中,加入药汁,再酌情加入清水适量,以小火慢熬成粥。煮至肉烂、米熟时,下入味精,淋上麻油,调匀即成。

【食法】1 日 2 次,早、晚温热空腹服食。

【功效】补肾益智。适用于肾虚耳鸣、智力减退等症。

猪肾粳米粥

【原料】猪肾 100 克,粳米 50 克,葱、姜、五香粉、精盐各少许。

【做法】将粳米淘洗干净;猪肾剖开、除去臊腺、洗净切片,放入锅中,加入清水适量,煮至沸腾时,倒入粳米,再加入葱、姜、五香粉、精盐,如常法熬煮成粥即可。

【食法】作膳食服食。

【功效】滋阴、补肾、聪耳。适用于肾虚耳聋、耳鸣等症。

猪腰人参粥

【原料】猪腰 1 对,人参 1 根,防风 6 克,葱白 2 根,粳米 100 克。

【做法】将猪腰剖开,除去筋膜、冲洗干净、细切为末;人参、防风一同放入锅中,如常法水煎,除去药渣,留汁锅中;粳米淘洗干净,与猪肾末、葱白一同放入留有药汁的锅中,再酌情加入清水适量,大火烧开后,改用小火慢慢熬煮,煮成稀粥即可。

【食法】1 日 1 剂,分数次服食。

【功效】益气、补肾、通阳。适用于耳聋患者。

十五、理肺清咽、止咳化痰粥

芦根粳米粥

【原料】鲜芦根 250 克,粳米 100 克。

【做法】将鲜芦根洗净,切成小段,放入砂锅,加入清水适量,浓煎 30 分钟,除去药渣,取汁备用;粳米淘洗干净,放入砂锅中,加入清水适量,先用大火煮沸,再改用小火继续熬煮。煮至粳米熟烂时,缓缓调入鲜芦根浓煎汁,拌和均匀,再用小火煨煮片刻即成。

【食法】1 日 2 次。早、晚温热服食。

【功效】润肺消炎。适用于肺炎急性期。

薏米杏仁粥

【原料】薏米 30 克,杏仁 10 克(去皮),冰糖少许。

【做法】将薏米淘洗干净,放入锅中,加入清水适量,先用大火煮沸,再改用小火继续熬煮。煮至粥半熟时,放入杏仁,继续熬煮,煮至薏米熟烂,加入冰糖,糖溶即成。

【食法】1 日 1 次,做晚餐或点心服食。

【功效】祛湿化痰、止咳。适用于咳嗽痰多等症。

杏仁薏苡粥

【原料】薏苡仁 30 克,杏仁 20 克,粳米 50 克,冰糖适量。

【做法】将杏仁洗净,去掉皮、尖备用;薏苡仁、粳米分别淘洗干净,一同放入锅中,加水 800 毫升,大火烧开后,加入杏仁及冰糖,再改用小火继续慢熬,熬至米烂、汤稠即成。

【食法】1 日 1~2 次,温热服食。

【功效】止咳化痰。适用于肺脓肿、胸闷、咳嗽痰多、口气腥臭、肢体沉重等症。

苦杏仁粥

【原料】苦杏仁 25 克,粳米 100 克,冰糖适量。

【做法】将苦杏仁用清水浸泡 1 个小时左右,除去皮、尖,捣碎,再加入清水少许研磨成浆(或直接用榨浆机榨成杏仁浆);粳米淘洗干净,放入锅中,加入苦杏仁浆及清水,如常法煮粥。煮至粳米烂熟时,加入冰糖适量,再煮一沸即成。

【食法】1 日 1 剂,分 2 次温热服食。

【功效】祛痰止咳、下气平喘、润肠通便。适用于咳嗽痰多、气喘胸闷、慢性气管炎、肠燥便秘、小便淋沥等症。

杏仁大米粥

【原料】甜杏仁(去皮尖)10 克,大米 50 克。

【做法】将杏仁拣净,研成泥状;大米淘洗干净,与杏仁泥一同放入砂锅,加入清水适量,如常法熬煮成粥即可。

【食法】1 日 2 次,作早、晚餐,温热随量服食。

【功效】止咳平喘、强身防病。既可作为常人食疗,又可用于治疗咳嗽、哮喘等症。

杏仁薄荷粥

【原料】杏仁30克,鲜薄荷10克,粳米50克。

【做法】将杏仁除去皮、尖,放入沸水中煮至七分熟时,加入淘洗干净的粳米,如常法煮粥。煮至粳米烂熟时,加入鲜薄荷,再煮一二沸即成。

【食法】1日2次,早、晚服食。

【功效】宣肺散寒、化痰平喘。适用于痰多、咳嗽等症。

杏仁黑米粥

【原料】黑米100克,杏仁、百合各15克,冰糖适量。

【做法】将杏仁、百合分别择洗干净;黑米淘洗干净,放入锅中,加水1000毫升,先用大火烧开,加入百合、杏仁,再改用小火慢慢熬煮,煮至黑米熟烂时,加入冰糖,继续熬煮,煮至糖溶即成。

【食法】分1~2次空腹服食。

【功效】滋阴养肺、补虚止咳。适用于慢性气管炎、肺虚咳嗽、肺结核咳嗽等症。

熟杏粳米粥

【原料】熟杏5枚,粳米50克,冰糖适量。

【做法】将熟杏洗净,去核备用;粳米淘洗干净,放入锅中,加入清水适量,大火烧开后,加入去核的熟杏,改用小火慢熬。煮至粳米烂熟时,加入冰糖,继续熬煮,糖溶即成。

【食法】1日2次,早、晚空腹服食。

【功效】清心润肺、止咳生津。适用于肺燥咳嗽、心烦口渴等症。

秫米绿豆粥

【原料】秫米100克,绿豆50克。

【做法】将绿豆淘洗干净,用清水浸泡半天,秫米淘洗干净,与泡好的绿豆一同放入锅中,加入清水适量,如常法煮粥,煮至米、豆烂熟即成。

【食法】1日2次,空腹服食。

【功效】润肺清热、和胃安眠。适用于肺阴不足、肺痿、烦热、多汗等症。

枇杷叶粥

【原料】枇杷叶20克(鲜品50克),粳米60克,冰糖少许。

【做法】将枇杷叶拣洗干净,用纱布包好,放入锅中,加入清水适量,如常法水煎,过滤去渣,取浓汁备用;粳米淘洗干净,与药汁一同放入锅中,再酌情加入清水适量,如常法熬煮稀粥。煮至粳米熟烂时,加入冰糖,再煮一沸,糖溶即成。

【食法】1日2次,早、晚服食。

【功效】清热润肺,降气止血。适用于燥热伤肺所致的咳嗽、痰中带血等症。

甘露粳米粥

【原料】甘露子50克,粳米100克,白糖少许。

【做法】将甘露子拣洗干净;粳米淘洗干净,与甘露子一同放入锅中,加入清水适量,先用大火煮沸,再改用小火继续熬煮。煮至粳米熟烂时,加入白糖,再煮一沸即成。

【食法】1日2次,温热服食。

【功效】滋阴清肺、健胃下气。适用于虚劳咳嗽、形体羸瘦、小儿疳积等症。

薄荷粳米粥

【原料】鲜薄荷30克(干者10克),粳米60克,冰糖少许。

【做法】将鲜薄荷择洗干净,放入锅中,加入清水适量,水煎5分钟,除去药渣,取汁备用;粳米淘洗干净,放入锅中,加入清水适量,如常法煮粥。煮至粳米熟烂时,倒入薄荷汁,再煮一二沸,加入冰糖,糖溶即成。

【食法】1日2次早、晚温热服食。

【功效】疏散风热、清咽利喉。适用于风热感冒、头痛目赤、咽喉肿痛等症。

【说明】本品不宜多食、久食;秋冬季节不宜服食。

橄榄粳米粥

【原料】橄榄10个,粳米100克,白糖适量。

【做法】将橄榄洗净、去核;粳米淘洗干净,与橄榄肉一同放入锅中,加入清水适量,大火煮沸后,改用小火继续熬煮。煮至粳米熟烂时,加入白糖,调匀即可。

【食法】1日2次,早、晚空腹服食。

【功效】清肺利咽、生津止咳。适用于咽喉肿痛、烦热口渴、百日咳等症,并能预防白喉。

海蜇糯米粥

【原料】海蜇皮100克,糯米100克,白糖适量。

【做法】将海蜇皮漂洗干净,切成小块;糯米淘洗干净,与海蜇皮一同放入砂锅中,加入清水 1000 毫升,大火烧开后,改用小火慢熬。煮至糯米熟烂时,加入白糖,继续熬煮,糖溶即成。

【食法】1 日 2 次,早、晚空腹服食。

【功效】祛痰止咳、降压通便。适用于肺热咳嗽、痰浓黄稠、高血压、大便燥结等症。

玄参乌梅粥

【原料】玄参、乌梅各 15 克,糯米 30 克,冰糖适量。

【做法】先将玄参、乌梅分别拣净,一同放入锅中,如常法水煎,除去药渣,取汁备用;糯米淘洗干净,放入锅中,按煮稀粥的要求,加入清水适量,如常法熬煮稀粥。煮至糯米熟烂时,兑入药汁,拌入冰糖,再煮一二沸即成。

【食法】随意服食。

【功效】滋阴清热、生津润喉。适用于慢性咽喉炎,咽干不适等症。

冰梨粳米粥

【原料】梨 3 个,粳米 100 克,冰糖 60 克。

【做法】将梨洗净,除去皮核,切成丁;粳米淘洗干净,与梨丁、冰糖一同放入锅中,加入清水适量,如常法煮粥,煮至粳米熟烂时即成。

【食法】作早餐服食。

【功效】清热除烦、润肺生津、化痰止咳。适用于慢性咽炎、失音、虚火咳嗽、痰稠、便秘等症。

荸荠粳米粥

【原料】荸荠、粳米各 50 克。

【做法】将荸荠削去表皮,切片备用;粳米淘洗干净,与荸荠一同放入锅中,按煮稀粥的要求,加入适量清水,先用大火烧开,再改用小火继续熬煮,煮至粳米熟烂即成。

【食法】1 日 2~3 次,温热服食。

【功效】清热、化痰、消积。适用于目赤、咽喉肿痛、咳嗽等症。

【说明】凡虚寒及血虚者不宜服食。

虫草小米粥

【原料】冬虫夏草 10 克,猪瘦肉 50 克,小米 100 克。

【做法】将冬虫夏草拣净,用纱布袋装好,扎紧袋口;猪瘦肉洗净,切成薄片;小米淘洗干净,与猪瘦肉、药袋一同放入锅中,加入清水适量,如常法煮粥。煮至肉烂、米熟时,取出药包即成。

【食法】喝粥吃肉,空腹服食。

【功效】润肺补肾。适用于肺肾阴虚、虚喘、痨嗽、咳血、自汗盗汗、阳痿遗精等症。

天冬枸杞粥

【原料】天冬 30 克,枸杞子 15 克,粳米 90 克。

【做法】将天冬、枸杞子先用温开水浸泡 5 分钟,再用清水冲洗干净,一同放入锅中,如常法水煎,除去药渣,取浓汁备用;粳米淘洗干净,放入锅中,加入天冬、枸杞煎汁,再酌情加入清水适量,如常法熬粥,熬至粳米熟时即成。

【食法】1 日 2 次,早、晚服食。

【功效】益肾养阴。适用于肺肾阴虚者。

苏子粳米粥

【原料】苏子 10 克,粳米 50 克,红糖 10 克。

【做法】将苏子拣净,捣烂如泥状;粳米淘洗干净,与苏子泥、红糖一同放入锅中,加入清水适量,如常法熬粥,熬至粳米熟时即成。

【食法】1 日 2 次,早、晚温热服食,5~7 日为一个疗程。

【功效】降气化痰、止咳定喘。适用于咳嗽痰多、咳喘等症。

荷叶粳米粥

【原料】鲜荷叶一张,粳米 60 克,冰糖少许。

【做法】将鲜荷叶洗净,放入锅中,加入清水适量,如常法水煎,除去药渣,留汁锅中;粳米淘洗干净,与冰糖一同放入留有药汁的锅中,如药汁不足,再酌情加入清水适量,如常法熬粥,熬至粳米烂熟时即成。

【食法】温热服食。

【功效】清热润肺、凉血止血。适用于淤热阻肺所致的咳嗽、痰中带血等症。

山药半夏粥

【原料】半夏 20 克,粳米、鲜山药各 100 克,精盐、味精、麻油各适量。

【做法】将鲜山药洗净、去皮,切成小丁备用;半夏放入锅中,如常法水煎 2 次,每次用水 600 毫升,煎半小时,混合 2 次煎汁,除去药渣,留汁锅中;粳米淘洗干净,放入留有药汁的锅中,再酌情加入清水适量,大火煮沸后,加入鲜山药丁,改用小火慢慢熬煮。煮至粳米熟烂时,加入精盐、味精,淋上麻油,调匀即成。

【食法】分 2 次空腹服食。

【功效】补气益肺、止咳定喘。适用于慢性气管炎、哮喘等症。

山药花生粥

【原料】生花生仁 50 克,生山药 100 克,粳米 100 克,冰糖适量。

【做法】将生花生仁洗净,用清水浸泡半天;生山药、去皮,冲洗干净,切成细丁备用;粳米淘洗干净,与泡好的花生仁一同放入锅中,加入清水适量,大火煮沸后,改用小火继续熬煮。煮至花生仁及粳米熟烂时,加入山药及冰糖,再煮一二沸即成。

【食法】作早、晚餐服食。

【功效】补益脾胃、滋阴润肺。适用于肺燥干咳、虚劳咳嗽、脾胃虚弱、食欲不振等症。

山药苡仁粥

【原料】生山药、生薏苡仁各 60 克,柿霜饼 24 克。

【做法】将柿霜饼切碎备用;山药洗净、去皮,与薏苡仁一同捣成粗粒,放入砂锅,加入清水适量,如常法煮粥。煮至粥烂熟时,加入柿霜饼,拌匀即成。

【食法】空腹温热服食。

【功效】滋养脾肺、止咳祛痰。适用于脾肺气虚、虚劳咳嗽等气阴两虚之症。

【说明】如用纯白柿霜,止咳效果更佳。大便秘结者忌用。

山药杏仁粥

【原料】山药、粟米粉(玉米面)各 20 克,杏仁 10 克,酥油适量。

【做法】将山药洗净、去皮,放入锅中煮熟;粟米粉炒熟;杏仁炒熟,去皮、尖,捣成末;将山药、粟米粉、杏仁末一同放入碗中,先用温开水调和均匀,再调入酥油即成。

图文珍藏版

【食法】1 日 2 次，早、晚空腹服食。

【功效】补中益气、温中润肺。适用于肺虚久咳、脾虚体弱等症。

诃子生姜粥

【原料】诃黎勒（即诃子）15 克，生姜 10 克，粳米 100 克。

【做法】将诃黎勒、生姜一同放入锅中，如常法水煎，除去药渣，留汁锅中；粳米淘洗干净，放入留有药汁的锅中，如药汁不足，再酌情加入清水适量，如常法熬粥，熬至粳米烂熟时即成。

【食法】随意服食。

【功效】敛肺利咽、健肠止泻。适用于肺虚咳喘、久嗽失音、久泻不止等症。

八宝莲子粥

【原料】糯米 500 克，小蜜枣 100 克，瓜条 50 克，京糕 50 克，橘饼 50 克，赤豆 50 克，葡萄干 50 克，莲子（去心）50 克，白糖、糖桂花各适量。

【做法】将糯米淘洗干净，放入锅中，加入清水适量，如常法熬煮成粥，将煮好的粥分别盛入 10 只碗内备用；小蜜枣用温水浸泡后，上笼蒸透；冬瓜条、京糕均切成豆粒大小；橘饼切碎如米粒状；赤豆淘洗干净，浸泡过夜，上笼蒸烂；葡萄干用开水泡透；去心莲子放入凉水盆中，上笼蒸 30 分钟；将各种处理好的果料分别置于分好的糯米粥上，白糖加水熬成糖汁，加入糖桂花，淋在粥上即成。

【食法】分次酌量服食。

【功效】润肺止咳、健脾开胃。适用于肺燥干咳、少痰、无痰、脾虚反胃等症。

鳗鱼龟鸡粥

【原料】鳗鱼肉 150 克，乌龟 1 只，鸡脯肉 100 克，糯米 100 克，百部、白芨各 10 克，白艾片 5 克，姜丝、蒜蓉、精盐、味精、麻油各适量。

【做法】将鳗鱼肉洗净、切片；乌龟肉洗净、切块；鸡脯肉洗净、切片；百部、白芨、白艾片分别洗净，一起装入纱布袋中，扎紧袋口；糯米淘洗干净，与鳗鱼肉、龟肉、鸡脯肉一同放入砂锅，加入清水 1000 毫升，大火煮沸后，将药袋与姜丝、蒜蓉一同放入锅中，改用小火慢慢熬煮。煮至米熟、肉烂时，取出药袋，加入精盐、味精，淋上麻油即成。

【食法】1 日 2 次，早、晚空腹服食。

【功效】补虚润肺。适用于肺结核咳嗽、潮热、体瘦力乏等症。

花生粳米粥

【原料】连衣花生50克,粳米100克,冰糖适量。

【做法】将连衣花生捣碎;粳米淘洗干净,与捣碎的花生、冰糖一同放入砂锅,加入清水适量,如常法煮粥,煮至米烂、汤稠即成。

【食法】1日2次,早、晚服食。

【功效】润肺止咳、健脾开胃。适用于肺燥干咳、脾虚反胃、贫血等症。

七味粳米粥

【原料】地骨皮、桑白皮各15克,石斛、知母、杏仁、沙参、甘草各10克,粳米50克,精盐、麻油各适量。

【做法】将上述七味中药分别拣洗干净,一同放入锅中,水煎2次,每次加水600毫升,煎30分钟,混合2次药汁,除去药渣,留汁锅中;粳米淘洗干净,放入留有药汁的锅中,再酌情加入清水适量,以小火慢慢熬煮。煮至粳米熟烂时,下入精盐、淋上麻油,调匀即成。

【食法】1日2次,早、晚空腹服食。

【功效】润肺止咳。适用于肺炎潮热不退、干咳少痰等症。

洋参银耳粥

【原料】银耳20克,西洋参4~5片,粳米100克,冰糖适量。

【做法】将银耳洗净,以冷水发透备用;粳米淘洗干净,与西洋参、发好的银耳一同放入锅中,加入清水适量,以文火熬煮。煮至粳米熟烂时,加入冰糖,糖溶即成。

【食法】1日1次。

【功效】养阴生津、润肺止咳。

【说明】若为糖尿病患者服用,可不加冰糖,改加木糖醇调味;或加入面粉,做成糊粥服食。

银耳红枣粥

【原料】银耳15克,红枣5枚,大米100克,白糖适量。

【做法】将银耳用水浸泡、发软;大米、红枣分别淘洗干净,一同放入锅中,加入清水适量,大火煮沸后,加入银耳,再改用小火继续熬煮。煮至大米熟烂时,加入白糖,糖溶即成。

【食法】1 日 1~2 次,空腹服食。

【功效】滋阴润肺。适用于口渴咳嗽、肺燥咽干等症。

银耳沙参粥

【原料】银耳 10 克,沙参 15 克,粳米 100 克,白糖适量。

【做法】将银耳、沙参分别洗净、切碎;粳米淘洗干净,放入砂锅,加入清水 1000 毫升,大火烧开后,放入银耳、沙参,再改用小火继续熬煮。煮至大米熟烂时,加入白糖,调匀即成。

【食法】1 日 2 次,温热服食。

【功效】补虚清肺。适用于阴虚燥热所致的干咳、少痰、口渴等症。

沙参麦冬粥

【原料】沙参、麦冬各 30 克,粳米 100 克,冰糖 10 克。

【做法】将沙参洗净、切片;麦冬洗净;粳米淘洗干净,与沙参、麦冬一同放入砂锅,加入清水适量,大火煮沸后,改用小火慢慢熬煮。熬煮约 1 个小时后,加入冰糖,再煮一沸即成。也可以将沙参、麦冬如常法水煎,以药汤与粳米煨粥,煨至粳米熟烂时加入冰糖,糖溶即成。

【食法】1 日 2 次,早、晚服食,沙参、麦冬可同时嚼食。

【功效】清热生津、润肺止咳。适用于肺脓肿恢复期患者。

沙参粳米粥

【原料】沙参 30 克,粳米 100 克,冰糖适量。

【做法】将沙参洗净,放入锅中,如常法水煎,除去药渣,留汁锅中;粳米淘洗干净,放入留有药汁的锅中,再酌情加入清水适量,如常法煮粥。煮至粳米烂熟时,加入冰糖,再煮一沸即成。

【食法】1 日 2 次,早、晚温热服食。

【功效】润肺养胃。适用于肺胃阴虚者。

百合沙参粥

【原料】百合、沙参各 15~30 克,粳米 50~100 克,冰糖适量。

【做法】将沙参、百合分别拣洗干净,一同放入锅中,如常法水煎,除去药渣,留汁锅中;粳米淘洗干净,放入留有药汁的锅中,如药汁不足,则按煮稀粥的要求,加入清水适量,如常法煮稀粥。煮至粳米烂熟时,加入冰糖,再煮一沸即成。

【食法】1日2次,早、晚温热服食,3~5日为一个疗程。

【功效】养阴润肺、祛痰止咳、健脾养胃。适用于肺热肺燥、干咳少痰或肺气不足、肺胃阴虚所致的久咳无痰、咽干,或热病所致的津伤口渴等症。

【说明】外感风寒所致的咳嗽者不宜服食。

百合赤豆粥

【原料】百合10克,杏仁6克,赤小豆30克,白糖适量。

【做法】将百合、杏仁分别拣洗干净;赤小豆洗净,放入锅中,加入清水适量,如常法煮粥。煮至粥半熟时,加入百合、杏仁,继续熬煮。煮至赤小豆烂熟时,加入白糖,调匀即成。

【食法】可作早、晚餐服食。

【功效】润肺止咳、祛痰利湿。适用于肺燥、痰湿内阻、气不化津所致的咳嗽、喘息、口干、痰多、小便不利等症。

百合绿豆粥

【原料】百合50克,绿豆100克,大米100克,红糖适量。

【做法】将百合洗净,用清水浸泡片刻备用;绿豆、大米分别淘洗干净;锅内加入清水适量,大火烧沸后,加入绿豆、大米继续熬煮。煮至绿豆将熟时,放入泡好的百合,继续熬煮,煮至豆烂、汤稠时,加入红糖,再煮一二沸即成。

【食法】可作早、晚餐服食。

【功效】润肺止咳、清心安神。适用于肺燥久咳、虚烦失眠等症。

百合甜杏粥

【原料】鲜百合60克,甜杏仁15克,粳米100克,白糖20克。

【做法】将鲜百合拣去杂质,掰成瓣,洗净备用;甜杏仁、粳米分别淘洗干净,一同放入砂锅,加入清水适量,先用大火煮沸,加入鲜百合,再改用小火慢慢熬煮约1个小时。煮至百合酥烂、杏仁熟透、米烂、汤稠时,加入白糖,拌匀即成。

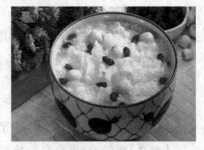

百合甜杏粥

【食法】1日2次,早、晚服食。

【功效】润肺止咳、散结化痰。适用于支气管炎燥热型咳嗽患者。

百合山药粥

【原料】百合 50 克,山药 100 克,粳米 100
克,冰糖 20 克。

【做法】将山药洗净,去掉外皮,切碎、捣成泥糊备用;百合拣去杂质,瓣成瓣,洗净,放入清水中浸泡片刻;粳米淘洗干净,与泡好的百合一同放入锅中,加入清水适量,先用大火煮沸,调入山药泥,拌和均匀,再改用小火煮 1 个小时,加入冰糖,继续熬煮成稀粥即可。

【食法】分 2 次服食,早、晚各服食一半。

【功效】润肺止咳。适用于各型肺结核患者。

百合芦根粥

【原料】百合 30 克,芦根 20 克,甜杏仁 15 克,粳米 50 克,白糖适量。

【做法】将百合、芦根、甜杏仁分别择洗干净,一同放入砂锅,加入清水 1000 毫升,煎煮 40 分钟,除去药渣,留汁锅中;粳米淘洗干净,放入留有药汁的锅中,如药汁不足,再酌情加入清水适量,如常法煮粥。煮至粳米熟烂时,加入白糖,调匀即成。

【食法】1 日 2 次,早、晚空腹服食。

【功效】润肺生津。适用于肺脓肿、口气腥臭、胸部胀满、口苦咽干等症。

百合豆腐粥

【原料】干百合 25 克,豆腐 50 克,大米 100 克,冰糖适量。

【做法】将干百合研粉备用;豆腐切成小丁,放入沸水中烫熟,捞出备用;大米淘洗干净,与百合粉一同放入锅中,加入清水适量,先用大火煮沸,再改用小火继续熬煮。煮至米开花时,加入冰糖、豆腐丁,继续熬煮,煮至糖溶即成。

【食法】1 日 2 次,早、晚空腹服食。

【功效】清热生津、润肺止咳。适用于肺燥所致的咳嗽等症。

百合黄芪粥

【原料】黄芪 25 克,粳米 100 克,百合 50 克,冰糖适量。

【做法】将百合、粳米分别洗净;黄芪洗净、切片,放入锅中,加入清水 1000 毫升,煎煮 30 分钟,除去药渣,留汁锅中;百合、粳米一同放入留有药汁的锅中,如药汁不足,再酌情加入清水适量,大火煮沸后,改用小火慢慢熬煮,熬至粳米熟烂时,加入冰糖,继续熬煮,煮至糖溶即成。

【食法】1日2次,早、晚空腹服食。

【功效】润肺止咳。适用于老年慢性支气管炎、肺气肿患者。

百合糯米粥

【原料】百合30克(或干百合碾粉20克),糯米50克,冰糖适量。

【做法】将百合洗净、剥皮、去须、切碎;糯米淘洗干净,与百合一同放入砂锅,加入清水适量,如常法煮粥。煮至米烂、汤稠时,加入冰糖,继续熬煮,煮至糖溶即成。

【食法】1日2次,早、晚服食。

【功效】养阴润肺、宁心安神。适用于肺阴不足者。

百合杏仁粥

【原料】甜杏仁、百合各30克,糯米100克,冰糖适量。

【做法】将杏仁去皮;百合洗净备用;糯米淘洗干净,放入锅中,加水1000毫升,大火烧开后,加入杏仁、百合及冰糖,再改用小火慢慢熬煮,煮至糯米熟烂即成。

【食法】1日2次,早、晚空腹服食。

【功效】滋阴润肺、止咳化痰。适用于慢性气管炎、气阴不足、咳嗽痰多等症。

人参百合粥

【原料】白参5~6片,百合50克,粳米100克,冰糖适量。

【做法】将百合洗净;粳米淘洗干净,放入清水中浸泡约1个小时;锅中加入清水适量,放入白参、百合及泡好的粳米,以文火如常法煮粥。煮至粳米熟烂时,加入冰糖,继续熬煮,煮至糖溶即成。

【食法】1日2次,早、晚空腹服食。

【功效】益气养阴、润肺清心。适用于胸闷气短、久咳喘嗽、自汗、盗汗、惊悸、心烦燥热、肺结核低热等症。

阿胶桑白粥

【原料】阿胶、桑白皮各15克,糯米100克,红糖8克。

【做法】将桑白皮放入锅中,加入清水适量,水煎2次,每次约30分钟,除去药渣,混合2次药汁备用;糯米淘净干净,放入锅中,加入清水适量,先用大火煮沸,兑入药汁,调入阿胶,继续用大火煮至粥沸,再改用小火慢慢熬煮。煮至糯米熟烂时,加入红糖,继续熬煮,煮至糖溶即成。

【食法】1日2次,早、晚空腹服食。

【功效】润燥清肺、补血滋阴。适用于血虚、阴虚久咳等症。

地黄白蜜粥

【原料】10月份出土的鲜地黄5000克,白蜜、粳米、酥油各适量。

【做法】将10月份出土的鲜地黄5000克洗净,捣烂取汁,每500克地黄汁加入白蜜120克,熬成膏状收贮,封好备用;每次取粳米约50克,淘洗干净,放入锅中,加入清水适量,如常法煮粥。煮至粳米熟烂时,加入地黄膏10克及酥油少许,调匀即成。

【食法】1日2次,早、晚空腹服食。

【功效】滋阴润肺。适用于肺肾阴虚、干咳少痰、骨蒸劳热、咳血等症。

甘蔗雪梨粥

【原料】甘蔗1000克,雪梨4个,粳米100克,冰糖适量。

【做法】将甘蔗去皮洗净、劈开切段,放入锅中,加入清水适量,熬煮30分钟,除去甘蔗渣,留汁锅中;雪梨除去皮、心,洗净、切块;粳米淘洗干净,与雪梨一同放入留有药汁的锅中,再酌情加入清水适量,以小火慢慢熬煮。煮至粳米熟烂时,加入冰糖,继续熬煮,煮至糖溶即成。

【食法】1日2~3次,早、(午)、晚空腹服食。

【功效】润肺定喘、止咳除烦。适用于肺燥喘咳、心烦口渴等症。

冬瓜梨贝粥

【原料】冬瓜200克,雪梨一个,川贝末10克,糯米100克,冰糖适量。

【做法】将雪梨洗净、去核,切碎备用;冬瓜洗净、切块;糯米淘洗干净,放入锅中,加水1000毫升,大火烧开后,放入冬瓜和雪梨块,改用小火慢慢熬煮。煮至糯米熟烂时,加入川贝末及冰糖,调拌均匀,继续熬煮,煮至糖溶粥成。

【食法】1日服食1~2次。

【功效】滋阴润肺、止咳定喘。适用于肺结核咳嗽、干咳、久咳、咳血等症。

门冬润肺粥

【原料】天门冬15~20克,粳米100克,冰糖少许。

【做法】将天门冬放入锅中,如常法水煎,除去药渣,留汁锅中;粳米淘洗干净,放入留有药汁的锅中,再酌情加入清水适量,如常法煮粥。煮至粳米熟烂时,加入冰糖,再煮至粥沸即成。

【食法】1日2次,早、晚空腹服食。

【功效】养阴清热、润肺滋肾。适用于肺肾阴虚、咳嗽吐血、阴虚发热、肺痿肺痈、咽喉肿痛、消渴便秘等症。

【说明】天门冬甘寒质润,虚寒便溏者慎用。

茯苓扁豆粥

【原料】茯苓、扁豆各15克,干姜3克,粳米100克。

【做法】将干姜、茯苓、扁豆分别拣净,一同放入锅中,如常法水煎,除去药渣,留汁锅中;粳米淘洗干净,放入留有药汁的锅中,再酌情加入清水适量,如常法煮成稀粥即可。

【食法】1日2~3次,温热服食。

【功效】温中散寒、止咳化痰。适用于感冒咳嗽等症。

竹茹陈皮粥

【原料】竹茹、陈皮各10克,粳米50克。

【做法】将陈皮切成细丝备用;竹茹放入锅中,如常法水煎,除去药渣,留汁锅中;粳米淘洗干净,放入留有药汁的锅中,再酌情加入清水适量,如常法煮粥。煮至粳米熟烂时,撒入陈皮丝,再煮一二沸即成。

【食法】1日2次,早、晚服食。

【功效】清热化痰、和胃除烦。适用于肺热咳嗽者。

罗汉果肉粥

【原料】罗汉果1个,猪瘦肉末50克,粳米100克,盐、味精、麻油等调料各适量。

【做法】将罗汉果切片;粳米淘洗干净,与罗汉果、猪瘦肉末一同放入锅中,加入清水适量,如常法煮粥。煮至肉烂、米熟、汤稠时,加入盐、味精、麻油等调料调味即成。

【食法】1日服食1次。

【功效】清肺化痰、止咳平喘。适用于支气管炎患者。

冰糖燕窝粥

【原料】燕窝 10 克,粳米 100 克,冰糖 20 克。

【做法】将燕窝放入温开水中浸泡片刻,待燕窝浸软后,择去绒毛、污物,再投入沸水中,涨发备用;粳米淘洗干净,与涨发的燕窝一同放入砂锅,加入清水适量,大火煮沸后,改用小火慢慢熬煮。煮至米烂汤、稠时,加入冰糖,继续熬煮,煮至糖溶即成。

【食法】分 2 次服食,早、晚各食一半。

【功效】滋阴养肺、止咳平喘。适用于阴虚燥热型慢性支气管炎患者。

洋参燕窝粥

【原料】燕窝 15 克,西洋参 4~5 片,粳米 100 克,冰糖适量。

【做法】将燕窝放入温开水中浸泡片刻,待燕窝浸软后,择去绒毛、污物,再投入沸水中,发透备用;粳米淘洗干净,与西洋参、发好的燕窝一同放入锅中,加入清水适量,如常法煮粥。煮至粳米熟烂时,加入冰糖,继续熬煮,煮至糖溶即成。

【食法】1 日 1 次,作早、晚餐服食。

【功效】补肺养阴、止嗽宁血。适用于气阴不足、干咳少痰、痰中带血等症。

洋参荸荠粥

【原料】荸荠 100 克,西洋参 5~6 片,粳米 50 克,冰糖适量。

【做法】将荸荠去皮、洗净,切成小块;粳米淘洗干净,与荸荠块、西洋参片一同放入锅中,按煮稀粥的要求,加入清水适量,以文火如常法熬煮稀粥。煮至粳米熟烂时,加入冰糖,糖溶即成。

【食法】1 日 1 次,作早、晚餐服食。

【功效】养阴清肺、止渴生津。适用于气阴不足、干咳少痰、咽干口渴、心烦声哑、胸中实热、食欲不振、宿食不化等症。

陈皮茯苓粥

【原料】陈皮、茯苓各 10 克,粳米 100 克。

【做法】将陈皮、茯苓一同放入锅中,如常法水煎,除去药渣,留汁锅中;粳米淘洗干净,放入留有药汁的锅中,再酌情加入清水适量,如常法熬煮成粥即可。

【食法】1 日 1~2 次,作早、晚餐服食。

【功效】健脾润燥、祛痰化脂。适用于咳嗽痰多等症。

猪肺粳米粥

【原料】猪肺 500 克,薏米 50 克,粳米 100 克,料酒、葱、姜、盐、味精各适量。

【做法】将猪肺洗净,放入锅中,加入清水适量,放入料酒,煮至七成熟时捞出,切成肺丁;粳米、薏米淘洗干净,与猪肺丁一同放入锅中,加入葱、姜及清水适量,先用大火煮沸,再改用小火慢慢熬煮,煮至米熟、肉烂时,加入盐、味精调味即成。

【食法】1 日服食 1~2 小碗。

【功效】补脾益肺、止咳化痰。适用于咳嗽痰多等症。

参芪茯苓粥

【原料】黄芪 40 克,人参 10 克,白茯苓、桑白皮各 15 克,生姜 6 克,红枣 5 枚,小米 100 克。

【做法】将前黄芪、人参、白茯苓、桑白皮、生姜分别择洗干净,一同放入锅中,如常法水煎,除去药渣,留汁锅中;小米、红枣分别洗净,一同放入留有药汁的锅中,如常法熬煮成粥即可。

【食法】1 日 1 剂,分 2 次空腹服食。

【功效】健脾补肺。适用于脾肺气虚、咳嗽痰多、气短乏力或肢体浮肿等症。

紫苏粳米粥

【原料】紫苏叶 15 克,粳米 50 克。

【做法】将粳米淘洗干净,放入锅中,加入清水适量,如常法煮成稀粥。煮至粥将成时,加入紫苏叶,继续熬煮,煮至粳米熟烂即成。

【食法】1 日 2 次,趁热温服。

【功效】润肺平喘、止咳化痰。适用于咳嗽痰多等症。

紫苏杏仁粥

【原料】杏仁、紫苏叶各 20 克,粳米 100 克。

【做法】将杏仁去皮;粳米淘洗干净,与杏仁一同放入锅中,加水 1000 毫升,先用大火烧开,再改用小火慢熬,熬至粥将成时,加入紫苏叶,继续熬煮,煮至粳米熟烂即成。

【食法】1 日 1~2 次,空腹服食。

【功效】止咳化痰。适用于感冒所致的咳嗽痰多等症。

黑白苏子粥

【原料】黑苏子、白苏子各 15 克,粳米 100 克。

【做法】将黑、白苏子分别拣杂、洗净,一同放入纱布袋中,扎紧袋口备用;粳米淘洗干净,放入砂锅,加入清水适量,先用大火煮沸,放入药袋,再改用小火煮 1 个小时。煮至粳米熟烂时,取出药袋,再煮一沸即成。

【食法】1 日 1 剂,分 2 次服食,早、晚各食 1 半。

【功效】润肺消肿。适用于寒痰型肺气肿患者。

百部大米粥

【原料】百部 10 克,大米 30 克,蜂蜜适量。

【做法】将百部放入锅中,如常法水煎,除去药渣,留汁锅中;大米淘洗干净,放入留有药汁的锅中,再酌情加入清水适量,如常法煮成稀粥。食用时调入蜂蜜即可。

【食法】1 日 2 次,温热服食。

【功效】止咳化痰。适用于百日咳患者。

紫蒜白芨粥

【原料】紫皮蒜瓣 30 克,白芨 6 克,粳米 100 克。

【做法】将白芨洗净,晒干或烘干,研为细末备用;紫皮蒜瓣去掉外皮、洗净,装入洁净的纱布袋中,扎紧袋口,在沸水中煮 1 分钟,捞出布袋,将煮蒜瓣的水盛入碗中备用;粳米淘洗干净,放入砂锅,加入煮蒜瓣的水,再酌情加入清水适量,以小火煮成稠粥。每次食粥时调入 3 克白芨粉末,同时嚼食蒜瓣即可。

【食法】1 日 1 剂,分 2 次服食,早、晚各服食 1 半。

【功效】润肺养阴、止咳定喘。适用于各型肺结核患者。

全蝎大蒜粥

【原料】全蝎一条(焙干、研为细末),大蒜 10 克,大米 30 克,白糖适量。

【做法】将大蒜去皮、捣烂,取汁备用;大米淘洗干净,放入锅中,加入清水适量,如常法煮粥。煮至大米熟烂时,调入大蒜汁、全蝎细末及白糖,再煮一二沸即成。

【食法】1 日 2~3 次,温热服食。

【功效】抗菌消炎、解痉镇咳。适用于百日咳痉咳期。

鼠曲草粳米粥

【原料】鼠曲草 100 克,粳米 100 克,精盐少许。

【做法】将鼠曲草择洗干净,放入开水中略烫后捞出,细切备用;粳米淘洗干净,放入锅中,加入清水适量,如常法煮粥。煮至粳米熟烂时,加入鼠曲草及精盐,再煮一二沸即成。

【食法】1 日 2~3 次,温热服食。

【功效】止咳化痰、调中益气。适用于咳嗽痰多、慢性气管炎、气喘患者。

冬瓜苡仁粥

【原料】冬瓜仁 20~30 克,苡仁 15~20 克,粳米 100 克。

【做法】将冬瓜仁放入锅中,加入清水适量,如常法水煎,除去药渣,留汁锅中;粳米、苡仁分别淘洗干净,一同放入留有药汁的锅中,再按煮稀粥的要求,酌情加入清水适量,如常法煮稀粥,煮至粳米熟即成。

【食法】1 日 2~3 次,温热服食。

【功效】清热利湿、止咳化痰。适用于湿痰咳嗽、痰多色白、咳声重浊、胸闷脘痛等症。

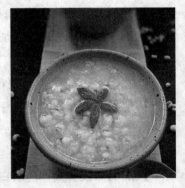

冬瓜苡仁粥

雪里蕻粳米粥

【原料】咸雪里蕻 100 克,粳米 100 克,葱末、味精、麻油各少许。

【做法】将雪里蕻用清水浸泡片刻,再用清水冲洗干净,切成碎粒备用;粳米淘洗干净,放入锅中,加入清水适量,大火煮沸后,加入雪里蕻,再改用小火继续熬煮。煮至粳米熟烂时,加入味精、葱末、麻油,拌匀即成。

【食法】作早、晚餐服食。

【功效】理肺祛痰、开胃利膈。适用于咳嗽痰多、食欲不振、胸膈满闷等症。

国学经典文库

中华食疗大全

· 食疗养生粥 ·

图文珍藏版